LAROUSSE
vous et votre
grossesse

LAROUSSE
vous et votre
grossesse

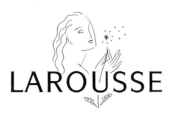

LAROUSSE

21 RUE DU MONTPARNASSE 75283 PARIS CEDEX 06

Direction éditoriale
Laure Flavigny, *assistée de* **Agnès Dumoussaud, Anne Shigo**

Direction artistique
Frédérique Longuépée, *assistée de* Jean-Pierre Fressinet

Conception maquette
Muriel Bensimon

Mise en page
Catherine Le Troquier

Iconographie
et coordination des prises de vue
Anne-Marie Moyse-Jaubert

Réalisation
EDIRE

Mise à jour

Direction de la publication
Marie-Pierre Levallois

Direction éditoriale
Édith Ybert, *assistée de*
Marguerite Cardoso, Laurence Passerieux

Direction artistique
Laurence Lebot, Emmanuel Chaspoul

Nouvelle conception
Catherine Le Troquier

Iconographie
Nathalie Bocher-Lenoir, *assistée de*
Nanon Gardin, **Marie-Annick Réveillon**

Lecture-révision
Annick Valade, *assistée de*
Chantal Barbot, Madeleine Biaujeaud, Édith Zha

Fabrication
Annie Botrel, Isabelle Goulhot

avec la collaboration de
Corinne Cherigny, Thérèse de Cherisey, Raymonde Coudert, Cécile Edrei,
Christine Gaudin, Christine Jost, Astrid de Laage de Meux, Elysabeth Lambert,
Danièle Laufer, Marie-Thérèse Ménager, Brigitte Nérou, Marie-Christine Perzo

Photographies
Hervé Gyssels
à l'exception de celles mentionnées p. 299

La liste des personnes que nous tenons à remercier figure en p. 299

Malgré tout le soin apporté à la rédaction de cet ouvrage, et en raison de l'étendue des domaines embrassés,
une erreur aura pu s'y glisser. Nous ne saurions être tenus pour responsables de ses conséquences ou d'une
interprétation erronée.

Cet ouvrage a été établi avec le concours des personnes suivantes :

GROSSESSE - NAISSANCE

Sous la direction du Docteur Jacques Lepercq,
*praticien hospitalo-universitaire (PHU), service de gynécologie obstétrique
(hôpital Saint-Vincent-de-Paul),
assisté du* Docteur Pascal Piver, *gynécologue et obstétricien*

Valérie Aubret, *sage-femme*
Docteur François Blanchet, *dermatologue*
Docteur Michel Boublil, *praticien hospitalier*
Dominique Brault, *sage-femme*
Hyacintha Lofé, *psychologue*
Marie-Claude Constantin, *psychologue*
Brigitte Faucheux, *sage-femme*
Christel Herault, *sage-femme*
Caroline Johannet, *sage-femme*
Mireille de Maillard, *diététicienne*
Claudie Millot, *psychologue*
Hélène Monclin, *sage-femme*
Marie-Charlotte Oddon, *sage-femme*
Docteur Georges Perez, *chirurgien gynécologue et obstétricien*
Anne Poilleux, *sage-femme*
Marie Raher-Legros, *sage-femme*
Anne-Marie Robert, *psychologue*
Claude Sallent, *sage-femme*
Valérie Tafforin, *sage-femme*

ALIMENTATION
Docteur Marie-Claude Bertière, *hôpital Bichat*

GÉNÉTIQUE
Docteur Stanislas Lyonnet, *professeur de génétique (hôpital Necker-Enfants Malades)*

NOUVEAU-NÉS

Sous la direction du Docteur Jacques Schmitz,
professeur de pédiatrie, assisté du
Docteur Véronique Gagey, *pédiatre*
*(hôpital Necker-Enfants Malades)
et de* Marielle du Fraysseix, *diététicienne à la Ville de Paris*

GLOSSAIRE MÉDICAL

Docteur Denis Bardou,
(hôpital Esquirol, Saint-Maurice)

Docteur Anne Henri,
(hôpital Joseph-Ducoing, Toulouse)

CD-ROM DES PRÉNOMS
Tristan Hordé, Chantal Tanet

À l'heure où les sondes spatiales découvrent la surface de Mars, où les satellites permettent de prévoir le temps qu'il fera, où l'informatique révolutionne les relations entre les hommes, où les greffes d'organes permettent des survies miraculeuses, où, enfin, l'on clone des brebis, la naissance d'un enfant, fruit de la rencontre et de l'amour de ses parents, est toujours aussi profondément mystérieuse. Une aventure commence, heureuse, bien sûr, mais aussi source d'interrogations et d'inévitables inquiétudes. Chez quels parents l'annonce d'un enfant n'a-t-elle pas suscité mille questions ? Quels risques faut-il éviter pendant la grossesse ? Quelle est la prise de poids optimale de la maman ? Le futur bébé a-t-il une perception du monde extérieur ? Qu'est-ce que la péridurale ? Le père doit-il assister à l'accouchement ? Comment expliquer que le nouveau-né soit si différent de ses deux parents ? Pourquoi est-il conseillé d'allaiter ?

Conscients de l'importance de l'événement à venir, inquiets devant l'inconnu, les parents demandent à être guidés mais sans savoir vraiment à qui s'adresser. Souvent isolés, éloignés de leur famille, ils ne peuvent plus, comme autrefois, se tourner vers leurs propres parents, vers un frère ou une sœur, bref, vers tous ceux et celles qui, par tradition, transmettaient un « certain savoir », dû plus à l'expérience qu'à des connaissances réelles. Simultanément, alors que le savoir, en particulier médical, s'est beaucoup accru, il est souvent diffusé de façon fragmentaire, approximative ou spectaculaire. Les parents sont alors prévenus de risques autrefois insoupçonnés, comme les malformations et la mort subite du nourrisson… Ils sont informés des moyens mis en œuvre dans certaines situations graves : diagnostic anténatal, chirurgie fœtale… Où cette jeune mère et ce jeune père, qui lisent et écoutent tant d'avis, trouveront-ils des réponses réfléchies et apaisantes aux questions qu'ils se posent légitimement sur la santé et l'avenir du nouveau-né ?

Vous et votre grossesse a été conçu pour eux. Des équipes de médecins, de généticiens, de sages-femmes, entourés de diététiciennes et de psychologues, dont le savoir théorique a été poli par des années de pratique au contact des mères, des pères et des nouveau-nés, ont été réunies pour réaliser cet ouvrage et transmettre à d'autres parents leur connaissance de l'enfant, avec exactitude, bon sens et sympathie.

Le déroulement de la grossesse, les lois de la génétique, les modifications du corps de la mère, les modalités de la surveillance de la grossesse, la préparation à l'accouchement, l'accouchement lui-même, l'établissement des premiers liens entre le nouveau-né et sa mère, l'allaitement, l'éveil du nourrisson durant ses premiers mois, la place du père dans cette aventure font l'objet de cet ouvrage. Ce qui distingue la grossesse pathologique de la grossesse normale, le nourrisson malade du nourrisson bien portant est indiqué de façon aussi explicite que possible. Le sensationnel et la mode ont été évités. La physiologie et l'expérience sous-tendent autant que possible des réponses aux questions dans un langage clair et simple.

La grossesse est a priori un événement heureux, la naissance d'un enfant, une grande joie, les premiers mois de la vie sont une source d'émerveillements, même s'ils peuvent être émaillés d'inquiétudes. Les auteurs ont cherché à donner des informations exactes, actuelles, qui sont en général rassurantes. Ils souhaitent qu'après la lecture de cet ouvrage la perception claire d'un risque réel, l'apaisement d'une inquiétude injustifiée évitent des gestes ou des habitudes inutiles, voire néfastes, et suscitent une conduite appropriée.

Vous et votre grossesse aura alors atteint son but : aider les parents et favoriser le développement harmonieux du nourrisson.

JACQUES SCHMITZ
PROFESSEUR DE PÉDIATRIE

Sommaire

CHAPITRE 1

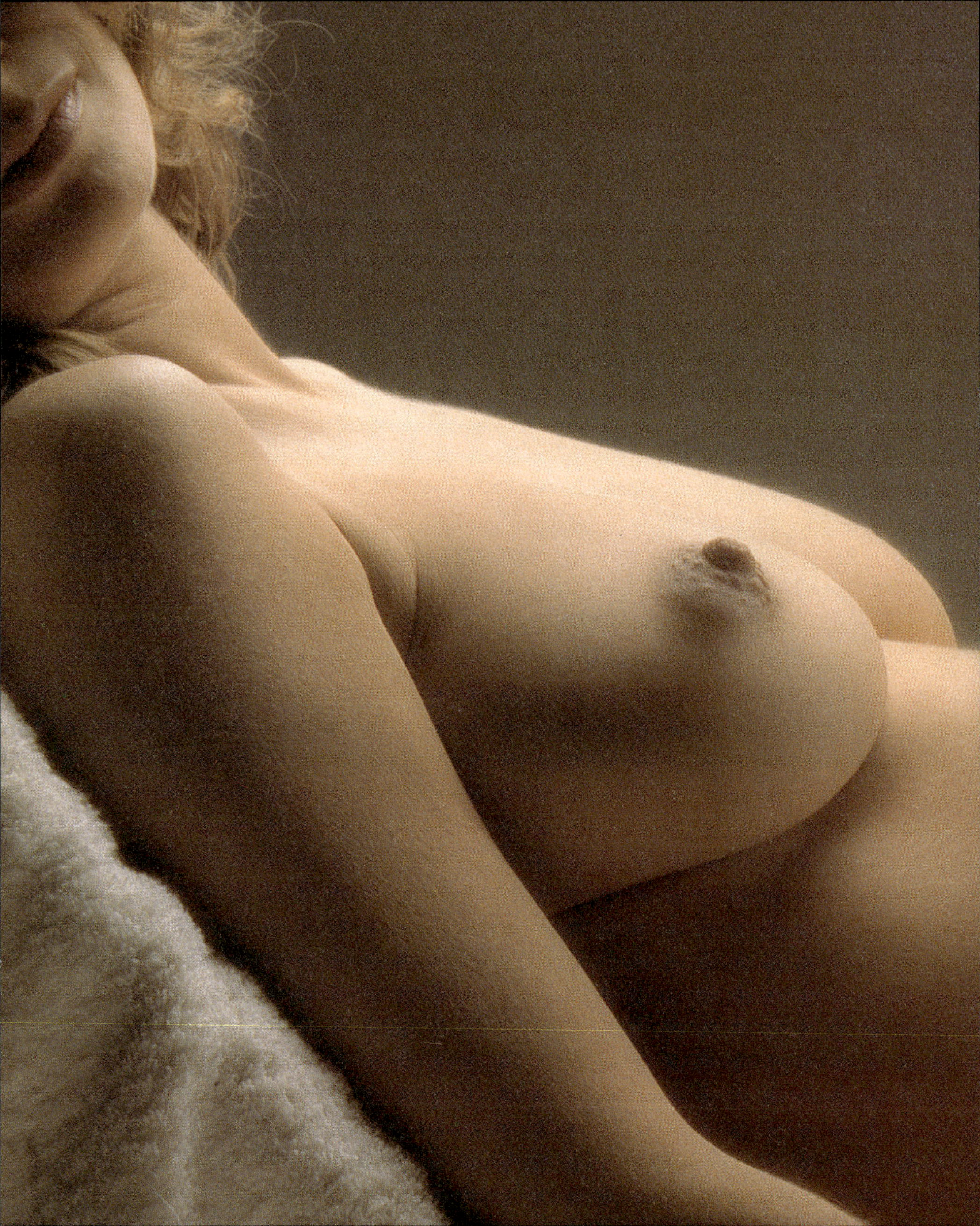

La grossesse

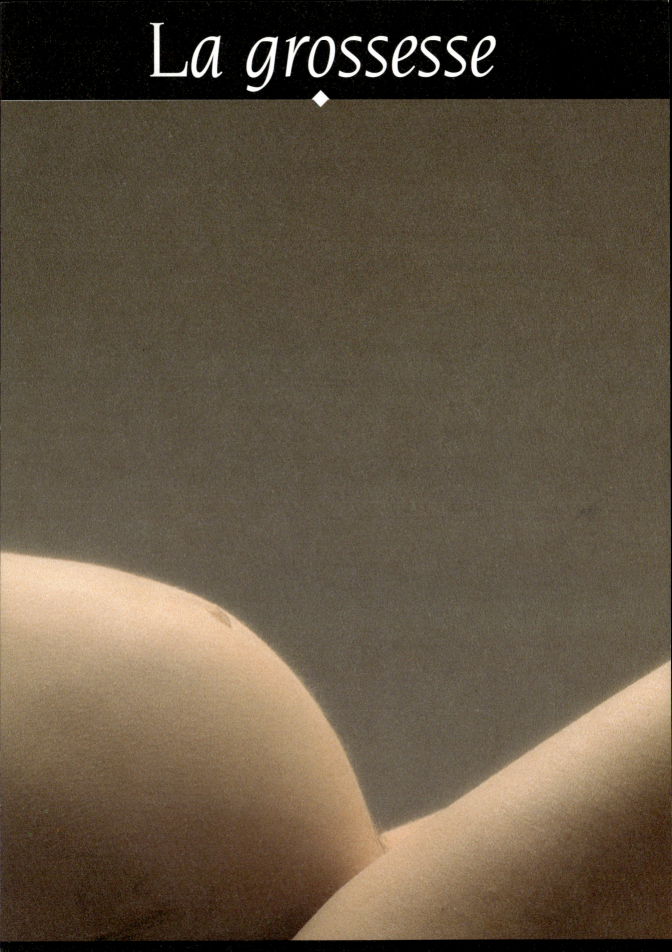

La grossesse

◆

Le déroulement de la grossesse

De la conception aux instants qui précèdent la naissance du futur bébé, le corps de la mère ne cesse de se transformer pour s'adapter à la vie de l'enfant qui se forme. Si cet être nouveau se développe d'abord insensiblement, en fait, il se prépare activement à venir au monde, tout au long des neuf mois de la grossesse.

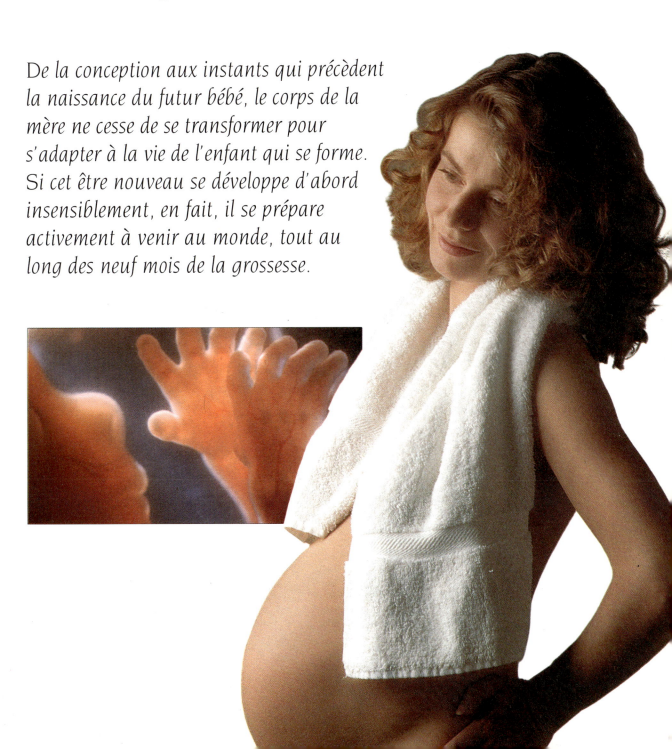

Le désir d'enfant

Pourquoi désire-t-on avoir un enfant ? Il n'existe pas de réponse simple à cette question, car, à travers le désir d'enfant, ou l'absence de ce désir, s'exprime la face cachée, toujours ambivalente, de notre personnalité, celle de nos peurs et de nos souhaits les plus enfouis.

ENFANT RÊVÉ, ENFANT RÉEL

Dans la rêverie des femmes qui désirent un enfant, il n'est pas rare qu'existent des fantasmes de destin glorieux ou hors du commun ; inversement, l'enfant peut, dans certains cas, être vécu comme dangereux, et identifié à un membre de la famille que la femme ressent comme quelqu'un d'hostile. La prise de conscience de ces phénomènes est importante, et permettra que le futur enfant n'en porte pas le poids.
À l'opposé, dans certaines sociétés traditionnelles, ce type de rapprochement est admis et même valorisé, le bébé étant considéré comme la réincarnation d'un ancêtre.

Un pédiatre anglais se demandait comment on pouvait désirer un être… qui déforme votre corps, bouleverse votre vie, crie, vous empêche de dormir et vous remplit souvent d'inquiétude. De fait, le désir d'enfant est un des désirs humains les plus complexes. Nombre d'enfants « non désirés » sont en fait très bien accueillis et très aimés. D'autres, dont les parents affirment pourtant les avoir ardemment souhaités, sont en fait beaucoup moins bien acceptés. De même, il n'est pas rare de voir des femmes refuser consciemment une grossesse, voire tenter d'y mettre fin, et, à la naissance de leur enfant, vivre un grand bonheur.

Les contradictions du désir d'enfant

Le désir d'enfant est donc un domaine où s'illustre l'existence de contradictions, de sentiments entremêlés d'amour et de haine, et où il n'y a pas obligatoirement d'adéquation entre ce qui est exprimé et ce qui est vécu.

Des craintes inavouées
Le désir conscient d'avoir un enfant s'exprime à travers les décisions qui préludent à sa conception (arrêt de la contraception, repérage des dates pour les vacances, le congé maternité) et à l'organisation de la vie future (achat d'un berceau, choix d'un prénom, d'une chambre…). Surgissent en même temps des pensées, plus ou moins conscientes, concernant cet être à venir : son sexe, son physique, son intelligence, son de-

venir, les satisfactions ou les problèmes qu'il pourra apporter. Mais, au-delà de ce désir, il peut exister un décalage avec ce qui se passe au plus profond de soi : un désir conscient peut masquer une absence de désir ; une grande joie, cacher une terrible peur ; des propos et des comportements rationnels peuvent dissimuler chez les futurs parents une crainte que l'enfant ne modifie trop leur vie actuelle, etc. Les bouleversements engendrés par la venue d'un nouveau-né sont parfois tels qu'ils peuvent être à l'origine de perturbations au sein du couple : absence d'appétit sexuel, idées de séparation, mais aussi crainte d'être délaissé pour l'homme ou de n'être considérée que comme une mère pour la femme.

Inconscient, stérilité et fertilité
Le désir – ou le non-désir – d'enfant ne constitue que la partie apparente de sentiments profondément enfouis. Cela explique que certaines femmes deviennent enceintes alors qu'elles n'étaient théoriquement pas fécondes (stérilité liée à une affection irréversible des trompes de Fallope et confirmée par des examens, par exemple), ou après avoir oublié de prendre leur contraceptif plusieurs jours de suite. À l'inverse, d'autres consultent pour stérilité, mais aucune anomalie n'est retrouvée lors des examens, et aucune grossesse ne survient en dépit de rapports sexuels réguliers. Cette contradiction est illustrée par le cas, qui n'est pas rare, de femmes devenant enceintes immédiatement après avoir adopté un enfant, voire dès que le couple a obtenu l'accord d'adoption.

Désir commun et désir exclusif

Le désir d'enfant est parfois le fait uniquement de la femme ou de l'homme ; dans d'autres cas, ce sont les deux membres du couple qui l'expriment. Cette situation originelle peut marquer durablement l'avenir du nouveau-né. Ainsi, certains parents ont le sentiment d'avoir imposé à leur conjoint d'avoir un enfant, d'où la conviction que ce dernier leur appartient davantage qu'à l'autre parent, ou qu'il a un besoin accru d'être protégé. Ce type de situation est parfois source de difficultés au sein du couple, voire de rivalités tenaces dont l'enfant peut être l'enjeu, et même la victime si l'un ou l'autre parent lui révèle brutalement le conflit dont il fait l'objet. Il est important que les parents résolvent le problème entre eux et que l'enfant n'ait pas à le supporter ; ce conflit est pour lui insoluble, tant sur le plan affectif (« qui dois-je aimer ? ») que sur celui de l'identification. Même lorsque le désir d'enfant est commun, il prend des formes différentes chez la femme et chez l'homme.

Le désir d'enfant chez la femme
Pour les femmes, l'enfant est inconsciemment voulu comme ayant à jouer le rôle d'un(e) « amoureux(se) exceptionnel(le) » qui ne pourra ni les tromper ni les quitter – à la différence d'un homme. À travers le désir d'enfant s'exprime celui de vivre un amour total, pur et dénué d'arrière-pensées, à l'image du comportement du petit enfant. Désirer un enfant, c'est aussi souhaiter retrouver à travers lui sa part d'enfance perdue. D'où l'importance, pour la femme, des relations qu'elle a eues avec ses propres parents, et particulièrement avec sa mère : au moment où surgit son désir d'enfant, émerge un sentiment lié à l'histoire qui la lie à ses parents (elle fera « mieux » ou « comme eux », ou encore « complètement différemment d'eux »), mais aussi à ses frères et sœurs (« ce sera le premier petit-enfant de mes parents ») ou du reste de la famille.

L'enfant « imaginaire »
L'enfant à venir est souvent paré par la future mère de toutes les qualités ; elle a élaboré cet être « imaginaire » très progressivement, depuis sa propre enfance, d'où la force de ses traits, qui se précisent au moment où survient son désir d'enfant (« mon enfant sera doué dans tels domaines, il aura telles caractéristiques physiques… »). De cet enfant imaginaire il persiste une trace plus ou moins importante, ce qui explique le décalage qui existe entre un enfant et ce qu'en décrit sa mère. Il peut ne s'agir que d'un décalage léger, mais parfois aussi d'un fossé, par exemple dans le cas d'un enfant en échec scolaire qui, malgré ses mauvais résultats, est promis par sa mère à un avenir glorieux.

Le désir d'enfant chez l'homme
Contrairement à la femme, l'homme ne s'est pas « préparé » à avoir un enfant durant sa propre enfance (les petits garçons ne sont guère encouragés à jouer à la poupée) ni durant son adolescence, pendant laquelle les relations amoureuses et sexuelles l'ont beaucoup plus intéressé que la maternité. Les hommes imaginent souvent la survenue d'une grossesse comme un risque aux multiples aspects, un saut dans l'inconnu. Ils ont fréquemment une réaction de méfiance ou de refus. Quel que soit le mode d'expression de leur désir – par exemple en l'idéalisant (propager la lignée) ou en faisant de l'humour (« ça ne me fatiguera pas beaucoup ! ») –, un temps de maturation leur est nécessaire, qui comporte un certain degré de rationalisation.

Le désir d'enfant est accompagné de divers sentiments entremêlés : celui de s'engager, de sceller une union, ce qui se traduit selon le cas par de la fierté, de la crainte, une panique, voire une fuite ; celui de poser un problème de rivalité ou de jalousie à ses autres enfants, surtout s'ils sont issus d'une union précédente. L'arrivée d'un enfant fait aussi ressurgir une crainte liée au problème, essentiellement masculin, de la compétition : un enfant peut constituer un rival bien plus fort que lui. Enfin, la conception d'un enfant peut faire surgir la frustration de ne pas être femme – c'est-à-dire de ne pas pouvoir vivre dans son corps cette expérience unique qu'est la maternité.

DÉSIRER UN ENFANT SANS PÈRE

Certaines femmes souhaitent avoir et élever seules leur enfant. Ce type de désir peut avoir différentes origines, par exemple un dépit vis-à-vis de partenaires décevants, mais il peut aussi s'agir d'un désir réel, qui n'est motivé par aucune expérience malheureuse.

Cette situation n'est pas toujours facile à vivre pour l'enfant, en particulier s'il s'agit d'un garçon. En effet, une figure masculine, incarnation de l'autorité, lui est indispensable pour structurer sa personnalité. L'absence de père – ou d'autorité masculine dans son entourage proche – peut être pour lui source de difficultés, notamment au regard de la règle et de la loi.

Vous souhaitez un enfant

Aujourd'hui, concevoir un enfant résulte le plus souvent d'une décision que du hasard. À l'origine de cette évolution, les récents progrès scientifiques et médicaux ont permis une connaissance de plus en plus précise de la façon dont fonctionne le corps humain.

Vouloir un enfant sous-entend une certaine « programmation » de la grossesse. Celle-ci intègre avant tout des choix personnels et de plus en plus des paramètres socioprofessionnels.

Le délai moyen pour un couple désirant un enfant est d'environ 6 mois avant qu'une grossesse ne débute, les extrêmes allant de 1 mois à 2 ans.

Consulter un médecin avant la conception

Auparavant, le mariage était une étape préalable à la constitution d'une famille, et un certificat prénuptial devait être délivré par un médecin avant le mariage civil. Cette étape n'est plus systématique, puisque près de la moitié des enfants naissent au sein de couples non mariés, entraînant ainsi la quasi-disparition de ce certificat. Hors ce dernier permet de préciser votre passé médical, les antécédents importants éventuellement présents dans votre famille ou celle de votre conjoint.

En cas de risque repéré, une consultation spécialisée ou un conseil génétique préalables, en dehors du contexte pressant de la grossesse, peuvent être proposés. Les sérologies de la rubéole et de la toxoplasmose sont effectuées. Ainsi, une vaccination contre la rubéole (sous couvert d'une contraception efficace) peut être proposée, et

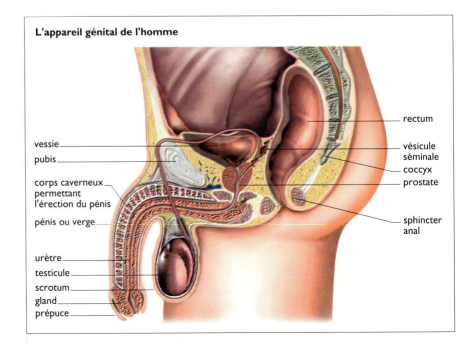

L'appareil génital de l'homme

des mesures de prévention contre la toxoplasmose peuvent être prodiguées.

Actuellement, pour un grand nombre de couples, ces éléments ne seront précisés que lors du premier examen prénatal, qui doit être obligatoirement effectué par un médecin lors du premier trimestre de la grossesse. Or, les premières semaines du développement de l'embryon sont déterminantes, et certaines situations difficiles pourraient être évitées par une consultation pré-conceptionnelle qui reprendrait, entre autres, les différents points de la visite prénuptiale.

D'autres éléments mériteraient d'y être ajoutés : arrêt du tabac, supplémentation en acide folique (qui permet de diminuer la survenue de certaines malformations), sérologie VIH. Par ailleurs, si vous avez une maladie chronique nécessitant un traitement, il est recommandé de faire le point avec votre médecin et un obstétricien pour apprécier les conséquences éventuelles de votre maladie sur votre grossesse et votre bébé.

Il faut également évaluer les conséquences d'une grossesse sur votre maladie et le risque éventuel des médicaments que vous prenez. Il arrive que le traitement soit modifié avant le début

de la grossesse (cf. Les grossesses à risques). Toutes ces situations ne sont pas nécessairement compliquées. Elles sont parfois très angoissantes pour vous... et auraient pu être anticipées plus sereinement avant le début de la grossesse lors d'une consultation pré-conceptionnelle. En d'autres termes, lorsque vous faites le projet d'avoir un enfant, parlez-en à votre médecin ou à votre gynécologue.

Enfin, pensez à choisir une maternité pour le suivi de votre grossesse et l'accouchement. Ce choix peut être simple, s'il n'existe qu'une seule maternité dans votre secteur. Il est parfois plus compliqué le choix est plus vaste ou si votre grossesse demande un suivi particulier.

Quels sont les critères ? Où se renseigner ?

Pourrai-je avoir une péridurale 24 heures sur 24 ? Y a-t-il un pédiatre sur place ? Qu'est-ce qu'un réseau de soins périnatals ? Comment fonctionne un réseau ? Aurai-je une chambre individuelle ? Combien ça coûte ? ...

Programmer votre grossesse est donc une démarche logique qui vous permettra de débuter sereinement cette aventure.

DÉBUT, DURÉE ET TERME DE LA GROSSESSE

La grossesse dure neuf mois environ, plus précisément de 280 à 287 jours, selon les femmes. Il est très important de pouvoir établir à quelle date précise débute une grossesse, car calculer le terme de la grossesse est capital : d'une part, il est parfois nécessaire de provoquer la naissance avant terme, d'autre part, il faut surveiller de près tout dépassement du terme (voir p. 150).

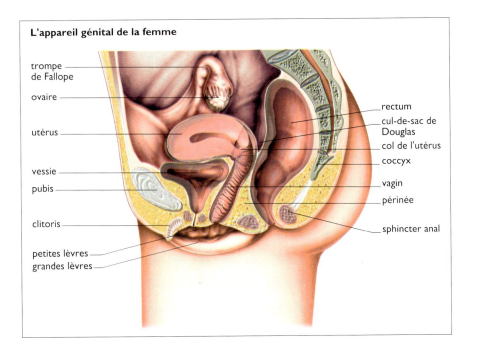

L'appareil génital de la femme

17

Les organes de reproduction

La formation d'un nouvel être humain est le fruit de la rencontre de deux cellules particulières, l'une provenant de la femme, l'autre de l'homme. Avant de décrire comment s'opère cette rencontre, rappelons quels sont les principaux organes qui assurent cette fonction de reproduction.

Chez la femme

Il s'agit des ovaires, des trompes et de l'utérus.

● *Les ovaires.* Ces deux petites glandes en forme d'amande sont situées de chaque côté de l'utérus. Les ovaires renferment de 300 000 à 400 000 cellules sexuelles femelles, les ovocytes, ou ovules – terme le plus couramment employé. Ces ovocytes proviennent de cellules déjà constituées au 7e mois de la vie intra-utérine du fœtus féminin qui, à partir de la puberté, pourront être fécondées. Les ovocytes sont contenus dans des follicules, eux-mêmes enfouis dans le tissu de l'ovaire. De la puberté à la ménopause, selon des cycles de 28 jours en moyenne, chaque ovaire produit en alternance avec l'autre un ovocyte fécondable, que l'on appellera « œuf » une fois fécondé.

La principale fonction des ovaires est d'assurer l'ovulation. Au premier jour du cycle, un follicule contenant un ovule commence à « mûrir » à la surface de l'ovaire. Il va éclore vers le 14e jour du cycle puis sera recueilli dans le pavillon de la trompe. C'est à ce niveau qu'il sera peut-être fécondé par une cellule sexuelle mâle, appelée « spermatozoïde ». S'il ne rencontre pas de spermatozoïde, il n'est donc pas fécondé, ne s'implante pas dans l'utérus et dégénère. En l'absence de fécondation, la muqueuse utérine se détache 14 jours après l'ovulation, et est éliminée, ce sont les règles.

● *Les trompes de Fallope.* Ce sont deux canaux qui relient les ovaires et l'utérus ; leur pavillon reçoit chaque mois l'ovule provenant de l'ovaire.

● *L'utérus.* Ce muscle creux tapissé d'une muqueuse abritera l'œuf, qui deviendra embryon puis fœtus pendant les neuf mois de la grossesse. En dehors de la grossesse, l'utérus mesure 6 cm de long sur 4 cm de large. Il est fermé à sa base par un col, lui-même traversé par un canal. C'est par ce col utérin que passeront les spermatozoïdes, recueillis dans le vagin au moment de l'éjaculation. C'est par là aussi que passera l'enfant lors de l'accouchement.

VAINCRE LA STÉRILITÉ

Dans l'espèce humaine, la fertilité naturelle n'est pas de 100 % ; chaque couple n'a, en moyenne, à chaque cycle, que 25 % de chances de fécondation. Bien sûr, il arrive qu'une grossesse débute dès le premier rapport sexuel lorsqu'il a eu lieu au moment précis de l'ovulation. Mais souvent, même si les rapports sexuels ont lieu pendant la période de fertilité, rien ne se produit. Le délai d'attente est variable selon les femmes; il est en moyenne de trois à six mois, mais il peut aller jusqu'à un an ou même davantage.

On ne parle d'infertilité conjugale ou de stérilité que lorsque, au bout de deux ans, les tentatives de fécondation n'ont toujours pas abouti – ce qui est le cas de 10 % des couples. Les causes en sont nombreuses, parfois impossibles à déterminer. Chez la femme, des troubles de l'ovulation, une altération des trompes, de la muqueuse utérine ou du col utérin peuvent causer une stérilité. Chez l'homme, elle peut résulter d'anomalies des spermatozoïdes, soit anormaux, soit en nombre insuffisant ou manquant de mobilité.

Il est possible de guérir certaines causes de stérilité et ce n'est qu'après un traitement prescrit par le médecin qu'on optera, si nécessaire, pour la procréation médicalement assistée (P.M.A.). Parmi les différentes méthodes envisageables, la plus connue est la fécondation in vitro, ou F.I.V. Elle consiste à prélever par ponction plusieurs ovules maternels – dont la ponte a été stimulée médicalement – et à les mettre en présence de spermatozoïdes (du mari ou d'un autre donneur), en laboratoire. Les œufs résultant de cette F.I.V. seront transférés dans l'utérus de la mère 48 heures après le prélèvement. Il faut implanter plusieurs œufs pour avoir plus de chances d'obtenir une grossesse – un résultat auquel on parvient aujourd'hui dans 10 à 15 % des cas –, d'où le risque de grossesses multiples.

Le fonctionnement de l'ensemble utérus-trompes-ovaires est soumis à l'action de glandes (telle l'hypophyse) qui commandent l'activité hormonale de l'organisme.

Les organes génitaux de l'homme

Ce sont les testicules qui fabriquent, selon des cycles réguliers de 120 jours, les cellules sexuelles, ou spermatozoïdes. Ceux-ci se développent dans les tubes séminifères de chaque testicule. Ils sont ensuite acheminés par de longs canaux jusqu'aux vésicules séminales, situées de part et d'autre de la prostate. À partir de la puberté et jusqu'à la fin de sa vie, le corps de l'homme produit ainsi plusieurs milliards de spermatozoïdes.

Au moment de l'éjaculation, les spermatozoïdes sont propulsés à l'extérieur avec le sperme par le pénis. Recueillis dans le vagin, ils remontent dans l'utérus où ils peuvent survivre quarante-huit à soixante-douze heures.

La *fécondation*

Elle correspond à la rencontre des deux cellules reproductrices mâle et femelle, les gamètes (du grec gamos, « ma-riage ») : l'ovule et le spermatozoïde. La fécondation a lieu dans l'une des trompes de Fallope et aboutit à la création de la première cellule embryonnaire humaine : l'œuf.

Mesurant un dixième de millimètre, l'ovule est transparent et sphérique. Il a un noyau, le cytoplasme, qui lui sert de réserve pour survivre jusqu'à l'utérus s'il est fécondé, et il est entouré d'une membrane gélatineuse, la zone pellucide. L'ovule est composé de 23 chromosomes. Il n'a pas la possibilité de se déplacer par lui-même mais, aidé par les cils vibratiles et les mouvements musculaires de la trompe, il progresse lentement dans ce milieu où il peut survivre de douze à vingt-quatre heures.

De leur côté, les spermatozoïdes possèdent mobilité et pouvoir fécondant. Ils sont formés d'une tête contenant leur noyau, et d'un flagelle pour se déplacer. Comme les ovules, ils sont composés de 23 chromosomes chacun. Bien plus petits que l'ovule, ils mesurent cinq centièmes de millimètre et progressent de deux à trois millimètres par minute. Déposés dans le vagin au moment de l'éjaculation, ils pénètrent dans l'utérus par le col utérin et, vont atteindre la trompe où séjourne l'ovule.

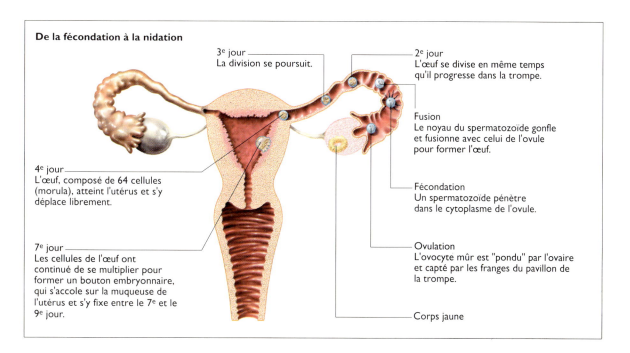

De la fécondation à la nidation

3e jour
La division se poursuit.

2e jour
L'œuf se divise en même temps qu'il progresse dans la trompe.

Fusion
Le noyau du spermatozoïde gonfle et fusionne avec celui de l'ovule pour former l'œuf.

4e jour
L'œuf, composé de 64 cellules (morula), atteint l'utérus et s'y déplace librement.

Fécondation
Un spermatozoïde pénètre dans le cytoplasme de l'ovule.

7e jour
Les cellules de l'œuf ont continué de se multiplier pour former un bouton embryonnaire, qui s'accole sur la muqueuse de l'utérus et s'y fixe entre le 7e et le 9e jour.

Ovulation
L'ovocyte mûr est "pondu" par l'ovaire et capté par les franges du pavillon de la trompe.

Corps jaune

Si les spermatozoïdes sont nombreux (de 120 à 300 millions), sur plusieurs millions déposés dans le vagin, seuls quelques centaines vont atteindre l'ovule et l'entourer complètement. Mais un seul finira par s'enfoncer dans le cytoplasme de la cellule féminine pour la féconder.

Perdant son flagelle dès qu'il y sera parvenu, le spermatozoïde verra aussitôt son noyau grossir et fusionner avec celui de l'ovule : c'est l'assemblage des 46 chromosomes (23 provenant de la cellule mâle et 23 de la cellule femelle), nécessaires à la constitution de l'œuf. Dès lors, le sexe et les caractères génétiques de l'enfant à naître sont définis.

L'œuf ainsi formé peut alors cheminer vers l'utérus, qu'il atteindra en trois ou quatre jours. En route, ses deux cellules initiales commencent à se multiplier. Constitué d'une boule de cellules, qui le fait ressembler à une mûre (d'où son nom latin, morula –), mais ne mesurant encore qu'un dixième de millimètre, l'œuf pénètre dans l'utérus, où il va choisir le lieu pour faire son nid.

La nidation

À son entrée dans l'utérus, le 4e jour, l'œuf est composé de 16 cellules. Il ne se fixera dans la muqueuse que le 7e jour après la fécondation. Les cellules du centre de la morula vont grossir et former le bouton embryonnaire (futur embryon), celles de l'extérieur formeront l'enveloppe, le « chorion », en ménageant une cavité remplie de liquide.

De son côté, l'ovaire a continué son travail : le follicule qui renfermait l'ovule s'est transformé en corps jaune et s'est mis à fabriquer une hormone, la progestérone, nécessaire à la nidation. D'autres hormones, les œstrogènes, sécrétées au cours de la première partie du cycle, préparent les tissus à l'action de la progestérone, laquelle est fabriquée pendant la seconde partie du cycle (voir p. 30).

Sous l'influence de ces deux hormones, la muqueuse utérine s'épaissit. Elle est irriguée par de nombreux vaisseaux sanguins et enrichie de substances nutritives. L'œuf va alors s'enfouir dans cette muqueuse, y consolider son implantation et y poursuivre sa croissance pendant les neuf mois de la grossesse.

La qualité de l'implantation conditionne le déroulement ultérieur de la grossesse. Cette étape initiale aboutit en effet à l'établissement de rapports étroits entre l'œuf et l'organisme maternel, lesquels favoriseront les échanges indispensables au développement de l'embryon, puis du fœtus. Lorsque l'implantation est défaillante, les échanges entre la mère et le fœtus, via le placenta, sont altérés, ce qui peut entraîner une toxémie gravidique et un retard de croissance intra-utérin.

CALCULEZ LA DATE DE VOTRE OVULATION PAR LA MÉTHODE DES TEMPÉRATURES

Prenez votre température (par voie rectale) tous les matins, à jeun et à la même heure, avant de vous lever. Notez votre température sur un graphique (disponible en pharmacie). Vous dessinerez ainsi la courbe de votre cycle. Vous remarquerez, à côté des légères variations d'un jour à l'autre, une période de température basse (par exemple, autour de 36,5 °C) et une période de température haute (autour de 37 °C), avant que la température ne redescende la veille de la survenue de vos nouvelles règles. Vous pouvez repérer le moment de votre ovulation : elle a lieu le dernier jour avant la remontée de la température ; selon les femmes, en effet, cette remontée se produit en 24 heures ou de façon échelonnée sur quelques jours.

La période de fertilité maximale recouvre le jour de l'ovulation et les deux ou trois jours qui précèdent (car les spermatozoïdes gardent un pouvoir fécondant pendant deux ou trois jours). La phase de température haute correspond à la période stérile du cycle et s'achève avec les règles. Permettant de repérer les moments de fertilité et de stérilité maximum, cette méthode a pu aussi servir, malgré sa fiabilité relative, de moyen de contraception – une utilisation devenue rare. Dans le cas où une grossesse a commencé, la température ne redescend pas comme elle devrait le faire avant les règles.

Génétique et hérédité

Comprendre les mécanismes de l'hérédité est une aventure passionnante dans laquelle se sont engagés les médecins et les généticiens depuis près d'un siècle ; on sait désormais comment les caractères se transmettent d'une génération à l'autre, et même, en grande partie, comment fonctionnent nos gènes.

Notre corps est constitué de milliards de cellules, qui ont des formes, des tailles et des fonctions très diverses. Malgré leur diversité, toutes ces cellules sont bâties sur le même principe : elles sont composées d'un noyau, d'un cytoplasme (on appelle ainsi tout ce qui se trouve à l'intérieur de la cellule, excepté le noyau) et entourées d'une membrane. Dans le noyau se trouvent les chromosomes, éléments porteurs des caractères héréditaires, qui forment une longue molécule constituée d'une substance appelée acide désoxyribonucléique, ou A.D.N. C'est sur les chromosomes que sont situés les piliers de l'hérédité : les gènes.

Les chromosomes, support de l'hérédité

Vus au microscope, les chromosomes sont de petits éléments qui ont grossièrement la forme d'un X. Ces petites structures sont, en fait, constituées de deux parties réunies en un point, appelé « centromère ». Dans chaque cellule de l'espèce humaine, il y a 46 chromosomes groupés par paires, soit 23 paires. Les 22 premières paires sont constituées de 2 chromosomes identiques. La 23e paire est celle des chromosomes sexuels (également appelés gonosomes), et elle diffère chez les hommes et chez les femmes. Chez les hommes, elle est constituée de deux chromosomes différents, appelés X et Y ; chez les femmes, elle est constituée de deux X. Les chromosomes ne sont visibles qu'au moment de la division cellulaire. Entre deux divisions, ils se pelotonnent dans le noyau, formant une substance appelée chromatine.

L'A.D.N.

Les cellules du corps sont autant de petits laboratoires ayant chacun une fonction précise. Ce fonctionnement est gouverné par un « programme génétique » qui va chercher ses consignes dans la substance dont sont principalement composés les chromosomes, l'A.D.N. La molécule d'A.D.N. forme un long filament (plus de 1,50 m de long pour le contenu d'une seule cellule !). Chaque molécule d'A.D.N. consiste en une succession de nucléotides composés d'une molécule de sucre, d'un groupement phosphate et d'une des 4 bases suivantes : adénine, guanine, cytosine ou thymine (abrégées en C, G, A et T). Cette structure a longtemps intrigué les chercheurs, sa simplicité permettant mal d'imaginer qu'elle puisse transmettre une multitude d'informations. En fait, la molécule d'A.D.N. est constituée de deux brins enroulés en hélice l'un autour de l'autre et reliés par les bases CGAT, disposées comme les barreaux d'une échelle entre les deux brins. La diversité des séquences de bases permet d'infinies combinaisons, qui se traduisent par autant de caractères héréditaires.

Le langage des gènes

Les gènes sont des segments d'A.D.N. Chaque gène totalise quelques milliers de « barreaux de l'échelle » de la molécule d'A.D.N. – qui en compte, elle, plusieurs milliards.

UN PEU D'HISTOIRE

Les recherches en génétique ne datent pas d'hier : c'est entre 1854 et 1865 qu'ont été établies les lois sur la transmission des caractères héréditaires. On doit cette découverte fondamentale à un religieux autrichien, Johann Mendel, qui la fit dans son monastère de Brno en réalisant des expériences de croisement sur un banal légume, le petit pois. Mais ces fameuses lois tombèrent dans l'oubli pour n'être redécouvertes qu'au printemps 1900, presque en même temps… par trois botanistes différents ! Autre grande date de la génétique, l'année 1953 : c'est alors que deux jeunes biologistes, James Watson et Francis Crick, découvrent la structure en double hélice de la molécule d'A.D.N. et expliquent ainsi comment cette molécule, dont la composition est relativement simple, peut transmettre une multitude d'informations de génération en génération.

Le principe par lequel s'expriment les gènes est le même que celui du langage, et l'ensemble des gènes d'un individu, appelé génome, peut être comparé à un roman : le « langage » des gènes comprend quatre lettres, les quatre bases CGAT. L'ordre de ces lettres définit les « mots » que sont les gènes, chaque mot déterminant l'élaboration (on parle de « codage ») d'une protéine. Chaque gène est situé à un endroit bien spécifique d'un chromosome, le « locus ». L'être humain possède environ 100 000 gènes différents.

La transmission de l'hérédité

Les cellules du corps n'ont qu'une durée de vie limitée et se reproduisent constamment au cours de l'existence. Cette reproduction s'effectue par simple division (processus appelé mitose) : chaque cellule donne naissance à deux cellules filles identiques, contenant chacune 46 chromosomes.

Il existe deux exceptions à ce type de reproduction de la cellule : les cellules du système nerveux (neurones), qui ne se reproduisent pas, et les cellules sexuelles (ovules chez la femme et spermatozoïdes chez l'homme). Celles-ci ne contiennent en effet que 23 chromosomes chacune, et obéissent à un processus de formation relativement complexe : la méiose.

La formation des cellules sexuelles

Ce processus se déroule en deux temps. Dans une première étape, chaque chromosome se dédouble ; les chromosomes ainsi dédoublés s'ordonnent par paire, et peuvent échanger entre eux des segments équivalents. Ce phénomène, appelé « crossing over », équivaut à un brassage des gènes de chaque chromosome. Il est fréquent dans certaines zones des chromosomes et rare dans d'autres.

Ainsi « recombinés », les chromosomes migrent dans des directions opposées pour former deux cellules qui contiennent chacune la moitié du lot complet (soit 23 chromosomes encore dédoublés), puis une nouvelle division de ces deux cellules donne naissance à quatre cellules filles qui contiennent 23 chromosomes chacune.

C'est la méiose qui permet de reconstituer une cellule à 46 chromosomes lors de la fécondation : l'œuf, formé par la rencontre d'un ovule et d'un spermatozoïde, contient 23 chromosomes hérités du père, et 23 de la mère. Cette cellule est la première d'un nouvel individu.

Mon enfant va-t-il me ressembler ?

Le patrimoine génétique d'un enfant lui vient pour moitié de son père et pour moitié de sa mère, puisqu'il hérite 23 chromosomes de chacun de ses parents. Ce qui ne signifie pas pour autant que votre enfant va vous ressembler à 50 % ! En effet, le « crossing over », qui prélude à la formation des cellules de la reproduction, constitue un véritable brassage génétique, riche de milliards de possibilités : votre enfant va donc hériter d'une version remaniée de vos gènes, ce qui explique qu'il puisse ne vous ressembler que très peu, et que les frères et sœurs d'une même fratrie puissent n'avoir qu'un vague air de famille. De plus, toutes les caractéristiques héréditaires

La transmission du patrimoine héréditaire ▽
Les chromosomes vont par paire ; un même parent peut donc léguer l'un ou l'autre des chromosomes de chaque paire à son enfant (sur le schéma ci-dessous, le chromosome bleu ou le rouge pour le père, le jaune ou le vert pour la mère). De plus, la division cellulaire qui préside à cette répartition est précédée d'un brassage des gènes lors duquel les chromosomes sont profondément remaniés. Tout cela explique que les enfants d'une même fratrie puissent être si différents.

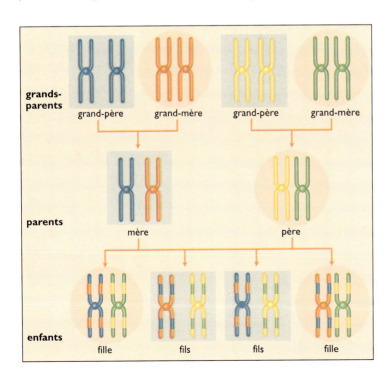

grands-parents — grand-père — grand-mère — grand-père — grand-mère

parents — mère — père

enfants — fille — fils — fils — fille

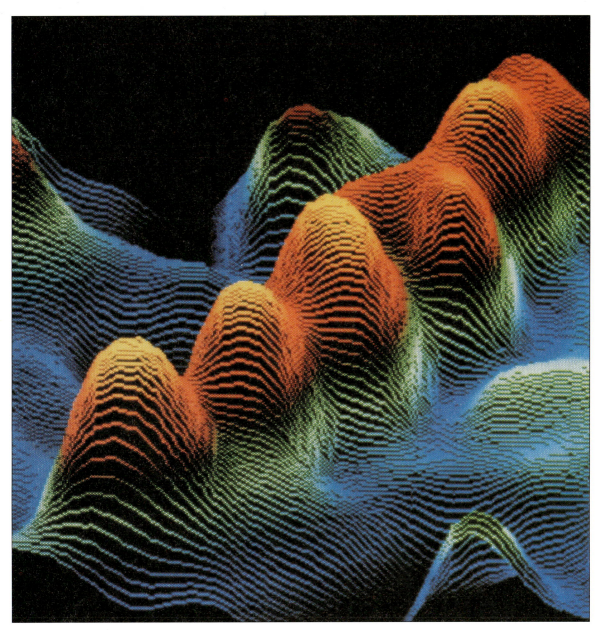

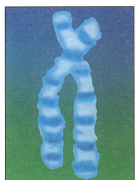

◁ **Les chromosomes**
Vus au miscroscope, comme celui qui figure sur cette photo recolorée, les chromosomes ont grossièrement la forme d'un X, mais sont en fait constitués de 2 bâtonnets réunis en un point appelé centromère. Ces petits éléments, au nombre de 46, sont situés dans le noyau de chacune de nos cellules.

La molécule d'A.D.N. △
L'A.D.N. (acide désoxyribonucléique), le principal constituant des chromosomes, est le support de la transmission des caractères héréditaires et du contrôle de l'activité de chacune de nos cellules. Grâce à un microscope « à effet tunnel », qui montre le relief des surfaces des molécules, on peut obtenir cette photographie en trois dimensions de la molécule en double hélice de l'A.D.N. (ici en rouge-orangé). C'est sur l'A.D.N. que sont répartis, apparemment au hasard, les quelque 100 000 gènes de notre patrimoine génétique. On appelle génome l'ensemble des molécules d'A.D.N. d'une cellule.

LE CAS DES VRAIS JUMEAUX

Un peu plus de 25 % des jumeaux sont de « vrais jumeaux », ou monozygotes. Ils proviennent de la fécondation d'un seul ovule par un seul spermatozoïde : à l'origine, le résultat est un œuf unique, comme au cours d'une grossesse classique, mais cet œuf se divise à un stade précoce de son développement. Il en résulte deux œufs identiques, porteurs du même patrimoine génétique. Les vrais jumeaux sont toujours de même sexe et se ressemblent beaucoup.

(on parle de caractères) ne se transmettent pas sur le même mode. Les chromosomes vont par paire, l'un hérité du père, l'autre de la mère. Chacun de nos gènes est donc présent en double exemplaire dans nos cellules ; mais ces gènes équivalents, ou allèles, ne sont pas toujours identiques et certains priment sur les autres : on les appelle des gènes (ou allèles) « dominants », par opposition aux gènes (ou allèles) « récessifs ». Votre enfant peut donc hériter de certains de vos gènes sans que ceux-ci se manifestent. Il peut par exemple avoir les yeux marron alors que vous avez les yeux bleus, si son père lui a légué un allèle « yeux marron », car le gène « yeux marron » est dominant, et le gène « yeux bleus », récessif.

Fille ou garçon ?

Comme nous l'avons vu plus haut, la 23e paire de chromosomes forme un cas à part : c'est celle des chromosomes sexuels, la seule à ne pas être identique chez les hommes et chez les femmes. Les cellules comprennent chez la femme 22 paires de chromosomes + 1 paire XX, et chez l'homme, 22 paires + 1 paire XY. Les cellules sexuelles, au moment où elles sont fabriquées par l'organisme, échappent à la règle générale, et ne contiennent chacune que 23 chromosomes au lieu de 46. Chez la femme, la paire des chromosomes sexuels étant formée de chromosomes identiques, les cellules sexuelles (ovules) comporteront toujours 22 chromosomes + 1 chromosome X. Chez l'homme, en revanche, il existe deux possibilités : 22 chromosomes + X et 22 chromosomes + Y. Ainsi, 50 % des spermatozoïdes seront porteurs d'un X et 50 % d'un Y. Au moment de la fécondation, le sexe de l'enfant à naître sera déterminé par le type de spermatozoïde qui va féconder l'ovule. Si c'est un spermatozoïde porteur d'un Y, l'enfant sera un garçon (ayant hérité du X de sa mère et du Y de son père). Si le spermatozoïde est porteur d'un X, l'enfant sera une fille (ayant hérité du X de sa mère et du X de son père). La naissance d'un garçon ou d'une fille est donc déterminée par les cellules sexuelles des hommes… et totalement régie par le hasard.

Sans que l'on puisse l'expliquer – la logique voudrait qu'il naisse 50 % de filles et 50 % de garçons –, il naît un peu plus de garçons que de filles, soit environ 105 garçons pour 100 filles.

La détermination du sexe. ▷
Chez les femmes, les cellules sexuelles ne comportent qu'un seul type de chromosome sexuel, le chromosome X. En revanche, chez les hommes, ils comportent soit un X, soit un Y. Au gré du hasard, environ 50 % des enfants recevront un chromosome X de leur père et seront des filles (paire de chromosomes sexuels XX), et environ 50 % recevront un chromosome Y et seront des garçons (paire de chromosomes sexuels XY).

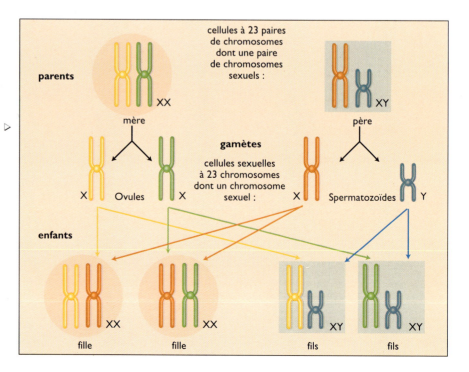

Suis-je enceinte ?

Plus tôt vous connaîtrez le début de votre grossesse, plus tôt vous pourrez prendre les précautions qui s'imposent pour que ces mois qui précèdent la naissance se déroulent dans les meilleures conditions, pour vous et pour votre futur bébé.

Que vous ayez ou non « programmé » votre grossesse, il est très important de savoir à quelle date précise elle a débuté. Vous pourrez bénéficier d'un meilleur suivi et, en outre, cela permettra de prévoir le moment de la naissance. Or, non seulement pour des raisons pratiques, mais aussi pour des raisons médicales, cela peut s'avérer capital.

Il faudra cependant attendre quelques semaines pour que le médecin confirme votre état, en faisant appel à des tests plus fiables que les symptômes éventuellement constatés. Si vous pensez que vous êtes enceinte, n'attendez pas cette confirmation pour prendre certaines précautions (voir p. 59), car c'est dans les tout premiers mois que l'embryon est le plus fragile.

Les signes de la grossesse

Si les changements physiques qui accompagnent un début de grossesse risquent souvent de passer inaperçus, il y a néanmoins des signes qui ne manqueront pas de vous alerter tandis que d'autres ne seront vraiment visibles qu'à l'examen médical.

Ceux qui vous alertent

Plus encore que les éventuels petits symptômes ou malaises (voir en marge), que d'ailleurs seules certaines futures mères ressentent au début de leur grossesse, c'est d'abord le calendrier et, éventuellement, le thermomètre qui donneront l'alerte.

● *Le retard des règles.* Pour la majorité des femmes, c'est le premier indicateur. Mais, suivant les cas, ce retard n'est pas toujours facile à calculer, ni à interpréter. L'expérience montre qu'il peut se produire en dehors de toute grossesse, par exemple dans certaines maladies, à la suite d'un choc émotionnel ou encore du fait d'un changement de mode de vie ou de climat (en voyage ou en vacances). L'approche de la ménopause, des cycles irréguliers, la prise de certains médicaments et l'arrêt de la pilule sont autant de facteurs qui peuvent aussi provoquer un retard de règles. On ne peut donc jamais affirmer à 100 % qu'une femme qui n'a pas ses règles est enceinte.

● *L'élévation de la température.* Si vous constatez que, au lieu de baisser, votre température se maintient au-dessus de 37 °C à la fin de votre cycle et que vos règles n'arrivent pas, il y a de fortes chances que vous soyez enceinte.

La persistance de ce que les médecins appellent le « plateau thermique » est le signe le plus sûr d'un début de grossesse. Il n'est cependant pas facile à définir, notamment pour les femmes qui n'appliquent pas la méthode des températures (voir encadré ci-contre), d'autant que ce recours quotidien et contraignant au thermomètre est devenu exceptionnel.

Ceux que décèlera votre médecin

Une visite médicale est encore le moyen le plus sûr de faire confirmer une grossesse. Mais, sans test de laboratoire, le médecin ne pourra pas être totalement affirmatif avant un mois et demi de grossesse, c'est-à-dire à la deuxième absence de règles.

Grâce à un examen gynécologique (voir p. 49), il constatera une modification du volume, de la consistance et de

LES SIGNES
DE LA GROSSESSE

Nausées, avec ou sans vomissements, au réveil ou pendant la journée.
Perte d'appétit ou, au contraire, besoin de dévorer.
Envie irrésistible ou dégoût marqué pour certains aliments.
Aversion soudaine pour des odeurs ou des parfums.
Aigreurs d'estomac.
Besoin accru de dormir.
Constipation inhabituelle.
Fréquents besoins d'uriner.
Sensation de fatigue.
Plus grande émotivité ou irritabilité.
Sensation de gonflement de tout le corps.
Tension et augmentation du volume des seins.

la forme de l'utérus, que vous-même ne pouvez percevoir. Il trouvera le col de l'utérus fermé, d'une coloration lilas, pauvre en glaire cervicale. La modification des seins pourra renforcer le diagnostic : ils grossissent et l'aréole se bombe en verre de montre ; les tubercules de Montgomery, ces petites excroissances sur l'aréole du sein, deviennent saillants.

Les tests de grossesse

Certains tests sont disponibles sans ordonnance et vous pourrez les pratiquer vous-même ; d'autres vous seront prescrits exclusivement par le médecin.

Les tests en vente libre
Ces tests sont effectués à partir des urines. Ils se présentent sous forme de coffrets avec tous les accessoires nécessaires. Ils sont simples à utiliser, à condition de bien suivre le mode d'emploi, et vous donnent une réponse rapide et fiable, positive si vous êtes enceinte, négative si vous ne l'êtes pas. Mais, attention, dans ce dernier cas, peut-être avez-vous fait le test trop tôt ou sa sensibilité est-elle trop faible. Des urines peu concentrées ont également pu fausser le résultat.

Donc, en cas de réponse négative, il est prudent d'attendre quelques jours et de refaire un test, ou de consulter un médecin.

Les tests de laboratoire
Réalisés à partir d'une analyse d'urine ou d'une prise de sang, ces tests vous permettront d'être fixée rapidement et sûrement. C'est le médecin qui les demandera pour vous.

Leur principe consiste à mettre en évidence, si vous êtes effectivement enceinte, une hormone qui n'est sécrétée que pendant la grossesse : l'hormone gonadotrophine chorionique (H.G.C.). Le rôle de cette hormone est assez mal connu, mais on sait qu'elle est essentielle au maintien du corps jaune en début de grossesse. Sécrétée par l'œuf dès la fécondation, elle est fabriquée par ce qui deviendra le placenta (le trophoblaste), puis par le placenta lui-même (voir p. 43).

Ces tests révèlent la présence de l'H.G.C. soit dans les urines, soit dans une prise de sang.
- *Analyse d'urine.* On verse une petite quantité d'urine, prélevée sur les urines très concentrées du matin, dans un tube à essai, pour la faire réagir à un sérum contenant des anticorps contre cette hormone caractéristique de la grossesse. La fiabilité de ce test se situe autour de 98 %.
- *Prélèvement sanguin.* Cette fois, c'est un dosage de l'H.G.C. qui est effectué dans le sang. La fiabilité de ce test est de 100 % et permet de diagnostiquer la grossesse à un stade très précoce, avant même qu'un retard de règles soit constaté.

À QUELLE DATE ACCOUCHEREZ-VOUS ?

Pour calculer le terme de la grossesse, c'est-à-dire la date théorique de l'accouchement, on peut procéder de deux façons.

Le calcul en semaines d'absence de règles
On ajoute 41 semaines à la date du début des dernières règles, dont les femmes se souviennent souvent mieux que de la date d'ovulation. C'est la méthode de calcul des médecins. La date de la naissance devrait donc se situer 41 semaines après le 1er jour des dernières règles. Si la date du début des dernières règles est un 1er mai, l'accouchement aura lieu 41 semaines plus tard, soit le 14 février.

Le calcul en mois
On ajoute 9 mois du calendrier à la date de la conception, ou 9 mois et demi à la date du début des dernières règles. La date de l'ovulation se situe vers le 14e jour d'un cycle normal de 28 jours (voir p. 17). Par exemple, si les dernières règles ont débuté le 1er mai, l'ovulation a eu lieu le 14 mai ; l'accouchement devrait avoir lieu neuf mois plus tard, soit le 14 février. La date de l'ovulation, et donc de la conception, est facile à calculer pour les femmes qui utilisent la méthode des températures. De même, si la grossesse survient après un seul rapport sexuel en pleine période de fécondité. Mais elle sera beaucoup plus difficile à définir si vos cycles sont longs, courts ou irréguliers, si vous avez arrêté de prendre la pilule le mois précédent, ou si vous avez oublié la date du début de vos dernières règles.

Le corps de la mère se transforme

Au fil des jours, des changements importants vont se produire dans votre corps, certains visibles, d'autres pas.
Ces modifications anatomiques, chimiques, physiologiques, sont destinées à fournir à votre futur enfant les éléments indispensables à son développement.

Outre la prise de poids, le changement de taille de l'utérus et des seins constitue la modification la plus spectaculaire du corps de la future maman. Mais d'autres aménagements plus discrets se produisent dans les systèmes circulatoire, respiratoire, urinaire et digestif.

L'ensemble des processus complexes de transformation de matières et d'énergie qui ont lieu en permanence dans l'organisme, qu'on appelle métabolisme, ainsi que les sécrétions hormonales indiquent aussi que ces systèmes s'adaptent à la nouvelle situation.

L'utérus et les seins

L'utérus commence à grossir dès le début de la grossesse. En neuf mois, son poids va passer de quelque 50 ou 60 g à plus d'un kilo, sa hauteur de 6,5 cm à 32-33 cm, sa capacité de 2 ou 3 millilitres à 4 ou 5 litres (ces chiffres sont des moyennes, qui varient légèrement selon les femmes et les grossesses). En regardant votre corps, vous ne remarquerez vraiment de modifications qu'à partir du 4e ou 5e mois, mais, au bout d'un mois ou un mois et demi, le médecin pourra déjà en vous palpant apprécier la transformation de votre utérus : de triangulaire, il est devenu rond, il s'est assoupli et atteint déjà la taille d'une orange.

Cette évolution se poursuivra régulièrement au fil des mois. Les organes tels que l'estomac, les intestins, la vessie s'y adapteront, tandis que la paroi du ventre, élastique, se distendra au fur et à mesure. Votre silhouette se modifiera elle aussi, et vous risquez de cambrer les reins en rejetant les épaules en arrière pour contrebalancer le poids de l'abdomen.

Vos seins se mettent aussi à gonfler et à s'alourdir dès les premiers mois, un développement qui s'accompagne parfois de picotements et d'élancements. Les mamelons deviennent saillants après quelques semaines, l'aréole fonce, se bombe et laisse voir de petites saillies (les tubercules de Montgomery).

Très irrigués pendant la grossesse, les seins sont parcourus de veines plus apparentes. Il arrive qu'à partir du 4e mois un liquide jaunâtre et visqueux suinte des mamelons : il s'agit du colostrum. Si vous prévoyez d'allaiter, c'est lui qui constituera la première nourriture du bébé après l'accouchement (riche en albumine et en vitamines, il servira aussi de purgatif au nourrisson, voir p. 174), le véritable lait n'apparaissant que trois ou quatre jours après la naissance.

La circulation du sang

Le sang de la mère a pour mission d'acheminer les substances nécessaires au développement du fœtus et d'éliminer ses déchets, et cela par l'intermé-

---

◆
ATTENTION AUX PREMIERS MOIS

Les petits malaises n'apparaissent pas chez toutes les futures mères, ni avec la même intensité. Ils se manifestent généralement au cours du premier mois et disparaissent au début du deuxième trimestre.
Si vous êtes enceinte, c'est le moment d'envisager la première consultation. Des précautions sont à prendre (hygiène alimentaire et mode de vie) dès les deux premiers mois.

diaire d'un organe qui se met tout spécialement en place pendant la grossesse, le placenta (voir p. 43).

Le sang

Entre le début et la fin de la grossesse, tous les vaisseaux se dilatent et le volume du sang maternel augmente d'un litre et demi environ, passant de 4 litres à 5 ou 6 litres. Les globules rouges sont ainsi dilués dans une plus grande quantité de plasma – partie liquide du sang. Les besoins en fer augmentent ; il importe donc de prévenir une carence en prescrivant à la future mère un supplément de fer au cours de la grossesse.

Les veines

Le développement de l'utérus, qui passe au cours de la grossesse de 50 à 1 500 g, et de 6 à 33 cm de long, gêne parfois le retour du sang des membres inférieurs vers le cœur ; les jambes ont tendance à gonfler et des varices risquent d'apparaître. Si la veine cave, qui ramène le sang au cœur, est comprimée par l'utérus, vous pouvez ressentir des malaises, surtout couchée sur le dos. Pour les éviter, il suffit de débloquer ce « retour veineux » : essayez de vous coucher sur le côté gauche, car la veine cave passe à droite de l'utérus.

Le pouls

Il s'accélère de 10 à 15 battements par minute, même pendant le sommeil, et un peu plus dans le cas de jumeaux. Il oscille entre 60 et 90 pulsations par minute. Le débit cardiaque augmente de 30 à 50 % dès la fin du premier trimestre, et cela jusqu'à la fin de la grossesse. Ainsi, le cœur bat plus vite car il a plus de sang à brasser, et tout le système cardiovasculaire s'adapte aux efforts supplémentaires à fournir au fil de la grossesse.

La tension artérielle

Elle baisse légèrement au cours des deux premiers trimestres de la grossesse, car la masse sanguine est plus importante et les vaisseaux sont dilatés. À l'approche du terme, la tension revient à ses valeurs antérieures (d'avant la grossesse), mais elle ne doit pas alors dépasser 14/9.

La respiration

Vous remarquez peut-être que votre voix change de tonalité ou que vous avez quelques difficultés à respirer par le nez ? Les modifications hormonales dues à la grossesse (voir plus loin) pro-

---

JAMBES LOURDES ET VARICES

La sensation de lourdeur dans les jambes peut vous gêner, même en l'absence de varices, mais sachez qu'elle n'entraîne pas forcément leur apparition. Ne restez pas debout de longs moments d'affilée. Dormez les jambes surélevées (un traversin ou un oreiller glissé au pied du lit, sous le matelas). Essayez de vous reposer pendant la journée, en vous allongeant si possible les jambes nues. Évitez les massages trop vigoureux des jambes.

Profil de la mère au 3e mois, au 5e mois et au 8e mois

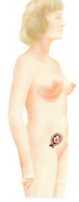 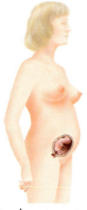 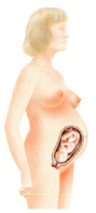

3e mois : votre ventre est encore pratiquement le même, mais vos seins ont augmenté de volume. Le futur bébé pèse moins de 20 g. Vous avez pris de 1 à 3 kg.

5e mois : votre ventre grossit. Le fond de l'utérus atteint le niveau du nombril. Le futur bébé pèse à peu près 350 g. Vous avez pris de 3 à 6 kg.

8e mois : votre ventre parvient à son développement maximal. Le fond de l'utérus occupe la majeure partie de l'abdomen. Votre bébé pèse environ 2,500 kg. Vous avez pris de 9 à 11 kg.

voquent parfois, en effet, une congestion passagère de la muqueuse du larynx, de la trachée et des bronches. Ne vous inquiétez pas, tout rentrera dans l'ordre après la naissance.

Dans la dernière partie de la grossesse, le tonus et l'activité des muscles abdominaux diminuent. L'utérus a repoussé peu à peu le muscle essentiel de la respiration, le diaphragme, vers le haut, ce qui réduit considérablement ses mouvements ; votre respiration devient « haute », ou thoracique. Par ailleurs, vous respirez aussi pour votre bébé, dont les poumons ne fonctionneront qu'à la naissance ; ainsi, à chaque inspiration, vous emmagasinez de 10 à 15 % d'air – et donc d'oxygène – de plus qu'en temps normal, sans pour cela respirer plus vite. Cette « hyperventilation » a par ailleurs l'avantage d'être bénéfique pour le fœtus, puisqu'elle fait baisser la pression en gaz carbonique.

La digestion

Comme la vessie ou l'estomac, l'intestin est comprimé par l'utérus qui grossit. Néanmoins, les organes maternels s'adaptent et font une place au fœtus, au liquide amniotique et au placenta. Il semble que ce sont plutôt les hormones qui perturbent le fonctionnement du système digestif, ce qui occasionne certains petits malaises.

Au niveau de la bouche
La sécrétion de salive augmente souvent en début de grossesse. Les gencives sont plus fragiles et saignent lors du brossage. Les apports de calcium, phosphore ou fluor préconisés par certains médecins par précaution pendant la grossesse ne préviennent pas les caries dentaires, plus fréquentes, semble-t-il, pendant cette période. Limitez votre consommation de sucre et continuez à vous brosser les dents trois fois par jour, après les repas. N'hésitez pas à aller régulièrement chez le dentiste pour faire dépister et traiter les caries pendant la grossesse. Les radiographies dentaires éventuellement nécessaires sont autorisées avec certaines précautions (voir p. 59). Souvenez-vous que de bonnes dents sont la condition d'une meilleure digestion.

Au niveau de l'œsophage et de l'estomac
Une sensation de brûlure, qui part de l'estomac et remonte l'œsophage

 JE VOUDRAIS SAVOIR

Mon taux de cholestérol a augmenté : est-ce dangereux pour le bébé ?
● Non, il est normal que le taux de cholestérol augmente durant la grossesse : il sert de matière première à la progestérone, une hormone qui joue un rôle essentiel pendant cette période.

Les sécrétions des seins sont-elles normales pendant la grossesse ?
● Oui, il arrive que, dès le 4e mois, un liquide jaunâtre, le colostrum, s'écoule par les mamelons. Si vous prévoyez d'allaiter, c'est cette substance qui constituera la première nourriture du bébé après l'accouchement puisque le lait proprement dit n'apparaît que trois ou quatre jours après la naissance.
Pour éviter les irritations, préférez les soutiens-gorge en coton (au besoin en mettant une compresse sèche dans les bonnets) à ceux en tissu synthétique.

Les brûlures d'estomac durent-elles toute la grossesse ?
● Ballonnements, renvois, brûlures ou lourdeurs d'estomac ne sont guère agréables. Certaines femmes en souffrent durant toute leur grossesse. On peut les réduire en évitant les aliments acides et trop riches, et les repas trop copieux. Surtout, pas de bicarbonate de soude ! Dormez en position presque assise et prenez certains médicaments pour vous soulager en cas de crise.

Faut-il manger sans sel pendant la grossesse ?
● Non, les régimes sans sel sont même contre-indiqués. En effet, le taux élevé de progestérone entraîne déjà une perte de sel.

Je suis essoufflée : est-ce le signe d'un problème cardiaque ?
● Non, sauf si vous souffriez déjà de troubles cardiaques. C'est surtout dans les cinq derniers mois que vous vous sentirez essoufflée.
Plus l'utérus grossit, plus le diaphragme – muscle indispensable à la respiration – se trouve repoussé vers la cage thoracique, et plus sa course est courte. Certains exercices de respiration (voir p. 129) vous aideront cependant à combattre cette sensation.

jusque dans la gorge, parfois accompagnée d'un renvoi de liquide acide, peut apparaître vers le 4e mois de la grossesse. C'est le « pyrosis », un phénomène qui persistera jusqu'à l'accouchement et qui s'aggrave souvent en position allongée. Il est dû à un mauvais fonctionnement momentané du système qui, normalement, empêche les aliments ingurgités de remonter.

Sous l'influence d'une hormone particulièrement active pendant la grossesse, la progestérone, l'estomac devient plus paresseux, moins tonique, d'où les nausées que peuvent parfois ressentir certaines femmes enceintes. Les aliments séjournent plus longtemps dans l'estomac, qui se vide moins rapidement : d'où l'impression, lorsque vous mangez, de très vite vous sentir rassasiée.

Pour ce qui est des perturbations du foie, elles sont minimes et, en tout cas, ne sont pas responsables des nausées du début de grossesse.

Au niveau de l'intestin grêle et du côlon

Comme l'estomac et la vésicule biliaire, les intestins se détendent sous l'effet de la progestérone. Le transit digestif s'en trouve ralenti, ce qui risque d'entraîner une tendance à la constipation, qu'une alimentation adaptée permettra généralement de combattre (voir p. 100). Cet inconvénient pourrait avoir cependant un aspect bénéfique : la lenteur de la digestion favorise, en effet, l'absorption par l'organisme des éléments nutritifs contenus dans la nourriture.

L'élimination des urines

Le poids du fœtus augmentant, l'utérus comprime la vessie et vous avez donc envie d'uriner plus souvent. De plus, le volume du sang s'est accru et les reins, chargés de filtrer et d'éliminer les déchets et les toxines charriés par le sang, travaillent davantage. Les cavités rénales et les uretères, qui conduisent l'urine des reins à la vessie, sont dilatés et moins toniques en fin de grossesse.

Il est bon de savoir que des sucres apparaissent parfois dans les urines en cours de grossesse, en dehors de tout diagnostic de diabète. Si la présence de sucre sous forme de lactose est normale au cours des derniers mois, la présence de glucose, elle, est le signe d'une petite anomalie de filtration par le rein, souvent due à une hormone, la progestérone, qui ralentit les fonctions rénales.

Les modifications hormonales

Des processus hormonaux complexes accompagnent le cours de la grossesse et permettent à l'organisme de s'adapter à ses nouveaux besoins. Produites par les ovaires quand la femme n'est pas enceinte et fabriquées par le placenta pendant la grossesse, ces hormones sont essentielles dans la vie sexuelle et génitale de la femme : il s'agit notamment de la progestérone et des œstrogènes.

C'est l'équilibre entre ces hormones qui permet l'implantation de l'œuf dans l'utérus ; ce sont elles aussi qui assurent la survie du fœtus par leur action sur les muscles lisses comme l'utérus, en empêchant les contractions utérines pendant la grossesse. Seule hormone à être sécrétée uniquement pendant la grossesse (voir p. 26), l'hormone gonadotrophine chorionique joue, elle, un rôle dans le maintien du corps jaune en début de grossesse. En cours de grossesse, d'autres hormones vont encore intervenir, telle la prolactine, qui commande la modification des seins en vue de l'allaitement, et l'ocytocine, sous l'influence de laquelle se déclenchera l'accouchement (voir p. 153).

L'adaptation du métabolisme

Les transformations chimiques qui, pendant la grossesse, permettent à l'organisme de subvenir à ses besoins en énergie, de réparer et de produire de nouveaux tissus et d'élaborer ses substances vitales, ne sont pas toutes aussi spectaculaires ou sensibles que celles évoquées ci-dessus. Elles n'en sont pas moins capitales pour la mère, comme pour le futur bébé.

LA PRISE DE POIDS

Une alimentation équilibrée est vivement recommandée. Il est inutile de trop manger sous prétexte de manger pour deux, et tout aussi inutile, voire dangereux pour le fœtus, de manger moins pour ne pas grossir. La prise de poids au cours d'une grossesse est de 12,5 kg en moyenne, mais elle varie suivant la taille, le poids et la morphologie de la mère. Le fœtus, le placenta et le liquide amniotique transforment immanquablement l'utérus, les seins et le sang de la future maman, dont le corps augmente de volume pour atteindre, en fin de grossesse, un poids de 8 kg. À cela s'ajoutent 4 kg environ de réserves graisseuses, qui vont se constituer en vue de l'allaitement.

L'alimentation prend ici toute son importance, puisque c'est d'elle que dépendent les apports en calcium, protéines, fer, vitamines, graisses, etc., dont le futur enfant a besoin pour passer d'un groupe de cellules invisibles à l'œil nu à un être humain de plus de 3 kg lors de l'accouchement. L'eau, le sel, les lipides (graisses), les sucres et les protéines sont transformés pour apporter au fœtus les éléments nutritifs utilisables pour son propre métabolisme.

L'eau et le sel

Pour compenser la perte de sel due à l'augmentation du taux de progestérone pendant la grossesse, l'organisme retient davantage l'eau et le sodium. Cette rétention entraîne, chez un tiers des femmes enceintes, l'apparition d'œdèmes des jambes, des chevilles ou des pieds. S'ils ne sont pas généralisés et associés à une hypertension artérielle, ces œdèmes ne sont guère dangereux ; il faut néanmoins les surveiller et les soulager, éventuellement par des crèmes (veinotoniques), et surtout par des bas de contention. Dans tous les cas, un régime pauvre en sel est inutile et risque d'être nocif.

Les lipides

Le taux des lipides augmente pendant la grossesse. Parmi ceux qui circulent dans le sang, le cholestérol est transformé par le placenta et sert à la production de la progestérone, également utilisée par le fœtus pour fabriquer d'autres hormones. Pendant les quatre premiers mois, l'organisme maternel stocke des réserves de graisses dans lesquelles il puisera ensuite pour ses propres besoins énergétiques.

Les sucres

Pendant la grossesse, tout est mis en œuvre dans l'organisme pour produire du glucose et favoriser l'apport au fœtus de ce « carburant » privilégié qui joue un rôle fondamental dans son propre métabolisme.

Les protéines

Constituant clé de la cellule, les protéines sont indispensables à la synthèse de nouveaux tissus. Elles interviennent à chaque étape des transformations métaboliques qui ont lieu dans les organismes de la mère et du fœtus. Pendant la grossesse, il vous faudra consommer environ 25 % de protéines en plus ; vous les trouverez dans la viande, le poisson, les œufs (voir p. 84).

AU FIL DES MOIS

• **1er mois**
Vous n'avez plus vos règles – c'est le signe le plus spectaculaire – et vos seins commencent discrètement à grossir. Votre corps se modifie à votre insu. Certaines femmes connaissent de petits malaises.

• **2e mois**
« Ça » ne se voit toujours pas, mais vos seins s'épanouissent. Nausées, irritabilité, jambes lourdes, salivation excessive, constipation, envies fréquentes d'uriner, etc., sont les réactions normales de votre organisme qui s'adapte.
Vous avez aussi souvent envie de dormir dans la journée. Essayez de vous reposer davantage.

• **3e mois**
L'utérus a maintenant la taille d'un pamplemousse.
Peut-être vous sentez-vous mieux ? Vous commencez à grossir, le goût de la nourriture vous revient : gare à la gourmandise.

• **4e mois**
Le fond de l'utérus arrive à la hauteur du nombril.
Vous avez trop chaud et vous transpirez ? C'est normal et c'est tant mieux : cela permet d'éliminer les déchets produits par votre organisme et celui du bébé.
Votre estomac et vos intestins deviennent, eux, un peu paresseux. Attention à la constipation !

• **5e mois**
Vous consommez chaque jour de 500 à 600 calories de plus que d'habitude. Votre ventre s'est nettement arrondi. Vous êtes vite essoufflée, mais cette sensation s'atténuera lorsque le bébé descendra pour s'engager dans le bassin. Pensez aussi à vos reins : buvez beaucoup, cela aide à éliminer.

• **6e mois**
Vous prenez de 200 à 300 g par semaine. Continuez à manger équilibré et pensez à faire un peu de gym.
Vous dormez mal ? Essayez donc de changer de position, en particulier en vous couchant sur le côté gauche.

• **7e mois**
Votre cœur bat plus vite, votre sang circule plus rapidement, vos organes fonctionnent en « surmultiplié », mais tout va bien.
Beaucoup d'aliments contiennent du fer : consommez-les, et reposez-vous aussi souvent que possible.

• **8e mois**
Vous vous sentez lourde. Des contractions utérines isolées et des douleurs diffuses vous surprennent. Par un certain jeu dans les articulations, votre bassin commence à s'élargir en vue du passage du bébé, qui se met en position pour y descendre bientôt. Si vous ne le faites déjà, prenez du calcium (lait et fromages pasteurisés) tous les jours.

• **9e mois**
L'utérus a multiplié son poids par 10 et son volume par 500 ! L'œuf minuscule des premiers jours est devenu un enfant de plus de 3 kg. Vos gestes sont maladroits : votre centre de gravité s'est déplacé. Tenez une valise prête, mais ne vous affolez pas. L'accouchement peut survenir entre la 38e et la 41e semaine, sans qu'on puisse prévoir le jour J.

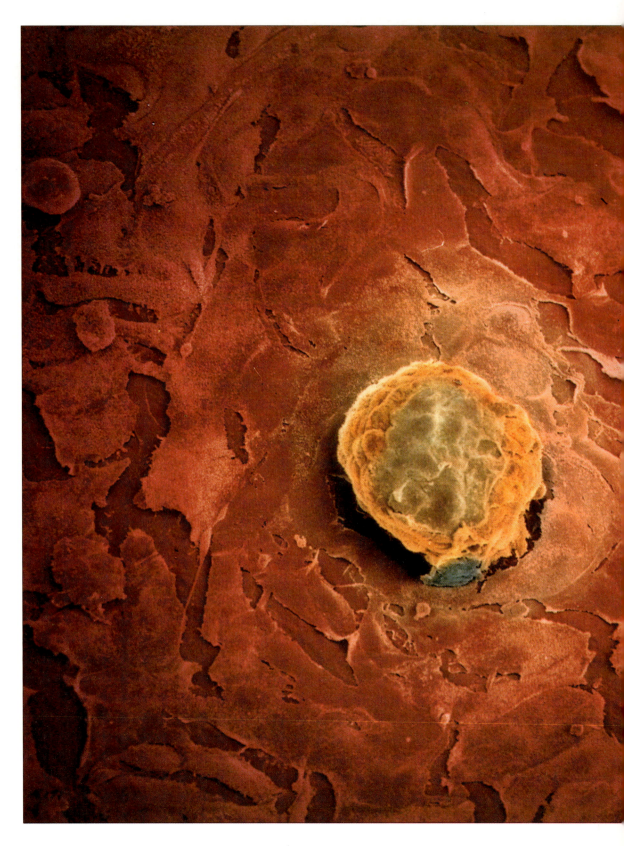

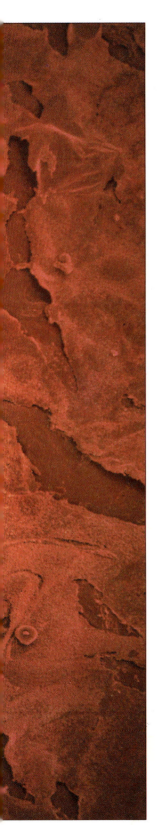

Le futur bébé mois par mois

Ces dix pages étonnantes vous permettent de suivre, semaine après semaine, la formation et l'évolution de votre futur bébé avant la naissance.

LE 1ER MOIS

L'embryon commence à se former dans l'œuf.

1re SEMAINE

L'œuf résultant de la fécondation se déplace du tiers externe de la trompe utérine vers la cavité utérine, où il va s'implanter. Au cours de cette migration, il commence à se diviser en plusieurs cellules.

2e SEMAINE

Deux phénomènes importants se produisent.
– L'œuf se fixe dans la muqueuse de l'utérus : c'est la nidation. Commencée le 6e ou le 7e jour et se terminant le 12e jour, cette implantation marque véritablement le début de la grossesse.
– Dans l'œuf, le « disque embryonnaire », constitué de deux couches de cellules, ou feuillets, se forme : les cellules se multiplient et se différencient pour aboutir à une structure complexe. Le diamètre de l'œuf est d'environ un millimètre.

3e SEMAINE

Le futur placenta se met en place, des ébauches de vaisseaux sanguins et de cellules sexuelles apparaissent, ainsi qu'un troisième feuillet. Chacun des trois feuillets va donner naissance à des tissus spécialisés, qui eux-mêmes seront à l'origine de toutes les autres cellules, donc de tous les organes. Par exemple, du feuillet interne (endoderme) dériveront les organes de l'appareil digestif et ceux de l'appareil respiratoire ; le système nerveux et les organes des sens seront formés à partir du feuillet externe (ectoderme), tandis que le feuillet médian (mésoderme) sera à l'origine du squelette et des muscles.

2e semaine : L'œuf (au centre) se fixe à la surface de la muqueuse de l'utérus : c'est la nidation. Il va s'enfouir peu à peu dans cette muqueuse, y consolider son implantation et y poursuivre sa croissance pendant neuf mois.

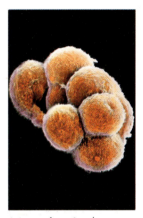

1re semaine : Les deux cellules initiales de l'œuf ont commencé à se multiplier. Quatre jours après la fécondation, au moment où il va entrer dans l'utérus, l'œuf est constitué d'une boule d'une quinzaine de cellules qui le fait ressembler à une mûre, d'où son nom, morula. Les cellules du centre vont grossir et former le bouton, ou le disque, embryonnaire, c'est-à-dire le futur embryon.

4ᵉ SEMAINE

C'est une période de transition entre la formation de l'embryon (embryogenèse) et celle des organes (organogenèse) du futur bébé. Les premiers battements cardiaques se manifestent vers le 23ᵉ jour. L'embryon prend sa forme définitive : il ressemble à un haricot, avec des bourgeons qui deviendront les membres ; les ébauches d'organes se développent.

L'embryon flotte au milieu de la cavité amniotique, relié à la partie externe de l'œuf par le cordon ombilical en cours de formation. À la fin de ce premier mois, l'embryon mesure 5 mm.

LE 2ᵉ MOIS

De l'embryon au fœtus.

5ᵉ-6ᵉ SEMAINE

Les dents se constituent. Le cœur a pris tellement de volume qu'il forme une petite bosse ; les quatre cavités cardiaques se mettent en place. L'estomac, l'intestin, le pancréas et l'appareil urinaire se développent.

7ᵉ-8ᵉ SEMAINE

Les doigts et les orteils, puis les divers segments des membres s'individualisent. Les glandes sexuelles commencent à se former. Parallèlement, les muscles et les nerfs s'élaborent, ainsi que la moelle osseuse. Les éléments du visage apparaissent plus nets : deux petites saillies pour les yeux, deux fossettes pour les oreilles, une seule ouverture pour le nez et la bouche. La période embryonnaire se termine à la fin de ce deuxième mois ; lorsque les différentes ébauches d'organes sont en place, l'embryon prend en effet le nom de fœtus. À la fin de cette période, ce qui n'est encore qu'un embryon mesure entre 3 et 4 cm et pèse de 2 à 3 g.

6ᵉ semaine : L'embryon flotte dans le sac contenant le liquide amniotique. À ce stade, il mesure 1,5 cm. Quand on le voit de dos, on distingue nettement la moelle épinière.

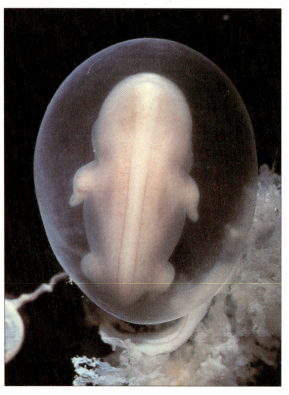

7ᵉ semaine : L'embryon mesure 2,5 cm. Les membres et les doigts s'individualisent. Les éléments qui vont constituer le visage apparaissent plus nettement : on distingue ici la saillie de l'oreille et de l'œil droits.

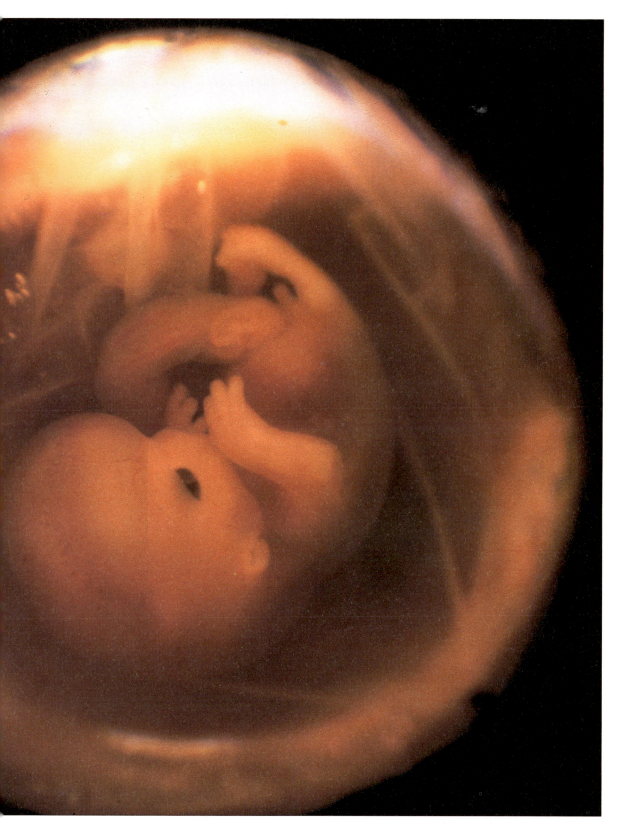

LE 3ᴇ MOIS

Est-ce une fille ou un garçon ?

9ᵉ-10ᵉ SEMAINE

Le foie s'est considérablement développé ; les reins définitifs apparaissent et les urines commencent à se déverser dans le liquide amniotique.

Le visage est bien visible, car la tête s'est redressée, et, progressivement, il prend une forme plus « humaine » : la face est en effet pratiquement constituée. Les yeux, qui étaient très loin sur les côtés de la tête, sont désormais de face, recouverts par les paupières ; les lèvres se dessinent ; les oreilles sont comme deux petites fentes. Les membres s'allongent, surtout les bras.

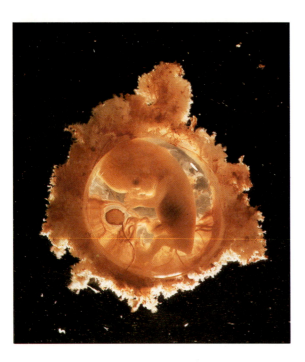

11ᵉ-12ᵉ SEMAINE

Les premiers os sont là. Le fœtus a commencé à bouger, mais si faiblement encore que sa mère ne peut s'en rendre compte. Il s'agit de mouvements indépendants de toute stimulation. Par contre, grâce au stéthoscope à ultrasons, les parents peuvent entendre battre le cœur de leur futur bébé. C'est dans le courant de ce mois que les organes génitaux se différencient et que les organes externes mâles deviennent manifestes, mais non visibles à l'échographie.

13ᵉ SEMAINE

La tête peut maintenant être mesurée par les ultrasons. C'est à partir de cette mesure qu'on calcule, à quelques jours près, le terme de la grossesse (et donc la date théorique de la naissance). Le fœtus mesure maintenant 12 cm, de la tête aux talons, et pèse 65 g.

LE 4ᴇ MOIS

Il apparaît sur l'échographie.

14ᵉ-15ᵉ SEMAINE

Le sens du toucher commence à se développer : les récepteurs de la sensibilité cutanée au niveau des doigts, par exemple, sont en place. L'appareil gustatif se met aussi à fonctionner et le fœtus se familiarise avec le goût du liquide amniotique dans lequel il baigne et qu'il absorbe, soit par la peau soit en avalant. La tête a l'air moins disproportionnée par rapport au reste du corps. Les mains sont complètement formées.

16ᵉ-18ᵉ SEMAINE

La peau n'est plus aussi mince, mais elle reste transparente et laisse voir les vaisseaux sanguins. Les cheveux poussent. Les muscles prennent de la force, et les mouvements deviennent plus vigoureux : la mère commence d'ailleurs à les percevoir. Mais le squelette n'est pas encore complètement ossifié.

Pour beaucoup de parents, ce 4ᵉ mois est aussi le moment d'une révélation : cet enfant, dont ils ont déjà entendu battre le cœur, ils peuvent maintenant le « voir », et même le voir bouger, grâce à l'échographie.

À la fin de ce 4ᵉ mois, le fœtus mesure près de 20 cm et pèse 250 g.

3ᵉ mois : L'embryon est devenu fœtus. Le fœtus est bien installé dans la cavité de l'utérus. Ses organes sont maintenant en place, et ses différentes fonctions physiologiques, prêtes à commencer à remplir leur rôle.

4ᵉ mois : Les mains sont complètement formées. Le sens du toucher se développe. S'il lui arrive de toucher le cordon ombilical avec ses mains, le fœtus réagit d'abord à ce contact en s'éloignant de l'« objet » ainsi rencontré.

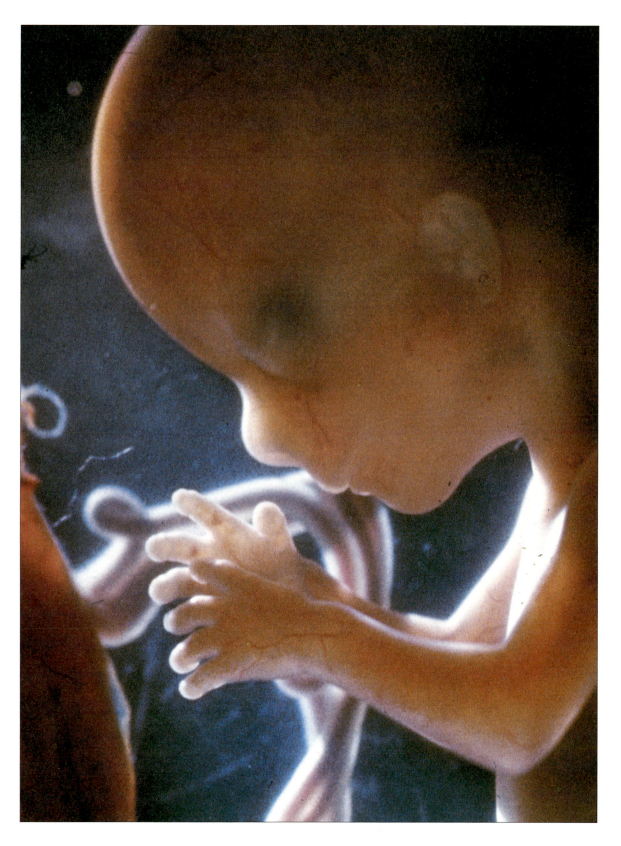

LE 5ᴱ MOIS

*Il bouge vraiment
beaucoup.*

19ᵉ-20ᵉ SEMAINE

Si c'est un premier
enfant, c'est maintenant
que la mère le sent
vraiment bouger.
Un stéthoscope
obstétrical suffit
désormais pour
entendre battre son
cœur. La multiplication
des cellules nerveuses
est terminée et, à partir
de cette semaine, le
cerveau va grossir de
90 g chaque mois.

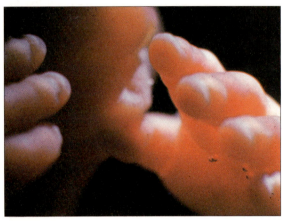

*5ᵉ mois : Le fœtus ne se
détourne plus de ce qu'il
touche avec ses mains (ou ses
pieds), comme il le faisait
quelques semaines plus tôt.
Il lui arrive, au contraire, au
contact de ses mains, d'ouvrir
la bouche et d'y glisser son
pouce.*

21ᵉ-23ᵉ SEMAINE

La peau est toujours
fripée, car il n'y a pas
encore de graisse,
mais elle est moins
rougeâtre. Sur le crâne,
les poils sont plus
abondants. Au bout des
doigts, les empreintes
digitales sont là,
les ongles aussi.
L'évolution de l'appareil
respiratoire se poursuit.
La différenciation
sexuelle est maintenant
complète.
Le futur bébé mesure
30 cm et pèse 650 g.

LE 6ᴱ MOIS

*Il pourrait presque
vivre hors de sa mère.*

24ᵉ-25ᵉ SEMAINE

Le fœtus s'agite toujours
beaucoup : de 20 à
60 mouvements par
demi-heure, avec bien
sûr des variations au
cours de la journée.
D'autant que,
maintenant, il connaît
des phases d'éveil et de
sommeil, et commence
à réagir aux bruits
extérieurs. Son visage
s'affine : les sourcils sont
apparents, les oreilles
plus grandes, le dessin
du nez est plus net, le
cou se dégage. Il suce
souvent son pouce.
Parfois, il a le hoquet.

26ᵉ-27ᵉ SEMAINE

Les poumons atteignent
un stade de
développement
important, mais ils ne
seront tout à fait prêts à
fonctionner qu'à la fin
du 8ᵉ mois. S'il devait
naître de façon
prématurée, l'enfant
pourrait peut-être
survivre, mais ses
chances seraient
minimes. Il mesure
maintenant 37 cm et
pèse 1 kg.

*5ᵉ mois : Depuis un peu
plus d'un mois, les organes
génitaux se sont différenciés.
Les organes externes mâles
sont désormais nettement
apparents. Dans la même
période, le poids du futur bébé
a été multiplié par cinq et sa
taille a doublé : il mesure
maintenant 24 cm. La tête
est moins disproportionnée
par rapport au reste du corps.
Il bouge de plus en plus.*

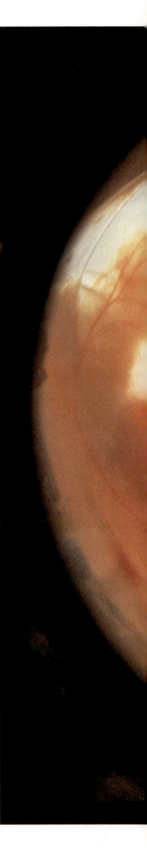

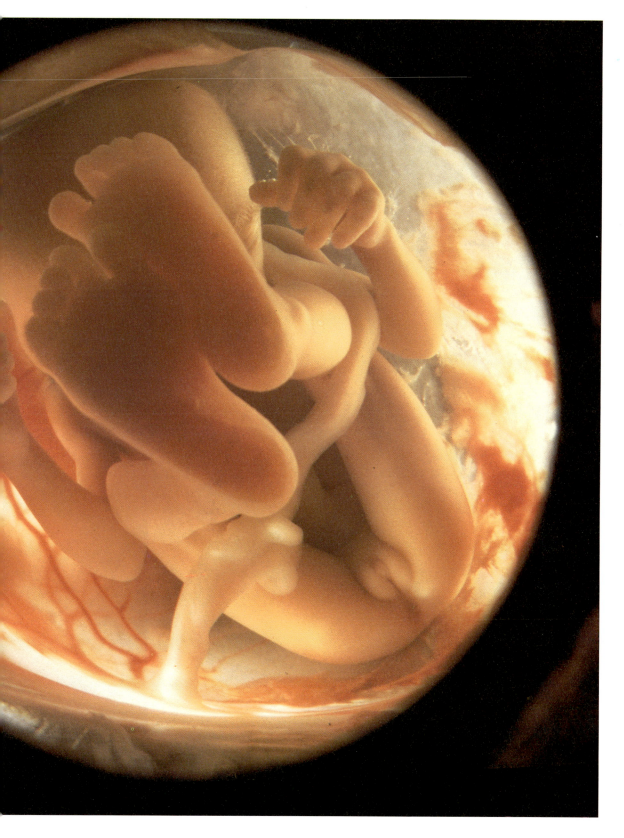

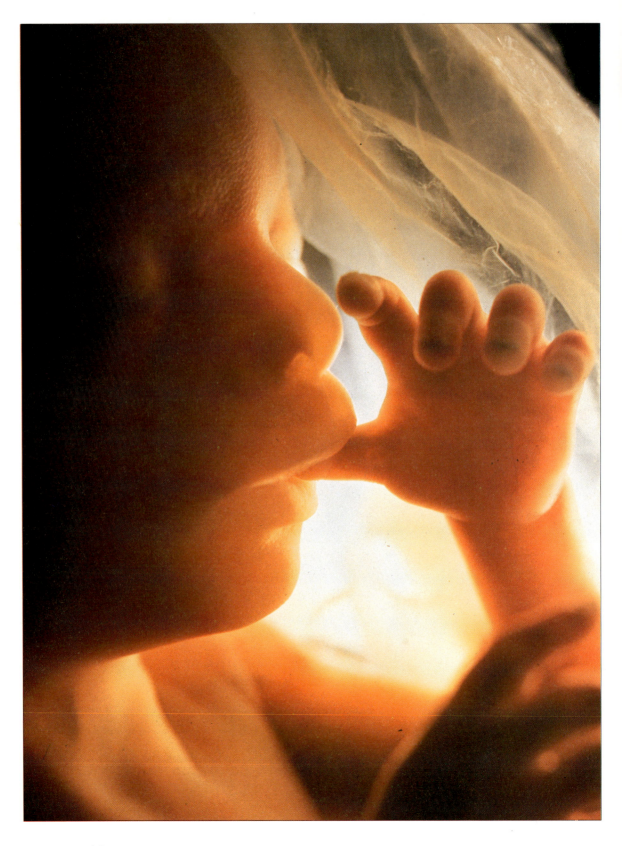

LE 7ᴱ MOIS

Il entend.

28ᵉ-29ᵉ SEMAINE

Les mouvements respiratoires du fœtus sont de moins en moins désordonnés. Ses yeux sont complètement ouverts. L'estomac et l'intestin fonctionnent ; les reins sont pratiquement achevés mais ne seront vraiment au point qu'après la naissance.
L'oreille définitive étant en place depuis la fin du 6ᵉ mois, le fœtus est sensible aux sons, et le manifeste : il sursaute aux bruits de portes qui claquent, s'agite ou se calme selon les musiques que ses parents écoutent...

30ᵉ-31ᵉ SEMAINE

Le futur bébé a tant grandi qu'il commence à se trouver un peu à l'étroit dans l'utérus ; il remue donc beaucoup moins. À la fin de ce 7ᵉ mois, il mesure 42 cm et pèse 1,5 kg, voire un peu plus.

6ᵉ-7ᵉ mois : Il suce déjà son pouce : un geste réflexe qui persistera d'ailleurs après la naissance. Si le toucher est le premier des sens à s'être développé, tous les organes sensoriels du futur bébé sont maintenant en éveil. Il est capable d'entendre. Il réagit par des mouvements à une grande variété de bruits extérieurs : portes qui claquent, voix de la mère et du père, qui lui parviennent de manière déformée, bien sûr, mais qu'il semble distinguer du milieu déjà fort sonore dans lequel il baigne…

LE 8ᴱ MOIS

Il finit de se préparer.

32ᵉ-33ᵉ SEMAINE

C'est généralement le moment où le fœtus prend sa position définitive pour l'accouchement : le plus souvent, tête en bas, fesses en haut.
Les os continuent de s'allonger et de s'épaissir. Le futur bébé avale des quantités de liquide amniotique et il urine beaucoup.

34ᵉ-35ᵉ SEMAINE

Le placenta a atteint des dimensions importantes du fait de l'énorme volume de ce que le fœtus absorbe et des déchets qu'il rejette. L'enfant se fait une beauté : une petite couche de graisse tend la peau, le duvet est peu à peu remplacé par un enduit protecteur, le vernix caseosa, qui disparaîtra à son tour. Le futur bébé pèse 2,5 kg et mesure 47 cm.

LE 9ᴱ MOIS

Il va naître.

36ᵉ-37ᵉ SEMAINE

La peau est à présent bien lisse. La couche de vernix s'est en partie détachée et flotte dans le liquide amniotique. Le crâne n'est toujours pas entièrement ossifié :

*8ᵉ mois : Le bébé a beaucoup grossi et grandi : il occupe presque tout l'espace disponible, se retrouve de plus en plus à l'étroit et a du mal à bouger.
Hors de ce milieu liquide, il sera bientôt plus au large.*

les deux fontanelles, ces espaces fibreux persistant entre les os, ne se fermeront que plusieurs mois après la naissance.

38ᵉ-39ᵉ SEMAINE

Le futur bébé consacre principalement ces dernières semaines à prendre des forces et du poids, et à grandir. Il ne peut pratiquement plus bouger et va sûrement apprécier de pouvoir sortir. À la fin de ce mois, il pèse en général 3 kg et mesure 50 cm.

De l'embryon au bébé

	Poids	Taille
1ᵉʳ mois		5-7 mm
2ᵉ mois	2-3 g	30-40 mm
3ᵉ mois	65 g	12 cm
4ᵉ mois	250 g	20 cm
5ᵉ mois	650 g	30 cm
6ᵉ mois	1 kg	37 cm
7ᵉ mois	1,5 kg	42 cm
8ᵉ mois	2-2,5 kg	47 cm
9ᵉ mois	3 kg	50 cm

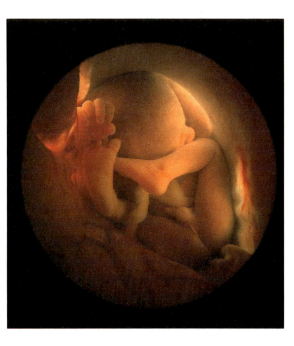

La vie du futur bébé dans l'utérus

Pendant les neuf mois qu'il passe dans l'utérus de sa mère, le futur bébé se développe d'une façon extraordinaire : jamais plus, après la naissance, l'être humain ne connaîtra de telles transformations.

LE PLACENTA : UN FILTRE PLUS QU'UNE BARRIÈRE

Attention : pratiquement tous les médicaments traversent le filtre placentaire. Le placenta ne protège pas non plus complètement le fœtus des virus, bactéries, parasites, qui risquent de provoquer une infection. Ce passage n'est cependant pas automatique, et le danger dépend beaucoup du stade de la grossesse et du suivi médical.

Dans tous les cas, consultez votre médecin et ne prenez jamais de médicaments sans son avis.

Aujourd'hui, on en sait beaucoup plus qu'il y a quelques années sur la manière dont les principaux organes du bébé se forment et se mettent à fonctionner. De nombreuses questions, cependant, restent à élucider. Les mécanismes en cause sont d'ailleurs fort complexes. Certains, tels ceux qui permettent au futur bébé de se « nourrir », impliquent des organes particuliers, tel le placenta, qui sont indispensables à la grossesse et ne se mettent en place que pendant cette période. Les moyens dont on dispose maintenant, notamment l'échographie, montrent que, sous des formes pour vous imperceptibles, l'embryon manifeste une activité importante dès le début de la grossesse.

Vers le 4e mois, vous commencez à sentir bouger votre enfant. Ces fameux « coups de pied » seront peut-être, pour vous, le vrai signal qu'un enfant vit et grandit en vous. Ces mouvements témoignent en effet de sa vitalité et il n'a pas attendu pour s'agiter que vous puissiez vous en rendre compte. Mouvements du corps et battements du cœur traduisent aussi l'éveil des sens du fœtus et son activité dans l'utérus, même si, dans les deux derniers mois de la grossesse, il va devoir s'assagir, faute de place.

D'abord, il se nourrit

Pour se développer, le futur bébé a besoin de « nourriture » et d'oxygène ; à mesure qu'il se forme, son organisme rejette aussi des déchets qu'il faut éliminer. Ces échanges se font avec le corps de la mère, dans lequel le fœtus est comme greffé, et s'effectuent par l'intermédiaire d'« annexes » : le placenta et le cordon ombilical, auxquels il faut ajouter le sac amniotique (ou poche des eaux), c'est-à-dire les membranes et le liquide entourant le fœtus. Apparues après la fécondation, ces annexes – sauf le liquide amniotique, qui s'écoule avant la naissance – seront éliminées (après la naissance de l'enfant), à ce moment de l'accouchement appelé délivrance.

Le liquide amniotique : le milieu où vit l'enfant
À mesure qu'il augmente de volume, l'embryon s'éloigne de sa zone d'implantation dans la paroi de l'utérus. Parallèlement, une cavité se forme autour de lui : c'est ce que l'on appelle couramment la « poche des eaux ». Rapidement, en effet, cette poche se remplit de liquide. Elle grandit aussi et finit par occuper complètement l'utérus vers la 10e semaine. C'est dans cette cavité que le futur bébé va vivre pendant les neuf mois de la grossesse, flottant dans le liquide amniotique (du nom de la membrane qui l'entoure, l'amnios).

Le liquide amniotique a plusieurs fonctions : il maintient le fœtus à température constante, il lui permet de se déplacer, le protège des chocs et des microbes qui pourraient venir de l'extérieur par le vagin ; il apporte aussi à l'enfant de l'eau et des substances nutritives, que le fœtus absorbe par la peau ou en avalant. Une partie de ce liquide est rejetée par le fœtus lorsqu'il urine. Le liquide amniotique se renouvelle en permanence. L'étude de sa couleur et des substances qu'il contient renseigne sur l'état de santé du fœtus (voir p. 58).

Mais le bébé s'alimente surtout à partir des éléments transportés par le sang de sa mère et qui lui parviennent par le cordon ombilical, via le placenta.

Le placenta

Placenta, en latin, signifie « gâteau », « galette ». Cet organe a en effet l'apparence d'une galette, collée dans l'utérus, et qui comprend deux faces. L'une provient de la transformation de la muqueuse de l'utérus, là où l'œuf s'est implanté (généralement au fond de l'utérus), et l'autre vient de l'embryon. C'est sur cette « face fœtale » du placenta que s'attache le cordon ombilical, qui relie l'embryon au placenta. Le cordon contient trois vaisseaux : deux artères pour la circulation du sang du fœtus vers le placenta, et une veine pour la circulation du sang en retour vers le fœtus.

● *Une zone d'échanges entre la mère et l'enfant.* Au tout début de la grossesse, l'œuf est entouré d'une couche de cellules appelée « trophoblaste » : c'est le futur placenta. Ces cellules, qui assurent la nidation de l'œuf dans l'utérus, s'insinuent dans la muqueuse utérine. Là, elles prolifèrent et émettent de multiples bourgeonnements. Ainsi se forme une sorte d'arbre touffu, aux branches enchevêtrées qui vont à la rencontre des vaisseaux sanguins irriguant l'utérus de la mère. Le sang du fœtus, lui, irrigue les milliers de petits bourgeons situés à l'extrémité des branches. Les échanges (voir ci-dessous) se feront de part et d'autre de la paroi des bourgeons, sans que les deux sangs se mélangent.

Le placenta se constitue de la 4e semaine au 4e mois de la grossesse : il est bien délimité à partir du 3e mois et les échanges avec le fœtus ne sont totalement établis qu'au début du 4e mois. Par la suite, le placenta grossit en suivant le développement de l'utérus. À terme, il ressemble à un disque spongieux de 20 cm de diamètre sur 3 cm d'épaisseur, et pèse de 500 à 600 g.

● *Un « gâteau » très nourrissant pour le fœtus.* On a cru longtemps que les circulations sanguines du fœtus et de la mère étaient « en continuité ». Puis les physiologistes ont montré, au contraire, l'indépendance complète des deux circulations, définissant le rôle du placenta comme un filtre spécialisé placé entre la mère et le fœtus.

Le sang de la mère arrive au placenta par les artères de l'utérus. Les substances nutritives et l'oxygène qu'il transporte traversent le filtre placen-

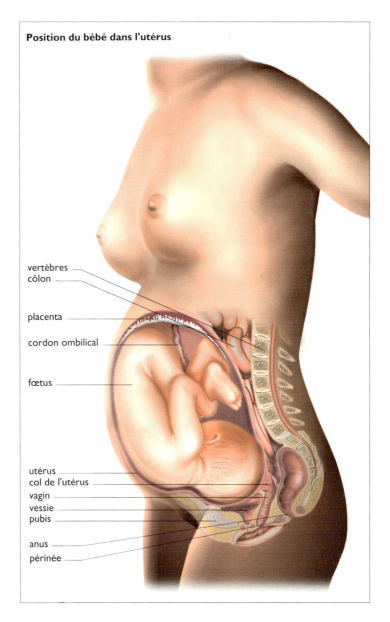

Position du bébé dans l'utérus

vertèbres
côlon
placenta
cordon ombilical
fœtus
utérus
col de l'utérus
vagin
vessie
pubis
anus
périnée

taire et, par la veine ombilicale, parviennent au fœtus. Le sang du fœtus gagne le placenta par les artères ombilicales. Il est chargé de déchets et de gaz carbonique qui traversent le filtre placentaire pour rejoindre le sang maternel. C'est l'organisme de la mère qui se charge de les éliminer (par les reins et les poumons), car les poumons du fœtus ne fonctionneront qu'après la naissance.

Les échanges qui s'opèrent au niveau du placenta concernent surtout l'oxygène et le gaz carbonique, l'eau, les sels minéraux et les aliments. Mais ces échanges, qui ne se font pas d'ailleurs toujours dans les deux sens, sont sélectifs. Par exemple, les ions (fer, zinc, magnésium, cuivre, iode) et certaines vitamines (B, C) traversent facilement le placenta ; d'autres vitamines (A, D, E, K) et les lipides (graisses) ne passent qu'en faible quantité.

Le placenta n'est pas seulement un organe où s'opère ce mécanisme d'échanges vitaux, il a également d'autres actions, qui ne sont pas toutes encore élucidées. Ainsi, il produit des hormones nécessaires au bon déroulement de la grossesse et au développement du fœtus. C'est sans doute, aussi, essentiellement grâce au placenta que l'organisme de la mère tolère ce « greffon » qu'est le fœtus.

Il *bouge beaucoup*

La toute première « activité » du futur bébé consiste en des battements cardiaques réguliers et rapides, dont les premiers se manifestent dans le courant de la 4e semaine. Des mouvements animent l'embryon dès la 7e semaine. Il s'agit d'abord de vibrations du corps et des extrémités, puis d'ondulations ou de contorsions de l'ensemble du corps. Ces mouvements sont spontanés, indépendants de toute stimulation. Ils font se déplacer l'embryon mais de manière imperceptible pour la mère ; ils deviendront plus complexes à partir de la 10e semaine.

Il fait quelques mouvements infimes et a des hoquets

L'échographie a aussi permis d'observer d'autres mouvements, plus infimes mais également vitaux. Dès la 15e semaine apparaissent les premiers mouvements analogues à ceux de l'activité respiratoire : dilatations et contractions de la cage thoracique. Irréguliers et intermittents, ils sont interrompus par des soupirs, des hoquets (mouvements brutaux du thorax et de l'abdomen du fœtus). Ces hoquets, dont la fréquence se fera plus sensible au troisième trimestre, sont un phénomène régulier et normal ; ils durent de une à vingt-cinq minutes et se reproduisent jusqu'à six fois par jour.

Il donne des « coups de pied »

Vers le 3e mois, comme ses muscles et ses articulations se sont développés, le fœtus peut bouger ses bras et ses jambes de façon indépendante. Apparaissent alors les « coups de pied » (pour la mère, il s'agira plutôt de sensations d'effleurement de l'utérus). Certains sont vifs, puissants et soudains ; d'autres sont lents et comme paresseux. L'activité « vive » résulte d'une forte impulsion qui mobilise tout le corps du fœtus et le fait changer de position. L'activité « lente » ne concerne à l'inverse qu'une partie de membre, la main par exemple. Ces mouvements, que la mère ressent seulement à partir du 4e mois (surtout entre la 16e et la 20e semaine), se produisent régulièrement du 5e au 9e mois. Leur intensité augmente jusqu'au 7e mois, pour diminuer ensuite ; à partir du 8e mois, le bébé a tellement grossi et grandi qu'il se trouve trop à l'étroit dans l'utérus pour pouvoir y remuer à son aise, mais il continue à bouger (voir encadré ci-contre).

Dans la seconde moitié de la grossesse, on distingue également des périodes d'activité intense alternant avec des périodes de calme qui semblent correspondre au sommeil du fœtus. Pendant le troisième trimestre, le fœtus dort en même temps que sa mère et aussi pendant les phases où elle digère. En revanche, il manifeste une activité physique plus forte quand sa mère est sous le coup d'une émotion ou d'un stress. De même, il réagit en bougeant aux stimulations extérieures, telles que le bruit d'une porte qui claque, qui atteignent ses organes des sens.

SURVEILLER LES MOUVEMENTS DU FŒTUS

En fin de grossesse, il est normal que vous ressentiez moins fréquemment les mouvements actifs de votre bébé, puisqu'il a moins de place pour remuer. Mais vous devez le sentir bouger au moins une fois toutes les douze heures.

Si vous avez un doute, surtout au cours des deux derniers mois, n'hésitez pas à vous rendre à la maternité : l'enregistrement des bruits de son cœur rassurera tout le monde.

Ses sens s'éveillent

Jusqu'à la fin du XIXe siècle, on pensait que les bébés étaient aveugles et sourds à la naissance. Aujourd'hui, on sait que le fœtus dispose, au moins dès le 6e mois de la grossesse, de capacités sensorielles étonnantes. Ces dernières années, en effet, des études et des expériences ont révélé ces aptitudes précoces, qui permettent au fœtus de percevoir des stimulations et de manifester sa sensibilité aux bruits, au toucher, à la chaleur, à la lumière, aux goûts... Les découvertes les plus récentes donnent à penser que certaines réactions et attitudes du bébé à la naissance ne sont bien souvent que le reflet de l'histoire de sa vie fœtale. Le nouveau-né garderait ainsi, dans son corps, la « mémoire » des sensations perçues dans le ventre de sa mère.

Il tend l'oreille

Du point de vue anatomique, l'oreille interne du fœtus est complètement développée dès le milieu de la grossesse. Est-ce à dire que le fœtus entend, dès lors, ce qui se passe autour de lui ? Si la fonction auditive est sans doute celle qui a été le plus étudiée, les avis divergent encore : à partir de quel moment le fœtus entend-il ? Qu'entend-il exactement ?

Ce qui est sûr, c'est que le bébé dans l'utérus réagit déjà à une grande variété de sons. N'oublions pas qu'il se trouve naturellement dans un milieu très sonore : battements de cœur de sa mère, rythme du flux sanguin dans son propre cordon, borborygmes dans l'intestin maternel. On a également pu constater que le bébé perçoit, au moins dans les trois derniers mois de la grossesse, des bruits extérieurs tels que des portes qui claquent, la voix de sa mère ou de son père, les musiques qu'ils écoutent... et qu'il réagit à ces stimulations par des mouvements. Il répond même aussi à des sons de fréquence trop haute (ultrasons, par exemple) ou trop basse pour être perçus par l'oreille adulte.

Quelques semaines ou mois plus tard, le nouveau-né se calmera volontiers lorsqu'il pourra se blottir tout contre le « cœur » de sa mère : peut-être parce qu'il retrouve là le souvenir des battements entendus quand il se trouvait dans l'utérus.

Il apprécie les caresses

Comme dans tous les organes des sens, il y a dans la peau des éléments particulièrement sensibles aux stimulations : ce sont les récepteurs de la sensibilité cutanée. Or, chez le futur bébé, ces récepteurs apparaissent très tôt, à 8 semaines pour ceux de la bouche et du visage, à 11 semaines pour ceux des doigts, et ils vont atteindre leur niveau maximal de sensibilité à partir du 6e ou du 7e mois.

Les réactions suscitées par les stimulations du sens du toucher évoluent au fil du développement du fœtus. Ainsi, au début de la grossesse, le fœtus a tendance à s'éloigner de ce qu'il rencontre avec ses mains ou ses pieds : les parois de l'utérus, le cordon ombilical, certaines parties de son propre corps. S'il lui arrive de toucher l'un de ces « objets », la plante des pieds, par exemple, il replie ses orteils et remonte ses genoux. Au contact de ses mains, sa bouche s'ouvre, mais il détourne la tête. En revanche, vers le 6e ou 7e mois, il tourne la tête vers ses mains, met son pouce dans la bouche et le suce (un geste réflexe qui persistera d'ailleurs après la naissance).

Il réagit nettement aussi lorsqu'on palpe ou caresse le ventre de sa mère. Une méthode particulière de préparation à l'accouchement, l'haptonomie (voir p. 134), utilise d'ailleurs ces possibilités de contact pour développer la communication entre la mère – et le père – et le bébé dans l'utérus. On pense même que ce « toucher affectif » pourrait jouer un rôle important dans le développement du futur nouveau-né (maturation du système nerveux pendant la période fœtale, relations ultérieures du bébé avec sa mère).

Il est plus sensible à la douleur qu'au froid

Mais le fœtus n'est pas seulement sensible aux caresses, comme en témoigne la vivacité de ses réactions lors d'une intervention médicale ou chirurgicale pratiquée dans l'utérus. Par exemple, lorsqu'on est amené à lui faire une

---

POUR ÉVALUER LE BIEN-ÊTRE DU FUTUR BÉBÉ

Les mouvements de l'embryon puis du fœtus sont autant de « réponses » aux stimulations internes ou externes, et les bruits de son cœur traduisent directement son état. Étudier ce comportement du futur bébé pendant la grossesse est un bon moyen d'évaluer son développement musculaire et sa maturation neurologique. C'est pourquoi, pour apprécier l'état de santé du fœtus, ce que les médecins appellent le « bien-être fœtal », on s'attache principalement à surveiller son activité physique et les battements de son cœur. Pendant l'accouchement aussi, on enregistrera systématiquement son rythme cardiaque, généralement avec un capteur fixé à une ceinture passée autour du ventre de la mère.

piqûre à l'abdomen pour une transfusion sanguine, on provoque manifestement une sensation de douleur. C'est sans doute aussi le cas lorsqu'on effectue des manipulations in utero : on constate alors des modifications du rythme cardiaque qui pourraient en effet traduire l'inconfort du fœtus.

Le fœtus est, par contre, peu sensible aux variations de la température extérieure, car celles-ci sont largement atténuées par le système de régulation thermique du corps de la mère et par le liquide amniotique dans lequel baigne le bébé. Cependant, il bougerait davantage lorsque l'utérus est exposé à une chaleur intense, celle d'un projecteur, par exemple – une réaction confirmée par le fait qu'à l'inverse un nouveau-né qui a froid perd sa tonicité musculaire (il devient « hypotonique »).

QUAND LE FUTUR BÉBÉ COMMENCE-T-IL À VOIR, À ENTENDRE, À SENTIR ?

Certains organes des sens fonctionnent dès le deuxième trimestre de la grossesse, mais c'est le troisième trimestre qui est celui de l'éveil des sens.

Fin du 3e mois : le toucher et le goût
Le toucher semble être le premier des sens à apparaître. Les récepteurs de la sensibilité cutanée au niveau des doigts, par exemple, sont en place dès la fin du 3e mois. Vers le milieu de la grossesse, les mouvements réponses du fœtus aux caresses sur le ventre de sa mère témoigneront de sa grande sensibilité au toucher.
C'est aussi le moment où le futur bébé se familiarise avec le goût (notamment les saveurs sucrées) du liquide amniotique qu'il absorbe : dès la fin du 3e mois, son système gustatif est prêt à fonctionner.

Fin du 6e mois : l'audition et la vue
L'oreille interne du fœtus est complètement développée dès le milieu de la grossesse, et son système auditif fonctionne normalement à partir de 6 mois et demi ou 7 mois (le nerf auditif est le seul nerf sensoriel totalement fonctionnel à partir de cet âge). Inutile cependant d'essayer de lui apprendre déjà des langues étrangères !
Profitez-en plutôt pour lui faire entendre la voix de son père. Tout comme votre propre voix, ces sons lui parviennent de façon tout à fait déformée, mais ils le stimulent, et qui sait si après la naissance il n'en retrouvera pas l'écho...
Quant à l'équipement visuel du fœtus (structure de l'œil, notamment), il est suffisamment développé pour lui permettre de voir à partir de 7 mois.
En revanche, on ne sait pas à partir de quel moment exactement s'exerce son odorat, même s'il est plus que probable que le futur bébé perçoive des odeurs bien avant de se retrouver à l'air libre.

Il est capable de voir
On sait que le développement de l'œil commence le 18e jour ; les muscles oculaires se forment très tôt au cours de la grossesse, et l'on observe que les yeux du fœtus bougent quand il dort ou change de position. La structure du globe oculaire est définitive le 7e mois, moment où s'ouvrent d'ailleurs les paupières. Actuellement, on a donc la certitude que le fœtus – c'est également le cas des prématurés – est capable de voir à partir de ce 7e mois.

Mais que voit-il ? Sans doute n'y a-t-il pas grand-chose à voir dans son champ visuel limité (et qui le sera encore d'ailleurs à la naissance, voir p. 173). Cependant, ses récepteurs visuels semblent déjà quelque peu sensibles à la lumière. Ainsi, lorsqu'un stimulus est suffisamment intense et contrasté, comme le soleil ou un fort rayon de lumière artificielle, pour pénétrer la paroi utérine et le liquide amniotique, le futur bébé réagit, après quelques secondes, par des mouvements.

Il aime déjà le sucré
Le fœtus se trouvant dans un milieu que l'on peut qualifier d'« aquatique », il est difficile de savoir ce qu'il perçoit avec le nez, et à quoi est sensible son odorat. Mais, considérant l'importance qu'ont les odeurs pour le nouveau-né, on peut imaginer que cette fonction olfactive n'est pas complètement inexistante chez le bébé lors de son séjour dans l'utérus.

En revanche, ses réactions en matière de goût sont mieux connues. Dans ce domaine, ses facultés sont largement développées, et sans doute très tôt, car son système gustatif est fonctionnel dès la fin du 3e mois. Sa sensibilité révèle surtout un goût prononcé pour les saveurs sucrées. Si l'on injecte dans son liquide amniotique une solution sucrée, par exemple, le futur bébé accélère et multiplie les mouvements de déglutition (on constate le même phénomène lorsque la mère est diabétique, car la teneur en glucose du liquide amniotique est alors plus élevée). À la naissance, il continuera d'ailleurs à manifester une nette préférence pour le sucré.

Le suivi
de la grossesse

Du diagnostic de la grossesse à la dernière
consultation avant l'accouchement,
chaque visite médicale
est l'occasion de faire le point sur
l'état de santé de la future mère, de
déceler les éventuels problèmes, mais aussi
de l'informer et de la conseiller, ce qui,
dans tous les cas, la tranquillisera.

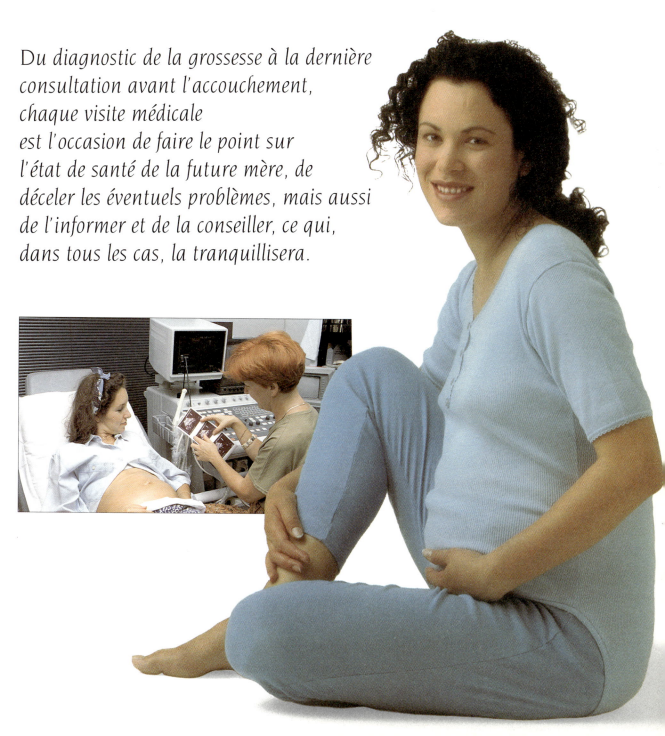

La première consultation

La première consultation est une étape essentielle du déroulement de la grossesse, pour diagnostiquer votre état, calculer la date probable de la naissance, établir un bilan de votre passé médical et faire procéder aux examens nécessaires.

◆

SES OBJECTIFS

Diagnostiquer la grossesse.
Calculer le terme de la grossesse.
Explorer votre passé médical.
Déceler les anomalies immédiates.
Évaluer les risques ultérieurs éventuels.
Préciser l'existence d'une maladie génétique.
Faire procéder aux examens complémentaires nécessaires (analyse d'urine, prise de sang, définition du groupe sanguin, etc.).
Informer, conseiller et rassurer la future mère.

En principe, le premier examen prénatal doit avoir lieu avant la fin du premier trimestre, c'est-à-dire avant la 14e semaine d'absence de règles (ou aménorrhée). Il confirme votre état, sert à faire le point sur votre passé médical et prévoit le déroulement de votre grossesse. Il permet aussi de définir et de prévenir les problèmes qui pourraient nécessiter une surveillance médicale particulière.

Il n'est pas trop tôt maintenant pour choisir qui, médecin ou sage-femme, suivra votre grossesse, et où vous souhaitez accoucher.

Plusieurs consultations en une

Quel que soit l'ordre de ses questions, le médecin a besoin de votre collaboration pour être efficace. Cette première visite est pour lui un bon moyen de vous situer sur le plan médical et personnel, et pour vous l'occasion de faire le point. Le futur père n'est pas obligé de vous accompagner ni de passer un examen médical, mais, s'il est présent, il répondra avec profit à des questions sur ses antécédents – qui peuvent influer sur votre futur enfant – et, pourquoi pas, fera part de ses propres interrogations.

Votre vie quotidienne

Le médecin voudra tout d'abord connaître votre âge. Il vous demandera la date et les caractéristiques de vos dernières règles, et établira la date prévisionnelle de votre accouchement (voir p. 26). Il vous interrogera sur vos habitudes de vie personnelles, professionnelles, familiales, et autres :

– personnelles – tabac, nervosité, qualité du sommeil, prise de médicaments, alimentation, etc. ;
– professionnelles – transports, fatigue, stress, horaires, travail de nuit, etc. ;
– familiales – autres enfants, aide à la maison, etc.

N'hésitez pas à lui confier vos soucis, qu'ils soient d'ordre matériel ou psychologique, comme des difficultés dans votre travail ou une certaine solitude.

Votre passé médical

Outre les affections ou maladies graves (voir p. 70) et les opérations que vous avez dû subir, vous aurez à énumérer les troubles dont vous souffrez encore ; signalez-lui par exemple une allergie, un problème oculaire, des maux de dos, des migraines, etc.

● *Votre passé gynécologique et obstétrical.* Vous aurez là encore à répondre à une série de questions : êtes-vous suivie par un gynécologue ? De quand date la dernière visite ? Le dernier frottis ? Avez-vous souffert de troubles gynécologiques dans le passé ? Quels traitements avez-vous suivis ? Quelle contraception preniez-vous avant votre grossesse ?

S'agit-il d'une première grossesse ? Surtout n'oubliez pas de préciser si vous avez subi une I.V.G. ou fait une fausse couche. Avez-vous déjà des enfants ? Comment se sont passées vos grossesses précédentes ? Vos accouchements ? Vos suites de couches ? Avez-vous allaité ? Combien pesaient vos aînés à la naissance ? Comment se portent-ils aujourd'hui ?

● *Votre histoire familiale.* Elle a aussi son importance. Peut-être avez-vous entendu parler, dans votre famille ou dans celle du futur père, d'une prédisposition à une maladie héréditaire, telle que le diabète ou l'hémophilie ? Si vous avez consulté un généticien avant votre grossesse, quelles recommandations vous a-t-il données ? (Voir p. 76)

Un *bilan de* A à Z

Vous voilà prête pour la partie plus physique de l'examen médical général. Le médecin vous pèsera, vous mesurera, contrôlera votre tension artérielle. Il passera ensuite à l'auscultation cardiaque et pulmonaire. Il demandera une analyse du sang pour connaître votre groupe sanguin et votre facteur Rhésus, ainsi que ceux du futur père (voir ci-après « La question du facteur Rhésus »).

L'examen gynécologique
Il a lieu sur une table gynécologique où vous serez allongée sur le dos, les jambes écartées et les pieds soutenus dans des étriers.

Le médecin commencera par un contrôle de l'état de la vulve et de la tonicité des muscles du périnée, qui soutiennent l'ensemble col-utérus-rectum-vagin-vessie ; il poursuivra par l'examen de la muqueuse du vagin et du col de l'utérus, que le médecin peut voir grâce à un instrument – le spéculum – qu'il insère dans la vulve pour écarter les parois du vagin et l'examiner avec attention. En cas de pertes blanches, pertes de sang ou lésions visibles, le médecin fera analyser des prélèvements pour rechercher une éventuelle infection.

Le médecin poursuivra par un toucher vaginal, en introduisant un ou deux doigts gantés dans le vagin, pour palper les ovaires et l'utérus de l'intérieur. Il évaluera ainsi les modifications de celui-ci, saura s'il s'est arrondi, assoupli, dans quelles proportions il a grossi, et pourra vous donner approximativement l'âge de l'embryon ou du fœtus. L'examen des seins et des mamelons viendra en conclusion.

Le diagnostic de grossesse
Parfois, il est difficile d'être sûr qu'une grossesse a réellement débuté : si vous avez des cycles irréguliers et qu'il est difficile de calculer un retard de règles, si vous avez été enceinte juste après l'interruption d'une contraception orale, si le retard de règles est trop court pour être significatif, si l'interprétation des signes cliniques est faussée par une situation particulière (utérus rétroversé, fibrome, obésité).

Seul un diagnostic biologique de grossesse – dosage hormonal sanguin –, prescrit par le médecin, pourra alors confirmer ou infirmer une grossesse débutante.

Les examens complémentaires
Selon les pays, certains sont systématiques tandis que d'autres sont seulement recommandés. Quoi qu'il en soit, ils ont tous leur importance pour que le suivi de votre grossesse puisse être assuré dans les meilleures conditions.
- *Les examens obligatoires :*
– la recherche d'albumine ou de sucre dans les urines ;
– la définition du groupe sanguin et

L'EXPOSITION AU DISTILBÈNE®

Entre 1965 et 1975, un médicament était couramment prescrit aux femmes enceintes pour prévenir les fausses couches du 1er trimestre : il s'agit du Distilbène®. Ce produit a été retiré du marché depuis 1975, lorsqu'on a découvert que les filles qui avaient été exposées au Distilbène® dans l'utérus de leur mère pouvaient présenter par la suite des anomalies de l'appareil génital.

Ces anomalies sont notamment responsables de stérilités, d'avortements spontanés au cours des deux premiers trimestres de grossesse, d'un taux de grossesses extra-utérines supérieur à la moyenne, d'un risque d'accouchement prématuré multiplié par deux et de cancers. Par conséquent, si vous êtes née à cette époque, il faut interroger votre mère ou son gynécologue pour savoir si elle a pris du Distilbène®, car les futures mères qui ont été exposées à ce produit doivent être surveillées avec beaucoup d'attention. Averti, votre médecin sera en mesure de diagnostiquer aussitôt que possible une grossesse extra-utérine ; il surveillera l'état du col de l'utérus, de façon plus rapprochée, pour déceler la menace d'accouchement prématuré, et prescrira le repos, voire l'hospitalisation à domicile en cas de risque majeur. Si les modifications du col se révèlent trop importantes, il effectuera un « cerclage » en début ou en cours de grossesse : cette opération consiste à fermer le col de l'utérus à l'aide d'un fil ; elle est réalisée par le gynécologue accoucheur, la plupart du temps sous anesthésie générale, et ne nécessite pas plus d'une journée d'hospitalisation (voir p. 53).

du facteur Rhésus, le calcul du taux d'agglutinines irrégulières (voir ci-après) ;
– le diagnostic de la rubéole et de la toxoplasmose (maladie parasitaire contractée en mangeant de la viande rouge et souvent véhiculée par le chat, voir p. 62) ;
– le dépistage de la syphilis ;
– le dépistage de l'hépatite B est obligatoire au 6e mois ; celui de l'hépatite C est intéressant en cas d'antécédent transfusionnel.

● *Les examens conseillés :*
– le diagnostic de la drépanocytose, une maladie du sang, pour les femmes d'origine antillaise, africaine et américaine, et de la thalassémie, une autre maladie du sang qui touche les femmes originaires du pourtour de la Méditerranée ;

– le dépistage du sida n'est pas obligatoire, mais le médecin a l'obligation légale de proposer la sérologie VIH volontaire en informant la femme à la première visite prénatale ;
– un frottis cervical et vaginal, si le dernier remonte à plus de deux ans ;
– une échographie, pour voir si la grossesse débute sans problème.

Les visites et la surveillance ultérieures

Vous repartirez de la première consultation avec une ordonnance pour les examens qui seront faits en laboratoire ; gardez bien résultats d'analyses, prescriptions et ordonnances. Vous aurez encore à passer d'autres examens médicaux. Chaque visite a son importance, même si tout est normal à chaque fois. Une anomalie peut être détectée à tout moment et une hospitalisation peut s'avérer nécessaire.

Entre deux visites, notez vos questions et confiez au médecin ou à la sage-femme qui vous suit toutes vos inquiétudes, même si elles ne vous paraissent pas « raisonnables ». Entre les consultations obligatoires, n'hésitez pas à prendre rendez-vous si vous constatez le moindre problème.

Une fois passée la première visite, vous vous demanderez peut-être qui est le mieux à même d'assurer la surveillance de votre grossesse : votre médecin habituel, une sage-femme ou le gynécologue-accoucheur de la maternité ? Que décider ? Votre choix ne sera pas le même si vous habitez à l'écart d'un centre hospitalier pourvu des spécialistes nécessaires ou à proximité d'une maternité. Votre généraliste pourra vous conseiller un gynécologue-accoucheur ou une sage-femme attachés à un service de maternité, à qui il communiquera votre dossier. Si vous êtes suivie en dehors d'une structure hospitalière, inscrivez-vous dès le début de votre grossesse dans la maternité où vous prévoyez d'accoucher (certaines d'ailleurs l'exigent), vous aurez ainsi un dossier et pourrez rencontrer les médecins et sages-femmes pour prévoir le suivi de votre grossesse. Dans tous les cas, une anomalie dans le déroulement de votre grossesse doit entraîner une consultation médicale.

LES RÉSEAUX DE SOINS PÉRINATALS

Les réseaux de soins périnatals ont comme objectif de permettre à toutes les femmes dont la grossesse est jugée à haut risque d'accoucher dans une maternité offrant des soins adaptés.
Cette organisation répond à deux soucis : d'une part, toutes les maternités ne sont pas suffisamment équipées pour réagir en cas de complication ou de problème concernant la mère ou l'enfant ; d'autre part, le transport d'enfants très fragiles après la naissance dans un service de réanimation néonatale ou de soins spécialisés n'est pas toujours réalisable en toute sécurité.
Organisés par zones géographiques, les réseaux de soins périnatals prennent donc en charge les grossesses et naissances à haut risque : nouveau-nés très prématurés (avant 7 mois de grossesse), très petits ou gravement malades, femmes enceintes atteintes de maladies graves.
De façon plus précise, les réseaux doivent accueillir, avant la naissance, les femmes enceintes présentant une menace d'accouchement

prématuré sévère, une rupture de la poche des eaux (membranes) à un terme précoce et celles dont le fœtus présente un retard de croissance intra-utérin sévère et précoce ou une malformation nécessitant des soins médicaux ou chirurgicaux spécialisés et urgents.
Le réseau concerne également le transfert de femmes enceintes souffrant d'une maladie grave et nécessitant des soins de réanimation intensifs. Ces transferts sont le plus souvent décidés et organisés en urgence, en respectant les règles de sécurité.
L'activité en réseaux régionaux permet de maintenir les maternités de proximité tout en assurant aux patientes et à leur bébé le maximum de sécurité. Le système permet aussi de diminuer la séparation de la mère et de son enfant.
Seul inconvénient : le changement de lieu et d'équipe obstétricale ainsi que l'éloignement familial dans une situation toujours urgente peuvent être déstabilisants pour la maman, qui doit être plus soutenue psychologiquement.

La question du facteur Rhésus

Il y a 4 principaux groupes sanguins humains, A, B, AB et O, et différents sous-groupes, dont le plus connu est le facteur Rhésus. Ils sont définis par des substances (ou facteurs) qui se trouvent à la surface des globules rouges et diffèrent suivant les personnes. Selon qu'ils présentent ou non tel facteur dans leur sang, les individus sont dits Rhésus positif (Rh+) ou Rhésus négatif (Rh−); 85 % de la population se trouve être Rh+ et 15 % Rh−.

Qu'est-ce que l'incompatibilité Rhésus ?

Entre les groupes sanguins peuvent exister des incompatibilités à l'origine d'accidents. Si quelqu'un reçoit du sang incompatible avec le sien, son organisme va se défendre contre l'intrus en fabriquant des anticorps (appelés agglutinines) qui vont attaquer les globules rouges étrangers. C'est le cas des femmes qui sont Rh− et qui ont conçu avec un homme Rh+ un enfant lui-même Rh+ (cela concerne une grossesse sur onze environ).

Normalement, le sang du fœtus et celui de la mère ne se mélangent pas. Il arrive pourtant que des globules rouges du fœtus passent dans le sang de la mère pendant la grossesse et surtout lors de l'accouchement, quand le placenta se décolle. L'organisme de la mère Rh− les détecte comme étrangers et se met à produire des anticorps : il s'immunise contre ces globules Rh+. Cela n'a aucune conséquence sur la santé de la mère mais peut nuire à l'enfant. Ces anticorps, s'ils sont fabriqués au cours d'une première grossesse, ne sont généralement pas assez nombreux pour affecter gravement le premier enfant. Mais c'est surtout pour la grossesse suivante (encore une fois, si le futur enfant est Rh+) que cela va poser problème. En effet, une fois fabriqués, les anticorps restent en permanence dans l'organisme de la mère ; ils pourront donc traverser la barrière du placenta, détruire les globules rouges du fœtus et entraîner une anémie qui pourra être modérée ou très sévère et aboutir à la mort de l'enfant in utero.

Comment prévenir et traiter l'incompatibilité Rhésus ?

La fabrication de ces anticorps peut être stoppée par l'injection de gamma-globulines qui neutralisent les globules rouges Rh+. C'est pourquoi on fera à la mère Rh− accouchant d'un enfant Rh+ une injection de gammaglobulines immédiatement après l'accouchement, avant que se mette en route son processus d'immunisation par la production d'anticorps. L'injection sera aussi systématique pour ces mères dans toutes les situations où du sang risque de passer du fœtus à la mère : interruption de grossesse, amniocentèse, cerclage, fausse couche, grossesse extra-utérine, etc.

Mais cette prévention ne vaut que si la mère ne possède pas encore d'anticorps. Si la femme Rh− a déjà développé des anticorps, la surveillance du fœtus lors d'une nouvelle grossesse devra impérativement évaluer son degré d'anémie. Le plus souvent, on déclenchera l'accouchement avant terme (entre la 35e et la 39e semaine) pour faire naître le bébé avant que l'anémie soit trop sérieuse. Dans les cas les plus graves ou si le fœtus est sévèrement atteint avant d'avoir la maturité suffisante pour survivre (environ 30 semaines de grossesse), il faudra effectuer une transfusion sanguine alors qu'il est encore dans l'utérus de sa mère. Ces transfusions ne sont pratiquées que dans des centres spécialisés. Si la grossesse est assez avancée, il est également encore possible de provoquer la naissance avant terme et de remplacer complètement le sang du nouveau-né au cours de ce qu'on appelle une « exsanguino-transfusion ».

Où et comment accoucher ?

Votre famille ou vos amies vous prodiguent des conseils affectueux mais contradictoires ; en fait, neuf mois vous paraissent une éternité et vous croyez que vous avez tout le temps pour y penser... En général, vous prendrez cette décision en suivant les recommandations de votre médecin. Mais il est souhaitable de réfléchir dès

---

LE CALCUL DU TERME

Le terme de la grossesse est difficile à prévoir, car il dépend de la précision de la date de la conception, date qu'il est parfois délicat de définir avec exactitude (voir p. 25-26). Le début de la grossesse peut néanmoins être déterminé (à trois jours près) grâce aux mesures de l'embryon, que l'on peut prendre lors d'une échographie pratiquée entre un mois et demi et deux mois de grossesse. Au-delà du 3e mois, l'échographie renseigne moins précisément sur l'âge du fœtus. Pour calculer le terme, on ajoute neuf mois du calendrier à la date de la conception, ou quarante et une semaines à la date des dernières règles.

◆

CHOISIR
LA MATERNITÉ

Chaque établissement a ses règles de fonctionnement. Les aspects pratiques ont une grande importance au moment de la naissance. Renseignez-vous avant. Votre conjoint sera-t-il près de vous dans la salle de travail ? Le déclenchement de l'accouchement vous sera-t-il proposé ou imposé ? Une péridurale sera-t-elle possible à toute heure ? Votre enfant sera-t-il à côté de vous ou dans une nursery ? Aurez-vous une chambre seule, avec une salle de bains, le téléphone ? Pourrez-vous choisir entre l'allaitement ou le biberon ? Votre enfant sera-t-il nourri à la demande ou à heure fixe ? Un espace de rencontre avec les aînés est-il prévu ? Les horaires de visite sont-ils souples ou stricts ? Enfin, qu'aurez-vous à payer ?

le début de la grossesse au lieu où vous accoucherez, ne serait-ce que pour vous inscrire au plus vite dans l'établissement retenu.

Votre choix sera guidé par des critères tels que la qualité des soins, l'équipement des locaux, la proximité de votre domicile et, bien sûr, votre personnalité et votre mode de vie. Dans tous les cas, le respect des règles de sécurité est indispensable.

Nombre d'entre vous souhaiteraient dissocier la naissance, symbole de vie, de l'hôpital, symbole de maladie. L'accouchement à domicile et l'accouchement dans l'eau suscitent ainsi un intérêt croissant ; ils demeurent cependant très marginaux. D'autant que les services de maternité hospitaliers ont sensiblement amélioré non seulement les conditions de sécurité médicale mais aussi l'accueil.

Accoucher dans une maternité

Les accidents liés à l'accouchement ont considérablement diminué depuis que les naissances se déroulent dans un cadre médical. Dans un établissement hospitalier se trouve en effet tout le personnel nécessaire aux soins de la mère et du nouveau-né. L'équipe, disponible 24 heures sur 24, se compose d'une sage-femme, d'un médecin accoucheur et d'un anesthésiste. Une infirmière panseuse et un aide opératoire sont présents au cas où une césarienne serait nécessaire au dernier moment. Un pédiatre est prêt à intervenir en urgence dans le cas où le nouveau-né aurait besoin de soins particuliers. Le bloc opératoire est à côté de la salle dite « de travail », appelée aussi salle de naissance, dans laquelle se déroulera l'accouchement. Celle-ci est équipée d'un « monitoring » (appareil qui enregistre les bruits du cœur du bébé dans l'utérus maternel) et du matériel de réanimation. La couveuse n'est pas loin si le bébé a besoin d'être réchauffé ou transféré dans un centre pédiatrique néonatal (dans l'éventualité où son état nécessiterait des soins spécialisés). Bref, tout est prévu pour votre sécurité et celle de votre enfant.

Si vous avez une grossesse à risque, si vous devez faire l'objet d'une sur-

veillance particulière, si une maladie se déclare en cours de grossesse, vous choisirez la parfaite sécurité d'un établissement spécialisé, muni de tous les moyens de surveillance et d'intervention – par exemple, pour une prise en charge immédiate du nouveau-né, dans le cas d'une malformation opérable à la naissance.

Une fois que vous saurez dans quelle maternité vous inscrire, ne tardez pas à prendre rendez-vous pour une consultation. C'est l'équipe de l'établissement qui vous donnera la marche à suivre : date d'inscription pour l'accouchement, consultations à effectuer sur place ou suivi en ville, pièces nécessaires à votre dossier, etc.

Accoucher à domicile

Pratiqué très couramment, il y a quelques décennies, l'accouchement à domicile est aujourd'hui plutôt rare : dans les pays industrialisés, 1 femme sur 1000 seulement accouche volontairement chez elle, hormis aux Pays-Bas, où cette proportion atteint 30 % (mais, dans ce pays, pour parer à toute éventualité, des voitures-hôpital équipées en matériel de réanimation stationnent devant le domicile de la femme qui accouche). Il garde cependant ses partisans et ses adversaires. Les médecins y sont rarement favorables, pour des raisons de sécurité. Les complications susceptibles de survenir en cours d'accouchement ne peuvent être le plus souvent ni diagnostiquées, ni traitées à domicile. Or, elles ne sont jamais à exclure, même dans le cas des grossesses jugées a priori sans risque. Le taux des accidents imprévisibles lors d'un accouchement (nécessitant, par exemple, une césarienne au dernier moment) est en effet de 8 %. Le principal danger pour la mère est d'être victime d'une hémorragie massive à la suite de la délivrance, qui ne pourrait être stoppée à temps. Il ne faut pas non plus négliger la rapidité avec laquelle il faut parfois intervenir pour réanimer le nouveau-né, ou l'évacuer très vite auprès de services médicaux spécialisés.

L'accouchement à domicile peut néanmoins tenter certaines d'entre vous qui redoutent l'aspect trop technique et trop médicalisé de l'hôpital, et veulent accueillir leur bébé à la maison, avec le père, dans une atmosphère plus intime, plus chaleureuse. Un accouchement à domicile se prépare à l'avance. Il devra se dérouler avec un médecin accoucheur ou une sage-femme. Il faudra prévoir aussi une possibilité d'évacuation en urgence vers un centre hospitalier, pour la mère ou pour l'enfant.

Accoucher dans l'eau

L'eau a des propriétés relaxantes indéniables et semble accélérer la dilatation du col de l'utérus. Cela a conduit à explorer la possibilité d'accoucher dans l'eau, une possibilité offerte aux futures mères, dans quelques maternités en France, en Suisse, et surtout en Belgique, depuis une dizaine d'années. Mais cette méthode reste peu répandue car elle nécessite un équipement adapté et une surveillance constante de la part du personnel médical. La proximité d'un bloc opératoire est in-dispensable afin de pouvoir faire naître rapidement l'enfant en cas d'urgence et de traiter la mère en cas de difficulté.

L'accouchement se déroule généralement en deux temps : d'abord dans l'eau, pour la phase de dilatation du col de l'utérus, puis hors de l'eau, sur la table de travail, pour la phase d'expulsion. Ainsi, lorsque le travail a commencé, vous passez alternativement un quart d'heure dans une baignoire remplie d'eau et un quart d'heure sur la table de naissance afin que la sage-femme puisse contrôler les battements cardiaques de l'enfant. La baignoire a bien sûr été stérilisée et sa forme particulière vous permet d'adopter de nombreuses positions. Vous rajoutez de l'eau, chaude ou froide, à votre convenance, et éventuellement du gros sel, qui permet de soulager les douleurs. Un peu avant l'expulsion, vous regagnerez la table de travail où aura lieu la naissance proprement dite, dans les conditions d'un accouchement classique (voir p. 155).

 JE VOUDRAIS SAVOIR

Faut-il que le père soit présent à la première consultation ?
● Ce n'est pas indispensable, mais cela peut être utile. Certaines questions posées par le médecin le concernent directement. Par exemple, toute infection du père par le virus de l'herpès, qu'il peut vous avoir transmis, doit être signalée. Il est important de savoir s'il existe, dans sa famille, des jumeaux, une prédisposition à l'obésité ou à l'hypertension, une maladie telle que le diabète, une anomalie comme la luxation de la hanche.

Faut-il cesser toute activité sportive pendant la grossesse ?
● Sûrement pas. Attention cependant à ne pas confondre activité et surmenage. Marche, natation, gymnastique vous aideront à vous préparer à l'accouchement et à retrouver votre ligne après.

Le tabac fait-il courir un risque à l'enfant ?
● Oui. Une mère qui fume 10 cigarettes par jour et plus risque d'accoucher d'un enfant de poids faible.

Qu'est-ce qu'un cerclage ?
● Le cerclage consiste à fermer le col de l'utérus par un fil solide que l'accoucheur enlèvera quelques jours avant le terme.
Cette opération se pratique sous anesthésie générale, entre 2 mois et demi et 3 mois de grossesse.

Assorti d'un repos continu pendant la grossesse, le cerclage permet souvent de prévenir l'accouchement prématuré.

Doit-on signaler une myopie ou tout autre problème oculaire ?
● Oui. Il arrive que la vue baisse pendant la grossesse. Les femmes qui portent des lentilles de contact peuvent remarquer que leur œil est moins bien hydraté. Une myopie peut s'aggraver ; il est prudent de consulter un ophtalmologiste.

À partir de quand sent-on bouger l'enfant ?
● C'est à partir du 5e mois que vous le sentirez donner des coups de pied, même s'il a déjà commencé à bouger avant. Sa vigueur va encore augmenter au 6e mois ; puis, faute de place, il sera obligé de refréner ses élans.

De combien de kilos grossit-on ?
● Cela varie, suivant le poids habituel et la taille de la mère, entre 10 et 20 kilos. En moyenne, la prise de poids est de 12 kilos.

L'herpès génital est-il dangereux pour l'enfant ?
● L'infection herpétique peut avoir de graves répercussions sur son système nerveux. Une poussée d'herpès génital au moment de l'accouchement justifie presque toujours une césarienne.

Le suivi médical de la grossesse

Le suivi de la grossesse a pour but de vérifier son bon déroulement, de déceler les problèmes qui pourraient survenir chez la mère ou le futur bébé, de prévenir les risques d'accouchement prématuré.

Consultations et examens réguliers sont devenus le gage de grossesses – et de naissances – se déroulant dans les meilleures conditions médicales. Trop médicales ? Peut-être. Mais c'est la garantie d'une sécurité qui n'a cessé de se développer ces dernières années, pour la mère comme pour l'enfant. Pour une femme enceinte, limiter les risques, c'est non seulement bénéficier de techniques de surveillance sophistiquées comme l'échographie, mais c'est aussi prendre certaines précautions, notamment concernant les médicaments, les vaccinations et les radiographies.

Les consultations

La première consultation, qui a lieu avant la fin du 3e mois, sera généralement suivie d'une visite médicale mensuelle à partir du 4e mois jusqu'à l'accouchement. Bien entendu, en cas de problème particulier, par exemple risque d'accouchement prématuré (aujourd'hui encore, 1 enfant sur 20 naît avant terme), vous pourrez être amenée à consulter plus souvent.

Les 6 questions à chaque visite
En vous interrogeant systématiquement sur l'évolution de votre état, le médecin ou la sage-femme qui vous suit cherchera d'abord à faire le point.
• *Avez-vous des contractions utérines ?* Vous avez l'impression que votre ventre se durcit. C'est comme si l'utérus se « mettait en boule » par moments ; ce n'est pas forcément douloureux, cela peut durer pendant toute la grossesse et s'accentuer vers la fin.

Mais ces contractions doivent rester peu fréquentes et peu marquées : moins de 10 par jour avant le 9e mois.
• *Avez-vous des pertes de sang ?* Si oui, mettez-vous immédiatement au repos et appelez le médecin, qui en recherchera la cause.
• *Avez-vous des pertes liquides ?* Il peut s'agir de pertes normales blanchâtres et un peu glaireuses, de pertes vaginales odorantes, avec des démangeaisons ou des brûlures locales en cas d'infection, de simples fuites d'urine, ou – plus inquiétant – d'un écoulement de liquide amniotique blanc opalescent, avec une odeur fade.
• *Sentez-vous le bébé bouger ?* D'abord, ce sont des sortes de frôlements (que vous reconnaîtrez plus à la deuxième grossesse qu'à la première), puis de véritables mouvements, des « coups de pied ». Au dernier trimestre, vous ressentirez éventuellement un tressautement très localisé : c'est le hoquet du futur bébé, qui témoigne de son bien-être. En aucun cas, le fœtus ne doit cesser de bouger pendant plus de douze heures (voir p. 44).
• *Ressentez-vous des brûlures en urinant ?* Le cas échéant, cela peut faire craindre une infection urinaire.
• *Avez-vous de la fièvre ?* La fièvre est souvent un signe d'infection et doit vous amener à consulter sans délai.

L'examen général et l'examen obstétrical
Il comportera toujours les mêmes éléments : pesée (la prise de poids se situe autour de 1 kg par mois pour les six premiers mois, et de 1,5 kg à 2 kg par mois pour les trois derniers mois, soit

un total de 10 à 15 kg) ; prise de la tension artérielle (la moyenne est 12/7) ; examen des jambes et des pieds (s'ils sont enflés, c'est un signe d'œdème).

L'examen obstétrical tournera surtout autour du futur enfant. En vous palpant l'abdomen, le médecin cherche à identifier la tête, le siège, le dos et la position du fœtus. Il mesure la hauteur de l'utérus avec un mètre ruban pour estimer le volume du fœtus et son développement et écoute les bruits du cœur au stéthoscope pour vérifier qu'ils sont réguliers (140 battements par minute). Par un toucher vaginal, il mesure la longueur du col utérin et en vérifie la fermeture. À la dernière consultation avant l'accouchement, il vérifiera la bonne présentation du futur bébé, qui aura pris sa position presque définitive, ainsi que les dimensions du bassin maternel.

Si vous avez déjà accouché par césarienne ou si vous avez été opérée d'un fibrome, par exemple, des cicatrices se sont formées sur la paroi de votre utérus (on parle d'utérus cicatriciel). Celles-ci sont plus ou moins fragiles, mais aucun examen ne permet de tester si, au cours d'une nouvelle grossesse, elles résisteront ou si elles risquent de rompre lors des contractions utérines, rendant une césarienne nécessaire au moment de l'accouchement. Ce risque fera l'objet d'une attention particulière lors de la dernière consultation avant l'accouchement. Si le bassin est normal et si la césarienne précédente n'a entraîné aucune complication, les cicatrices sont problablement de bonne qualité et une autre césarienne ne sera pas forcément nécessaire.

Les examens complémentaires

Il s'agit là encore de vérifier que tout se passe bien, pour pouvoir, le cas échéant, prendre l'ensemble des mesures qui s'imposent.

• *Le dépistage de la trisomie 21.* Une prise de sang peut être proposée pour le dépistage de la trisomie 21 ; elle consiste en un dosage de l'hormone de grossesse H.C.G. vers la 16e semaine. Un taux élevé d'hormone H.C.G. peut être le signe d'une anomalie chromosomique et rendre nécessaire une amniocentèse. Si vous

êtes Rhésus négatif (voir p. 51) ou si vous avez été transfusée, on recherchera aussi dans le sang les agglutinines irrégulières. Si vous n'êtes pas protégée contre la rubéole et la toxoplasmose, ces sérologies seront vérifiées tous les mois.

• *L'analyse des urines.* Il s'agit de rechercher protéines, sucres et albumine.
• *L'échographie.* En l'absence d'anomalie évidente, trois échographies sont effectuées pendant la grossesse (voir ci-après).
• *La radiopelvimétrie.* Cette radiographie, sans danger pour le fœtus, permet de mesurer les dimensions du bassin maternel. Pratiquée au 9e mois, elle est généralement prescrite si le bébé se présente par le siège ou en cas d'utérus cicatriciel.

L'échographie

Grâce à l'échographie, votre futur bébé vous apparaît sous la forme d'une « image », une image que le médecin peut déchiffrer et interpréter, alors qu'il ne pouvait auparavant que palper et écouter le fœtus. Cet examen dure de vingt à quarante minutes. Il se pratique dans un hôpital ou dans un cabinet radiologique spécialement équipé. Il n'est ni douloureux ni dangereux, et donc très précieux. En revanche, il est onéreux, et il n'est pas nécessaire de le multiplier par simple curiosité.

En quoi consiste l'échographie de grossesse ?

Le principe de l'échographie est celui du radar à ultrasons qui permet, par exemple, de détecter les sous-marins. Les ultrasons ne peuvent être captés par l'oreille humaine. Émis par une source, ils se réfléchissent sur leur cible et reviennent comme en écho à leur source, d'où le nom d'échographie. En médecine – et dans le cas de l'échographie de grossesse –, les ultrasons sont émis par un cristal de quartz, récupérés par un capteur, amplifiés et projetés sur un écran où ils reconstruisent l'image du fœtus.

L'échographie de grossesse est réalisée par un échographiste, qui promène sur votre abdomen un capteur à ultra-

Contractions. Des contractions de l'utérus douloureuses et fréquentes (toutes les 5 à 10 min) traduisent une menace d'accouchement prématuré. Un repos strict s'impose, de même que l'abstinence sexuelle.
Saignements. En début de grossesse, leur apparition n'est pas nécessairement dramatique, mais peut révéler une fausse couche précoce ou une grossesse extra-utérine. Par la suite sont à redouter des anomalies du placenta avec risque d'hémorragie massive.
Fièvre. Elle est le symptôme d'une infection. Si elle persiste plus de 24 h, n'hésitez pas à consulter le médecin.

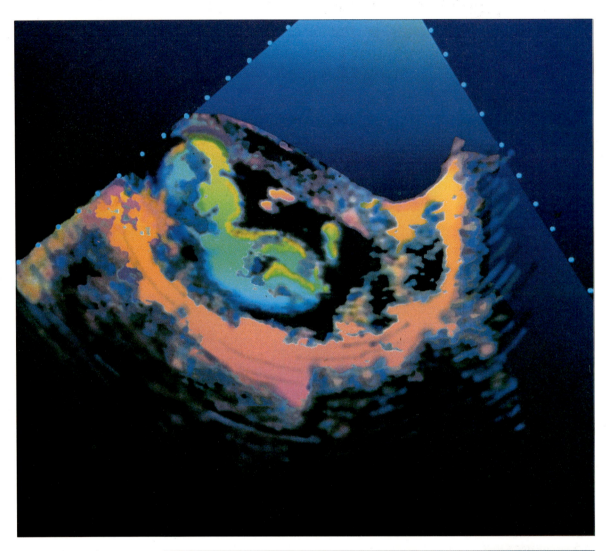

Image échographique △
Cette « image » du fœtus, tel qu'il apparaît à l'écran lors d'une échographie, n'est pas une photo. C'est une image reconstituée à partir des ultrasons captés à travers l'abdomen de la mère et qui, pour être comprise, doit être déchiffrée par l'échographiste.

Examen échographique ▷
Réalisé en présence du père, cet examen est souvent pour lui un moment émouvant qui l'aide à prendre conscience de la réalité de son futur enfant.

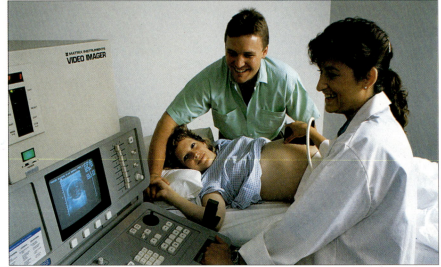

sons en forme de barrette courbe. Il commente les images qui apparaissent sur l'écran. Il photographie les plus significatives, qui resteront dans votre dossier. À la différence d'une radiographie, l'interprétation des images se fait à l'écran ; les photos n'ont qu'un intérêt modeste. Le capteur peut aussi être une sonde que l'échographiste introduit dans le vagin : les images sont alors plus précises, car leur source est plus près de l'utérus.

Comment se déroule-t-elle ?

Pour la 1re échographie, il n'est pas nécessaire de se présenter la vessie pleine. La 1re échographie est souvent complétée par une échographie endovaginale, effectuée à l'aide d'une sonde spéciale, recouverte d'un préservatif à usage unique, et qui est introduite dans le vagin. L'échographie endovaginale permet de mesurer le col de l'utérus mais aussi d'étudier la morphologie du fœtus au cours du 1er trimestre de la grossesse.

Avant de passer le capteur, l'échographiste enduira d'abord votre abdomen d'un gel éliminant les bulles d'air et permettant de mieux voir : pensez à supprimer les crèmes antivergetures que vous utilisez éventuellement, deux ou trois jours avant l'examen.

Pendant l'examen, vous serez peut-être surprise par ce que vous verrez sur l'écran : ce n'est pas une photo, mais une image qui, pour être comprise, doit être déchiffrée par l'échographiste. Si le père du bébé vous accompagne, il verra aussi cette image ; l'échographie est souvent son premier « contact » avec votre futur enfant. Une fois l'examen terminé, vous pourrez emporter des photographies de ce que vous aurez vu sur l'écran. Il est parfois possible de demander à enregistrer ces images échographiques sur cassette.

En France, en Belgique et en Suisse, vous passerez trois échographies.
• *La première échographie.* Réalisée entre la 11e et la 13e semaine, elle sert à préciser la date de début de grossesse en fonction des mensurations de l'embryon et à vérifier que la grossesse évolue normalement. Elle permet de poser le diagnostic de grossesses multiples en présence de plusieurs embryons. Certaines malformations graves peuvent parfois être mises en évidence (mais pas toutes). Enfin, la mesure de l'épaisseur de la peau au niveau de la nuque peut permettre de suspecter une trisomie 21. Une première échographie est parfois réalisée plus tôt si des douleurs et/ou des pertes de sang troublent le début de la grossesse, afin de diagnostiquer une menace de fausse couche ou de grossesse extra-utérine.
• *La deuxième échographie.* Réalisée entre 22 et 24 semaines en France et en Suisse (aux alentours de la 20e semaine en Belgique), elle permet, si l'angle de vue est bon, de connaître le sexe de l'enfant. Mais elle sert surtout à dépister une éventuelle malformation du fœtus, car on peut agrandir l'image de tous les organes et les passer en revue. En présence d'une malformation majeure, l'interruption de la grossesse pourra être envisagée.
• *La troisième échographie.* Réalisée entre la 32e et la 34e semaine, elle sert à contrôler la croissance du bébé ainsi que la quantité de liquide amniotique. Elle permet également de localiser le placenta, de préciser la position du fœtus et de dépister une éventuelle malformation tardive.

Au Canada, une seule échographie est prévue, entre la 16e et la 20e semaine de grossesse, sauf si le médecin constate certaines anomalies, en cas de grossesse multiple ou encore si le terme est dépassé.

Les autres techniques de surveillance de la grossesse

D'autres examens permettent de suivre avec encore plus de précision la vie du bébé dans l'utérus. Ces examens ne restent indiqués que dans des cas rigoureusement déterminés par la consultation de génétique ou dans les grossesses à problèmes, car certains comportent une part de risque.

Le Doppler

Cet appareil, de la taille d'un crayon, fonctionne avec des ultrasons et sert à mesurer la vitesse de déplacement des globules rouges dans le sang à l'intérieur des vaisseaux (artères utérines, vaisseaux du cordon ombilical, artères cérébrales du fœtus). Le Doppler n'est encore utilisé que par des spécialistes et réservé aux grossesses à risque, quand on craint un retard de croissance du fœtus.

Cet examen sera bientôt plus largement répandu, car il permet d'établir une véritable carte de la circulation sanguine entre la mère et le fœtus, et d'apprécier la vitalité fœtale en cas de retard de croissance.

L'amniocentèse
L'amniocentèse consiste en un prélèvement de liquide amniotique. La ponction est réalisée entre la 14e et la 20e semaine de grossesse ; elle est indolore et rapide (une ou deux minutes) ; elle se fait en général sans anesthésie, sous contrôle échographique pour localiser le placenta et le fœtus, la future mère étant allongée. Elle se pratique à l'aide d'une aiguille très fine qui traverse la paroi abdominale, entre le pubis et le nombril, et qui permet de retirer de 10 à 20 cm^3 de liquide amniotique. Les risques de fausse couche liés à l'amniocentèse sont très faibles (de 0,5 à 1 %). Il vous sera néanmoins conseillé de vous reposer pendant une journée ou deux après l'avoir subie.

L'examen des cellules fœtales recueillies permet, après de nombreuses manipulations, d'établir la carte d'identité des chromosomes (elle renseigne donc sur le sexe de l'enfant) et de diagnostiquer une anomalie chromosomique telle que la trisomie. Les résultats de cet examen sont généralement connus au bout de quinze jours.

L'amniocentèse n'est pas obligatoire mais conseillée pour les femmes âgées de 38 ans et plus, ou en cas d'antécédents médicaux particuliers. Lorsqu'elle est réalisée en fin de grossesse, l'amniocentèse peut servir à estimer le degré de maturité du fœtus, en particulier s'il s'avère nécessaire de le faire naître avant terme.

La biopsie du trophoblaste
Il s'agit d'un prélèvement des cellules qui formeront le placenta – jusqu'à trois mois, celui-ci s'appelle trophoblaste. Cet examen se pratique soit à

l'aide d'une aiguille, comme l'amniocentèse, soit à l'aide d'une canule introduite dans l'utérus par les voies naturelles. Elle ne nécessite ni hospitalisation ni anesthésie mais est aussi réalisée sous contrôle échographique.

Possible à réaliser dès la 11e semaine, la biopsie du trophoblaste donne en quelques jours seulement les mêmes renseignements que l'amniocentèse. Mais elle comporte encore environ 5 % de risques de fausses couches et reste donc réservée aux grossesses où le risque de transmission d'anomalies génétiques est le plus grand, par exemple une maladie héréditaire (myopathie, mucoviscidose, hémophilie).

La ponction de sang fœtal
Cet examen consiste en un prélèvement de sang du fœtus, effectué au niveau du cordon ombilical, comme une simple prise de sang. La ponction a lieu sous contrôle échographique et peut être réalisée à partir de la 18e semaine et jusqu'à la fin de la grossesse. Elle permet de diagnostiquer certaines maladies du sang (maladie de l'hémoglobine, trouble de la coagulation), de déceler une anomalie des chromosomes, et surtout elle permet de savoir si le fœtus est atteint par une maladie infectieuse de la mère, telle que la rubéole ou la toxoplasmose.

Se soigner quand on est enceinte

L'effet des médicaments, des vaccins, des radiographies sur une femme enceinte et son futur bébé suscite des craintes légitimes. Des précautions permettent cependant de limiter considérablement les risques. Vous tombez malade pendant votre grossesse (bronchite, infection urinaire, simple rhume, etc.) ? Surtout, ne prenez aucune substance de votre propre initiative mais consultez le médecin : il vous prescrira des médicaments qui ont fait la preuve de leur innocuité pour le fœtus. Si vous souffrez d'une maladie chronique (diabète, cardiopathie), le médecin sera peut-être amené à modifier votre traitement. De même, s'il existe des vaccins inoffensifs, d'autres sont dan-

---

PAS DE MÉDICAMENTS SANS AVIS MÉDICAL

Ne prenez, pour vous ou votre futur enfant, aucun médicament pendant votre grossesse sans qu'il vous soit prescrit par le médecin. Les somnifères, par exemple, posent un problème de sevrage, pour la mère comme pour le nourrisson après la naissance, car ils créent une accoutumance.

gereux pour le futur enfant. Quant aux radiographies éventuellement nécessaires, elles seront effectuées sous certaines conditions.

Médicaments et grossesse

Une règle d'or : ne décidez pas vous-même des médicaments qu'il convient de prendre. Si vous avez absorbé un peu d'aspirine avant de savoir que vous étiez enceinte, ne vous inquiétez pas, mais sachez que certains médicaments présentent des effets secondaires, nuisibles pour le fœtus, en particulier en début de grossesse.

Il vaut toujours mieux éviter d'utiliser des produits dont on ignore les effets à long terme. Cela n'empêchera pas le médecin de vous aider à combattre et à soigner certains problèmes ou troubles mineurs qui pourront se présenter.

• *Contre la toux.* Évitez les préparations médicamenteuses disponibles en pharmacie. Si les expectorants contenant de la carbocystéine ne semblent pas poser de problèmes, les antitussifs, généralement dérivés de la codéine, sont à éviter.

• *Contre le rhume.* Les produits pour déboucher le nez ne doivent être utilisés que de façon ponctuelle.

• *Contre les maux de tête et la fièvre.* Le paracétamol paraît sans risque aux doses usuelles, mais l'aspirine, qui a des effets sur la coagulation du sang, est à proscrire aux 2e et 3e trimestres, et dans les quinze jours qui précèdent l'accouchement.

• *Contre la fatigue et l'anémie.* Vos besoins en fer, en vitamines et en oligo-éléments sont plus importants pendant la grossesse. Certains médecins les prescrivent systématiquement pendant la grossesse pour lutter contre une carence éventuelle.

Certains médicaments pourront aussi vous être prescrits pour votre futur enfant. Votre organisme servira alors de véhicule pour ces substances qui traiteront certaines maladies congénitales (contractées par le fœtus pendant la grossesse) ou des troubles du rythme cardiaque du fœtus.

Vaccins et grossesse

Par rapport à leurs conséquences pour la femme enceinte ou le fœtus, on peut classer les vaccins en trois catégories.

• *Dangereux.* Sont à éviter les vaccinations contre la fièvre jaune (sauf en cas d'extrême nécessité), mais aussi celles contre la poliomyélite par voie orale (nommément le vaccin Sabin administré sur un sucre), ou contre des maladies moins graves telles que la coqueluche, les oreillons, la rougeole, la rubéole (bien qu'on n'ait constaté aucune malformation du fœtus si la mère avait été vaccinée en tout début de grossesse), la variole (qui peut entraîner la mort du fœtus).

• *Déconseillés.* Ce sont les vaccins contre la brucellose (risque de fortes réactions), la diphtérie (à réserver aux cas d'urgence), la rage (uniquement en cas d'urgence), la tuberculose par le B.C.G., la typhoïde (risque de fortes réactions, d'autant plus inutile que le traitement de la maladie sur la mère est sans danger pour le fœtus).

• *Inoffensifs.* Il s'agit des vaccins contre le choléra, la grippe, l'hépatite B, la poliomyélite (exclusivement les vaccins injectables Salk ou Lépine), le tétanos (conseillé à la campagne).

RADIOGRAPHIES ET GROSSESSE

Les femmes enceintes redoutent souvent d'avoir à passer des radiographies. En réalité, si les irradiations massives comportent évidemment des risques graves, le diagnostic médical aux rayons X, ou radiographie, est sans conséquence sur le fœtus si certaines conditions sont respectées, notamment en fonction du moment de la grossesse et de la nécessité de faire une radiographie.

Retenez surtout qu'il faut absolument signaler votre grossesse avant toute radiographie, même dentaire.

Dans l'attente d'une grossesse, les examens radiologiques doivent être pratiqués dans la première partie du cycle, c'est-à-dire avant la fécondation.

Pendant le 1er trimestre de la grossesse, les radiographies éventuellement nécessaires (par exemple celles des dents ou celles destinées à diagnostiquer une maladie) seront pratiquées avec un tablier de plomb arrêtant les radiations et protégeant l'abdomen. Les examens nécessitant la prise de plusieurs clichés seront à proscrire, en particulier si la région du corps à examiner est proche de l'abdomen et si la grossesse est récente.

Comme pour les médicaments, les risques les plus importants se situent entre le 15e jour et le 3e mois.

Pendant les 2e et 3e trimestres, les radiographies (toujours avec la protection d'un tablier de plomb) seront limitées au diagnostic de maladies graves.

En fin de grossesse, la radiograhie du bassin, ou radiopelvimétrie, pratiquée pour apprécier la forme et les dimensions du bassin maternel et évaluer les possibilités d'accouchement par les voies naturelles, est inoffensive.

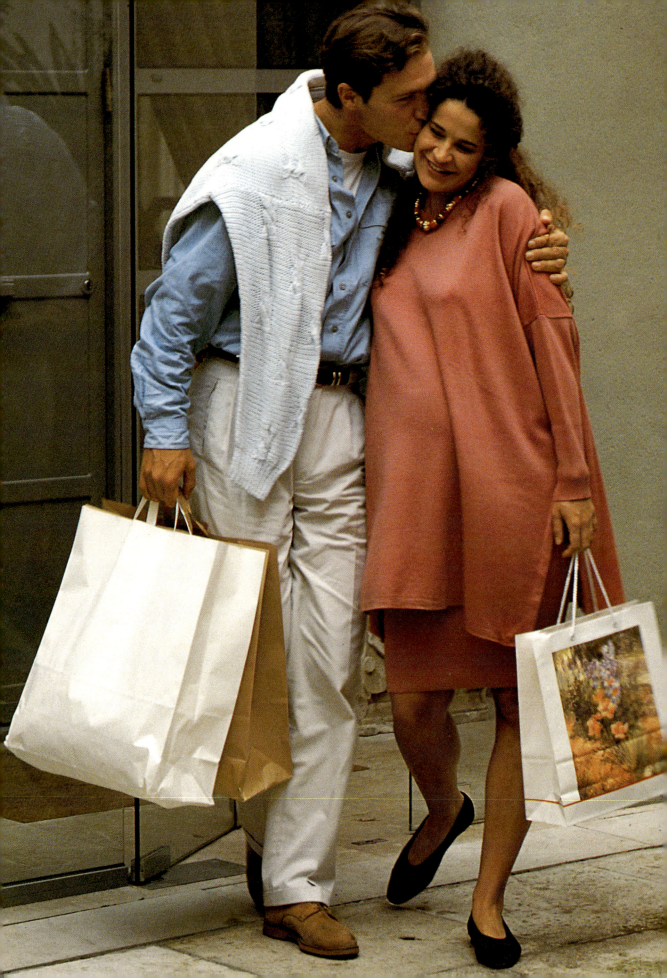

Les complications éventuelles

Des complications diverses peuvent se produire tout au long de la grossesse et compromettre son bon déroulement, parfois de manière radicale. Mais il est souvent possible d'en déceler le risque et d'adopter en conséquence les précautions qui s'imposent.

Certaines maladies, souvent bénignes en dehors de la grossesse, se révèlent quelquefois dangereuses dès lors qu'elles affectent une femme enceinte. D'autres complications tiennent à la grossesse elle-même. Face à ces problèmes, prévention et suivi médical sont de rigueur. Les risques de fausse couche ou d'accouchement prématuré, de contamination du fœtus, plus ou moins grave selon la nature des maladies et selon le moment de la grossesse où elles interviennent, ne peuvent qu'inciter la femme enceinte à se montrer particulièrement vigilante. Sachez que la fièvre (à partir de 38 °C) est le principal symptôme de toute infection ; c'est un signal d'alerte qui doit vous conduire à consulter rapidement votre médecin.

Les infections urinaires

Au cours de la grossesse, il existe un risque accru d'infection urinaire, dû notamment à l'augmentation du taux de progestérone, qui empêche la vessie de se vider complètement. Ce type d'infection touche environ 10 % des femmes enceintes et peut provoquer une naissance prématurée du bébé.

Les femmes ayant déjà eu des infections urinaires à répétition devront donc veiller et réagir sans tarder aux symptômes suivants : douleurs au-dessus du pubis, envie fréquente d'uriner, sensation de brûlure au moment d'uriner. Seul l'examen des urines permettra d'identifier le germe responsable et d'établir un diagnostic précis. Un traitement antibiotique adapté devra ensuite être rapidement prescrit afin de prévenir la propagation de l'infection au niveau des reins (pyélonéphrite).

La rubéole

La rubéole est une maladie virale qui touche généralement les enfants. Elle se caractérise par une éruption cutanée et par la présence de ganglions au niveau du cou. Mais, chez les adultes, elle passe fréquemment inaperçue. Cette maladie, en soi tout à fait bénigne, devient dangereuse chez la femme enceinte, non pour la mère elle-même, mais pour le fœtus.

La rubéole peut en effet être à l'origine de fausses couches ou de diverses malformations de l'embryon : cataracte, malformation cardiaque, surdité, retard psychomoteur. Il n'existe aucun traitement curatif efficace contre la rubéole et la vaccination est contre-indiquée au cours de la grossesse. Le traitement est donc purement préventif. Lors de la première consultation, le médecin (voir p. 50) vous prescrira un examen (sérodiagnostic) afin de vérifier si vous êtes immunisée contre la rubéole. Si vous avez déjà eu cette maladie ou si vous avez été vaccinée, votre organisme a développé des anticorps – détectables dans le sang – qui vous protègent définitivement.

Si, en revanche, vous n'êtes pas immunisée, vous devez alors éviter d'être en contact avec des enfants qui, eux, sont susceptibles de porter le virus. N'oubliez donc pas de faire vacciner vos propres enfants.

Établir le diagnostic

Le temps d'incubation de la rubéole est de 14 à 21 jours. Une femme enceinte qui s'est trouvée en contact avec un enfant atteint par la maladie doit se faire faire une analyse de sang (sérologie) dans les 10 jours suivant ce contact. Un résultat négatif n'autorisera aucune conclusion définitive et un second contrôle s'imposera 15 ou 20 jours plus tard. Seul ce second prélèvement sanguin permettra de vérifier si vous avez été ou non contaminée. Les 2 prélèvements doivent être effectués dans le même laboratoire afin d'éviter toute erreur d'interprétation.

De la même façon, si vous avez une éruption cutanée inexpliquée, demandez aussitôt une sérologie de la rubéole. Dans le cas où il n'est pas possible de conclure à une immunisation déjà ancienne, vous devrez en faire faire une seconde 15 jours plus tard.

Conséquences pour le fœtus

Les femmes enceintes qui ont contracté la rubéole doivent attendre le 4ᵉ mois de grossesse pour savoir si l'enfant qu'elles portent a été contaminé. En effet, la ponction du sang fœtal est impossible avant. Or, seule l'analyse de ce sang permet de vérifier la présence ou l'absence de l'infection chez le fœtus. Les conséquences diffèrent selon le moment de la grossesse où la femme est atteinte.

• *En début de grossesse.* Les risques de malformation du fœtus sont importants (de 50 à 90 % des cas). Une interruption de grossesse peut alors être décidée. Attendre les résultats de l'analyse du sang fœtal reste également possible, mais, au-delà de 12 semaines, un avortement est difficile, tant du point de vue technique que du point de vue psychologique.

• *En milieu de grossesse.* Les risques de malformations du fœtus sont moins grands, mais ils ne sont pas nuls : dans 15 % des cas, l'enfant aura des séquelles. À cette période de la grossesse, la ponction du sang fœtal peut être effectuée : l'analyse permettra de savoir

si l'enfant a été ou non contaminé, mais pas d'évaluer la gravité de l'infection. Consultez un service spécialisé avant de décider de poursuivre ou d'interrompre votre grossesse. Si la grossesse est poursuivie, une surveillance échographique régulière est nécessaire.

• *En fin de grossesse.* Les risques de malformations du fœtus sont nuls. Seule demeure une menace d'infection pulmonaire, qui justifiera une surveillance prolongée du nourrisson.

La toxoplasmose

Cette maladie est due à un parasite qui se trouve dans la viande et tout simplement dans la terre. Il est aussi porté par les chats : l'animal, contaminé par de la viande consommée crue ou peu cuite, peut transmettre à ses maîtres le parasite qu'il rejette dans ses excréments. Cette maladie, en soi inoffensive, peut se révéler lourde de conséquences si, affectant la mère, elle se transmet au fœtus, là aussi par voie placentaire.

Diagnostic et traitement

Aujourd'hui systématique lors des examens prénuptiaux, le diagnostic de la toxoplasmose est vivement conseillé chez toute femme non mariée et souhaitant avoir des enfants. Certes, il n'y a pas de véritable traitement préventif puisqu'il n'existe pas de vaccin. Cependant, si vous savez que vous n'êtes pas immunisée, adoptez quelques précautions simples pour éviter d'être contaminée (voir en marge).

Pour les femmes non immunisées, une surveillance mensuelle est indispensable tout au long de la grossesse, car la maladie demeure le plus souvent inapparente. Un traitement antibiotique (par Rovamycine®), prescrit le plus tôt possible, réduit le risque de contamination de l'enfant à naître, mais ne modifie pas la gravité de l'infection fœtale lorsque celle-ci est déjà présente.

Contamination de l'enfant

En cas de contamination de la mère, il faudra pratiquer une amniocentèse afin de déterminer si le fœtus a aussi été gagné par l'infection.

POUR NE PAS CONTRACTER LA TOXOPLASMOSE

Alimentation
Faites bien cuire les viandes fraîches, en particulier porc, mouton et bœuf. Renoncez absolument au steak tartare.
Préférez les viandes préparées de façon industrielle aux viandes proposées sur les marchés ou directement venues de la ferme. N'hésitez pas à choisir des viandes surgelées ou congelées (le toxoplasme meurt à -18 °C). Les volailles sont sans danger.
Lavez à grande eau tous les fruits et légumes qui ont poussé dans la terre, surtout si vous devez les manger crus (fraises et salades vertes en particulier).

Hygiène
Lavez-vous bien les mains avant chaque repas et après avoir manipulé de la viande saignante ou de la terre.
Évitez le contact avec les chats. Si vous avez vous-même un chat, ne le nourrissez pas de viande crue et faites désinfecter son bac tous les jours par une autre personne.

Les conséquences sont différentes selon le moment de la grossesse où la femme contracte la toxoplasmose.

• *Pendant la première moitié de la grossesse.* Les risques de transmission de la maladie au fœtus sont peu élevés (5 à 10 % des cas). En revanche, l'infection est généralement très grave, car elle atteint le système nerveux et oculaire de l'enfant. Si une grave atteinte du fœtus est confirmée, une interruption de grossesse peut être décidée. Dans le cas contraire, il faudra continuer jusqu'à l'accouchement le traitement, afin d'éviter la propagation de l'infection à différents organes du fœtus. La surveillance échographique régulière de l'enfant dans l'utérus sera aussi indispensable.

• *En fin de grossesse.* Les risques de contamination du fœtus sont plus élevés, mais les conséquences de l'infection sont alors moins dangereuses pour l'enfant. La grossesse peut donc se poursuivre sous traitement.

Dans tous les cas, l'examen du nouveau-né sera rigoureux, et la surveillance poursuivie jusqu'à l'adolescence.

La listériose

La listériose est une maladie infectieuse due à un bacille, *Listeria* ; elle est bénigne, sauf pour la femme enceinte, car elle peut provoquer une fausse couche, un accouchement prématuré ou la mort du fœtus à qui elle se transmet par le placenta.

Elle se traduit chez l'adulte par un état fiévreux comparable à l'état grippal. Aussi faut-il, en cas de fièvre inexpliquée et persistant plus de 24 heures, penser immédiatement à l'éventualité d'une listériose et faire pratiquer une analyse de sang pour rechercher le bacille. Un antibiotique doit être aussitôt prescrit, pendant deux ou trois semaines, ce qui en général suffit à bloquer le développement de l'infection.

La grossesse extra-utérine

Au cours de sa migration vers l'utérus, l'œuf est parfois interrompu dans sa progression. Il va alors se développer en dehors de l'utérus, la plupart du temps dans une trompe de Fallope. Or cette grossesse, dite extra-utérine, n'est pas viable : le fœtus meurt généralement avant le 3e mois. Plusieurs facteurs risquent de provoquer une grossesse extra-utérine : malformations de l'appareil génital, antécédents de salpingite ou d'opération des trompes.

La grossesse extra-utérine se manifeste le plus souvent par une douleur abdominale vive et soudaine ou par des saignements, dus à la rupture de la trompe sous la pression de l'embryon qui grossit. De tels saignements peuvent survenir précocement (et être confondus avec de simples règles), mais il arrive aussi qu'une hémorragie se déclenche seulement au bout de deux à trois mois. Elle fait alors courir à la mère un risque mortel.

Pour prévenir ce danger, il faut donc essayer de détecter le plus tôt possible une éventuelle grossesse extra-utérine. Lorsqu'un test de grossesse est positif tandis que l'échographie ne révèle pas la présence de l'œuf dans l'utérus, le diagnostic est fortement présumé. Il devra être confirmé par une cœlioscopie. Pratiquée sous anesthésie générale, la cœlioscopie consiste à introduire dans le corps (par une incision au niveau de l'abdomen) un appareil optique permettant de visualiser les organes, muni ou non d'un instrument chirurgical pour traiter ceux-ci s'ils sont déficients. En cas de grossesse extra-utérine, la cœlioscopie doit être effectuée d'urgence pour retirer l'œuf de la trompe. Elle permettra d'éviter une hémorragie interne dont les conséquences peuvent être très graves. Et, plus tôt cette intervention sera réalisée, plus la femme aura de chances de conserver sa trompe en bon état pour une grossesse future. Il est pourtant parfois nécessaire d'enlever la trompe.

L'accouchement prématuré

Pendant la grossesse, le col de l'utérus est de forme allongée et il est fermé. Environ un mois avant la date probable de l'accouchement, il se raccourcit et commence à s'ouvrir. Lorsque ce phénomène se produit trop tôt – à partir de la fin du 6e mois –, il y a menace d'accouchement prématuré. Cette modification du col est parfois associée à des contractions fréquentes (toutes les cinq à dix minutes). Les causes d'un accouchement prématuré sont diverses mais, dans 50 % des cas, elles sont identifiables : maladie infectieuse, malformation de l'utérus, fermeture insuffisante du col (souvent constatée chez les femmes dont les mères ont pris du Distilbène®, voir p. 49). Les grossesses gémellaires ou triples, qui provoquent

une augmentation du volume de l'utérus, donnent lieu, plus souvent que les autres, à un accouchement prématuré. Enfin, le surmenage et les travaux pénibles sont aussi des facteurs de risque.

Lorsque la menace d'un accouchement prématuré se manifeste vers la fin du 6e mois ou le début du 7e mois, et si la dilatation du col de l'utérus apparaît déjà importante, la femme doit rester alitée, et parfois être hospitalisée ; il est impératif de s'abstenir de tout rapport sexuel. Dans les cas moins graves, le repos demeure toujours nécessaire. Des produits dits tocolytiques permettant l'arrêt des contractions utérines peuvent être prescrits.

Néanmoins, la meilleure thérapeutique reste préventive. Aux femmes ayant déjà couru des risques d'accouchement prématuré ou de fausse couche lors d'une grossesse précédente, on proposera un cerclage. À celles effectuant un travail pénible ou de longs trajets quotidiens, on prescrira le repos. Enfin, le dépistage systématique des infections – urinaires, en particulier – et leur traitement rapide constituent un point important.

LA FAUSSE COUCHE

Une fausse couche constitue toujours un événement dramatique pour une femme, mais n'affecte pas durablement son organisme et ne met pas en cause le succès des maternités futures. Les fausses couches à répétition sont très rares ; il n'est pas toujours facile d'en déterminer la cause et de prescrire un traitement adapté.

Selon le moment où elle intervient, une fausse couche est dite précoce – lorsque la grossesse s'interrompt au cours du 1er trimestre – ou tardive – lorsque la grossesse s'interrompt entre le 4e et le 6e mois.

La fausse couche précoce
Cette pathologie, relativement fréquente (10 à 15 % des grossesses), intervient, le plus souvent, lorsque le fœtus présente des anomalies chromosomiques. Ces anomalies ne présentent souvent aucun caractère héréditaire et ne se reproduisent pas forcément lors d'une nouvelle grossesse. Néanmoins le risque augmente avec l'âge de la mère. Les premiers symptômes sont des hémorragies, des contractions utérines ou encore la disparition des signes de grossesse : tension des seins, nausées. L'échographie permet d'établir le diagnostic, en révélant que l'œuf ne se développe pas et n'a pas d'activité cardiaque. Si tel est le cas, le médecin accoucheur procède

à une évacuation par aspiration de l'embryon. La durée de l'hospitalisation n'excède pas une journée. Parfois, l'expulsion est spontanée et se manifeste par une hémorragie. Mais, même dans ce cas, il faut consulter le médecin pour vérifier que l'expulsion de l'embryon a été totale.

La fausse couche tardive
Elle est souvent due à une malformation de l'utérus ou à une fermeture insuffisante du col. Elle peut également s'expliquer par la présence d'une infection, telle la listériose. Le risque d'une fausse couche tardive est parfois décelé au cours des divers examens que subit la femme enceinte, notamment lorsque l'on constate des modifications de la longueur ou de l'ouverture du col de l'utérus. Si une telle menace est connue, la femme doit en premier lieu observer un repos strict et limiter ses mouvements aux seuls besoins de son hygiène. Dans la plupart des cas, un cerclage est effectué. Au cours du 8e mois, le gynécologue retire le fil qui fermait le col utérin et l'accouchement peut ensuite avoir lieu normalement.
Les femmes ayant déjà fait une fausse couche tardive devront chercher à savoir si elles présentent une anomalie utérine pour éviter le risque de récidive.

Les anomalies du placenta

Une grossesse peut présenter des difficultés en raison d'une mauvaise insertion du placenta qui vient recouvrir et obstruer (partiellement ou totalement) le col de l'utérus. Un autre type de complication intervient lorsque le placenta se décolle avant l'accouchement.

Le placenta prævia
Lorsqu'il s'interpose entre le fœtus et le col, le placenta interdit un accouchement par les voies naturelles. Il engendre en outre un risque d'hémorragie, car les gros vaisseaux du placenta peuvent se rompre et saigner.

Lorsque l'échographie révèle cette anomalie, appelée placenta prævia, plusieurs précautions sont à prendre : le repos est impératif ainsi que l'abstinence sexuelle ; les examens vaginaux sont impossibles. La femme est obligatoirement hospitalisée en fin de grossesse et l'accouchement ne peut se faire que par césarienne.

L'hématome rétroplacentaire

En se décollant – en partie ou en totalité – au cours des derniers mois de la grossesse, le placenta provoque généralement des saignements, associés à des contractions utérines douloureuses et permanentes. Les femmes enceintes faisant de l'hypertension artérielle sont davantage que les autres exposées à cet accident, qui peut entraîner la mort du fœtus et déclencher une hémorragie chez la mère. Pour prévenir ces dangers et si le fœtus est viable, une césarienne est réalisée en urgence. L'hématome rétroplacentaire peut récidiver lors d'une grossesse ultérieure. Si une cause connue était responsable du premier épisode, une toxémie gravidique, par exemple, un traitement préventif par aspirine peut permettre de diminuer le risque de récidive de la toxémie et ainsi mettre à l'abri d'un nouvel hématome rétroplacentaire. Dans la moitié des cas, aucune cause n'est retrouvée et la grossesse suivante sera suivie de très près.

L'hypertension artérielle et la prééclampsie (toxémie gravidique)

Une hypertension artérielle peut apparaître au cours de la grossesse. Elle peut rester isolée ou être associée à des œdèmes (du visage et des doigts, surtout) et à une protéinurie (fuite de protéines dans les urines) définissant la toxémie gravidique, ou prééclampsie. Ce trouble serait lié à une insuffisance placentaire pouvant entraîner un retard de croissance, une souffrance fœtale, voire la mort *in utero*. Une hospitalisation s'impose. La maladie cesse d'évoluer après l'accouchement, mais un contrôle de la tension est nécessaire au bout de trois à quatre mois. Lors d'une grossesse ultérieure, la surveillance sera minutieuse pour dépister une récidive, rare mais non nulle.

La surveillance des femmes présentant une toxémie gravidique doit être étroite, car deux complications graves peuvent survenir brutalement : l'hématome rétroplacentaire (voir ci-dessus) et l'éclampsie. Cette dernière est un état convulsif, suivi d'un coma plus ou moins profond. Elle peut être précédée de troubles visuels, de bourdonnements d'oreilles, de douleurs abdominales qui doivent alerter et imposer l'hospitalisation en urgence. Le traitement vise à stabiliser l'état de la mère et à prévenir les convulsions. En fonction du terme et de la vitalité du fœtus, une décision est prise (césarienne à un stade plus ou moins prématuré).

L'herpès génital

Il s'agit d'un virus qui entraîne généralement des vaginites douloureuses et des lésions affectant la vulve ou l'intérieur du vagin (mais certaines formes sont dépourvues de symptômes). Le principal risque encouru par le fœtus en cas d'herpès génital chez la mère est d'être contaminé lors de l'accouchement. Une telle contamination est rare mais très grave. C'est pourquoi une césarienne est systématiquement pratiquée si la mère est atteinte d'herpès au moment de l'accouchement.

Si vous avez déjà eu des poussées d'herpès, soyez vigilante et prévenez le médecin ou la sage-femme.

Le diabète gestationnel

Du fait des modifications biologiques inhérentes à l'état de la femme enceinte, on constate parfois la présence de diabète, dans la seconde partie de la grossesse. Ce diabète, dit gestationnel, est dépisté par la recherche d'une intolérance au glucose lors d'une épreuve de charge (hyperglycémie provoquée par voie orale). On en suspecte l'existence lorsque la femme a donné naissance à un premier enfant de plus de 4 kg. Si le diagnostic se confirme, un traitement est indispensable (régime alimentaire, éventuellement injections d'insuline). Le risque de mort *in utero* a pratiquement disparu en cas de diabète bien équilibré. Le traitement vise à éviter la naissance d'enfants trop gros. Pour cela, on provoque parfois l'accouchement à la 38e ou 39e semaine. À la naissance, l'enfant est surveillé pour vérifier l'absence de baisse du taux de sucre sanguin (hypoglycémie).

PRÉVENIR

Contractions douloureuses et fréquentes, saignements, fièvre sont les principaux symptômes qui doivent vous alerter (voir p. 55). Consultez aussi sans délai en cas de brûlures en urinant, d'œdème anormal, de fatigue ou d'énervement, qui peuvent être le signe d'une tension artérielle anormale, d'écoulement de liquide, d'absence de mouvements du fœtus en fin de grossesse. Certains problèmes survenant en fin de grossesse obligent parfois à provoquer l'accouchement avant terme. Actuellement, les médecins considèrent qu'un fœtus est viable à partir de l'âge de 6 mois et qu'après 8 mois de grossesse un enfant n'est pas prématuré.

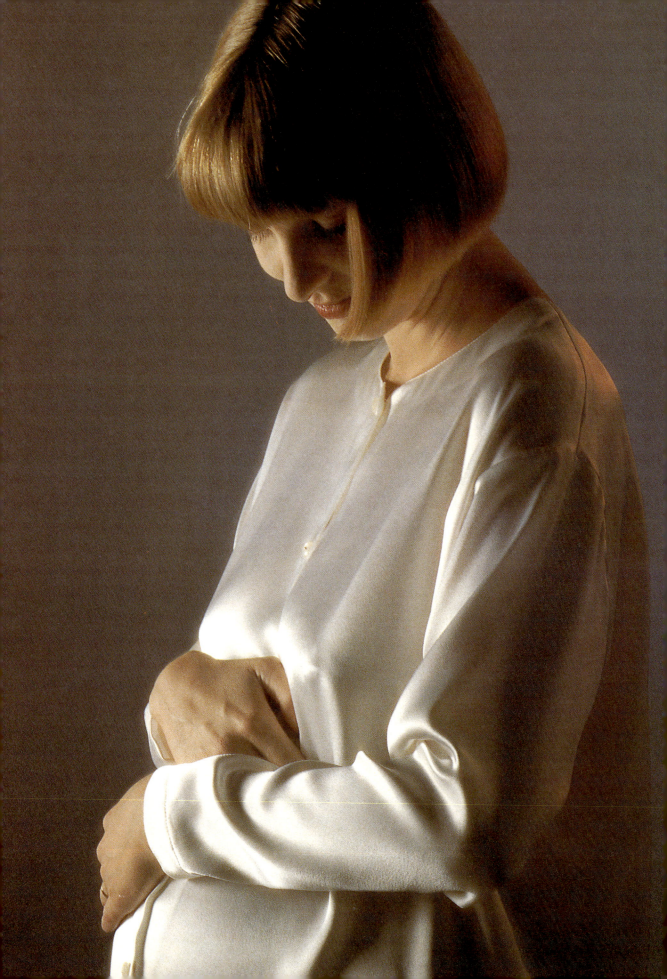

Les risques liés à l'âge de la mère

Attendre un enfant à un âge très précoce ou au contraire relativement élevé expose à certains risques de complications, qui justifient une surveillance médicale plus soutenue que celle que l'on pratique habituellement.

Outre les problèmes médicaux qu'elles posent, les grossesses chez les adolescentes sont généralement difficiles à vivre car elles sont très souvent accidentelles. Les grossesses après 40 ans présentent des risques qu'un suivi approprié permet de contrôler.

Les très jeunes mères

Les adolescentes âgées de 11 à 18 ans sont exposées, du fait de leur jeune âge, à un certain nombre de risques au cours de leur grossesse. En effet, les problèmes de toxémie gravidique, d'accouchement prématuré ou d'hypotrophie du fœtus se rencontrent plus fréquemment chez les très jeunes femmes que chez leurs aînées. À cela, plusieurs raisons : les jeunes filles (surtout avant 15 ans) ont un organisme qui n'est pas encore parvenu à complète maturité. Nombre d'entre elles vivent mal le fait d'être enceintes et tentent de dissimuler leur grossesse, dont la surveillance est alors beaucoup moins régulière. Enfin, leur mode de vie et leurs habitudes, notamment la consommation de tabac ou d'alcool, s'avèrent parfois peu propices au bon déroulement d'une grossesse – ce qu'elles ne savent pas toujours, par simple manque d'information. Une adolescente enceinte, célibataire et isolée pourra trouver de l'aide au sein d'une maison maternelle. Elle y bénéficiera de consultations fréquentes permettant de dépister et de traiter d'éventuels problèmes.

Enceinte après 40 ans

Les grossesses à 40 ans ou plus, en nette augmentation dans les pays occidentaux, sont considérées à risque, pour plusieurs raisons.

Les anomalies chromosomiques deviennent plus fréquentes avec l'âge et se traduisent, en partie, par un plus grand nombre de fausses couches spontanées. La trisomie 21 est le risque le plus important, évalué à environ 1/150 à 38 ans, 1/100 à 40 ans, 1/50 à 42 ans, 1/25 à 45 ans. Ce risque est lié à l'âge de la mère et non au fait qu'il s'agit d'un premier enfant : il serait faux de se croire protégée par des grossesses antérieures normales. L'amniocentèse, qui permet d'établir le diagnostic, doit être proposée à toutes les femmes de plus de 38 ans.

Des troubles préexistants, plus fréquents avec l'âge, tels que l'hypertension artérielle ou la présence de fibromes, peuvent venir compliquer une grossesse. Une hypertension artérielle peut se compliquer de toxémie. Un fibrome peut augmenter de volume ou se nécroser (lorsqu'il n'est plus irrigué), devenant alors douloureux. La présence d'un fibrome volumineux peut en outre entraver le déroulement de l'accouchement ainsi que la rétraction de l'utérus après la délivrance, ce qui entraîne un risque hémorragique. Enfin, le diabète gestationnel est plus fréquent au-delà de 35 ans.

Une surveillance médicale étroite dès le début de la grossesse permet toutefois de contrôler ces risques.

LES FEMMES AYANT EU PLUS DE CINQ ENFANTS

Les « grandes multipares » sont exposées à certains risques particuliers : accouchement prématuré, anomalies du placenta (placenta prævia), présentation anormale lors de l'accouchement, comme si l'utérus était trop grand pour le fœtus, qui adopte alors n'importe quelle position. L'accouchement peut être très rapide ou, au contraire, excessivement long. Enfin, le risque d'hémorragie de la délivrance est plus important chez les femmes ayant eu plus de cinq enfants.

Les grossesses à risque

Les grossesses à risque sont celles qui présentent un danger plus élevé pour l'enfant et quelquefois aussi pour la mère. Dans ces situations bien particulières, la surveillance de la grossesse exige une attention redoublée.

EN ATTENDANT PLUSIEURS BÉBÉS

Une grossesse gémellaire ou multiple doit être plus surveillée qu'une autre : plus tôt le diagnostic en sera établi, plus tôt un suivi médical adéquat pourra être mis en place. Consultez donc régulièrement votre médecin et respectez ses recommandations. Principale précaution à retenir pour éviter un accouchement prématuré : du repos, surtout à partir du 5e mois. Évitez donc les trajets et les voyages fatigants. Un arrêt de travail sera le plus souvent nécessaire.
Ne négligez pas votre alimentation (voir p. 114). Si vous vous sentez déroutée à la perspective de donner naissance à 2 ou 3 enfants (ou plus), n'oubliez pas qu'il existe des associations qui peuvent à la fois vous apporter un soutien moral, vous aider dans vos démarches et vous conseiller pour le matériel de puériculture adapté.

Qui est concerné par les grossesses à risque ? Les femmes qui attendent des jumeaux, voire des triplés ; celles qui souffrent d'une maladie grave, et celles enfin qui sont dépendantes de l'alcool et de la drogue. Dans tous ces cas, le futur bébé se trouve davantage exposé aux dangers d'une naissance prématurée, d'une hypotrophie (c'est-à-dire que son poids est notoirement insuffisant) et même de la mort dans l'utérus.

Les grossesses multiples

L'éventualité de donner naissance à des jumeaux, à des triplés, voire à des quadruplés, etc., doit être plus particulièrement envisagée s'il en existe déjà dans votre famille, si vous avez suivi un traitement stimulant l'ovulation ou si vous avez eu recours à une technique de procréation médicalement assistée. Un examen clinique constatant un utérus très volumineux peut faire présumer une grossesse multiple, mais seule l'échographie autorisera un diagnostic certain. Les femmes qui attendent des jumeaux sont davantage exposées aux risques de toxémie gravidique, de naissance prématurée et d'enfants de trop petit poids (hypotrophie). Elles doivent donc être suivies régulièrement et réduire leur activité. Sans être constamment alitées, elles devront se ménager des temps de repos dans la journée. Les longs trajets et les voyages seront déconseillés à partir du 5e mois, et la surveillance médicale se fera alors plus rapprochée : visites hebdomadaires d'une sage-femme à domicile, suivi dans un centre spécialisé. Des échographies seront fréquemment réalisées afin de repérer une éventuelle hypotrophie des fœtus. Il arrive aussi qu'une hospitalisation soit nécessaire, mais le repos apparaît souvent comme la meilleure des préventions.

Certaines menaces concernent spécifiquement les vrais jumeaux (2 bébés issus du même œuf). Le risque de malformation est multiplié par 3 et pose de délicats problèmes lorsqu'un jumeau est atteint d'une anomalie grave et pas l'autre. Par ailleurs, lorsque le placenta est unique, il existe constamment des communications entre les deux fœtus, pouvant favoriser un jumeau au détriment de l'autre, voire entraîner une mort *in utero*. Dépistée et prise en charge par une équipe spécialisée, cette situation peut parfois s'équilibrer. Dans certains cas, des traitements *in utero* sont entrepris.

Les précautions à prendre lorsque l'on attend des jumeaux doivent encore être renforcées dès lors qu'est prévue l'arrivée de 3 enfants ou plus. Ces grossesses sont parfois vécues comme un événement déroutant, voire angoissant. D'où l'utilité d'une bonne information et d'une assistance psychologique précédant l'accouchement.

Au-delà de trois fœtus, le risque de complication est encore accru et les chances d'atteindre un terme acceptable sont minimes. Une réduction embryonnaire peut être proposée pour revenir à une grossesse unique ou gémellaire. Dans de rares cas, un ou plusieurs embryons arrêtent spontanément leur développement. Cette décision est souvent difficile à prendre pour le couple, *a fortiori* – et c'est le cas le plus fréquent – si la grossesse a été obtenue après un traitement de stérilité.

Jumeaux à 2 mois de grossesse. ▷

Grâce à l'échographie en 3 dimensions, qui associe des techniques informatiques aux techniques d'échographie, on parvient maintenant à reconstruire des images très précises de certaines parties du corps du futur bébé (en particulier visage, mains, pieds...). Ces échographies, qui restent encore exceptionnelles, permettent un diagnostic plus précis de certaines malformations.

On peut voir ici, assez distinctement, 2 faux jumeaux (développés à partir de 2 ovules fécondés par 2 spermatozoïdes différents), avec chacun sa poche amniotique.

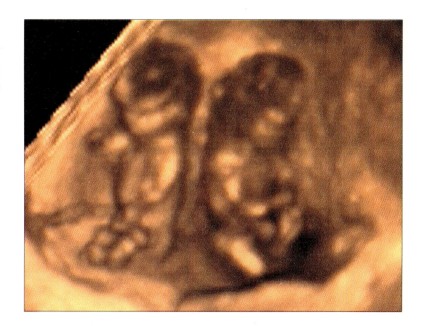

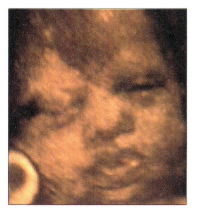

Visage du futur bébé à 7 mois. △
Cette image, légèrement floue, ressemble à un premier portrait photographique...

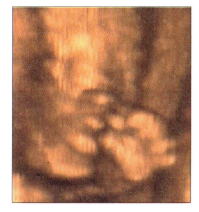

Le futur bébé à 5 mois. △
Bien à l'abri dans le ventre de sa mère, il suce tranquillement son pouce...

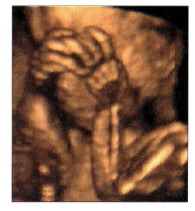

Visage, bras et mains à 5 mois. △
On voit le détail des mains et des doigts du futur bébé, qui cachent son visage.

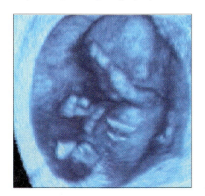

Embryon de 2 mois. △
Il mesure 3 à 4 cm. Les ébauches de tous ses différents organes sont déjà en place.

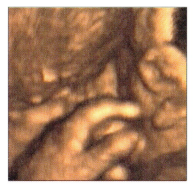

Détail de l'oreille à 7 mois. △
La main et l'oreille, presque parfaitement formées, sont bien visibles.

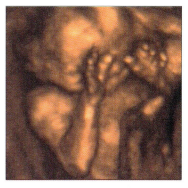

Le futur bébé à 7 mois. △
Bras et jambes repliés, il commence déjà à avoir un peu moins de place...

UNE GROSSESSE PROGRAMMÉE

Chez une femme souffrant d'une maladie chronique, il est important que la grossesse soit programmée et qu'elle fasse l'objet d'une collaboration entre le ou les médecins traitants, un obstétricien exerçant dans une structure adaptée et, éventuellement, un généticien.
Différentes questions devront être abordées avant la grossesse : quel retentissement peut avoir la grossesse sur la maladie maternelle ? Quelles conséquences peut avoir la maladie maternelle sur le déroulement de la grossesse et sur le fœtus ? Y a-t-il un risque de transmission d'une maladie génétique à l'enfant à naître ?
En cas de risque minime, le feu vert est donné, et un suivi multidisciplinaire permet le plus souvent une grossesse normale. Parfois, le risque vital est trop important et la grossesse doit être contre-indiquée. Entre ces deux situations, la grossesse peut être autorisée en acceptant un risque de complications qui exceptionnellement nécessitera une interruption médicale de grossesse.
Enfin, une grossesse peut être désirée à tout prix, malgré les réserves médicales.

Les maladies chroniques

Les femmes souffrant d'une maladie chronique, quelle qu'elle soit – maladie cardiaque, diabète, etc. –, doivent solliciter un avis médical dès le début de leur grossesse ou si possible avant d'être enceintes, afin d'apprécier le retentissement de la maladie sur la grossesse et d'évaluer les incidences de la grossesse sur la maladie. La future mère est alors très attentivement surveillée par son médecin habituel, par l'obstétricien et parfois par un spécialiste. Dans le cas de certaines maladies graves, telle une atteinte cardiaque sévère, la grossesse sera formellement contre-indiquée, car elle risquerait de mettre en danger la vie de la mère. Mais ces cas sont rares. La plupart des maladies peuvent être suffisamment bien traitées pour ne pas interdire à une femme de concevoir un enfant.

Les maladies cardiaques

Une grossesse entraîne une augmentation du travail du cœur dès le premier mois et jusqu'au 2e mois après l'accouchement. Cet état est parfaitement bien toléré par un organisme sain, mais peut ne pas être supporté lorsque le cœur est malade (même si la patiente a été opérée). C'est en fonction de la sévérité de la maladie cardiaque que la grossesse sera autorisée ou non, du fait des risques encourus par la patiente. Par ailleurs, certains médicaments prescrits pour stabiliser une maladie cardiaque peuvent entraîner des malformations, aussi est-il nécessaire d'adapter le traitement au cas par cas avant le début de la grossesse.

L'hypertension artérielle

Avant de débuter une grossesse, un bilan du retentissement de l'hypertension artérielle sur l'organisme ainsi qu'un réajustement du traitement doivent être effectués. Les médicaments qui peuvent entraîner des malformations chez le fœtus sont changés avant la conception et l'efficacité du nouveau traitement est vérifiée. Pendant la grossesse, la croissance du fœtus est régulièrement contrôlée. Une surveillance étroite de la pression artérielle et des signes de toxémie est instaurée.

Le diabète

La grossesse doit impérativement être programmée en cas de diabète préexistant, que ce dernier soit traité par insuline ou par des médicaments hypoglycémiants, lesquels doivent être arrêtés pendant la grossesse et remplacés par l'insuline si le régime ne suffit pas. Avant la conception, un bilan des complications rénales et oculaires dues au diabète est effectué, une intensification du régime et du traitement par insuline est décidée pour obtenir des glycémies proches de la normale. En effet, un taux de sucre trop élevé dans le sang pendant les premières semaines de développement multiplie par 3 le risque de malformations graves.

Ensuite, tout au long de la grossesse, le suivi diabétologique sera strict pour adapter les besoins en insuline. Des échographies seront effectuées pour contrôler l'absence de malformations. L'accouchement est le plus souvent déclenché au début du 9e mois pour prévenir le risque d'accidents du dernier mois et éviter que le bébé ne soit trop gros. Le taux de césarienne est plus élevé que dans la population générale.

L'épilepsie

La grossesse a une influence variable sur l'épilepsie, dont le traitement doit être poursuivi et adapté, si besoin. La maladie n'influe pas sur le déroulement de la grossesse et l'accouchement lui-même, sauf dans les formes d'épilepsie favorisées par l'hyperpnée (la femme doit alors limiter ses efforts expulsifs). En revanche, les malformations fœtales sont plus fréquentes. Elles sont dues à des causes génétiques ou médicamenteuses, notamment si plusieurs médicaments sont nécessaires. Idéalement, la patiente ne doit être traitée qu'avec un médicament pendant sa grossesse. Par ailleurs, des suppléments d'acide folique sont prescrits avant la conception et maintenus au cours du 1er trimestre. Le dernier mois, la future maman devra prendre des suppléments de vitamine K, car certains médicaments anti-épileptiques gênent l'absorption de cette vitamine, exposant le nouveau-né à des complications hémorragiques. Enfin, comme les médicaments antiépileptiques traversent le placenta, le nouveau-né peut présenter un syndrome de sevrage, qui sera prévenu.

Les cancers

Les cancers les plus fréquents de la femme jeune sont les cancers du sein, du col de l'utérus, de la thyroïde, les mélanomes et les maladies du sang (hémopathies). Si le traitement du cancer a permis de préserver la possibilité d'une grossesse, celle-ci est habituellement autorisée au bout de 2 à 5 ans de rémission. Parfois, un cancer est découvert en début de grossesse. Cette situation compliquée doit être prise en charge par une équipe multidisciplinaire.

La thrombose

Si vous ou l'un de vos proches parents a déjà souffert d'une phlébite ou d'une embolie pulmonaire, signalez-le à votre médecin en tout début de grossesse. La grossesse est en effet une période à risque car elle peut, chez une femme prédisposée, déclencher une phlébite ou une embolie pulmonaire. Une contention élastique et parfois un traitement anticoagulant sont recommandés pendant la grossesse et les suites de couches.

Les hépatites B et C

La transmission par le virus de l'hépatite B peut se faire par la salive, le sang, les sécrétions génitales et le lait maternel. L'hépatite virale B est le plus souvent inapparente et son dépistage est obligatoire en cours de grossesse. La transmission au nouveau-né se fait essentiellement lors de l'accouchement. La prévention de cette transmission est une urgence néonatale ; elle repose sur une sérovaccination spécifique et immédiate du nouveau-né.

La transmission de l'hépatite C se fait essentiellement par le sang, plus rarement par la salive, les sécrétions génitales et les urines. La transmission par le lait maternel n'est pas prouvée. La toxicomanie intraveineuse est responsable de la moitié des cas. Le risque de transmission pendant la grossesse est de 10 à 20 %, sans que l'on sache à quel moment et pourquoi. Ce risque augmente en cas de sida associé. Il n'existe aucun moyen de prévention.

Grossesse et handicap

Si vous souffrez d'un handicap (cécité, surdité, paraplégie), le désir d'enfant peut le plus souvent aboutir. En fonction de la sévérité du handicap et de son éventuel risque de transmission (maladie génétique), la grossesse peut être autorisée. Il est préférable de consulter avant la conception pour envisager les précautions à prendre pour le suivi de la grossesse. Enfin, après la naissance, il est important de pouvoir compter sur un environnement adéquat pour un nouveau-né, dont les demandes doivent pouvoir être satisfaites si la maman est gênée du fait de son handicap.

SIDA ET GROSSESSE

Le sida est une maladie virale qui se transmet par voie sexuelle ou sanguine.

La grossesse ne semble pas avoir d'incidence sur l'évolution de la maladie chez une femme enceinte séropositive (c'est-à-dire porteuse du virus, sans présenter aucun signe de la maladie). En revanche, dans 25 % des cas, le virus est transmis au fœtus au cours de la grossesse. Ce taux a diminué de façon très sensible grâce aux traitements actuels. Les femmes séropositives et enceintes sont orientées vers des centres obstétricaux spécialisés assurant une prise en charge à la fois médicale et psychosociale.

Les conséquences pour l'enfant

Le risque de transmission du virus de la mère au fœtus augmente avec la charge virale (quantité de virus présente dans l'organisme de la femme), mais il est impossible de vérifier, au cours de la grossesse, si le fœtus est ou non contaminé car la ponction du sang fœtal risquerait d'inoculer le virus à un fœtus séronégatif. La moitié des enfants qui naissent séropositifs développent la maladie et décèdent dans les deux premières années de leur vie. Quant aux autres, les spécialistes n'ont pas encore assez de recul pour pouvoir juger de l'évolution de leur état.

Ce qu'on peut faire actuellement

Les femmes qui se révèlent être séropositives en début de grossesse seront informées des risques encourus par le fœtus et pourront éventuellement décider d'interrompre la grossesse.

Si pourtant elles préfèrent poursuivre leur grossesse, elles feront l'objet d'une surveillance médicale et obstétricale à laquelle est associé un médecin infectiologue. Le traitement des femmes enceintes a significativement réduit le risque de transmission materno-fœtale. Il repose sur l'administration de médicaments antiviraux à partir du 2e trimestre de grossesse et pendant l'accouchement. Après l'accouchement (qui implique des mesures d'hygiène renforcées), le nouveau-né est pris en charge par l'équipe de pédiatrie. Il est systématiquement traité par la zidovudine pendant six semaines. Les conséquences à long terme d'une exposition à la zidovudine in utero et dans les premières années de vie ne sont pas encore connues. L'allaitement est contre-indiqué. Une assistance psychologique est essentielle pour la mère, et une contraception efficace associée au préservatif est conseillée.

Les toxicomanies

La toxicomanie licite (tabac, alcool, médicaments) ou illicite (drogues) est un phénomène important dans les sociétés occidentales.

Par ailleurs, la toxicomanie est souvent associée à des problèmes sociaux, psychologiques, nutritionnels et infectieux qui compliquent la prise en charge médicale et sociale. En effet, la grossesse est souvent découverte tardivement, peu ou non suivie, et il arrive que les femmes ne viennent à la maternité que pour l'accouchement ou à l'occasion d'une complication grave.

L'alcool

Il passe directement dans votre sang, et donc dans celui du futur enfant par l'intermédiaire du placenta. Supprimez les alcools forts (apéritifs, digestifs, etc.). Évitez de boire du vin ou de la bière pendant les trois premiers mois (à cause des risques de malformations pour l'enfant pendant cette période clé). Vous pouvez cependant vous autoriser un verre de vin avec le fromage à la fin du repas ou une coupe de champagne dans une réception.

Le tabac

La grossesse est un bon moment pour que la mère (et le père) arrête de fumer. Nicotine, oxyde de carbone et goudrons ont des effets nocifs non seulement sur les parents fumeurs, mais aussi sur le fœtus et sur le placenta. Le tabagisme peut être responsable de grossesse extra-utérine, de naissance prématurée et d'enfant de trop petit poids.

Les drogues

Les femmes enceintes toxicomanes sont considérées comme des patientes à risque à plusieurs titres. Elles peuvent être infectées par les virus de l'hépatite B ou C ainsi que par le virus du sida ; l'usage de drogues compromet le bon déroulement de leur grossesse. De plus, nombre d'entre elles sont marginalisées, peu informées et vivent dans des conditions de suivi médical insuffisant. Bien sûr, les dangers encourus par la femme et par son enfant dépendent du type de drogue utilisé. Si la marijuana et le cannabis ne provoquent pas

de malformations du fœtus, leurs effets sont identiques à ceux du tabac, ce qui suffit à justifier l'arrêt de leur consommation. Les substances hallucinogènes provoquent des avortements et des malformations congénitales. Les opiacés (morphine, héroïne) et la cocaïne engendrent une dépendance psychique et physique chez la mère et, par conséquent, chez l'enfant dès sa naissance. L'usage de cocaïne pendant la grossesse présente encore d'autres dangers. Il augmente les risques de fausse couche, d'accouchement prématuré, d'hématome rétroplacentaire et de fœtus de trop petit poids. Il peut aussi être à l'origine de graves complications maternelles (infarctus du myocarde, convulsions, hypertension artérielle, perforation intestinale) mettant en danger la vie de la mère et de l'enfant.

Aucune donnée ne permet encore d'évaluer les effets de l'ecstasy sur la grossesse et le nouveau-né.

Si la femme enceinte cesse brutalement de consommer une drogue, elle peut être victime d'un syndrome de sevrage et le fœtus risque de mourir. Toute tentative de désintoxication pendant une grossesse implique donc une hospitalisation.

Un traitement de substitution peut être envisagé. Le remplacement des drogues par de la méthadone permet d'éviter les complications liées à une toxicomanie par voie intraveineuse ; aucune donnée ne montre à ce jour de risque de malformation de l'enfant. Les doses nécessaires peuvent être diminuées progressivement, les arrêts brutaux étant à proscrire surtout à l'approche de l'accouchement. Un syndrome de sevrage chez le nouveau-né est habituel et nécessite une prise en charge appropriée.

Lorsque la mère n'a pas été désintoxiquée au cours de la grossesse, l'enfant devra, dès la naissance, être pris en charge par une équipe spécialisée qui s'efforcera de le désintoxiquer.

Après la naissance, hormis la prévention du syndrome de sevrage, il est important d'évaluer la qualité des relations parents-enfant pour éventuellement mettre en œuvre des mesures de surveillance ou de protection de l'enfant si ce dernier est estimé en danger.

DÉSINTOXICATION ET GROSSESSE

Les nouveau-nés qui présentent un syndrome de sevrage, dû à l'arrêt brutal de l'apport en drogue, sont souvent victimes de convulsions et de troubles neuro-comportementaux. Toute désintoxication au cours de la grossesse nécessite donc une hospitalisation, car le sevrage doit être progressif. Une assistance psychologique de la femme qui entreprend cette démarche est par ailleurs indispensable. Aux femmes enceintes qui refusent ou ne sont pas en mesure d'entreprendre une cure de désintoxication, il faut au moins conseiller de diminuer les doses ou de suivre un traitement de substitution. Enfin, l'allaitement par une mère toxicomane sera tout à fait contre-indiqué pour le bébé.

Les risques génétiques

Dans certains cas, la future mère fait appel à une consultation de génétique ou se soumet à différents examens supplémentaires, soit parce qu'elle risque ou craint de transmettre une maladie héréditaire à son enfant, soit parce qu'une anomalie est détectée lors d'un examen au cours du suivi de la grossesse.

Personne n'a de gènes parfaits. Il est aujourd'hui démontré que des affections très banales, telles qu'une tendance particulière à la fragilité veineuse ou à l'embonpoint, peuvent avoir une origine génétique. C'est dire que nous sommes tous porteurs, la plupart du temps sans le savoir, de différentes particularités génétiques, dont la plupart comportent de très faibles risques de déboucher sur une maladie grave. Et que toute procréation comporte un risque, ne serait-ce que celui d'avoir un petit garçon… atteint de calvitie précoce comme son papa !

La question n'est donc pas de savoir si vous êtes ou non porteur d'une affection héréditaire, mais si vous êtes susceptible de transmettre une maladie grave à l'enfant que vous attendez – ou que vous désirez concevoir. La consultation de génétique, associée ou non à différents examens supplémentaires, vous permettra de vous informer et de vous rassurer, et le cas échéant de vous guider pour vous aider à prendre les décisions appropriées.

Qu'est-ce qu'une maladie génétique ?

Le support de l'hérédité contenu dans chacune de nos cellules, l'A.D.N., forme un long ruban constitué de segments, appelés gènes, qui correspondent chacun à un caractère héréditaire (la couleur des yeux, par exemple). L'information portée par chaque gène regroupe les instructions qui définissent l'élaboration et le rôle d'une pro-

téine donnée. Parfois, un gène subit une mutation, c'est-à-dire l'altération de l'information qu'il porte : la protéine qu'il élabore est modifiée, elle s'écarte de sa fonction normale ou ne peut pas jouer son rôle, ce qui crée une maladie génétique, parfois transmissible de génération en génération. En effet, au moment de la conception, l'œuf, cellule unique à l'origine de l'enfant à naître, hérite pour moitié du patrimoine génétique de son père et pour moitié de celui de sa mère, donc potentiellement d'une anomalie véhiculée par ce patrimoine. Les maladies liées à la mutation d'un gène sont donc héréditaires.

Les maladies monogéniques

Certaines maladies génétiques, dites monogéniques, sont liées à la mutation d'un seul gène. On en a à ce jour répertorié quelque 3 000, dont certaines sont très rares, et d'autres beaucoup plus fréquentes (par exemple l'hypercholestérolémie familiale, différentes anomalies de l'hémoglobine, la mucoviscidose).

Les maladies « communes »

D'autres maladies génétiques sont liées à l'altération de plusieurs gènes, mais aussi à des facteurs liés à l'environnement. Ces maladies constituent le groupe le plus important, mais à ce jour le moins bien compris par les scientifiques, des affections génétiques. Elles regroupent des affections aussi répandues que le diabète ou l'hypertension, mais aussi des malformations relativement fréquentes telles que les

---

LES CAUSES DES MALADIES GÉNÉTIQUES

Les maladies génétiques sont dues à l'altération d'un gène ou d'un chromosome. Les causes de cette altération – on parle de mutation – ne sont pas toujours connues. Dans de rares cas, elles peuvent être liées à des facteurs présents dans l'environnement (exposition à des radiations, à certains produits chimiques, par exemple). Heureusement, ces mutations sont rares et n'ont pas toutes la même gravité : certaines passent totalement inaperçues, d'autres entraînent des modifications n'ayant aucun impact sur l'état de santé, d'autres enfin se traduisent par une maladie.

fentes labiales et palatines (becs-de-lièvre) et les malformations cardiaques.

Les anomalies chromosomiques

Lorsque nos cellules se divisent, le long ruban d'A.D.N. qu'elles contiennent se segmente en éléments appelés chromosomes. Dans l'espèce humaine, ces chromosomes sont au nombre de 46 et forment 23 paires. Il arrive qu'une modification génétique ne touche pas qu'un seul gène, mais un chromosome entier ; on parle dans ce cas d'anomalie chromosomique. Le chromosome atteint peut par exemple faire défaut, ou être en surnombre. C'est le cas de la trisomie 21, la plus fréquente des anomalies chromosomiques, dans laquelle la personne atteinte a 3 chromosomes 21 au lieu de 2. Un chromosome peut également présenter une anomalie de structure résultant d'une cassure suivie ou non de recollement, et accompagnée ou non d'une perte d'une partie du chromosome.

Contrairement aux maladies liées à la mutation d'un ou de plusieurs gènes, la plupart des anomalies chromosomiques ne sont pas héréditaires (aucun des deux parents n'est porteur de cette anomalie), mais se constituent au moment de la fécondation, voire même à un stade très précoce de la vie embryonnaire.

Les causes de certaines de ces anomalies sont connues. Ainsi, la trisomie 21 est plus fréquente chez les enfants nés de mères de plus de 38 ans. Une mutation chromosomique peut aussi survenir, par exemple, en cas d'exposition de l'embryon à des radiations (mère soumise à des radiographies à un stade précoce de la grossesse) ou, bien plus rarement, à certaines substances chimiques.

La transmission des maladies génétiques

Toutes les maladies génétiques ne se transmettent pas sur le même mode. Nous avons vu que l'être humain se caractérise par la présence, dans chacune de ses cellules, de 46 chromosomes. Chaque gène occupe un emplacement précis sur un chromosome donné. Or, les chromosomes vont par paire : au sein de chacune de ces paires, nous héritons d'un chromosome de notre père, et d'un de notre mère. Chacun de nos gènes est donc présent en double exemplaire dans nos cellules ; on parle de deux allèles (copies d'un même gène sur les deux chromosomes d'une même paire). Les deux allèles ne sont pas toujours identiques : ainsi, pour reprendre l'exemple de la couleur des yeux, certaines personnes ont un allèle « yeux marron » et un allèle « yeux bleus », d'autres deux allèles « yeux marron », d'autres encore deux allèles « yeux bleus ».

Gènes dominants et récessifs

Or, certains gènes priment sur les autres. Dans le cas de la couleur des yeux, c'est le marron qui prime sur le

---

 ## JE VOUDRAIS SAVOIR

Deux parents sains peuvent-ils avoir un enfant atteint d'une maladie génétique héréditaire ?
● Oui, s'ils sont tous deux porteurs d'une maladie autosomique récessive. Chacun d'eux a, sur une même paire de chromosomes, un gène muté et un gène sain. Les risques que leur enfant soit atteint d'une maladie liée à ce gène muté sont de 25 % à chaque grossesse. D'autres cas sont possibles, notamment en présence d'anomalies chromosomiques.

Est-ce le cas de la thalassémie ?
● Oui, cette maladie, qui se traduit par une diminution de la taille des globules rouges, et souvent par une anémie, est une maladie autosomique récessive. Elle est assez fréquente sur le pourtour de la Méditerranée, en Inde et en Extrême-Orient.

Peut-on dépister la thalassémie ?
● Oui, cette maladie peut être dépistée chez chacun des deux parents lors d'une analyse de sang. S'ils sont tous les deux porteurs du gène muté, ils peuvent demander un diagnostic prénatal, par une biopsie du trophoblaste qui sera pratiquée aux environs des 11e ou 12e semaines après l'arrêt des règles. Le résultat de cet examen permet de savoir si le futur bébé est atteint de la maladie ou s'il est lui aussi un porteur sain de cette maladie.

bleu : une personne ayant un allèle « yeux bleus » et un allèle « yeux marron » aura toujours les yeux marron. Le gène « yeux marron » est dit dominant, le gène « yeux bleus », récessif. Pour qu'un gène récessif s'exprime (personne aux yeux bleus), il faudra que la personne soit porteuse de deux allèles « yeux bleus ».

Il en va de même pour les gènes susceptibles de transmettre une maladie : certaines affections génétiques sont dominantes, c'est-à-dire qu'il suffit que l'enfant hérite du gène responsable d'un seul de ses parents pour développer la maladie ; d'autres sont récessives, c'est-à-dire que, à l'inverse, il doit avoir reçu le gène responsable à la fois de son père et de sa mère pour que la maladie se déclare.

Maladies autosomiques et maladies liées à l'X

Par ailleurs, les maladies génétiques sont dites autosomiques quand le gène muté est situé sur une des 22 premières paires de chromosomes, et liées à l'X quand il est situé sur le chromosome X au sein de la 23e paire (celle des chromosomes sexuels, qui diffère chez les deux sexes : XX chez la femme et XY chez l'homme). En cas de maladie autosomique, les enfants à naître sont potentiellement concernés quel que soit leur sexe ; en revanche, en cas de maladies liées à l'X, c'est essentiellement le sexe masculin qui est atteint.

Les maladies autosomiques dominantes

Un enfant dont un des deux parents est atteint d'une telle maladie a une probabilité de 50 % d'en être atteint à son tour, selon qu'il a hérité ou non du chromosome porteur du parent atteint. Toutefois, selon l'affection en cause, les manifestations peuvent différer d'une personne à l'autre. Ainsi, dans certaines maladies autosomiques dominantes, seuls 80 % des porteurs du gène manifestent les signes de la maladie. On parle dans ce cas de pénétrance incomplète. Parmi les maladies autosomiques dominantes les plus fréquentes, on peut citer l'hypercholestérolémie familiale, différents troubles de la coagulation du sang, différentes affections dont les

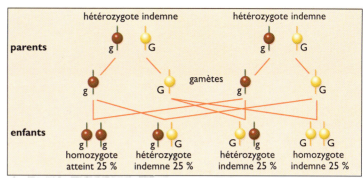

Maladie autosomique récessive △

La maladie ne se déclare que chez un individu porteur du gène en cause sur chacun des deux chromosomes d'une même paire. Les parents sont alors chacun porteur d'un unique gène muté ; ce sont donc des « porteurs sains » de la maladie, mais ils ont 25 % de risque d'avoir un enfant atteint.

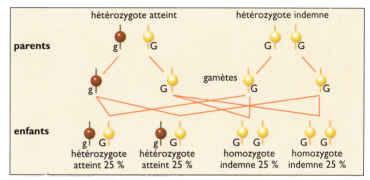

Maladie autosomique dominante △

La maladie s'exprime même si un seul chromosome porte le gène muté. Si un parent est porteur de ce gène, il est donc forcément lui-même atteint de la maladie. Ses enfants, qu'ils soient filles ou garçons, ont 50 % de risque d'en hériter, donc d'être atteints à leur tour.

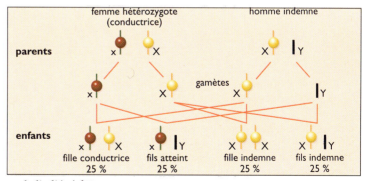

Maladie liée à l'X △

La maladie ne s'exprime que chez les hommes dont le chromosome X est porteur du gène muté. Une femme porteuse de ce gène ne développe pas la maladie, mais a 25 % de risques de la transmettre à un fils (qui développera la maladie) et 25 % de risques de la transmettre à une fille (qui sera, comme sa mère, « porteuse saine »).

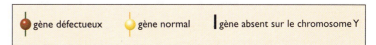

principaux symptômes sont une petite taille ou une fragilité osseuse anormale.

Les maladies autosomiques récessives

Ce type de maladie ne peut toucher un enfant que si le gène responsable lui a été transmis par ses deux parents, autrement dit si les deux parents sont chacun des « porteurs sains » de la maladie. Cela est heureusement très rare, sauf pour quelques affections dont le gène responsable est relativement répandu dans une population donnée, à l'échelle d'une vaste zone géographique (ainsi, certains gènes mutés sont particulièrement répandus dans les Antilles, d'autres dans le bassin méditerranéen, par exemple). La probabilité d'avoir un enfant atteint – si les deux parents sont porteurs du gène muté – est alors de 25 % à chaque grossesse. Les maladies autosomiques les plus fréquentes sont notamment la mucoviscidose et certaines maladies du sang dans lesquelles l'hémoglobine est anormale, ce qui se traduit par une anémie (thalassémie, drépanocytose).

Les maladies liées au chromosome X

La transmission de ces maladies se fait habituellement sur un mode récessif. Seuls les garçons peuvent développer la maladie, mais les filles peuvent en être porteuses et risquent d'avoir des fils qui en seront atteints. Chacun des fils d'une femme porteuse d'une anomalie sur un de ses chromosomes X a une probabilité de 1 sur 2 d'être malade ;

chacune des filles a la même probabilité d'être porteuse du gène muté comme sa mère. Si c'est le père qui porte une anomalie sur son chromosome X, toutes ses filles seront porteuses de l'affection (sans en développer les manifestations), mais aucun de ses garçons n'en héritera. Parmi les maladies récessives liées au chromosome X les plus fréquentes, on peut citer les maladies de la coagulation du sang (hémophilies) et certaines maladies des fibres musculaires (myopathies).

La consultation de génétique

Donner un conseil génétique, c'est évaluer la probabilité qu'une maladie survenue dans une famille s'y manifeste à nouveau, et déterminer si vous êtes ou non susceptible de transmettre cette maladie à votre enfant. C'est aussi, dans certaines circonstances particulières (mère de plus de 38 ans, chez lesquelles le risque d'avoir un enfant trisomique est accru, ou mère suivant un traitement au long cours, par exemple), déterminer si l'enfant à naître est ou non porteur d'une anomalie potentiellement grave. La consultation de génétique s'adresse donc en priorité à des couples supposés « à risque » pour des raisons diverses.

L'évaluation du risque repose sur un diagnostic précis de l'affection que vous craignez de transmettre. Le généticien pourra donc avoir recours à l'expertise d'un ou de plusieurs spécialistes. Il pourra aussi être amené à demander des informations médicales concernant des personnes qui vous sont apparentées : la génétique est une « affaire de famille ».

Les personnes à risque

Les couples risquant de transmettre une maladie génétique à leur enfant sont avant tout ceux qui ont déjà eu un premier enfant atteint d'une maladie génétique. La question du risque génétique peut aussi se poser s'il existe dans votre famille, ou dans celle du père de l'enfant à naître, une ou plusieurs personnes atteintes d'une affection génétique connue ou d'un pro-

---

LE CONSEIL GÉNÉTIQUE AVANT LA GROSSESSE

Recourir à un conseil génétique avant d'être enceinte est possible, et même conseillé dans un certain nombre de cas. Parmi ceux-ci : vous, votre conjoint ou un membre de votre famille êtes porteur d'une anomalie génétique ou d'un handicap ; vous avez avec votre conjoint un lien de parenté ; vous avez déjà donné naissance à un enfant souffrant d'un handicap physique ou mental ; vous n'avez pas pu mener à bien une grossesse (fausses couches répétées, enfant mort-né, stérilité).

MALADIES LIÉES À L'X : LES GARÇONS EN PREMIÈRE LIGNE

Les maladies génétiques liées à l'X (un gène muté est présent sur un chromosome X) touchent en grande majorité les garçons, beaucoup plus rarement les filles. En effet, la plupart des maladies liées à l'X se transmettent sur un mode récessif : chez les filles, dont la paire de chromosomes sexuels est constituée de deux X, un chromosome X porteur d'un gène muté est compensé par son équivalent, qui lui est normal, sur l'autre X ; elles sont éventuellement porteuses de l'anomalie, mais ne sont pas atteintes par la maladie qu'elle entraîne. En revanche, les garçons n'ont qu'un seul chromosome X : s'il est porteur d'un gène muté, celui-ci s'exprime forcément.

blème potentiellement héréditaire : retard mental ou malformation, par exemple. Autre situation pouvant évoquer un risque potentiel, celle des couples ayant été confrontés à des problèmes de procréation (fausses couches à répétition, par exemple). Enfin, le risque de transmettre une maladie génétique est plus grand en cas de consanguinité entre les deux membres du couple (parents cousins germains).

L'enquête familiale

Elle concerne les personnes qui craignent d'être porteuses d'une anomalie génétique héréditaire. C'est en recherchant dans votre famille (ou dans celle de votre conjoint) s'il existe plusieurs cas d'une même maladie que le médecin généticien pourra être orienté vers une telle hypothèse. Dans ce cas, l'enquête familiale est donc un élément indispensable à la consultation, même si elle n'est pas toujours facile à réaliser (certaines personnes peuvent se révéler peu désireuses de fournir des informations concernant leur état de santé). Elle consiste en un interrogatoire qui part de la personne atteinte, puis s'intéresse à ses enfants, à ses frères et sœurs, à ses parents, ses grands-parents, à ses oncles et tantes ainsi qu'à leurs enfants. Elle est consignée sur un arbre généalogique, dont le but est d'analyser la répartition de la maladie dans votre famille, et d'établir selon quel mode elle se transmet. Pour chaque personne, on note, outre l'année de naissance, toutes les informations utiles sur son état de santé. On tente aussi de recueillir ces informations sur les parents les plus éloignés et sur ceux qui sont décédés.

Les tests génétiques

Cette étude généalogique peut être complétée par des tests génétiques (analyse de l'A.D.N.), dont le but est de dépister l'anomalie. Ces tests sont réalisés à partir d'un simple prélèvement de sang, le choix des personnes qui doivent s'y soumettre étant fonction du mode de transmission de la maladie et de la structure de la famille. Toutefois, il faut savoir que les scientifiques sont loin d'avoir localisé et identifié les gènes responsables de toutes les maladies génétiques recensées : moins la localisation du gène incriminé est connue, plus les études sont difficiles, donc longues, et la précision mauvaise. Dans ce cas, le meilleur outil diagnostic demeure l'enquête familiale.

Établir les risques de transmission

L'enquête familiale et les tests génétiques permettent de poser un diagnostic : vous êtes bien, ou non, susceptible de transmettre une maladie génétique à votre enfant. À la lumière des résultats obtenus, le médecin vous fournira les éléments objectifs vous permettant de bien comprendre la situation afin de prendre les décisions qui vous paraissent les meilleures.

Comme nous l'avons vu plus haut, les maladies héréditaires ne se transmettent pas toutes sur le même mode. L'un des rôles du généticien est de vous expliquer quel est le véritable risque, exprimé en pourcentages, de transmettre cette maladie à votre bébé. Pour certaines maladies (affections liées à la mutation d'un seul gène qui a été identifié et dont le mode de transmission est connu), le risque est facile à établir : risque de 25 %, de 50 %, ou encore risque nul si l'enfant que vous attendez est une fille, mais important si c'est un garçon (cas des maladies liées à l'X). Pour d'autres (cas où il est établi que l'un des membres du couple est porteur d'une anomalie récessive, mais que les moyens actuels ne permettent pas de déterminer si son conjoint en est ou non porteur), il est estimé en faisant appel à des calculs de probabilité (se référant au nombre de cas dans la population générale).

La *détection d'une anomalie en cours de grossesse*

Dans de nombreux pays, les femmes enceintes doivent obligatoirement se soumettre, au cours de leur grossesse, à trois échographies. Ces examens sont indispensables : ils permettent de vérifier que votre bébé se développe normalement, mais aussi qu'il n'est atteint d'aucune malformation. En effet, grâce à l'échographie, certaines de ces malformations peuvent être suspectées

---

PARENTS CONSANGUINS : LES RISQUES GÉNÉTIQUES

Des parents cousins germains ont un peu plus de risques que les autres d'avoir des enfants atteints de maladies autosomiques récessives. Compte tenu de la diversité des maladies génétiques, il n'existe aucun test permettant d'affirmer que le risque encouru est nul. Mais si de telles unions font augmenter le risque génétique, c'est dans une faible proportion. Aussi importe-t-il simplement de s'assurer qu'il n'existe pas d'antécédents de maladies récessives dans la famille avant de contracter une telle union. Les mariages consanguins n'augmentent pas le risque encouru par les petits-enfants ou les arrière-petits-enfants, ni le risque d'anomalie chromosomique.

◆

EXAMENS GÉNÉTIQUES : UN IMPACT NON NÉGLIGEABLE

Se soumettre à des examens génétiques n'est jamais anodin : ces examens sont capables de poser avec une grande probabilité le diagnostic d'une maladie, de préciser le risque encouru par vos enfants, ou encore le statut d'une personne qui vous est apparentée. C'est pourquoi leur réalisation est désormais régie par la loi : ces examens doivent être effectués, après une consultation de génétique, par des laboratoires agréés, spécialisés dans ce domaine.

très précocement (la trisomie 21, par exemple, peut être dépistée dès les premières semaines de grossesse en mesurant la taille de la nuque du fœtus), ce qui permettra de réaliser au plus tôt des examens complémentaires pour infirmer ou confirmer le diagnostic.

En outre, nous avons vu que certaines affections (dont des malformations) peuvent être héritées des parents ; mais, pour beaucoup d'entre elles, aucune cause n'est retrouvée. La plupart du temps, ces malformations sont détectées alors qu'il n'existait aucun antécédent dans la famille, ce qui souligne encore l'intérêt de se soumettre à l'échographie.

Si une anomalie est dépistée
Vous allez être orientée vers un centre d'échographie spécialisé, où une autre échographie sera réalisée, afin de confirmer ou d'infirmer l'anomalie détectée, et de rechercher d'autres anomalies qui y seraient éventuellement associées. Par ailleurs, différents examens destinés à dépister une anomalie chromosomique chez le fœtus peuvent vous être proposés. Dans ce cas, vous serez informée avant tout examen de son déroulement et des risques éventuels qu'il comporte.

Les examens chromosomiques

Ces examens ont pour but de déterminer si un enfant à naître est porteur d'une anomalie chromosomique. Ils sont proposés aux femmes enceintes dans différentes circonstances : mères de plus de 38 ans, découverte d'une anomalie lors d'une échographie, femmes enceintes dont le début de grossesse a été marqué par certains incidents (irradiation lors d'une radiographie…) pouvant avoir des conséquences néfastes sur le bébé. Il faut savoir que ces examens ne sont pas obligatoires et que, même si une anomalie chromosomique responsable d'une affection grave est diagnostiquée chez votre bébé, le choix de poursuivre ou non votre grossesse vous appartient totalement, à vous et à votre conjoint.

Le caryotype
Cet examen permet de diagnostiquer les anomalies chromosomiques de l'enfant à naître. Il peut aussi être effectué chez un nouveau-né, pour confirmer ou infirmer qu'il est atteint d'une anomalie chromosomique (confirmation d'une trisomie 21, par exemple). Le caryotype consiste à recueillir des cellules du fœtus pour effectuer une photogra-

La recherche d'une anomalie génétique

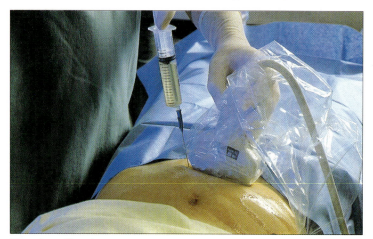

L'amniocentèse △
Son but est de dépister une éventuelle anomalie chromosomique chez le bébé. L'examen consiste à prélever du liquide amniotique à travers la paroi de l'abdomen, afin d'y recueillir des cellules fœtales.

Caryotype ▽
Les cellules prélevées sont photographiées au stade où les chromosomes sont visibles. Ceux-ci sont classés et numérotés.

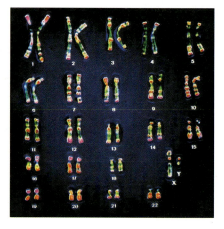

phie de ses chromosomes, à un stade précis de la division cellulaire, au moment où ils sont parfaitement visibles. Ceux-ci sont alors numérotés par ordre décroissant de taille, de 1 à 22, les chromosomes sexuels (XX ou XY) étant rangés séparément. Le prélèvement est effectué selon différentes techniques en fonction du stade de la grossesse : prélèvement des villosités choriales (entre 11 et 12 semaines après les dernières règles), amniocentèse (15 ou 16 semaines après les dernières règles), prélèvement de sang du fœtus (20 semaines après les dernières règles). Il faut savoir que, même si le geste est correctement réalisé, ces prélèvements comportent un risque non négligeable de provoquer une fausse couche : de l'ordre de 0,5 à 1 % par amniocentèse et de 2 à 3 % par prélèvement des villosités choriales.

Les examens biologiques
Le dosage, dans le sang d'une femme enceinte, de certains éléments (hormone gonadotrophine chorionique, alphafœtoprotéine, œstriol non conjugué) permet d'estimer le risque de trisomie 21 pour le fœtus. En cas de risque considéré comme élevé, un caryotype du fœtus vous sera proposé,

le plus souvent pour infirmer le diagnostic et vous rassurer. Le prélèvement sanguin peut être effectué entre 15 et 20 semaines après les dernières règles, la grossesse devant être correctement datée pour que le test soit interprété avec fiabilité. Ce test peut être réalisé quel que soit l'âge de la mère.

Faire face aux différentes situations

Dans certains cas, heureusement rares, la consultation en génétique et les différents examens qui s'y rattachent peuvent vous placer dans une situation douloureuse. En cas de recours à un conseil génétique avant une grossesse, il peut être établi que vous ou votre conjoint avez un risque important et non contrôlable de transmettre une maladie grave. Dans certains de ces cas, il pourra vous être proposé une assistance médicale à la procréation. Il existe deux possibilités : recourir au don anonyme, selon le cas de spermatozoïdes ou d'ovocytes ; faire appel au diagnostic préimplantatoire (fécondation réalisée in vitro, en laboratoire, après prélèvement de cellules sexuelles des deux membres du couple, suivi de

Le conseil génétique ▷
Son but est de fournir au couple le maximum d'informations pour qu'il puisse décider, en toute connaissance de cause, de la conception d'un enfant ou de la poursuite d'une grossesse. Le résultat des examens est soumis à un strict secret médical ; quels qu'en soient les résultats (risque élevé de transmettre une maladie, bébé porteur d'une grave anomalie...), le choix appartient entièrement au couple qui consulte. Le généticien est là pour le conseiller et l'accompagner dans sa décision, quelle qu'elle soit.

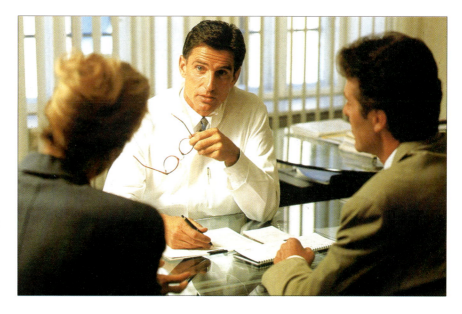

la réimplantation d'un embryon sur lesquels ont été effectués des tests génétiques assurant qu'il est indemne). Cette dernière possibilité est très lourde, et les études préliminaires viennent à peine de débuter en France.

Si vous êtes enceinte d'un enfant porteur d'une affection grave et, selon les termes de la loi, reconnue comme incurable au moment du diagnostic, la législation française vous autorise à tout moment à mettre fin à votre grossesse (avortement sur indication médicale). Quelle que soit votre décision, le rôle du médecin généticien sera de vous aider à franchir ce moment particulièrement difficile.

Les maladies génétiques ne sont pas toutes héréditaires

Il importe également de vous rassurer sur les grossesses à venir. De très nombreux cas de malformations congénitales (plus de 10 %) sont dus à des facteurs liés à l'environnement, et non à une maladie héréditaire : infection virale ou parasitaire pendant la grossesse,

maladie métabolique ou diabète maternel… et, dans ce cas, les grossesses à venir ne présentent aucun risque particulier, ou un risque que l'on peut limiter. Si besoin, l'affection en cause fera l'objet d'une prise en charge vigilante (rééquilibrage d'un diabète, par exemple).

Par ailleurs, il faut savoir que la très grande majorité des anomalies chromosomiques ne sont pas héréditaires : le risque de récidive au sein d'une même famille n'est pas plus élevé que pour le reste de la population. De plus, quantité de maladies monogéniques (en particulier des maladies autosomiques dominantes et des maladies récessives liées au chromosomes X) constituent des cas sporadiques, et sont liées à des mutations nouvelles. Là non plus, il n'y a pas de risque pour un autre enfant du couple. Les parents doivent comprendre cette différence entre génétique et héréditaire : la notion d'hérédité est parfois à l'origine d'une culpabilité injustifiée, perturbant la relation entre un enfant atteint de maladie génétique et ses parents.

 JE VOUDRAIS SAVOIR

Toutes les maladies génétiques sont-elles graves ?

● Non. Beaucoup d'entre elles induisent un handicap parfaitement compatible avec une vie normale, et nombre de ces maladies sont même totalement indécelables. De plus, un grand nombre d'anomalies génétiques ne se manifestent que tard dans la vie et de façon inconstante.

Le diabète, l'obésité, l'hypertension artérielle, les cancers sont-ils des maladies génétiques ?

● Les maladies les plus communes ont effectivement toutes des composantes génétiques. En revanche, elles sont rarement totalement gouvernées par

un seul gène : on parle de maladies multigéniques, ou multifactorielles lorsqu'elles sont aussi le fruit de facteurs liés à l'environnement. Cela explique que le risque d'avoir de telles maladies soit, certes, plus élevé au sein des familles « à risque » que dans le reste de la population, mais demeure quand même relativement faible pour les membres de ces familles.

Toutes les maladies génétiques sont-elles héréditaires ?

● Non. Les anomalies chromosomiques, en particulier, sont très rarement familiales. Le risque de récidive dans la fratrie d'un enfant atteint n'est, dans ce cas, pas plus élevé que dans la population générale.

Une anomalie à la naissance est-elle nécessairement d'origine génétique ?

● Certainement pas. Il ne faut pas oublier que beaucoup d'anomalies congénitales sont liées à des facteurs d'environnement pendant la grossesse : infection virale ou parasitaire, maladie métabolique de la mère comme le diabète, par exemple.

Est-il interdit à des cousins germains d'avoir des enfants ?

● Non, le mariage entre cousins germains est accepté par la loi et n'est pas déconseillé par les généticiens pourvu que les couples qui l'envisagent prennent, au préalable, un

avis spécialisé ; notamment dans le but de rechercher dans leurs antécédents familiaux une maladie génétique qui pourrait effectivement avoir un risque plus élevé de survenir dans leur descendance que dans la population générale.

Une consultation de génétique et un suivi échographique peuvent-ils garantir la naissance d'un enfant « parfait » ?

● Non. De nombreuses anomalies génétiques, certes rares, ne peuvent se détecter ni en étudiant les antécédents familiaux ni par le dépistage d'une anomalie de la morphologie du fœtus. Beaucoup ne se manifestent en effet qu'après la naissance, voire à l'âge adulte.

La vie au jour le jour

Alimentation, sommeil, hygiène, travail, déplacements : la femme enceinte voit sa vie quotidienne affectée par sa grossesse. Même si elle ne souffre pas nécessairement des petits maux que peut susciter cet état, elle doit adapter ses habitudes et prendre un soin tout particulier de son corps.

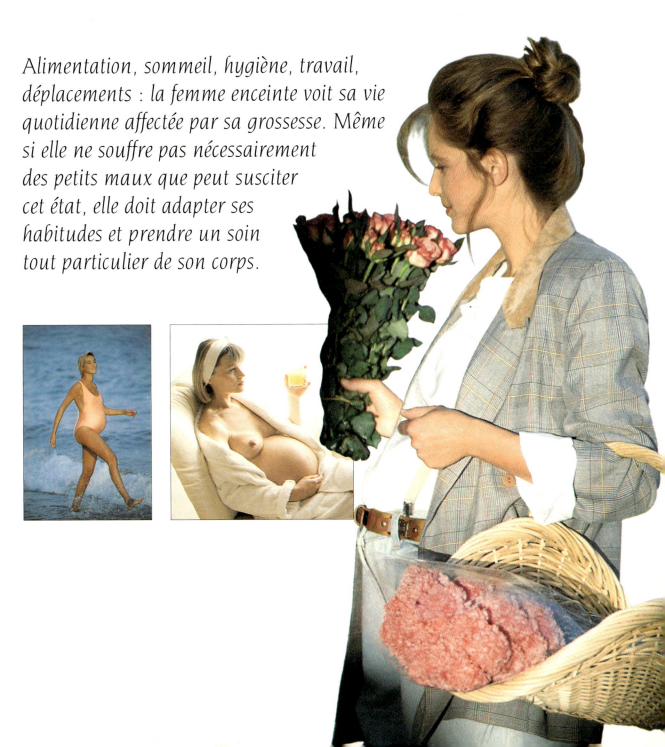

L'alimentation

C'est votre organisme qui fournit au futur bébé tous les éléments qui lui sont nécessaires pendant les neuf mois de la grossesse. Bien manger est donc important, pour vous comme pour lui.

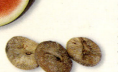

À chaque femme enceinte sa prise de poids idéale.

Comme tout être vivant, votre bébé a besoin d'énergie (calories) et de nutriments (protéines, lipides, glucides, vitamines, minéraux) pour se développer. C'est grâce à l'équilibre de votre alimentation qu'il y parviendra.

La nature vous aidera, car l'organisme d'une femme enceinte met en place toute une série de mécanismes d'adaptation de façon à donner les meilleures chances au futur bébé. Comme la plupart des femmes, vous n'aurez pas besoin de bouleverser votre alimentation. En revanche, vous devrez être attentive à certains besoins spécifiques pour assurer la croissance harmonieuse de votre enfant tout en préservant votre organisme, préparer l'accouchement et, si vous le souhaitez, l'allaitement.

Combien de kilos ?

Qui dit grossesse dit grossir. Le poids de toute femme enceinte en bonne santé augmente au cours de la grossesse : en moyenne de 12 kilos environ, une part étant due à l'enfant et ses annexes, le reste étant lié aux modifications de l'organisme de la mère.

Ce gain de 12 kilos a longtemps été considéré comme idéal et valable pour toutes les femmes. On sait aujourd'hui que la prise de poids optimale, celle qui assure le bon développement de l'enfant sans nuire à la mère, varie selon les femmes. Elle dépend de nombreux facteurs ; le plus important est la corpulence de la mère, c'est-à-dire le rapport entre son poids et sa taille, lors de la conception. Les femmes maigres ont spontanément des bébés de plus faible poids à la naissance que les femmes fortes : dans l'intérêt de l'enfant, on leur conseille donc de prendre plus de kilos.

Des kilos au bon moment

Pendant les quatre premiers mois de grossesse, la prise de poids profite essentiellement à la mère, qui constitue des réserves de protéines (dans les muscles) et de graisses (dans le tissu

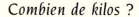

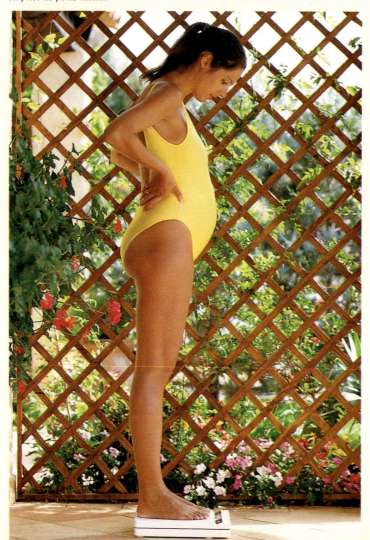

adipeux), alors que le poids du futur bébé, qui n'est encore qu'un embryon, augmente très peu. Ces réserves ne sont pas superflues. Elles sont primordiales pour la poursuite de la grossesse en particulier dans les pays pauvres, où la nourriture peut manquer ; chez les femmes des pays riches, cette phase de stockage prépare la deuxième partie de la grossesse et l'allaitement.

En effet, au cours des mois qui suivent, la prise de poids est surtout liée à la croissance du futur bébé : son poids passe de 300-400 grammes à quatre mois et demi à 3-4 kilos à 9 mois ! Les stocks préalablement constitués s'avèrent alors bien utiles pour faire face à cette période de croissance rapide.

En pratique, il est donc normal que vous preniez 3 à 4 kilos au premier trimestre, de même qu'il est normal que votre poids augmente plus vite au cours des quatre derniers mois. L'objectif est toujours d'assurer une croissance optimale de l'enfant. Mais ne vous affolez pas si votre courbe de poids n'est pas aussi disciplinée ; ces chiffres ne sont qu'une moyenne.

Pas de régime intempestif

Dans tous les cas, bannissez les régimes restrictifs ou fantaisistes, le bébé ne s'en accommode absolument pas. Suivre un régime dissocié, supprimer les graisses ou les sucres, par exemple, ne peut qu'induire des carences chez la mère et des troubles de croissance chez l'enfant. Demandez toujours conseil à votre médecin ou à votre sage-femme : en vous examinant ou en s'aidant de l'échographie, ils évalueront le développement du bébé et sauront s'il est souhaitable de modifier votre alimentation, en quantité et en qualité, en veillant à ce que vous ne manquiez de rien.

Et après ?

Après l'accouchement, il reste généralement quelques kilos... et vous vous demandez si vous allez les perdre et de quelle façon. La réponse n'est pas toujours évidente ; elle dépend de votre hérédité, votre âge, vos précédentes grossesses, votre histoire pondérale... Mais on peut se référer à l'expérience des millions de femmes enceintes qui vous ont précédée :

– *si vous aviez un poids normal ou si vous étiez mince avant la grossesse :* vous pouvez vous rassurer. La plupart des femmes perdent ces kilos résiduels en quelques mois, souvent spontanément, parfois en faisant quelques efforts alimentaires... ou sportifs.

– *si vous étiez forte, vous avez intérêt à anticiper :* l'idéal est de perdre quelques kilos avant de démarrer la grossesse ; sinon il est souhaitable de limiter votre prise de poids pendant. Surtout au cours des premiers mois, puisque vous n'avez pas réellement besoin de constituer des réserves.

– *l'allaitement favorise la perte de poids.* L'hormone responsable de la montée de lait, la prolactine, stimule la mobilisation des graisses stockées pour produire quelque 800 ml de lait chaque jour.

LA PRISE DE POIDS CONSEILLÉE

• si vous êtes de corpulence normale, vous pouvez prendre entre 10 et 15 kilos ;
• si vous êtes maigre ou mince, vous pouvez en prendre un peu plus, jusqu'à 16 ou 18 kilos ;
• si vous êtes forte, il vaudra peut-être mieux en prendre moins : 6 à 10 kilos peuvent suffire, car le bébé puisera sur vos réserves ;
• si vous avez moins de 20 ans : vous n'avez pas fini votre croissance et il serait souhaitable que vous preniez 15 à 16 kilos.

COMMENT ÉVALUER VOTRE CORPULENCE ?

Il suffit de calculer votre indice de masse corporelle (I.M.C.) en divisant votre poids (en kilos) par votre taille (en mètre) élevée au carré. Par exemple, si vous pesez 62 kilos pour 1,65 m, votre I.M.C. est de : 62 : (1,65 × 1,65) = 22,8.

IMC	Corpulence
<18,5	maigre
18,5-24,9	normale
>25	surpoids

RÉPARTITION MOYENNE DE LA PRISE DE POIDS

Enfant à terme	3,5 kg
Placenta	0,7 kg
Liquide amniotique	1,0 kg
Augmentation du volume des seins et de l'utérus	1,6 kg
Augmentation du volume sanguin	1,5 kg
Graisses de réserve	3 à 4 kg

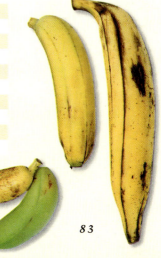

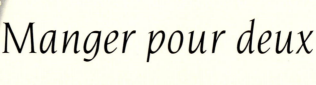

Manger pour deux

En théorie, une grossesse « consomme » 80 000 calories au total, soit 285 calories par jour en moyenne (en fait, un peu moins au début et un peu plus à la fin). Cela ne signifie pas qu'il soit nécessaire d'augmenter dans la même proportion ses apports alimentaires, car l'organisme maternel s'adapte à son nouvel état en diminuant ses dépenses.

Les calories (on devrait en fait dire kilocalories) sont le carburant de l'organisme, qu'il va utiliser pour fonctionner, tout comme un moteur. Les aliments fournissent une quantité variable de calories en fonction de leur composition : les protéines et les glucides apportent 4 calories par gramme, et les lipides 9 calories par gramme. Les femmes consomment 1800 à 2000 calories par jour, mais ce n'est qu'une moyenne. La plupart des femmes enceintes ne mangent guère plus de calories qu'avant, ce qui ne les empêche pas d'avoir une grossesse normale et de donner naissance à un beau bébé. Inutile donc de vous mettre à faire des calculs savants, soyez plutôt à l'écoute de votre corps et respectez certaines règles et certains besoins particuliers. Manger pour deux, ce n'est pas manger deux fois plus mais deux fois mieux.

Manger de tout

Des protéines, pour construire
Ce sont les éléments bâtisseurs de tous les tissus vivants. Pour assurer le développement de l'enfant et entretenir son propre organisme, la femme enceinte a besoin d'une quantité de protéines un peu plus importante, surtout au troisième trimestre : 70 grammes chaque jour contre 60 avant la conception. A priori, comme pour la majorité des femmes enceintes, votre alimentation habituelle devrait vous apporter facilement cette quantité de protéines.

Les meilleures protéines sont d'origine animale : viandes, volailles, poissons, œufs et produits laitiers. Les protéines d'origine végétale – céréales (pain, riz, semoule, pâtes…) et légumes secs (lentilles, haricots, pois chiches…) ont une qualité nutrition-

LES MEILLEURES SOURCES DE PROTÉINES	
100 g de viande rouge ou blanche	16 à 20 g
100 g de volaille	18 à 20 g
100 g de jambon maigre	18 à 20 g
100 g de poisson	16 à 20 g
100 g de crevettes décortiquées	18 g
2 œufs	15 à 18 g
1 bol de lait (1/4 de litre)	8 g
1 yaourt	4 à 5 g
100 g de fromage blanc	8 g
1 part d'emmental (30 g)	9 g
1/8 de camembert	7 g
1 part de Saint Paulin (30 g)	7 g

LES ALIMENTS LES PLUS RICHES EN GLUCIDES COMPLEXES	
Pain 1/4 baguette	32 g
Pain complet 3 tranches (50 g)	26 g
Biscottes 2 (30 g)	20 g
Farine (20 g)	14 g
Riz blanc cuit (100 g)	26 g
Pâtes cuites (100 g)	22 g
Semoule cuite (100 g)	24 g
Pommes de terre cuites (100 g)	18 g
Lentilles cuites (100 g)	12 g
Haricots blancs cuits (100 g)	18 g
Pois chiches cuits (100 g)	18 g
Maïs cuit (100 g)	19 g

nelle inférieure, mais ne sont pas à négliger pour autant car elles contribuent à l'équilibre nutritionnel global.

En pratique : consommez tous les jours des aliments apportant les deux familles de protéines, en essayant de les varier, car chacune a son intérêt propre : la viande et le poisson fournissent aussi du fer, les produits laitiers sont très riches en calcium, les céréales et les légumes secs apportent certaines vitamines et certains minéraux.

Des lipides et des glucides, pour l'énergie

● *Les lipides,* ou graisses, sont composés d'un assemblage d'éléments appelés acides gras, qui fournissent de l'énergie. On trouve dans l'alimentation des lipides « cachés », inclus dans les aliments (viandes grasses, olives, fritures ou viennoiseries, par exemple) et des lipides « visibles » comme les huiles, le beurre ou la margarine.

L'intérêt des lipides est aussi de fournir des éléments indispensables parce que l'organisme est incapable de les fabriquer : certaines vitamines (A, D, E) et des acides gras particuliers, appelés acides gras essentiels, très importants dans la formation du cerveau de l'enfant.

Les acides gras essentiels sont classés en deux familles : oméga-6 et oméga-3. La première ne vous posera pas de problème particulier : elle est assez répandue, puisqu'on la trouve dans les huiles de maïs, tournesol, olive ou arachide. Soyez en revanche plus attentive à la famille oméga-3, dont la consommation est souvent insuffisante : on la trouve dans l'huile de colza, de soja et dans les poissons gras (maquereau, thon, saumon…).

En pratique, sauf cas particulier, vous n'avez pas à restreindre votre consommation de graisses pendant votre grossesse. Pour assurer un équilibre entre les différents acides gras, l'idéal est de varier les sources alimentaires de lipides : du beurre sur les tartines et des huiles dans les salades, en les alternant ou en utilisant des mélanges, sans oublier du poisson gras une ou deux fois par semaine.

● *Les glucides,* ou sucres, sont constitués de molécules de glucose. Le glucose étant le principal carburant du fœtus, il est indispensable que vous consommiez des aliments glucidiques à chaque repas, d'autant plus que votre organisme ne possède pas de réserves importantes de glucides.

On différencie les glucides simples fournis par les confiseries, pâtisseries, sodas… des glucides complexes, appelés aussi amidons, que l'on trouve dans le pain, les pâtes, le riz, la semoule, les pommes de terre, les légumes secs.

En pratique, mangez les premiers pour vous faire plaisir (attention aux excès de sucreries et de boissons sucrées) et privilégiez surtout les seconds, qui sont absorbés plus lentement par le tube digestif : ils rassasient mieux et évitent les « coups de pompe » liés à une hypoglycémie, très fréquents chez la femme enceinte. Les aliments qui en contiennent ont aussi l'avantage

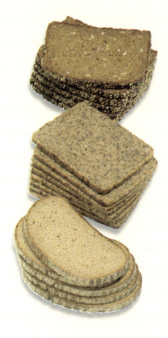

Recharger ses batteries au petit déjeuner : une priorité.

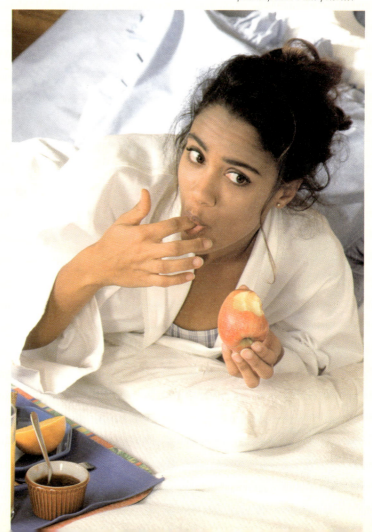

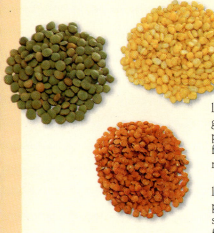

d'apporter des fibres non assimilées qui améliorent le transit intestinal et aident à lutter contre l'un des petits maux classiques de la grossesse, la constipation. Veillez cependant à ne pas en abuser : l'excès de fibres gêne l'assimilation de certains minéraux comme le calcium ou le fer.

Les meilleures sources de fibres sont le son et les produits céréaliers complets (pain, riz, pâtes…), les légumes secs (haricots, pois, lentilles…), les fruits secs (figues, dattes, pruneaux…) ainsi que les fruits et les légumes frais.

Et les édulcorants ?

Les édulcorants de synthèse « intenses » sont des produits qui, consommés en quantité infime, donnent la saveur sucrée sans apporter de calories (du moins très peu). Sauf en cas de diabète ou d'excès de poids, les femmes enceintes n'ont nul besoin de remplacer le sucre par des édulcorants.

Si votre médecin vous conseille de limiter votre consommation de sucre, les édulcorants peuvent vous être utiles, si vous les choisissez bien et n'en abusez pas.

Éliminez la saccharine et les cyclamates, qui sont potentiellement dangereux pour le futur bébé.

Préférez l'aspartame (en comprimés, en poudre ou dans certains aliments comme les boissons light), mais limitez-vous par exemple à une boisson ou à un dessert édulcoré par jour.

Mais, plutôt que d'utiliser un « faux sucre », vous pouvez aussi profiter de votre grossesse pour vous habituer à ne mettre qu'une cuillerée de sucre au lieu de deux dans votre café ou votre yaourt. Ou, encore, lorsque vous faites des pâtisseries, réduisez systématiquement de 10 à 20 % les quantités de sucre indiquées.

Les boissons

On recommande aux femmes enceintes de boire au moins un litre et demi de liquide par jour : pour assurer l'élimination, dans les urines, de leurs propres déchets et de ceux de l'enfant, mais aussi pour prévenir une infection urinaire. Attention, même en cas d'œdèmes, il ne faut pas vous priver de boire ; vous risqueriez de vous déshydrater alors que les œdèmes ne dépendent que très peu de la quantité de boissons que vous buvez.

L'eau, qu'elle soit du robinet ou en bouteilles, reste la meilleure des boissons. Vous pouvez aussi la consommer sous forme de tisanes, de jus de fruits, de lait ou de bouillons. Le café n'est pas interdit ; tout dépend de votre tolérance à la caféine, qui peut être modifiée par la grossesse. Quant à l'alcool, sous toutes ses formes, mieux vaut s'en abstenir pendant neuf mois : il traverse la barrière placentaire et risque de perturber le développement de votre bébé. Tout dépend bien sûr de la quantité. Mais soyez prudente et attendez plutôt la naissance de votre enfant pour la fêter.

PUIS-JE BOIRE DU CAFÉ OU DU THÉ ?

Le thé et surtout le café contiennent de la théine et de la caféine, qui sont des substances excitantes pouvant entraîner, à fortes doses, insomnie et palpitations. La grossesse augmente généralement la sensibilité à la caféine, mais l'effet varie selon les femmes. À vous de tester pour savoir quelle quantité de thé ou de café vous convient, en sachant que le robusta contient deux fois plus de caféine que l'arabica, et que le décaféiné n'en contient pas.

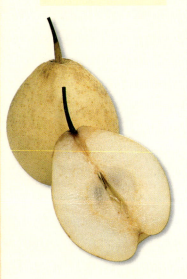

COMMENT UTILISER VOS MATIÈRES GRASSES ?

Beurre ou margarine	Sur vos tartines ou à rajouter dans vos plats
(1 noix = 10 g = 70 calories)	À utiliser crus de préférence : ils sont alors plus digestes
Huile d'arachide	Préférez-la pour vos fritures : c'est la plus stable
(1 c. à soupe = 10 g = 90 calories)	à la chaleur
Huiles d'olive, colza, tournesol,	Pour vos salades : pensez à les alterner ou à les mélanger
(1 c. à soupe = 10 g = 90 calories)	pour équilibrer les acides gras
Crème fraîche	Elle n'est pas classée parmi les corps gras, car elle est
(1 c. à soupe = 10 g = 32 calories)	moins grasse qu'on ne le pense ; mais elle assaisonne
	parfaitement les légumes, les soupes ou les fruits

Des éléments très précieux : les vitamines et les minéraux

Ces éléments sont regroupés sous le terme de micronutriments, car l'organisme n'en a besoin qu'en faible quantité. N'apportant pas plus d'énergie, ils jouent pourtant un rôle essentiel dans le fonctionnement normal de l'organisme.

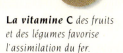

La vitamine C *des fruits et des légumes favorise l'assimilation du fer.*

Les vitamines sont classées en vitamines liposolubles (solubles dans les graisses) et vitamines hydrosolubles (dans l'eau). Elles permettent à notre corps de transformer et d'utiliser les protéines, les glucides et les lipides. Nous en avons besoin pour lutter contre les maladies, bien voir, pour arrêter un saignement… Les minéraux contribuent au développement et à l'entretien des os, des dents, des muscles, du cerveau ; ils sont nécessaires à la contraction musculaire, à l'oxygénation des tissus, à la transmission de l'influx nerveux… Bref, ils sont indispensables. Et c'est aussi vrai, sinon plus, au cours de la grossesse.

Les quatre « incontournables »

L'ensemble des minéraux et des vitamines est important pour la femme enceinte, mais quatre d'entre eux sont des priorités nutritionnelles pour toute grossesse : le fer, l'acide folique, le calcium et la vitamine D.

Le fer

Il se trouve essentiellement dans les globules rouges, où il intervient dans la formation de l'hémoglobine. L'hémoglobine est indispensable à la vie, car elle assure la bonne oxygénation des tissus, en captant l'oxygène de l'air au niveau des poumons. Le reste du fer est mis en réserve, notamment au niveau du foie.

Au cours de la grossesse, les besoins en fer – ceux de la mère dont le volume de sang et de globules rouges augmente pour faciliter les échanges avec l'enfant, et ceux du futur bébé qui doit constituer ses propres stocks – augmentent considérablement. Au dernier trimestre, ils sont 6 à 8 fois plus importants que ceux d'une femme non enceinte ; la mère devrait alors théoriquement consommer de 20 à 30 mg de fer par jour, selon l'état des réserves qu'elle pourra mettre au service de la grossesse.

Le fer est tellement important pour la femme enceinte qu'une prise de sang est systématiquement réalisée en début de grossesse pour dépister une éventuelle carence, qui pourrait entraîner une anémie préjudiciable à la mère et à l'enfant. Certaines femmes, notamment celles qui démarrent leur grossesse avec des réserves faibles, ont un risque de carence plus élevé que les autres (voir encadré). Si vous en faites partie, pas de panique : votre médecin vous demandera d'augmenter votre consommation d'aliments riches en fer assimilable et vous en prescrira éventuellement sous forme de comprimés.

● *Fer : animal ou végétal ?* On trouve le fer dans des aliments d'origine animale ou végétale (voir tableau). Mais, plus que la quantité, c'est la capacité du fer à

SITUATIONS À RISQUE ÉLEVÉ DE CARENCE EN FER

● Femmes qui avaient des règles abondantes (sous stérilet par exemple)
● Femmes qui suivaient un régime pour maigrir
● Végétariennes
● Grossesses rapprochées
● Grossesses multiples (jumeaux, triplés…)
● Adolescente enceinte

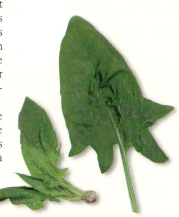

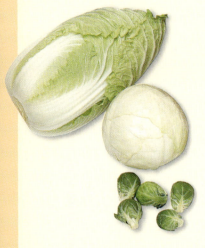

La variété est essentielle
*pour un apport optimal en
micro-nutriments.*

être absorbé par l'organisme qui importe. Une partie seulement du fer consommé est assimilée, le reste étant éliminé dans les selles. Le fer contenu dans les produits d'origine animale est mieux assimilé (25 % environ) que le fer fourni par les aliments d'origine végétale (5 à 10 % seulement). Certaines situations et certains facteurs influencent l'assimilation du fer ; ainsi, la nature étant prévoyante, le fait d'être enceinte entraîne une augmentation de l'assimilation du fer, qu'il soit animal ou végétal. Les tanins contenus dans le thé gênent l'assimilation du fer, de même que l'excès de fibres, alors que la vitamine C la favorise.

● *Votre fer en pratique.* Privilégiez le fer d'origine animale, globalement mieux assimilé, et consommez de la viande ou du poisson au moins une fois par jour. Si vous les aimez, mangez régu-

lièrement des abats ou du boudin. Évitez de boire du thé ou de manger du pain ou du riz complets riches en fibres en même temps que les aliments sources de fer.

Pour la vitamine C : n'hésitez pas à mettre du citron dans vos plats, à boire un jus d'agrumes ou à terminer votre repas par un fruit.

**L'acide folique (ou folates
ou encore vitamine B9)**
Il est indispensable à la multiplication et au renouvellement des cellules, et donc particulièrement nécessaire lors de la synthèse de nouveaux tissus. C'est dire à quel point il est important pour le futur enfant dont tous les organes sont en croissance rapide dès sa conception. La carence en acide folique peut entraîner un retard de croissance ou une prématurité. Pour assurer un développement optimal du bébé, les besoins quotidiens en acide folique d'une femme enceinte sont de l'ordre de 0,4 mg, soit 0,1 mg de plus qu'en dehors de la grossesse.

Il n'est pas rare de constater une consommation insuffisante d'acide folique chez les femmes en âge de procréer. Comme les besoins augmentent dès le début de la grossesse, on encourage systématiquement toutes les femmes susceptibles d'être enceintes à en consommer plus.

Les meilleures sources d'acide folique sont les légumes verts, les fruits, certains fromages, le foie… (voir tableau). Mais il ne suffit pas de consommer ces aliments : comme la plupart des vitamines, l'acide folique est fragile. Prenez des précautions simples qui vous permettront de le préserver (voir encadré).

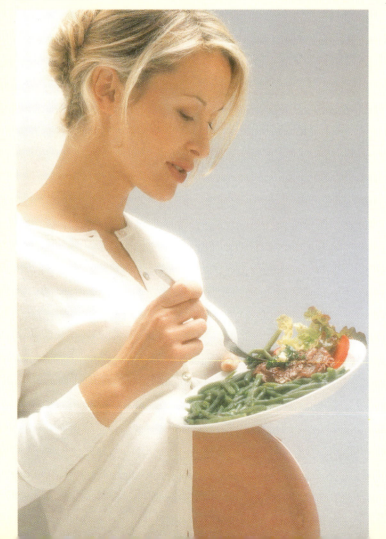

FER : QUANTITÉ POUR 100 G D'ALIMENTS CUITS		
0 à 2 mg	2 à 5 mg	5 à 15 mg
Poissons	Viandes	Pigeon, gibier
Œufs	Crevettes	Boudin
Fruits frais	Épinards	Foie
Pomme de	Lentilles	Cacao en
terre, riz	Haricots	poudre
Légumes verts	secs	

En pratique : augmentez votre consommation d'aliments riches en acide folique dès que vous vous savez enceinte (et même avant, lorsque vous envisagez d'avoir un enfant). Cette mesure peut s'avérer insuffisante dans certains cas, par exemple si vous attendez des jumeaux, si vous avez moins de 20 ans, si votre grossesse a démarré juste après l'arrêt d'une contraception orale ou si vous fumez (ce qui est sans doute une erreur) : votre médecin ou votre sage-femme pourront alors vous prescrire de l'acide folique sous forme de comprimés.

Le calcium

Il est un constituant essentiel des os et des dents. Pour élaborer son squelette et ses bourgeons dentaires, le fœtus accumule 30 grammes de calcium. Sa mère doit pouvoir les lui fournir sans se décalcifier elle-même, d'où l'importance pour la femme enceinte d'une alimentation riche en calcium. De plus, le calcium semble exercer un effet bénéfique sur la tension artérielle, puisqu'il réduit le risque d'hypertension pendant la grossesse. Une partie seulement du calcium alimentaire est absorbée par l'organisme (environ 30 %). Même si l'assimilation du calcium est meilleure chez la femme enceinte, ses besoins sont importants (de 1 000 à 1 200 mg par jour).

Les produits laitiers (lait, yaourts, fromages...) sont les aliments les plus riches en calcium. Un litre de lait, qu'il soit entier, demi-écrémé ou écrémé, en contient 1 200 mg. De plus, ce calcium est particulièrement bien assimilé par l'organisme. Les fruits et les légumes, moins riches en calcium (globalement

moins bien assimilé), ainsi que les eaux de boisson complètent les apports (voir tableau).

En pratique : pour couvrir vos besoins en calcium, consommez un produit laitier à chaque repas, soit 3 à 4 par jour, en les variant. Pour vous y aider, mettez en pratique les quelques idées proposées et n'hésitez pas à en imaginer d'autres (voir encadré).

La vitamine D

Elle permet d'assimiler le calcium puis de le fixer au niveau des os. C'est donc une vitamine essentielle pour la femme enceinte, dont les besoins sont deux fois plus élevés que ceux d'une femme non enceinte.

L'origine de la vitamine D est double : l'alimentation en fournit une partie, généralement en quantité modérée. En dehors de l'huile de foie de morue, abandonnée depuis longtemps, les principales sources sont les poissons gras, les œufs et les produits laitiers non écrémés (certains laits aujourd'hui disponibles sur le marché sont même enrichis en vitamine D).

Mais cette vitamine est surtout fabriquée par la peau sous l'influence du rayonnement solaire. Cette production, parfois insuffisante, surtout en saison hivernale en raison du manque

---

POUR AUGMENTER VOS APPORTS CALCIQUES

- Mettez du lait dans votre thé ou votre café
- Consommez des gratins de légumes ou de fruits
- Ajoutez du fromage dans vos salades composées, vos sandwichs ou vos potages
- Privilégiez les sauces Béchamel, les soufflés, les flans
- Ajoutez de la poudre de lait dans les plats
- Au fast-food, préférez les milk-shakes aux sodas
- Au goûter, pensez à un yaourt ou à une portion de fromage

OU TROUVER LES FOLATES ?

Légumes	salades vertes, choux, endives, épinards, poivron, haricots verts, artichaut...
Fruits	melon, fraises, orange, kiwi, banane
Fromages	à pâte molle et fermentés
Oléagineux	amandes, cacahuètes
Abats, œufs	

LES PRODUITS LAITIERS : LA MEILLEURE SOURCE DE CALCIUM

Aliment	Calcium (en mg)
1 bol de lait entier, demi-écrémé ou écrémé (250 ml)	300
1 yaourt (tous types)	150
1 ramequin de fromage blanc (100 g)	120
1 part de fromage (30 g)	
type emmental	300
type bleu	210
type saint-paulin	180
type camembert	120
type chèvre sec	60
1 verre d'eau calcique (125 ml)	30 à 75
Amandes, noix, noisettes (25 g)	50
Légumes verts (100 g)	30 à 50
Viande, poisson (100 g)	10 à 20
Pâtes, riz (100 g cuits)	6
Pain (1/4 baguette)	6

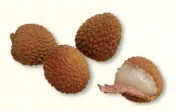

d'ensoleillement, n'est pas toujours facile à compenser par l'alimentation. C'est pourquoi votre médecin ou votre sage-femme pourront vous en prescrire, soit sous forme de gouttes à prendre tous les jours, soit à plus forte dose, en une seule fois vers le milieu de votre grossesse.

Les autres micronutriments

Compte tenu de nos habitudes alimentaires, les autres minéraux et vitamines ne posent généralement pas de problèmes. Mais à une condition : avoir une alimentation suffisante en quantité, variée et équilibrée.

Certains méritent cependant quelques commentaires :

Le fluor
Il intervient sur la qualité et la résistance des dents aux caries. On a longtemps discuté de l'intérêt d'une éventuelle supplémentation médicamenteuse en fluor chez la femme enceinte pour améliorer l'état des futures dents de son enfant. En fait, on sait aujourd'hui que la minéralisation des dents définitives ne commence qu'après la naissance. C'est donc au cours de ses premières années qu'il est très utile de donner des gouttes de fluor à votre bébé. En revanche, pendant la grossesse, les besoins ne sont pas augmentés et l'alimentation (poisson, eaux de boisson, sel, etc.) en apporte suffisamment.

Le magnésium
Théoriquement, les apports alimentaires en magnésium habituels sont largement suffisants pour faire face à une grossesse. Cependant, certaines femmes peuvent en manquer, parce qu'elles restreignent leur alimentation et suppriment des aliments riches en magnésium pour limiter leurs apports caloriques. De plus, certaines technologies, comme le raffinage des céréales, diminuent leur teneur en magnésium. Si vous avez un problème de magnésium, si vous souffrez de nervosité ou de crampes, augmentez vos apports (sans forcément augmenter vos calories si vous le souhaitez) en choisissant judicieusement vos aliments.

En pratique, consommez des légumes verts (épinards, bettes, brocolis) et des coquillages cuits. Privilégiez les eaux minérales riches en magnésium. Préférez les produits céréaliers complets : pain complet, riz complet... N'éliminez pas les légumes secs : ils sont une excellente source de magnésium et « raisonnablement » caloriques compte tenu des quantités consommées. N'abusez pas des fruits secs (dattes, figues ou abricots secs...) et oléagineux (amandes, cacahuètes, noix, noisettes, pistaches...), ni du chocolat, riches en magnésium mais plus caloriques.

La vitamine A
Elle joue un rôle essentiel pour la croissance et le développement du fœtus et intervient dans le processus de vision ou l'intégrité de la peau. Il en existe deux formes : la vitamine A elle-même que l'on trouve dans les produits animaux, et son précurseur, le bêta-carotène, apporté par les fruits et les légumes, et qui est transformé en vitamine A dans l'organisme. La grossesse augmente très peu les besoins en vitamine A et, dans notre pays, l'alimentation en fournit des quantités suffisantes. La carence n'est pas à redouter ; en revanche, l'excès de vitamine A (mais pas celui de bêta-carotène) peut s'avérer très grave pour l'enfant et être responsable de malformations. C'est la raison pour laquelle certains médicaments à base de vitamine A, contre l'acné par exemple, doivent être obligatoirement associés à une contraception efficace. Vous ne risquez pas de « surdosage » avec l'alimentation ; mais faites très attention aux comprimés multivitaminés fortement dosés, très répandus aux États-Unis mais heureusement rares en France, et n'hésitez pas à demander conseil à votre médecin ou à votre pharmacien.

Le sel

Constituant vital du corps, le sel règle l'équilibre de l'eau dans l'organisme. Au cours de la grossesse, il existe une rétention d'eau et de sel, qui est tout à fait normale. Elle va de pair avec l'aug-

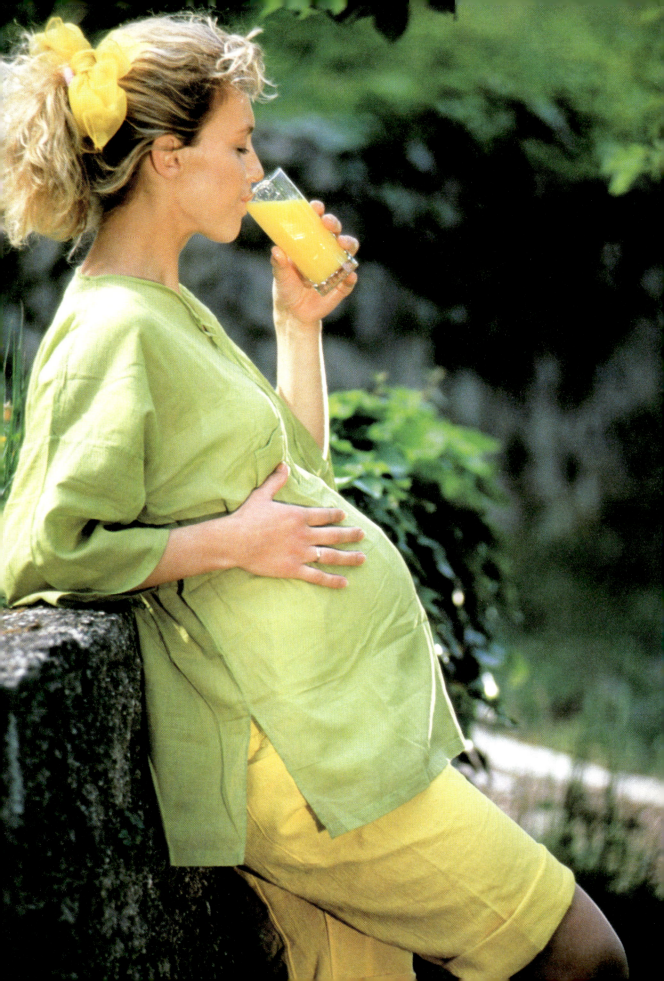

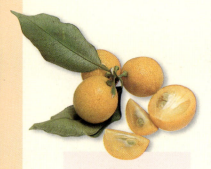

mentation du volume sanguin et favorise les échanges entre la mère et l'enfant. Il est donc inutile de supprimer le sel, même si vous souffrez d'œdèmes : ils ne sont pas liés à vos apports de sel. N'en abusez pas non plus : l'excès de sel stimule l'appétit et peut élever la tension artérielle chez les sujets prédisposés. Une consommation modérée est recommandée, comme chez toute femme, enceinte ou non.

Et les suppléments ?

Si vous êtes en bonne santé, avec une alimentation variée et que vous êtes vigilante vis-à-vis des nutriments essentiels, vous n'avez a priori pas besoin de suppléments pour mener à bien une grossesse normale. Dans certains cas bien précis, le médecin peut vous prescrire certains suppléments spécifiques adaptés à votre situation : le plus souvent il s'agira de fer, d'acide folique ou de vitamine D. Ne prenez pas de suppléments de votre propre initiative et sans l'avis de votre médecin, de votre sage-femme ou de votre pharmacien. Le bon fonctionnement de votre organisme passe par un équilibre des minéraux : un apport excessif de l'un d'entre eux peut entraîner le manque d'un autre. Certaines vitamines à fortes doses, comme la vitamine A, se révèlent parfois toxiques et dangereuses pour vous et votre enfant. Soyez donc prudente et profitez de votre grossesse pour apprendre, si besoin est, à vous nourrir de façon plus équilibrée.

VITAMINES : LES POINTS CLÉS

Vitamines liposolubles	Principaux rôles	Sources
A : rétinol (+ bêta-carotène)	Vue, croissance, peau et muqueuses	Foie, œufs, beurre, lait (fruits et légumes)
D : calciférol*	Assimilation du calcium, donc croissance, santé des os et des dents	Œufs, beurre, fromages, lait entier, poissons gras
E : tocophérol	Antioxydant	Huiles végétales, germes de blé, fruits oléagineux
K**	Coagulation du sang	Légumes à feuilles vertes, foie
B1 : thiamine	Métabolisme des glucides Systèmes nerveux et musculaire	Céréales complètes et dérivés, légumes secs, levure de bière, abats
B2 : riboflavine	Métabolisme des glucides, lipides, protéines	Abats, viande, produits laitiers, céréales, levure
B5 : acide pantothénique	Métabolisme des glucides et des lipides	Viandes, abats, œufs, céréales, levure
B6 : pyridoxine	Métabolisme des protéines Formation de l'hémoglobine	Céréales, levure, viandes, abats, poisson
B8 : biotine	Métabolisme des glucides, lipides et protéines	Abats, œufs, légumes secs, fruits secs
B9 : acide folique	Multiplication cellulaire, indispensable à la croissance	Légumes verts, salades, fruits, fromages fermentés, céréales complètes, légumes secs
B12 : cobalamine	Formation des globules rouges Métabolisme des glucides et des lipides	Viande, poisson, foie, œufs, produits laitiers
C : acide ascorbique	Antioxydant, intervient dans la cicatrisation, la résistance aux infections, etc.	Fruits et légumes
PP : niacine	Métabolisme des glucides et lipides	Viande, abats, poisson, légumes secs, levure

L'alimentation en pratique

Tout se passe bien pour vous et vous voulez être sûre que votre enfant ne manque de rien, tout en conciliant plaisir et convivialité et sans forcément vous « prendre la tête ». Voici quelques clés pour bien garnir votre assiette chaque jour.

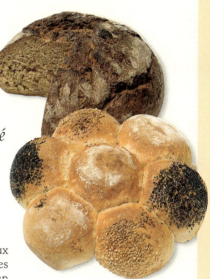

Le pain *est une excellente source d'énergie pour le bébé.*

Il n'existe pas d'aliment parfait, qui rassemblerait dans sa composition tous les nutriments indispensables. Il n'existe pas non plus de mauvais aliments. Tout est question de quantité et d'équilibre. Pour se repérer, les aliments ont été classés en cinq groupes principaux plus deux complémentaires (voir ci-dessous). Les aliments d'une même famille ont des caractéristiques communes et sont en principe interchangeables, mais il est préférable de les varier d'un jour à l'autre pour en bénéficier pleinement. En revanche, une famille d'aliments ne peut pas être remplacée par une autre. Manger équilibré est finalement très simple : il suffit de puiser chaque jour dans tous les groupes d'aliments.

L'équilibre alimentaire

En pratique, pour un apport nutritionnel optimal, vous consommerez chaque jour au minimum :
– *De la viande, de la volaille ou du poisson :* 150 à 200 g
Prenez du poisson 2 ou 3 fois par semaine et, si vous les aimez, des abats, 1 fois par semaine. Vous pouvez aussi remplacer 50 g de viande par 1 œuf ou 1 produit laitier.
– *Des produits laitiers :* 3 ou 4 portions
Une portion équivaut à 1 bol de lait ou 1 yaourt ou 1 ramequin de fromage blanc ou 1 part de fromage, tels quels ou incorporés dans des plats.
– *Des féculents ou des légumes secs :* 150 à 200 g (poids cuit)

Mangez-en au moins à l'un des deux principaux repas ; vous pouvez aussi les répartir sur le déjeuner et le dîner, en les mélangeant avec des légumes verts.
– *Des légumes :* 200 à 300 g ou plus en fonction de votre appétit
Consommez au moins une crudité par repas et un plat de légumes cuits par jour.
– *Des fruits :* 2 ou 3
De préférence crus, nature ou mélangés aux yaourts, fromage blanc ou céréales ; mais pourquoi pas aussi en jus, en compote ou au four.
– *Du pain :* 80 à 120 g, soit par exemple le tiers ou la moitié d'une baguette
Au petit déjeuner, vous pouvez remplacer 40 g de pain par 3 biscottes ou 30 g de céréales.
– *Des matières grasses :* 30 à 40 g, dont la moitié sous forme d'huile végétale
Par exemple, 2 cuillerées à soupe d'huile (20 g) plus 2 noix de beurre (20 g), à répartir sur la journée.
– *Des boissons :* au moins un litre et demi par jour, en privilégiant l'eau.
À partir de ce schéma, adaptez les quantités en fonction de votre appétit, de vos goûts et bien sûr de votre poids.

Combien de repas ?

Le bébé en pleine croissance a des besoins élevés en énergie, que sa mère doit lui fournir de façon continue. C'est pourquoi les femmes enceintes supportent mal de rester trop longtemps à jeun. Vous avez donc intérêt à fractionner votre alimentation en quatre re-

LÉGUMES EN CONSERVE OU SURGELÉS

Les produits surgelés sont stabilisés par le grand froid ; comme on les surgèle très frais, en général sur le lieu de production, leur teneur en vitamines reste élevée. Cuisinez-les de préférence sans décongélation préalable et juste le temps nécessaire. De même, grâce aux techniques modernes, la valeur nutritionnelle des légumes en conserve est bonne. Réchauffez-les rapidement, ou rincez-les juste avant de les manger froids.

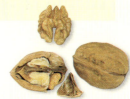

pas, voire plus : les trois principaux plus une ou deux collations dans la matinée et l'après-midi. Cette répartition a aussi l'avantage d'aider à combattre les nausées des premiers mois et de faciliter la digestion en fin de grossesse.

Le petit déjeuner

Pendant la nuit, votre organisme est au repos, mais pas celui de votre bébé. Le petit déjeuner, après le jeûne de la nuit, constitue donc un repas essentiel. Choisissez-le varié et copieux pour refaire le plein d'énergie.

Par exemple : un produit céréalier, un produit laitier, un fruit ou un jus de fruit et une boisson pour vous réhydrater. Au besoin, si vous n'avez pas l'impression d'avoir faim ou si vous avez des nausées, fractionnez votre petit déjeuner au cours de la matinée.

Le déjeuner et le dîner

Pour être équilibrés, ils doivent être composés au minimum d'une portion de viande ou d'un aliment équivalent, de féculents et/ou de pain, de légumes crus ou cuits, d'un peu de matière grasse pour cuire ou assaisonner, d'un produit laitier et d'un fruit.

Selon vos besoins et vos envies, vous pouvez aménager cette base pour faire des repas froids ou rapides ; si vous aimez le sucré, faites-vous plaisir de temps en temps avec une pâtisserie et n'hésitez pas à manger des crèmes et des entremets, qui ont l'avantage de fournir du calcium.

Les collations

Le développement de l'enfant sollicite l'organisme de sa mère, qui doit lui fournir tous les nutriments nécessaires en continu pendant neuf mois, mais aussi par à-coups. C'est pourquoi les femmes enceintes ont fréquemment des fringales en dehors des repas, d'autant plus que ceux-ci peuvent être légers en raison de nausées au premier trimestre ou de la gêne occasionnée par la pression de l'enfant sur l'abdomen et l'estomac de la mère au troisième trimestre.

Pour diminuer leur fréquence, les anticiper ou les calmer lorsqu'elles surviennent, faites des collations : un goûter et pourquoi pas un en-cas dans la matinée. L'idéal est de toujours y inclure des aliments riches en glucides lents et en protéines pour vous rassasier et attendre le repas suivant, par exemple :

– un bol de chocolat au lait, une tartine de pain beurrée, une compote ;

– un petit sandwich jambon-beurre ou fromage, un fruit, un verre d'eau ;

– un bol de céréales avec du lait et un peu de sucre ;

– quelques petits gâteaux secs, un yaourt, un thé sucré ;

– pour vous faire plaisir de temps en temps, une viennoiserie, un ramequin de fromage blanc et un jus de fruits.

Comment éviter la listériose et la toxoplasmose ?

La listériose

C'est une maladie rare, généralement bénigne, mais qui peut être grave pour l'enfant à naître. Elle se transmet par la consommation d'aliments contaminés par une bactérie, la *listeria*.

LES GROUPES D'ALIMENTS	
Lait et produits laitiers	Calcium, protéines, lipides, vitamines B et A
Viandes, poissons, œufs	Protéines, lipides, fer, vitamines A et B
Légumes et fruits	Vitamine C, acide folique, fibres, glucides simples, sels minéraux
Produits céréaliers (pains, céréales) pommes de terre, légumes secs	Glucides complexes, protéines, fibres, vitamines B
Corps gras	Lipides, acides gras essentiels, vitamine A (beurre), vitamine E (huiles)
Sucre et produits sucrés	Glucides simples
Boissons	

● *Pour en limiter les risques, évitez de consommer :*
– les produits de la mer crus : poissons fumés, coquillages, surimi, tarama ;
– les charcuteries artisanales : rillettes, pâtés, foie gras, produits en gelée. Préférez les autres charcuteries (type jambon) préemballées ;
– les produits laitiers au lait cru. Préférez le lait pasteurisé, U.H.T. ou stérilisé ; les fromages au lait pasteurisé, ceux à pâte cuite (type gruyère) et les fromages fondus ; enlevez la croûte des fromages ;
– les graines germées crues (soja…).
● *Respectez les règles d'hygiène :*
– lavez soigneusement les légumes crus et les herbes aromatiques ;
– cuisez soigneusement viandes, poissons et lardons ;
– conservez séparément les aliments cuits ou prêts à être consommés et crus ;
– consommez rapidement les restes alimentaires et les plats cuisinés ;
– nettoyez régulièrement et désinfectez à l'eau de Javel votre réfrigérateur et votre plan de travail ;
– après la manipulation d'aliments non cuits, lavez-vous les mains et nettoyez les ustensiles utilisés.

La toxoplasmose
Elle est due à un parasite, le toxoplasme. La plupart des femmes enceintes sont protégées ; un test en début de grossesse permet de le vérifier.
● *Si vous n'êtes pas protégée, vous devez prendre certaines précautions :*
– mangez la viande très cuite, pas de steak tartare au menu ;
– lavez-vous soigneusement les mains après avoir manipulé de la viande crue ;
– épluchez et lavez à grande eau fruits, légumes et herbes aromatiques ;
– évitez le contact avec les chats (qui sont souvent porteurs du parasite) et surtout leur litière ;
– ne jardinez qu'avec des gants et lavez-vous les mains ensuite.

Bien manger pour allaiter

Si vous avez choisi d'allaiter, votre alimentation ressemblera à celle que vous aviez en fin de grossesse. Produire environ 800 ml de lait quoti-diennement nécessite de l'énergie : ce n'est pas le moment de vous mettre au régime. De toute façon, l'allaitement favorise la perte de poids, car vous allez puiser de l'énergie dans les réserves constituées pendant la grossesse.
● *Soyez particulièrement attentive :*
– au calcium, pour que la croissance de votre enfant ne se fasse pas au détriment de vos os : 3 ou 4 produits laitiers chaque jour sont recommandés ;
– au fer, pour reconstituer vos réserves après l'accouchement : privilégiez les viandes, poissons, œufs ;
– aux lipides, pour le cerveau du bébé qui continue à se développer : enrichissez votre lait en acides gras essentiels en variant les matières grasses ;
– aux boissons, pour rester bien hydratée : au moins 2 litres par jour.
Rien n'est à proscrire, sauf l'alcool (la bière ne favorise pas la production de lait !). Certains légumes au goût fort, comme les oignons ou le chou, et les épices peuvent transmettre leur parfum à votre lait. Observez les réactions de bébé, qui peut apprécier, ou pas.

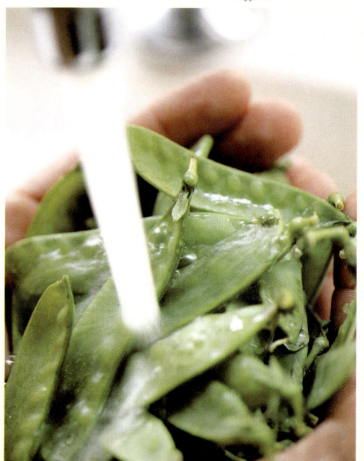

Une règle d'or : *respecter les mesures élémentaires d'hygiène.*

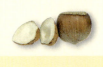

Les menus de la semaine

Une alimentation suffisante en quantité, variée, équilibrée et répartie en quatre repas, voilà le meilleur moyen d'apporter à votre bébé tout ce dont il a besoin et d'être en pleine forme.

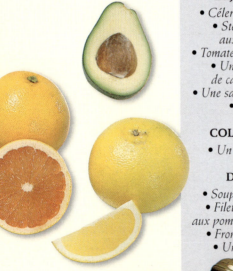

LUNDI

PETIT DÉJEUNER
- Une tasse de thé
- 3 ou 4 tranches de pain beurrées
- 1 yaourt

DÉJEUNER
- Céleri rémoulade
- Steak grillé aux herbes
- Tomates provençales
- Un morceau de camembert
- Une salade de fruits
- Pain

COLLATION
- Un riz au lait

DÎNER
- Soupe au pistou
- Filet de merlan aux pommes persillées
- Fromage blanc
- Une orange

MARDI

PETIT DÉJEUNER
- Une tasse de café
- Un grand bol de céréales avec du lait
- Une poire

DÉJEUNER
- Salade de tomates et concombres
- Darne de saumon au four
- Riz créole
- Une part de saint-paulin
- Compote de pommes avec une boule de glace à la vanille

COLLATION
- Pain avec crème de gruyère

DÎNER
- Taboulé
- Courgettes farcies au gratin
- Fraises au sucre
- Pain

MERCREDI

PETIT DÉJEUNER
- Un bol de café au lait
- 3 tranches de pain complet
- Une petite tranche de jambon

DÉJEUNER
- Osso bucco aux spaghetti
- Salade verte
- Yaourt
- Raisin

COLLATION
- Thé au lait
- Gâteaux secs
- Un kiwi

DÎNER
- Salade de mâche et betteraves
- Omelette aux champignons et à l'emmental
- Pruneaux
- Pain

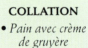
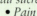
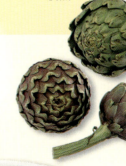
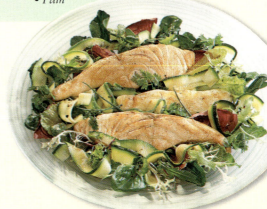
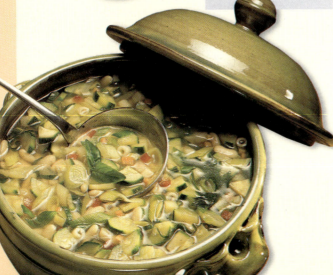

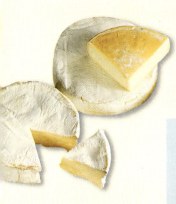

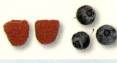

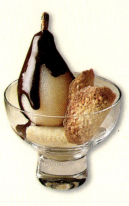

DIMANCHE

PETIT DÉJEUNER

- Un bol de café
  au lait
- Une brioche
- Marmelade
  d'orange
- Un yaourt

DÉJEUNER

- Salade d'avocat
  et crevettes
- Gigot d'agneau
- Flageolets
- Une part de
  fromage de chèvre
- Une tarte
  aux pommes

COLLATION

- Une orange
- Une tranche
  de pain beurrée

DÎNER

- Salade composée
  avec crudités variées,
  thon, jambon
  et emmental
- Pêche
- Pain

VENDREDI

PETIT DÉJEUNER

- Une tasse de thé
- 3 tranches de pain
- Une portion
  de comté
- Un jus de fruits

DÉJEUNER

- Quelques rondelles
  de saucisson sec
- Cabillaud au four
- Épinards
  à la béchamel
- Un yaourt
- Raisin
- Pain

COLLATION

- Un verre de lait
  parfumé
- 2 tranches de pain
  d'épices

DÎNER

- Salade de pommes
  de terre
- Endives au jambon
  et au fromage
- Flan à la cannelle
- Pain

JEUDI

PETIT DÉJEUNER

- Un bol de lait
- 4 biscottes beurrées
  avec confiture
- Un demi-
  pamplemousse

DÉJEUNER

- Salade d'endives au
  bleu et aux noix
- Poulet rôti
- Jardinière
  de légumes
- Gâteau de semoule
- Pain

COLLATION

- Muesli au yaourt

DÎNER

- Potage au cresson
- Tagliatelles
  à la tomate
  et au parmesan
- Compote
  de rhubarbe
- Pain

SAMEDI

PETIT DÉJEUNER

- Un verre de jus
  de fruit
- 4 tranches de pain
  grillé au miel
- Un yaourt

DÉJEUNER

- Salade verte
- Une pizza
  quatre fromages
- Un sorbet

COLLATION

- Un ramequin
  de fromage blanc
- Une banane

DÎNER

- Une truite
  en papillote
- Fenouil et pommes
  de terre à la vapeur
  avec une noix
  de beurre cru
- Une salade de fruits
- Pain

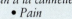

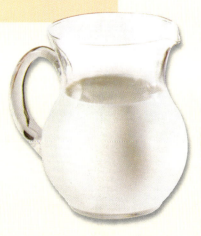

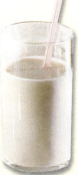

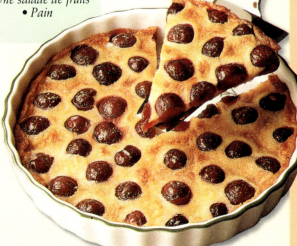

Le sommeil

La grossesse modifie forcément certaines fonctions de votre organisme. Le sommeil n'échappe pas à cette règle et pourra vous sembler difficile et irrégulier tout au long de ces neuf mois.

Allongée sur le dos, les yeux fermés, concentrez-vous sur votre respiration. Étirez bien l'arrière du cou, en amenant le menton contre la poitrine et en baissant les épaules. Posez les paumes des mains au bas de votre ventre, afin de suivre avec elles le rythme de la respiration. Respirez lentement jusqu'à ce que vous adoptiez une expiration longue et lente, suivie d'une inspiration sans effort. À partir de ce moment-là, allongez-vous sur le côté en repliant les jambes. Placez un ou deux coussins sous votre tête et un autre entre vos jambes. Soyez à nouveau attentive à votre respiration, et laissez votre corps se relâcher de plus en plus à chaque expiration. Commencez par bien détendre les muscles des pieds, remontez jusqu'au bassin, puis décontractez l'ensemble du dos, des reins jusqu'aux épaules. Relâchez les bras, le cou, et détendez tous les muscles du visage, en laissant les paupières se faire lourdes.
Vous aurez de grandes chances de vous endormir.

Vous êtes une bonne dormeuse ? Ou au contraire vous avez peut-être naturellement le sommeil léger ? Ne soyez pas surprise si la grossesse perturbe vos habitudes dans ce domaine. Alors que vous ne pourrez guère résister au sommeil au cours du 1er trimestre, il deviendra tout aussi difficile de vous y abandonner dans les derniers mois.

Les premiers mois

En début de grossesse, vous éprouverez certainement un besoin irrépressible de dormir à divers moments de la journée. Ce phénomène est fréquent et même banal. Il s'explique par les modifications hormonales que subit votre organisme, et ne signale aucun trouble de santé particulier.

Dormir beaucoup
Cette tendance à la somnolence n'est pas toujours sans poser de problèmes, surtout si vous travaillez à l'extérieur. Mais rassurez-vous, elle disparaît à la fin du 3e mois. Dans la mesure du possible, mieux vaut ne pas trop lutter contre ce besoin de sommeil. De façon spontanée, vous aurez envie de mener une vie calme et d'éviter les sorties tardives. Profitez-en donc pour vous accorder de longues nuits et essayez de vous aménager des temps de repos dans la journée.

Ne pas s'inquiéter
Chez certaines femmes, bien que cela soit plus rare, le 1er trimestre constitue au contraire une période de nuits agitées. Attendre un enfant entraîne des bouleversements psychologiques importants, et la femme enceinte peut être la proie d'anxiétés qui perturbent

son sommeil : crainte de ne pas aimer suffisamment son enfant, appréhension à l'aube d'une vie nécessairement différente... Des angoisses de ce type sont tout à fait normales, et vous ne devez pas hésiter à en parler, à votre compagnon ou à un(e) ami(e). Suivez aussi les conseils du médecin ou de la sage-femme pour combattre l'insomnie (voir en marge).

Profiter du répit
Le début du 2e trimestre de la grossesse est une période d'accalmie à tous égards. Les désagréments du 1er trimestre (nausées, angoisse) ont cessé, ceux des derniers mois n'ont pas encore commencé ! Votre ventre s'arrondit et vous allez bientôt sentir bouger votre futur bébé, dont la présence s'impose de plus en plus aux autres membres de la famille.

Tous ces éléments contribuent à créer un contexte de bien-être, favorisant un sommeil serein. D'autant que vous pouvez encore dormir dans la position de votre choix, y compris sur le ventre : le fœtus s'adapte à toutes vos postures et n'est jamais comprimé.

Les derniers mois

À partir du 5e ou du 6e mois, ces conditions idéales disparaissent peu à peu. Vous avez du mal à trouver une position pour dormir confortablement, des crampes vous incommodent, votre sommeil est agité de rêves, quand ce ne sont pas les mouvements du bébé qui vous réveillent. Tout cela explique que la fin de grossesse soit souvent marquée par des insomnies. Celles-ci n'ont d'ailleurs aucune incidence sur le futur enfant, qui lui, suit ses propres rythmes de sommeil et d'éveil. Mais la fatigue qui en résulte pourra vous contraindre à prendre davantage de repos pendant la journée. Si, malgré tout, vous ne parvenez pas à dormir, le médecin vous prescrira éventuellement des calmants ou des somnifères légers, afin que vous n'accumuliez pas trop de fatigue avant l'accouchement.

Des mouvements qui vous réveillent
En fin de grossesse, le bébé bouge davantage et ses mouvements vous réveillent peut-être en pleine nuit. À cela, il n'y a guère de remède. Mais au moins rassurez-vous : un fœtus témoignant d'une grande activité nocturne pourra parfaitement devenir un nourisson dormant très bien la nuit.

Des crampes douloureuses
Si ce sont des crampes dans les jambes ou les pieds qui vous réveillent, massez longuement le muscle douloureux en maintenant la jambe bien tendue et poussez sur le talon en tirant les orteils vers vous, jusqu'à ce que la douleur disparaisse. Si vous ne parvenez pas à en venir à bout, parlez-en à la sage-femme ou au médecin, car une carence en vitamines peut en effet être à l'origine de ces raideurs musculaires. Un traitement à base de magnésium et de vitamine B pourra éventuellement vous soulager.

Des rêves agités
En dehors de tout malaise physique, il se peut que vos nuits soient tout simplement agitées de rêves. Par les bouleversements qu'elle implique, la grossesse est une période très riche en rêves qui prennent parfois l'allure de cauchemars, en particulier dans les derniers mois, où s'expriment pendant le sommeil diverses appréhensions : peur de l'accouchement, peur d'avoir un enfant anormal, peur de mal maîtriser l'événement de la naissance. Ces craintes sont naturelles et vous ne devez pas hésiter à en parler lors de vos consultations médicales ou des séances de préparation à l'accouchement.

Comment dormir ?

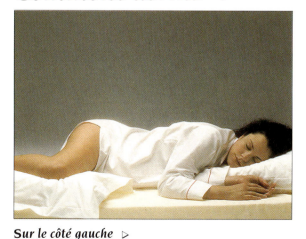

Avec un coussin ◁
En vous couchant sur le côté gauche, vous éviterez de faire pression sur la veine cave qui ramène la circulation sanguine du bas du corps vers le cœur, et passe à droite de l'utérus.

Vous vous sentirez peut-être plus à l'aise en mettant sous votre genou droit un oreiller ou un coussin. Ne vous inquiétez pas si vous n'êtes pas à l'aise au début : votre corps finira par s'adapter.

Sur le côté gauche ▷
Lorsque le volume et le poids du bébé deviennent plus importants, dormir sur le ventre vous semble désagréable. Couchée sur le dos, vous éprouvez aussi une sensation de malaise, d'étouffement. L'utérus pèse sur la vessie et sur les vaisseaux sanguins, ce qui perturbe la circulation du sang et rend plus difficile la respiration. Pour éviter ces inconvénients, allongez-vous sur le côté gauche.

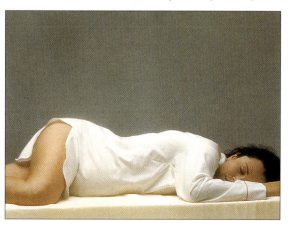

Les petits maux

De petits malaises, dus aux efforts accrus réclamés à l'organisme, jalonnent parfois la grossesse. Ils ne menacent ni votre santé ni celle du futur enfant, mais peuvent vous gêner dans la vie quotidienne. C'est à juste titre que vous demandez à être soulagée.

Ce dont vous souffrez	Ce que prescrit le médecin	Ce que vous pouvez faire
ANÉMIE. Vous êtes fatiguée, facilement essoufflée, pâle : vous manquez de fer et d'acide folique.	Du fer et de l'acide folique. Une prise de sang au 6e mois pour contrôler le risque d'anémie et traiter si nécessaire une anémie installée.	Consommez cresson, épinards, lentilles, haricots blancs, fruits secs, jaune d'œuf, foie, chocolat, endives, melon, fromage, avocats, poivrons, foie de volailles pour l'acide folique.
BRÛLURES D'ESTOMAC. Le liquide gastrique remonte plus facilement dans votre œsophage, provoquant brûlures d'estomac et renvois acides.	Certains médicaments soulagent les brûlures d'estomac. (Pas de bicarbonate de soude.)	Évitez plats en sauce, crudités, épices, boissons gazeuses, graisses cuites, café. Rehaussez votre buste pour dormir.
CONSTIPATION ET BALLONNEMENTS. Vous êtes constipée depuis peu ou une constipation habituelle s'aggrave. Une hormone très active pendant la grossesse, la progestérone, agit sur les intestins, qui deviennent plus paresseux.	Des suppositoires de glycérine et de l'huile de paraffine. Les autres laxatifs sont dangereux pour vous et pour le futur bébé. Buvez de l'eau minérale riche en magnésium.	Mangez des légumes verts et de la salade ; évitez les féculents, sauf le riz ; préférez le pain semi-complet ; buvez un grand verre d'eau non gazeuse au réveil ; marchez une demi-heure par jour.
CRAMPES. Des crampes aux mollets et aux pieds vous réveillent la nuit.	Magnésium et vitamine B6 pour les atténuer.	Massez le mollet de bas en haut, tout en tirant le pied vers la jambe ; marchez pieds nus sur du carrelage ; dormez avec les pieds surélevés.
DÉMANGEAISONS. Fréquentes en fin de grossesse, elles sont d'intensité variable. Une modification du fonctionnement du foie peut en être la cause.	Un bilan hépatique pour éliminer une maladie du foie ; des antihistaminiques.	Évitez les produits de toilette allergisants (parfums, déodorants). Utilisez le savon de Marseille et préférez les vêtements en coton.
DOULEURS ABDOMINALES. Outre les tiraillements des premiers mois, 50 % des femmes souffrent de douleurs abdominales, à l'aine ou dans la région du sacrum, à partir du 5e mois.	Vitamines et relaxants musculaires.	Le repos est la seule règle à adopter pour vous soulager. Consultez votre médecin pour vérifier qu'il ne s'agit pas de contractions.
DOULEURS DU PUBIS. Les douleurs du pubis au 3e trimestre seraient dues à l'action des hormones sur la jonction des os du bassin.	Vitamine du groupe B, parfois efficace.	Profitez du moindre moment de repos.
ÉCOULEMENTS. Des pertes vaginales peu abondantes, blanchâtres et inodores sont dues aux modifications hormonales. Une perte de liquide opalescent peut être due à une fissuration de la poche des eaux.	Des prélèvements pour dépister toute infection vaginale ou mycose. Les écoulements s'accompagnent alors de démangeaisons ou de brûlures locales.	Veillez à votre hygiène intime ; surtout pas de douches vaginales ; préférez les culottes en coton ; évitez les protège-slips, qui favorisent mycoses et germes.
ENVIE D'URINER. Vous avez envie d'uriner plus souvent, car le besoin se fait sentir dès que votre vessie est à moitié pleine.	Si vous ressentez des brûlures en urinant, un examen d'urine et, au besoin, un traitement pour combattre une infection urinaire.	Buvez abondamment pour empêcher les picotements qui surviennent si l'urine est trop concentrée.

Ce dont vous souffrez	Ce que prescrit le médecin	Ce que vous pouvez faire
FATIGUE, SOMNOLENCE. Pendant les premiers mois, vous êtes fatiguée et vous avez sommeil sans raison apparente.	Rien de particulier, sinon du repos ! (Voir p. 86.)	Dormez autant qu'il le faut. Faites la sieste si vous le pouvez, et écourtez vos soirées.
HÉMORROÏDES. Ces veines variqueuses dans la région de l'anus sont fréquentes en fin de grossesse, provoquent des démangeaisons, mais s'atténuent après l'accouchement.	Des pommades à base d'anti-inflammatoires et d'analgésiques, et des toniques veineux en cas de crise – exceptionnellement, une petite opération pour enlever un caillot.	Traitez la constipation (voir ci-contre) et évitez les aliments très épicés.
INSOMNIES. En fin de grossesse, vous serez peut-être sujette à des insomnies. Le futur bébé bouge davantage ; les douleurs et les crampes vous réveillent.	Un somnifère léger dans les cas d'insomnies les plus sérieuses.	Mangez peu le soir ; évitez les excitants ; des tisanes pourront vous aider à retrouver le sommeil ; faites un peu de relaxation. (Voir p. 86.) Dormez sur un plan dur.
MAL AU DOS. À partir du 5e mois, vous risquez d'avoir mal au dos ; l'utérus a grossi et tire sur la colonne vertébrale.	Repos, chaleur (bouillotte) et infiltrations anti-inflammatoires en cas de lumbago aigu ou de sciatique vraie.	Des exercices quotidiens renforceront les muscles du ventre et du dos ; nagez sur le dos ; adoptez une bonne position pour marcher, porter, etc. (Voir p. 94.)
MALAISES ET PERTES DE CONNAISSANCE. Ils sont dus à des variations de la tension artérielle ou à une baisse du taux de sucre dans le sang.	Le dépistage d'étourdissements d'origine diabétique ou cardiaque, si les troubles sont persistants.	Passez doucement de la position allongée à la position debout ; dormez de préférence sur le côté gauche ; évitez la station debout prolongée.
NAUSÉES ET VOMISSEMENTS. De la 3e semaine au 4e mois, vomissements de bile le matin à jeun, nausées et salivation excessive sont fréquents, quoique anodins.	Médicaments antivomissements (antiémétiques) et antinauséeux. Si vous vomissez très souvent et que vous maigrissez, une hospitalisation pourra être nécessaire pour combattre la déshydratation.	Le matin, levez-vous doucement ; prenez votre petit déjeuner au lit si possible. Mangez peu à la fois mais souvent ; évitez les aliments indigestes ; buvez beaucoup ; reposez-vous.
SAIGNEMENTS DE NEZ ET DE GENCIVES. Vous saignez du nez. Vos gencives, plus fragiles, saignent au brossage.	Un détartrage à faire effectuer par le dentiste.	Choisissez une brosse à dents douce ; massez vos gencives avec un jet dentaire doux.
SALIVATION. La salivation augmente parfois beaucoup en fin de grossesse, pour disparaître après l'accouchement.	Aucun traitement n'en vient à bout.	Efforcez-vous d'avaler ou essayez de cracher quand vous êtes gênée.
SEINS DOULOUREUX. Presque toutes les femmes enceintes ont les seins hypersensibles durant les trois premiers mois. Le mamelon est parfois douloureux.	Pas de prescription particulière.	Maintenez bien les seins, changez de taille de soutien-gorge ; préférez le coton ; épargnez les mamelons lorsque vous appliquez crèmes ou lotions.
TRANSPIRATION. Vous transpirez davantage sous l'action des hormones.	Rien de particulier.	Talc et lotions rafraîchissantes sans alcool. Prenez un bain le soir.
VARICES, LOURDEURS DES JAMBES. Des varices apparaissent ou s'aggravent, souvent accompagnées d'une sensation de lourdeur, de crampes, de démangeaisons, de fourmillements ou de gonflements des jambes et des chevilles. Elles vont augmenter jusqu'à la fin de la grossesse et s'atténueront ensuite, après l'accouchement.	Des collants de contention pour empêcher leur développement ; des toniques veineux, des crèmes ou des gels, qui peuvent apporter un apaisement momentané. Si les varices persistent après l'accouchement, il faudra consulter un spécialiste (phlébologue).	Évitez les talons plats, les chaussettes à élastiques, les pantalons serrés, les bottes, la station debout, la position jambes croisées, les sources de chaleur sur les jambes, les bains de soleil, l'épilation à la cire chaude. Pratiquez des massages légers ; douchez vos jambes et vos pieds à l'eau tiède et froide ; dormez les jambes surélevées.

La beauté et la toilette

Future maman, la femme enceinte n'en oublie pas pour autant d'entretenir sa forme et sa beauté. Quelques soins simples vous aideront à pallier aisément ce que l'on appelle souvent pudiquement les petits désagréments de la grossesse.

LES ONGLES

En général, les hormones de la grossesse ont un effet bénéfique sur les ongles : ils sont plus durs et poussent plus vite que d'habitude. Si, toutefois, vous les trouvez plus fragiles, coupez-les court. Ils repousseront solides et vigoureux après la naissance. Si vous avez l'habitude de les limer et de les vernir, rien ne vous empêche de continuer.

S'il est vrai que la fatigue, les modifications hormonales, la prise de poids touchent davantage certaines femmes que d'autres, il faut savoir que certains inconvénients sont tout à fait évitables – pour peu que vous vous en donniez la peine. Voici comment, de la tête aux pieds, tirer parti des changements de votre corps provoqués par la grossesse.

Les cheveux

Vos cheveux n'ont jamais été aussi beaux ni aussi fournis. Sous l'effet des œstrogènes, hormones sécrétées en abondance (voir p. 30), la grossesse améliore les cheveux secs et fourchus, allant jusqu'à ralentir leur chute normale. Ce sont les cheveux gras qu'elle malmène parfois. Rien de grave, cependant, à condition de les laver fréquemment avec un shampooing doux et d'éviter, dans la mesure du possible, de les sécher de trop près et sous une chaleur trop forte, ce qui accentuerait le problème. Vous pouvez également appliquer après le shampooing une crème de soins capillaire régénérante.
Certains dermatologues déconseillent les décolorations et les permanentes pendant la grossesse pour éviter des réactions allergiques inattendues. Rien ne vous empêche d'utiliser des teintures végétales, moins agressives.
Pendant les quelques semaines qui suivent l'accouchement, vous aurez l'impression de perdre beaucoup de cheveux. En réalité, vous n'en perdrez pas plus que s'ils avaient continué à tomber normalement pendant votre grossesse. Pour pallier une chute de cheveux que vous trouveriez trop im-

portante, vous pourrez toujours suivre un petit traitement à base de vitamines et de cystines pour accélérer la repousse et prendre des sels de fer pendant deux ou trois mois.

La peau

Pendant la grossesse, la peau du visage embellit. Elle est plus fine, plus transparente. Le repos et la suppression du tabac et de l'alcool, le respect d'une

Les soins du corps

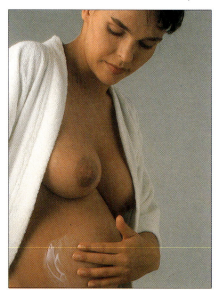

Le ventre △
Avec une crème à l'élastine ou avec de l'huile d'amande douce, massez votre ventre, en partant du nombril vers les côtés et en descendant.

bonne hygiène alimentaire améliorent évidemment votre teint. Sur le corps cependant, la grossesse se marquera peut-être de façon un peu moins esthétique. Ne vous laissez donc pas aller à ne rien faire, puisqu'il est aujourd'hui non seulement possible mais conseillé de soigner et de prévenir ces petits désagréments.

Le visage

Les hormones dessèchent la peau. Si vous aviez déjà naturellement la peau sèche avant d'être enceinte, changez de produits de soins. Évitez les lotions toniques à base d'alcool pour ne pas dessécher davantage votre épiderme et appliquez une crème hydratante. Laissez respirer votre peau au maximum et évitez le fond de teint qui obstrue les pores.

● *Le masque de grossesse.* Toujours sous l'effet des hormones, certaines femmes (surtout les brunes) se retrouvent parfois bizarrement pigmentées. Le « masque de grossesse » (chloasma, pour les spécialistes) apparaît sur le visage sous la forme de taches foncées presque symétriques sur le front, les tempes, les pommettes et les joues – d'où le nom de masque. S'il n'existe malheureusement aucun moyen d'éviter cette accumulation de pigments qui donne l'impression de taches, vous pouvez tout à fait la limiter en ne vous exposant jamais au soleil sans vous être préalablement enduit le visage d'une crème écran total et en évitant tous les produits cosmétiques parfumés et alcoolisés. N'hésitez pas à demander conseil à votre pharmacien si les étiquettes des produits ne vous semblent pas très claires.

Sachez qu'en général le masque disparaît après l'accouchement, parfois lentement il est vrai. Si toutefois il subsistait, consultez un dermatologue. Il vous prescrira une préparation dépigmentante et vous conseillera sans doute de ne plus jamais exposer votre visage au soleil sans protection maximale (il existe des laits autobronzants qui consoleront avantageusement les ferventes adeptes du bronzage).

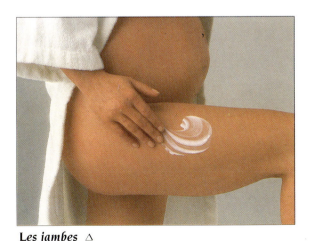

Les jambes △

Si vous avez les jambes lourdes, massez vos cuisses par des mouvements circulaires réguliers, de l'intérieur vers l'extérieur. Vous pouvez utiliser une crème raffermissante à l'élastine ou simplement de l'huile d'amande douce.

Mais ne vous faites pas trop d'illusion sur leur efficacité pour faire disparaître les vergetures, même si cela contribue à entretenir l'élasticité de la peau.

Les seins ▽

Mains posées à plat, effectuez des massages légers en remontant du mamelon vers l'épaule.

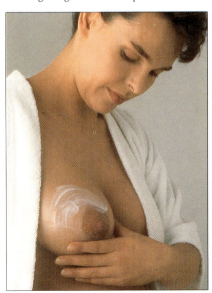

LES CHAUSSURES

Vous trébuchez souvent ? Rien de plus normal : votre centre de gravité s'est déplacé et vos articulations sont plus fragiles. Ce n'est pas le moment de vous jucher sur des talons hauts qui vous déséquilibreraient davantage. Marchez donc en chaussures plates, et considérez 3 cm de talon comme le maximum. Quant aux bottes, oubliez-les jusqu'à l'année prochaine, car, en vous comprimant les mollets, elles pourraient faire gonfler vos jambes et vos pieds (œdèmes), voire vous donner des varices. Sachez que vous serez peut-être obligée d'acheter des chaussures d'une ou deux pointures au-dessus de votre pointure habituelle.

● *Maquillage et démaquillage.* Pour le maquillage, une seule règle : faites ce qui vous plaît. L'important est que vous vous sentiez belle. Prenez simplement garde aux produits alcoolisés et parfumés, car pendant la grossesse vous risquez plus que d'habitude d'avoir des allergies. Pour le démaquillage, choisissez de préférence des produits doux et non astringents.

● *Le cou, le décolleté et les bras.* Entre le 2e et le 5e mois de la grossesse, des petits points rouges en forme d'étoiles apparaissent parfois. Ne vous affolez pas : ces « angiomes stellaires » disparaissent en général trois mois après l'accouchement.

Le corps

Les aréoles de vos seins foncent, une ligne brune et verticale apparaît parfois au milieu de votre ventre, vos cicatrices se colorent ? Tout cela est normal et rentrera dans l'ordre deux ou trois mois après l'accouchement, lorsque vous ne serez plus sous l'influence des modifications hormonales de la grossesse. La ligne brune s'atténuera avec le temps et des exercices de musculation redonneront à la peau son élasticité – mais elle peut mettre un certain temps à disparaître.

● *Les vergetures.* Vous risquez de voir apparaître ces stries blanches et de les garder (même si leur teinte s'atténue souvent quelques mois après l'accouchement) si vous avez des prédispositions et que votre peau a trop perdu de son élasticité. Vous pouvez vous enduire de crèmes antivergetures qui graissent la peau, mais rien ne vous prémunira contre l'apparition de ces vergetures sur le ventre, les fesses, les cuisses et les seins. Ces stries ne sont pas liées seulement à la prise de poids, mais aussi à l'élasticité de la peau, qui est héréditaire. Il est cependant recommandé de se masser chaque jour avec une crème à l'élastine ou, plus simplement, avec de l'huile d'amande douce.

● *La toilette.* Mêmes conseils pour le corps que pour le visage : utilisez des produits non allergisants. Lavez-vous avec un savon doux et, si vous le souhaitez, appliquez le soir un lait doux et non parfumé pour faciliter le bon équilibre de votre peau.

Les seins

Même si vous ne mettez généralement pas de soutien-gorge, portez-en un pendant la grossesse. En effet, dès le tout début, vos seins gonflent sous l'effet de l'hypersécrétion hormonale. Or, la peau des seins est éminemment fragile. Pour que le poids de votre poitrine ne la distende pas plus que nécessaire, soutenez-la avec un soutien-gorge bien adapté, à bonnets profonds et à bretelles larges. Portez-le aussi la nuit et renforcez la tonicité de la peau de votre poitrine par des douches d'eau fraîche. Même si leur fermeté et leur tenue ne seront plus tout à fait les mêmes après la grossesse (et cela n'a rien à voir avec l'allaitement), vous pourrez conserver de très jolis seins, mais il vous faudra peut-être prendre des bonnets d'une taille supérieure.

La silhouette

Adoptez tout d'abord de bonnes positions dans les attitudes les plus courantes de la vie. Savoir correctement s'asseoir, s'allonger et se tenir debout devient plus que jamais essentiel à un moment où vos jambes et votre dos risquent de souffrir sous le poids d'une charge supplémentaire. Les médecins conseillent en général de ne pas prendre plus de 10 à 12 kg pendant la grossesse, pour éviter une surcharge pondérale. Mais beaucoup de femmes prennent davantage de poids sans pour autant que cela entraîne des difficultés.

Votre allure générale dépendra aussi de la façon dont vous vous habillerez. Des vêtements confortables, dans lesquels vous ne serez pas comprimée – sans oublier des chaussures basses et à la bonne pointure (voir en marge) –, ne pourront qu'améliorer votre silhouette, car vous vous sentirez mieux dans votre corps.

La tenue du corps

Apprenez à vous tenir debout et assise sans être gênée par votre ventre. Faites régulièrement quelques mouvements de gymnastique simples ou même un peu de sport (voir p. 104). Tenez-vous bien droite, en basculant le bassin vers l'avant sans jamais cambrer les reins ni contracter les abdominaux. Grâce à des exercices appropriés (voir p. 94-99), vous pourrez également faire travailler en douceur certains muscles, comme ceux du dos, particulièrement mis à l'épreuve tout au long de la grossesse. Ils vous permettront de gagner souplesse et aisance corporelle et vous y puiserez un réel bien-être physique.

Les vêtements

Choisissez-les confortables avant tout, ce qui ne signifie pas inélégants. En enfilant des caleçons avec des chemises ou des pulls amples, vous allierez bien-être et esthétique. Les fabricants de vêtements de grossesse proposent tous des tenues qui suivent la mode et, notamment, des pantalons très astucieux à taille variable, parfaitement coupés, pour vous habiller du début jusqu'à la fin de votre grossesse. Certaines femmes portent avec bonheur de grands tee-shirts (l'été) ou des pulls très longs (l'hiver), et soulignent leur ventre en nouant une grande écharpe dessous.

Toutes les fantaisies sont permises, à une seule condition : que vous ne soyez pas comprimée dans vos vêtements.

● *Les sous-vêtements.* Choisissez-les en coton, pour éviter les allergies et les mycoses. En effet, les tissus synthétiques favorisent la prolifération de germes vaginaux, surtout pendant la grossesse.

● *Bas et collants.* Le port du porte-jarretelles étant pratiquement impossible et les élastiques à mi-cuisse peu recommandés pour la circulation sanguine, renoncez aux bas et portez plutôt des collants. Vous en trouverez qui sont spécialement conçus pour les femmes enceintes, mais vous pouvez aussi prendre ceux que vous portez d'habitude, en les coupant à la taille. Si vous avez les jambes lourdes ou une tendance aux varices, achetez des collants de contention. Ne vous laissez pas rebuter par cette appellation : il en existe de très beaux, dans toutes les teintes, et vous y trouverez un confort et un bien-être insoupçonnables.

 ## JE VOUDRAIS SAVOIR

Est-il vrai que l'acné disparaît pendant la grossesse ?
Le plus souvent, oui, mais hélas pas pour toujours. L'acné revient souvent en force après l'accouchement. Si elle devait s'aggraver pendant la grossesse, comme cela arrive parfois, évitez toute exposition au soleil et consultez votre dermatologue pour qu'il procède à un nettoyage de peau et vous prescrive un traitement local.

Qu'est-ce que les vergetures ?
Ce sont des marques blanches en forme de raies, qui apparaissent sur la peau. Elles sont provoquées par la rupture des fibres élastiques du derme, car la

peau est moins élastique et non pas parce qu'elle se distend. Une prise de poids brutale n'est donc pas seule en cause, mais elle peut en favoriser l'apparition. Les vergetures apparaissent le plus souvent vers le 6e mois de grossesse. Les peaux les plus jeunes semblent y être plus sensibles.

Faut-il porter une ceinture de grossesse ?
Non seulement son efficacité n'a jamais été démontrée, mais elle est même totalement déconseillée en cas de grossesse normale. En effet, si vos muscles abdominaux ne travaillent pas du tout, ils mettront beaucoup plus longtemps à retrouver leur tonus après l'accouchement.

En cas de pertes, quel type de protection faut-il utiliser ?
Changez souvent de slip ou adoptez les protège-slips, avec modération pour éviter les irritations et les allergies. Ne mettez de serviettes hygiéniques qu'en cas d'hémorragies et proscrivez absolument les tampons à cause des risques d'infection.

Est-il vrai que la grossesse rend les dents et les gencives plus fragiles ?
Avec une alimentation équilibrée, vous n'aurez aucun problème de décalcification.
En revanche, beaucoup de femmes ont une gingivite pendant leur grossesse,

due à la fragilité des vaisseaux sanguins ainsi qu'au tartre et à la plaque dentaire. Demandez à votre dentiste de vous faire un détartrage et soignez votre gingivite par des bains de bouche. Il est nécessaire d'assurer de bons soins dentaires (brossage régulier, visites chez le dentiste).

La peau n'a-t-elle pas tendance à se flétrir pendant la grossesse ?
Sous l'action des hormones, la peau du visage et du cou peut en effet se dessécher quelque peu, ce qui aggrave la situation des peaux naturellement sèches et fragiles. Vous pouvez y remédier par de bonnes crèmes de jour et de nuit.

La gymnastique au quotidien

Au cours de la grossesse, votre enfant va se faire de plus en plus lourd et déstabiliser votre équilibre habituel. Quelques exercices simples, pratiqués régulièrement, vous aideront à faire travailler correctement votre corps et à éviter le mal de dos.

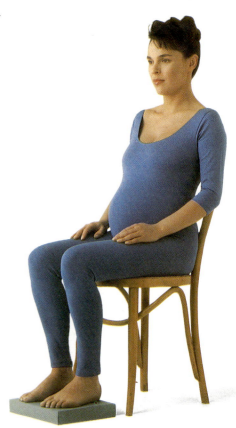

SE TENIR DEBOUT CORRECTEMENT

Cet exercice permet d'étirer les vertèbres et les muscles cervicaux. Mettez-vous debout, les pieds légèrement écartés d'une largeur égale à celle de votre bassin. Fermez les yeux. Cherchez à sentir comment vous vous tenez en équilibre. Vous sentez votre corps osciller très légèrement d'avant en arrière et de droite à gauche (voir ci-après « Bascule du bassin »). Imaginez alors qu'un vase est posé sur le haut de votre crâne et que vous cherchez à le hisser vers le haut sans le faire

S'ASSEOIR CONFORTABLEMENT

Pour éviter sciatiques, mal de dos et troubles de la circulation, il faut, lorsque vous êtes assise, que l'axe de vos cuisses fasse un angle droit avec celui de votre abdomen. Or, les chaises sont toujours trop hautes, ce qui amène à croiser les jambes pour rééquilibrer le corps. La colonne vertébrale déstabilisée gêne la circulation des membres inférieurs. Surélevez alors vos jambes.

S'ALLONGER SUR LE SOL

Vous êtes moins souple, peut-être gênée par votre ventre. Voici quelques conseils pour passer de la station debout à la position allongée sur le sol.
Cette manière de procéder doit devenir un réflexe. Répétez l'exercice plusieurs fois de suite : vous serez surprise de sa facilité.

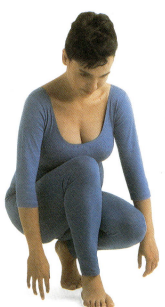

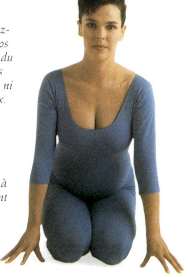

1. *D'abord, accroupissez-vous en maintenant le dos bien droit. Tout le poids du corps repose ainsi sur les jambes et vous ne forcez ni le dos ni les abdominaux.*

2. *Ensuite, mettez-vous à genoux, fesses légèrement en appui sur les talons.*

3. *Asseyez-vous sur le côté, en prenant appui sur les mains. L'axe de votre corps se déplace doucement.*

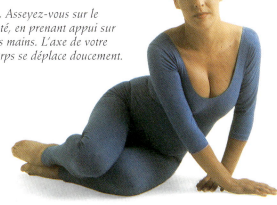

4. *Allongez-vous délicatement sur le côté, écartez doucement les bras, en appui sur les mains.*

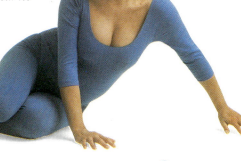

La position couchée sur le dos vous semblera peut-être pénible. En ce cas, modifiez-la en vous allongeant sur le côté gauche.
Ce malaise s'explique par la compression exercée sur certains vaisseaux par le poids du fœtus et le volume de l'utérus. L'utérus seul pèse en effet 1 kg au terme de la grossesse,

l'enfant, 3 kg environ, le liquide amniotique, un peu plus de 1 kg et le placenta, 500 g. Il n'est donc pas étonnant que, avec cette charge inhabituelle de quelque 6 kg, la paroi des vaisseaux, bien que tonique, se trouve comprimée, et le débit sanguin, nécessairement ralenti.

5. *Maintenant, vous allez pouvoir vous coucher complètement. Pliez les bras et roulez doucement sur le dos.*

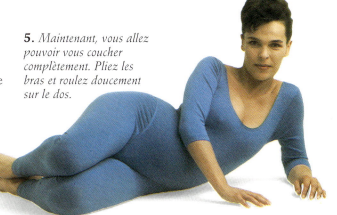

TRAVAIL DES JAMBES

Pour favoriser la circulation du sang dans les jambes, voici un exercice à pratiquer régulièrement (si possible après celui du « pont », qui vous a permis d'étirer votre colonne vertébrale, voir p. 118). Faites travailler chaque jambe plusieurs fois de suite. Si vous sentez une fatigue dans la cuisse, vous pouvez la soutenir avec les mains.

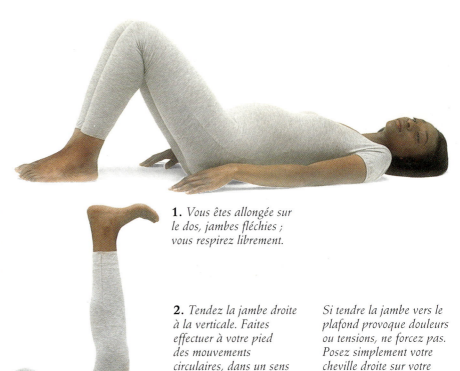

1. *Vous êtes allongée sur le dos, jambes fléchies ; vous respirez librement.*

2. *Tendez la jambe droite à la verticale. Faites effectuer à votre pied des mouvements circulaires, dans un sens puis dans l'autre. Posez ensuite le pied droit au sol et reprenez l'exercice avec la jambe gauche.*

Si tendre la jambe vers le plafond provoque douleurs ou tensions, ne forcez pas. Posez simplement votre cheville droite sur votre genou gauche (ou l'inverse). Puis faites tourner le pied, toujours comme si vous vouliez dessiner un rond.

BASCULE DU BASSIN EN POSITION DEBOUT

Quand vous êtes debout, surtout en fin de grossesse, le bébé pousse votre ventre en avant et vous amène à creuser le dos. L'exercice suivant permet d'atténuer la cambrure du dos, tout en conservant un ventre très souple. Faites-le plusieurs fois de suite et essayez de penser à rectifier ainsi votre position dès que vous êtes debout.

1. *Debout, pieds écartés de la largeur des hanches, posez une main au niveau du nombril, et placez l'autre dans le creux lombaire.*

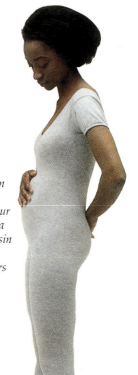

2. *Faites glisser la main arrière vers les fesses, tandis que celle posée sur le ventre remonte vers la poitrine. Laissez le bassin suivre le mouvement. Votre pubis remonte vers le haut. Votre creux lombaire s'atténue. Votre ventre est souple.*

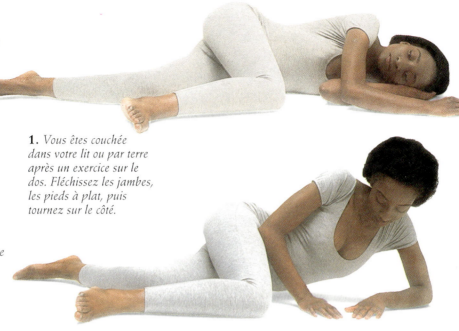

SE RELEVER PAR ÉTAPES

En vous redressant par étapes, vous éviterez de trop faire travailler les muscles abdominaux ou de faire des mouvements qui fragilisent le dos.

1. *Vous êtes couchée dans votre lit ou par terre après un exercice sur le dos. Fléchissez les jambes, les pieds à plat, puis tournez sur le côté.*

2. *Posez la main qui est sur le dessus pour prendre appui ; redressez-vous sur l'autre coude. Enroulez-vous pour vous mettre à quatre pattes.*

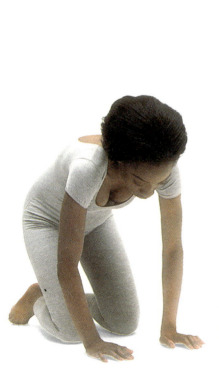

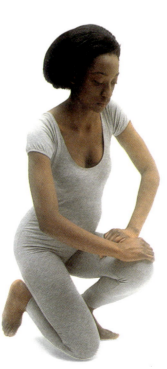

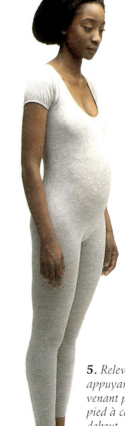

3. *Vérifiez que vous êtes bien fermement posée sur les genoux et les mains. Ramenez les mains vers les genoux.*

4. *Posez un pied par terre en veillant à le mettre le plus près possible du genou opposé, et gardez le dos droit.*

5. *Relevez-vous en appuyant sur ce pied et en venant placer le deuxième pied à côté. Vous revoilà debout. Votre cambrure lombaire est correcte.*

MASSAGE DU COU ET DE LA NUQUE

Un tel massage de cette région du cou et de la nuque, siège de nombreuses tensions, favorise la détente musculaire et la circulation sanguine dans cette région.

1. *Commencez par vous installer dans une position confortable, par exemple assise les jambes en tailleur. Surélevez un peu les fesses de façon à ce que le plan des cuisses fasse un angle droit avec celui de l'abdomen. Tenez-vous droite, les mains posées sur les genoux. Fermez les yeux si cela vous aide à vous*

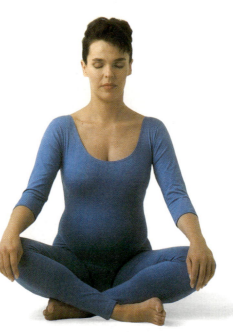

concentrer et à mieux sentir les mouvements. Vous allez d'abord faire des mouvements d'avant en arrière.

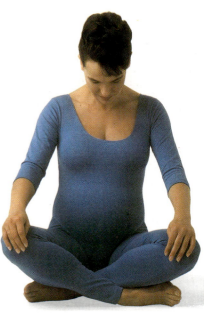

2. *Penchez la tête en avant, de façon que votre menton touche le haut de votre poitrine. Puis relevez doucement la tête.*

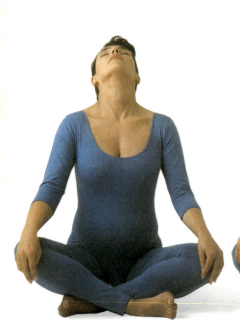

3. *Laissez-la ensuite dépasser l'axe de vos épaules vers l'arrière et se défléchir. Redressez la tête et recommencez cinq fois de suite cet exercice-là.*

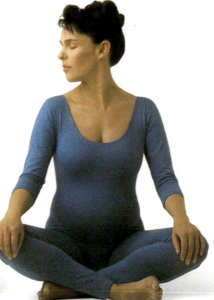

4. *Maintenant, vous allez faire des mouvements de droite à gauche. Regardez d'abord droit devant vous et tournez la tête, le menton à la même hauteur.*

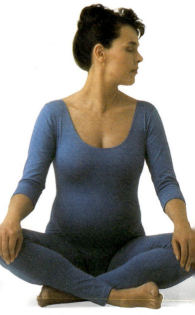

5. *Tournez ensuite la tête de l'autre côté, comme pour dire non, en veillant toujours à ne pas pencher la tête. Répétez l'exercice cinq fois de suite.*

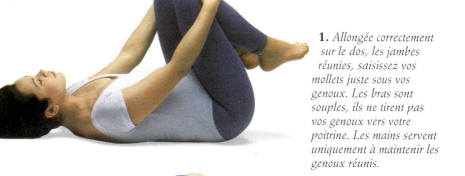

LE BERCEMENT

Cet exercice, qui constitue un véritable massage du dos, est apprécié car il soulage les douleurs lombaires fréquentes en fin de grossesse. Il s'agit d'un automassage se pratiquant seule et aussi souvent que nécessaire. Avant d'entamer ces mouvements, vous devez d'abord décambrer votre dos en effectuant l'exercice du pont (voir p. 130).

1. *Allongée correctement sur le dos, les jambes réunies, saisissez vos mollets juste sous vos genoux. Les bras sont souples, ils ne tirent pas vos genoux vers votre poitrine. Les mains servent uniquement à maintenir les genoux réunis.*

2. *Laissez-vous rouler doucement sur le côté gauche, sans excès, afin de ne pas avoir à développer une force trop importante pour revenir au centre.*

3. *Revenez au centre. Votre tête, votre nuque et votre dos doivent toujours rester dans l'axe de vos jambes.*

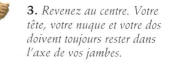

4. *Roulez maintenant sur le côté droit. Laissez-vous guider par le mouvement, par son rythme.*

5. *Profitez pleinement des bienfaits calmants du bercement. Votre respiration est de plus en plus libre, votre dos de plus en plus détendu alors que vous roulez doucement d'un côté à l'autre.*

Le travail pendant la grossesse

Comme beaucoup de femmes aujourd'hui, vous avez une activité professionnelle. Maintenant que vous êtes enceinte, comment faire pour que votre grossesse n'en souffre pas – et que votre travail n'en pâtisse pas trop lui non plus ?

La grossesse est un état naturel, non une maladie, mais elle exige parfois de modifier quelque peu son mode de vie. Dans quelle mesure cela va-t-il affecter votre activité ? Inversement, le travail peut-il nuire au bon déroulement de votre grossesse ? Ces questions appellent des réponses nuancées, selon chaque femme évidemment – et la manière dont se présente sa grossesse –, et selon la nature de son travail. Il ne faut pas non plus oublier que les femmes qui n'exercent aucun emploi à l'extérieur de chez elles assurent bien souvent un travail effectif également très important, qu'il s'agisse des activités ménagères ou de prendre soin d'autres enfants.

Un effet souvent salutaire

Contrairement à une idée reçue, le risque d'un accouchement prématuré est plus faible chez les femmes enceintes exerçant une activité professionnelle que chez les autres. Le travail aurait-il donc un effet salutaire sur la future mère ? Indirectement, oui. Car les femmes qui travaillent sont généralement davantage informées et mieux suivies sur le plan médical. Sans négliger le fait que le travail n'est pas, heureusement, synonyme de corvée : continuer à mener une activité que l'on aime, rester en contact avec des collègues ou des clients, maintenir une ouverture sur le monde extérieur présentent aussi bien des aspects positifs sur le plan psychologique.

L'exercice d'une profession n'est donc pas, en soi, un facteur de risque pour la femme enceinte, même s'il peut le devenir dans certains cas. Ainsi, par exemple, les femmes ayant déjà fait une fausse couche tardive ou un accouchement prématuré au cours d'une grossesse précédente et celles qui attendent des jumeaux ou des triplés risquent de voir naître leur(s) enfant(s) avant terme. Pour prévenir ce danger, elles doivent se reposer, ce qui peut signifier d'ailleurs à la fois limiter les travaux domestiques, demander un aménagement du temps de travail et cesser l'activité professionnelle avant le terme prévu par la législation en vigueur. Mais, si votre grossesse ne présente pas de complications particulières, il n'y a pas de raison que vous ne continuiez pas à travailler si vous devez ou souhaitez le faire.

Des conditions de travail parfois difficiles

Cependant, même lorsque la grossesse se présente normalement, il arrive qu'un travail en lui-même déjà pénible constitue un danger d'accouchement prématuré. Chez les femmes enceintes travaillant dans des conditions difficiles (environ 20 % de la population féminine active), on a ainsi observé jusqu'à 40 % de naissances avant terme, contre 6 % en moyenne dans les pays occidentaux. Quatre catégories professionnelles sont plus particulièrement touchées à cet égard : les employées de commerce, le personnel médico-social, les ouvrières spécialisées et le personnel des industries de service. Les conditions de travail inhérentes à ces métiers sont souvent en effet difficiles.

Le travail à la chaîne, la station debout pendant plus de trois heures consécutives, le port répété de lourdes charges (supérieures à 10 kg) sont évidemment autant de sources de fatigue préjudiciables pour la femme enceinte. L'environnement lui-même peut être défavorable : c'est notamment le cas lorsque le niveau sonore ambiant est élevé, qu'il faut subir les vibrations des machines, ou travailler dans une atmosphère soit très froide, soit très sèche, ou encore particulièrement humide. Enfin, une durée de travail hebdomadaire supérieure à quarante heures et des trajets quotidiens de plus d'une heure et demie (l'idéal serait même qu'ils ne dépassent pas une demi-heure) sont encore des facteurs de risque non négligeables.

Plus votre travail vous expose à un nombre important de nuisances de ce type, plus vous risquez d'accoucher prématurément. Il vous faudra alors demander un changement de poste et, au besoin, en parler à votre médecin, si votre entreprise ne veut pas tenir compte de votre grossesse. N'oubliez pas que bruit, mauvaises positions, fatigue, etc., sont aussi à surveiller si vous exercez votre activité professionnelle à domicile. Soyez donc vigilante.

Des métiers dangereux

Il existe enfin des professions qui présentent un danger pour la femme enceinte, et plus particulièrement pour le fœtus, parce qu'elles impliquent, par exemple, la manipulation de produits chimiques toxiques ou l'exposition à des rayonnements. Les infirmières, les femmes travaillant dans un service de radiologie ou dans l'industrie chimique peuvent ainsi être concernées par ce type de dangers.

Si vous exercez un de ces métiers, vous devez prendre des précautions dès le début de la grossesse et consulter le plus tôt possible le médecin du

travail de votre entreprise. Dans les pays occidentaux, les systèmes de protection sociale prennent souvent en compte ces cas particuliers, et le médecin pourra essayer de vous faire affecter à un autre poste. De même, si vous travaillez au contact d'enfants en tant qu'institutrice, infirmière en pédiatrie, etc., et si vous n'êtes pas immunisée contre la rubéole (voir p. 61), il vous faudra être temporairement isolée en cas d'épidémie dans l'établissement où vous êtes employée.

SE MÉNAGER PENDANT LA GROSSESSE

Selon les pays, la législation prévoit un certain nombre de semaines de repos avant la date présumée de votre accouchement. Des congés supplémentaires peuvent également être prescrits si nécessaire par le médecin qui vous suit. Renseignez-vous (voir Annexes, p. 281) et suivez quelques recommandations qui relèvent d'ailleurs souvent plus du bon sens que de la réglementation.

À la maison
En tout état de cause, ce n'est pas maintenant que vous êtes enceinte qu'il faut vous lancer dans le grand ménage de l'année ! Cherchez à vous faire aider pour les tâches quotidiennes et les soins aux enfants. Puisque la famille va s'agrandir, peut-être envisagez-vous de déménager ? Si c'est le cas, essayez de le faire plutôt vers le milieu de la grossesse qu'au début ou à la fin.
Si un arrêt de travail vous a été prescrit, observez scrupuleusement les conseils du médecin ou de la sage-femme qui vous suit et sait ce qui vous convient : une simple réduction d'activité ou au contraire un repos alité plusieurs heures par jour. Faites appel, si possible, à une aide ménagère.
N'oubliez pas d'entrecouper régulièrement votre activité, à la maison comme sur le lieu de travail, de quelques mouvements de détente (voir p. 106).

Votre métier
Méfiez-vous de la fatigue et du stress. Ne multipliez pas les activités qui s'ajoutent à votre travail. Soyez attentive aux conditions dans lesquelles vous travaillez (voir en marge). Si vous exercez une profession particulièrement pénible, demandez à votre employeur un changement de poste ou, du moins, un aménagement de votre temps de travail ou de vos horaires.
Si votre métier vous expose à des produits toxiques, contactez le médecin du travail de votre entreprise dès que vous savez que vous êtes enceinte afin d'obtenir, le temps de votre grossesse, un changement d'affectation.

Vos déplacements
Lorsque vous devez utiliser les transports en commun, n'hésitez pas à faire valoir vos droits : vous devez bénéficier en priorité des places assises.
Ne courez pas dans les couloirs du métro ou pour attraper un autobus qui s'apprête à démarrer sans vous attendre. Faites attention à ne pas buter ou glisser sur les marches. Ne cédez pas à la précipitation. D'une façon générale, quel que soit le mode de transport, essayez de limiter la durée et le nombre de vos déplacements au cours de la journée (de préférence pas plus d'une heure par jour).

la grossesse

Les déplacements et les voyages

Si votre grossesse évolue sans problèmes, rien ne vous interdit de voyager. Évitez cependant les longs déplacements à partir du 7e mois : la possibilité d'un accouchement n'est alors plus à exclure et mieux vaut ne pas trop vous éloigner de la maternité.

LES BONS RÉFLEXES

Pour parer à toute mauvaise surprise, demandez avant de partir à votre médecin ou à votre sage-femme une lettre qui récapitule les éléments figurant dans votre dossier. Dès votre arrivée, cherchez à localiser le médecin ou l'hôpital le plus proche. Pendant votre séjour, évitez les programmes d'activités trop chargés et surveillez votre alimentation. Quelle que soit votre destination, en cas de grossesse particulière, ayez toujours les éléments médicaux avec vous.

Les voyages sont parfois déconseillés aux femmes enceintes, parce qu'ils peuvent engendrer inconfort et fatigue et augmenter en conséquence les risques d'accouchement prématuré. Mais tout dépend des conditions dans lesquelles vous allez vous déplacer.

Les moyens de transport

Entre une randonnée à vélo, un trajet en autobus ou en voiture et un long voyage en train ou en avion, il n'est guère de comparaison. Pour les déplacements en dehors de la ville où vous habitez, retenez que le train est préférable à la voiture et l'avion au train.

Le vélo

C'est un moyen de transport pratique mais inconfortable. Il soumet le corps à de nombreuses trépidations et exige des efforts musculaires peu recommandés pour une femme enceinte, surtout à partir du 4e ou du 5e mois. Renoncez-y donc dès que votre ventre s'arrondit afin d'éviter une chute dont votre futur bébé pourrait souffrir gravement.

L'autocar et le bus

Les brefs parcours en autocar ne posent aucun problème, à condition de voyager en place assise. Dans les transports urbains, des places vous sont d'ailleurs réservées. Essayez quand même de ne pas emprunter les transports en commun aux heures d'affluence et ne courez pas pour attraper un bus ou un métro prêts à redémarrer.

La voiture

Ce moyen de transport ne présente aucun problème en ville ou pour les petits trajets (moins d'une heure), à condition de ne pas rouler trop vite et d'éviter les parcours comportant dos-d'âne et nids-de-poule. N'oubliez pas que le port de la ceinture reste obligatoire pour vous. Attachez-la en plaçant la sangle abdominale sous votre ventre et non en travers, comme vous en aviez jusqu'alors l'habitude. Évitez bien sûr les randonnées en 4 x 4, qui sont formellement déconseillées dès le début de la grossesse.

Pour les longues distances, il convient de respecter un certain nombre de règles de prudence qui font surtout appel au bon sens. Et, quelle que soit votre destination de vacances, commencez par organiser votre départ bien à l'avance pour éviter les préparatifs fébriles et angoissants à la toute dernière minute.

● *La première règle.* Arrangez-vous pour vous rendre à une consultation prénatale juste avant votre départ. Votre médecin vous auscultera et, le cas échéant, vous déconseillera ce mode de transport. S'il ne décèle aucun risque, il pourra vous prescrire un spasmolytique à prendre en cas de contractions.

● *La deuxième règle.* Ne faites pas trop de kilomètres d'affilée. La recommandation que l'on fait à tous les automobilistes de s'arrêter toutes les deux heures se justifie plus que jamais pour vous, compte tenu de la fatigue qu'engendre un déplacement en voiture. Ne prévoyez donc ni week-end sur les routes ni vacances touristiques uniquement en voiture. Et, dès que vous arrivez à destination, n'envisagez rien d'autre que le repos !

• *La troisième règle.* Que vous soyez à la place du passager ou derrière le volant, la conduite doit être tranquille, sans trop d'accélérations ni de coups de freins brutaux.

Le train

À partir du 7ᵉ mois, les trajets en voiture de plus de trois heures sont déconseillés, car ils peuvent entraîner l'apparition de contractions anormales. Préférez alors le train à la voiture sur les longues distances. En effet, vous n'y êtes pas contrainte à rester, pendant des heures, assise immobile : vous pourrez vous déplacer à l'intérieur des wagons et, éventuellement, prévoir de voyager de nuit, couchée.

L'avion

Il est sans danger pour la femme enceinte et constitue le moyen de transport le plus indiqué pour les longues distances. La plupart des compagnies aériennes acceptent de transporter les femmes enceintes jusqu'au 8ᵉ mois. Au-delà, elles demandent une lettre du médecin autorisant ce mode de transport (pour éviter les accouchements dans l'avion). Pendant la durée du vol, mangez modérément et buvez beaucoup d'eau. En altitude, les jambes ont souvent tendance à gonfler, à plus forte raison quand on est enceinte. Installez-vous donc confortablement, enlevez vos chaussures, faites quelques mouvements pour vous détendre et n'hésitez pas à marcher dans l'allée (au moins une fois toutes les heures) pour activer la circulation sanguine dans les jambes. À l'arrivée, même consigne que pour la voiture : reposez-vous.

Les voyages à l'étranger

Décalage horaire important, changement brutal de climat ou d'alimentation exigent de l'organisme de gros efforts d'adaptation et engendrent une fatigue évidente : voyager dans des pays lointains n'est pas sans risque.

Évitez surtout les pays tropicaux : en effet, le vaccin de la fièvre jaune, obligatoire dans plusieurs pays, est contre-indiqué pendant la grossesse ; or, cette maladie peut être mortelle. Le paludisme, lui aussi, menace à la fois la vie de la mère (risque d'hémorragie) et celle du fœtus (risque de fausse couche ou de naissance prématurée). La prévention nécessaire se fait parfois par l'absorption de Nivaquine®, médicament sans danger pour la femme enceinte. Mais, dans plusieurs pays, le Lariam® est devenu le seul médicament efficace, or il est formellement contre-indiqué aux femmes qui attendent un enfant.

Sachez enfin que les diarrhées qui affectent souvent les touristes ne peuvent faire l'objet d'aucun traitement préventif fiable. Leur principal danger est de provoquer une importante déshydratation de l'organisme.

Avant d'entreprendre un voyage en Afrique tropicale, en Asie ou en Amérique du Sud, renseignez-vous sur les maladies endémiques de ces pays.

◆

EN VACANCES L'ÉTÉ

Si voyager, quand on est enceinte, exige de prendre quelques précautions, grossesse et vacances font en revanche plutôt bon ménage. À condition de rester là aussi prudente. Opter pour le repos ou la détente, et éviter les expéditions aventureuses n'empêche pas de s'offrir de vraies vacances.

• Faites la sieste aussi souvent que possible, de préférence à l'ombre ou dans une pièce fraîche, plutôt que d'aller visiter le château aux 500 marches ou d'arpenter, sac au dos, les collines environnantes.

• Évitez de vous baigner dans les rivières, lacs ou marigots, et de marcher pieds nus dans la boue ou sur la terre humide, même dans nos campagnes. L'eau contient souvent des parasites susceptibles de pénétrer votre épiderme.

• Renoncez aux expositions prolongées au soleil sur une plage ou au bord d'une piscine ; mais marchez un moment dans l'eau (un chapeau sur la tête et la peau du visage protégée d'une crème écran total) pour vous soulager les jambes.

• N'oubliez pas d'emporter dans vos bagages une crème solaire efficace, des lunettes teintées, un chapeau, des vêtements amples et aérés, des chaussures confortables, et votre carnet de maternité.

• Ne consommez pas d'eau courante, ni d'aliments crus (salades, crudités, crustacés), surtout dans les pays tropicaux. En revanche, buvez deux à trois litres d'eau minérale par jour, afin de lutter contre la déshydratation due à la chaleur, et aggravée en cas de diarrhée.

• N'hésitez pas à consulter sur place, sans délai, à la moindre alerte (fièvre, contractions, saignements), sans mettre vos troubles sur le compte de la chaleur, par exemple.

Le sport et la grossesse

Le sport est-il pour vous un danger ou, au contraire, un bienfait ? Un bienfait sans aucun doute, mais seulement à une double condition : que vous renonciez aux sports trop violents et que vous pratiquiez l'exercice physique avec modération.

DES SPORTS À EXCLURE

Il y a des sports qui, par leur nature, restent contre-indiqués pendant toute la grossesse : la planche à voile (dès que le vent dépasse force 3), le ski nautique, le plongeon, la plongée sous-marine, le canoë-kayak.

D'autres sont également déconseillés, à cause des risques de chute : le vélo – surtout le vélo tout terrain (sauf les tout premiers mois) –, l'équitation (hormis au 1er trimestre), les sports de combat, le ski alpin.

Enfin, certains sports demandent des efforts musculaires trop importants pour une femme enceinte : le ski de fond, le tennis (surtout à partir du 4e mois).

Les modifications de l'organisme du fait de la grossesse n'empêchent pas de mener une activité sportive régulière, en particulier dans les premiers mois. Au 2e et surtout au 3e trimestre, la situation est différente : l'utérus, par son volume, limite la mobilité du corps et gêne les mouvements de ce muscle respiratoire qu'est le diaphragme. Les abdominaux, distendus, ne jouent plus aussi bien leur rôle de fixateur de la colonne vertébrale et de la cage thoracique. D'où les maux de reins et les sciatiques qui affectent souvent les femmes enceintes, leur interdisant alors l'exercice de toute activité sportive. Mais, pour prévenir ces problèmes de dos, le sport, justement, apparaît souvent comme une thérapeutique efficace. Il vous permet aussi d'entretenir votre tonicité cardiaque et vos capacités respiratoires. Une seule condition à respecter : savoir se modérer.

Quels sports pratiquer ?

Si votre grossesse ne présente aucun problème particulier, marcher, nager, faire de la gymnastique ne peuvent que vous aider à vous maintenir en forme.

● *La marche.* Elle est bénéfique et sans danger, alors que le jogging proprement dit ne doit être pratiqué qu'au cours du 1er trimestre. Vous préférez la bicyclette ? Pourquoi pas, au moins au début de la grossesse – mais renoncez au vélo tout terrain. Gare aux chutes, dangereuses pour le bébé dès le 2e trimestre.

● *La natation.* C'est pour vous le sport idéal, qui peut être pratiqué jusqu'au terme de la grossesse, sans restriction. La natation améliore grandement la circulation veineuse. En cas de lombalgie, privilégiez la nage sur le dos.

● *La gymnastique.* Voilà une activité physique tout à fait adaptée à votre état, même si vous n'en avez jamais fait (voir p. 106-111). Mais, attention ! on parle ici de gymnastique, et non d'aérobic ou de musculation, qui exigent un effort brutal.

Savoir se modérer

Le taux moyen de fausse couche (qui avoisine 15 %) n'augmente pas chez les adeptes du sport. La fréquence des grossesses extra-utérines ou des malformations du fœtus est identique, que les femmes soient ou non sportives. La pratique modérée d'un sport n'a pas non plus d'incidence sur la durée de la grossesse. À l'inverse, les efforts physiques violents et répétés augmentent le risque d'une naissance prématurée. En effet, les secousses et les trépidations qu'ils provoquent exercent une forte pression du contenu de l'abdomen sur le col de l'utérus, qui va s'ouvrir plus tôt. En outre, lors d'efforts importants, le corps sécrète en grande quantité des hormones (adrénaline et noradrénaline) qui provoquent des contractions.

La mesure est donc bien le maître mot dès que l'on parle de pratique sportive pour les femmes enceintes. Une étude a été réalisée sur un groupe de vingt femmes soumises à un exercice modéré pendant les six derniers mois de leur grossesse.

À la naissance, le poids et la vitalité de leurs bébés étaient normaux, tout à fait comparables à ceux des nourrissons de la population générale. En revanche, les enfants de femmes ayant fourni des efforts physiques intenses ont un poids de naissance inférieur à la moyenne.

La vie affective et familiale

La grossesse n'entraîne pas seulement des modifications dans le corps de la femme ou dans son mode de vie. Elle affecte aussi sa vie intime et celle de tous ses proches. Une future naissance est en effet un événement marquant, troublant même, mais riche d'évolution personnelle.

La future mère

La grossesse ne se traduit pas seulement pour la femme enceinte par des transformations dans son corps ou par des changements dans sa façon de vivre. C'est une expérience personnelle incomparable qui touche aussi ses émotions et ses sentiments profonds et modifie ses rapports avec les autres.

PARLER DU BÉBÉ

Peut-être serez-vous déroutée par les sentiments que suscite en vous cette grossesse, même si ce n'est pas la première. Rien de plus normal. Mais il est important de pouvoir partager ces émotions. La perspective d'une future naissance touche également les autres membres de la famille. Parlez-en avec le père ; lui aussi est sûrement troublé par cet événement qui lui échappe en partie, mais affecte profondément votre vie intime. Si vous avez déjà des enfants, répondez à leurs questions : ils ont surtout besoin d'être rassurés. N'hésitez pas à vous adresser à la sage-femme ou au médecin qui vous suit, pour leur faire part de vos doutes ou de vos inquiétudes.

Parfois perçue comme le couronnement de la féminité ou l'initiation à l'âge adulte, la maternité est un moment essentiel dans la vie d'une femme et dans celle d'un couple. Alors que dans nos sociétés occidentales les naissances sont devenues moins nombreuses et les enfants d'autant plus précieux, attendre un enfant fait peser d'énormes exigences sur la future mère. Depuis une vingtaine d'années, la contraception donne à la femme une liberté de choix inconnue jusque-là. Il ne lui est pas forcément plus facile aujourd'hui de vivre sa grossesse à sa guise. Car elle est aussi censée assumer et « réussir » sa maternité, au même titre que sa vie amoureuse et sa carrière professionnelle. Or, attendre un enfant, le mettre au monde, lui préparer sa place au sein du couple et de la famille restent une aventure. Placée par votre grossesse au carrefour de vos désirs et de ceux de vos proches, vous connaîtrez peut-être ainsi, au fil de ces neuf mois, des sentiments nouveaux. Ne vous étonnez pas s'ils vous surprennent, vous bouleversent parfois, vous les partagez avec bien d'autres femmes, n'hésitez donc pas à en parler.

Le bouleversement des premiers temps

Vous l'avez espéré, vous l'avez désiré : vous êtes enceinte ! Et heureuse. Mais ce bonheur ardemment souhaité se teinte bientôt d'une vague nostalgie, d'une certaine anxiété et même d'une violence d'émotions qui, parfois, vous effraie. Vous êtes sûre de réaliser votre rêve le plus cher, pourtant le plaisir que cela vous procure n'est pas sans mélange. Votre entourage ignore encore votre état. Vous êtes seule à en vivre les premiers signes. Les questions vous assaillent mais les réponses vous échappent.

Un mélange de joie et d'inquiétude

Vous voulez cet enfant et vous n'en voulez pas ; vous êtes heureuse d'être enceinte et vous voudriez ne l'avoir jamais été ; vous vous sentez fière mais souvent sur le point d'éclater en sanglots ; vous doutez de vos capacités à être une bonne mère ; vous pleurez déjà sur votre liberté perdue... Inquiétude, culpabilité, peur de ne pas être à la hauteur : vous éprouvez des sentiments mitigés d'amour et de haine vis-à-vis de votre futur enfant.

Loin d'être anormale, cette « ambivalence » – comme disent les psychologues – est un passage nécessaire à votre évolution psychologique. Même si vous ne vous en doutez pas, elle n'est souvent que l'écho de crises que vous avez traversées dans votre toute petite enfance, quand vous vous sentiez perdue au réveil, quand vous aviez faim et que vous attendiez en pleurant le retour de votre mère, dont vous dépendiez totalement.

Une fragilité bien réelle

Soumise à d'importantes modifications physiques et psychologiques, la femme enceinte se trouve parfois particulièrement vulnérable : elle se sent alors abandonnée, exclue, rejetée, comme lorsqu'elle était petite fille ; les psychologues disent qu'elle « régresse ». Peut-être revivrez-vous ainsi des émotions oubliées de votre enfance. Par exemple, vous vous considériez comme une femme indépendante, et voilà que vous exigez la présence de votre mère près de vous ; vous étiez plutôt autonome dans vos activités, vous souhaitez maintenant être maternée par votre mari. Vous éprouvez de brusques envies d'aliments ou, au contraire, vous souffrez de dégoûts et de nausées...

L'image idéalisée de la femme enceinte épanouie et élégante qui mène de front sa grossesse, sa vie familiale et sa carrière vous est totalement étrangère ; vous êtes fatiguée, énervée, vous pleurez pour un rien et vous vous sentez agressive. Votre carapace habituelle contre les tensions et le stress s'est fissurée. La grossesse vous rend plus attentive à vous-même tandis que le monde extérieur vous intéresse moins ; la dépression en profite pour se manifester. Sachez néanmoins que c'est dans cette vague d'émotions, parfois pénibles et momentanément déstabilisantes, que vous puiserez la force et le courage nécessaires pour redémarrer et progresser.

Le bonheur d'être enceinte
En effet, à côté de ces phénomènes perturbants, le bonheur d'être enceinte existe, et c'est ce qui va vous aider à relativiser les malaises physiques et autres inquiétudes des premiers mois. La grossesse est aussi la confirmation éclatante de votre fécondité, l'accès à une autre étape de votre vie affective et amoureuse, la découverte d'une dimension nouvelle et positive de vos capacités personnelles.

Vous éprouvez un sentiment de plénitude ; vous vous sentez stimulée par la pensée de l'enfant à naître ; vous le considérez déjà comme un être à part entière dans votre vie ; vous commencez à envisager avec enthousiasme votre rôle de future mère. Certes, affronter la réalité n'est pas toujours aussi facile que le prétend le modèle idéal proposé aux femmes par les médias ou la publicité. À vous de rétablir l'équilibre, de ne pas gommer les difficultés,

de les affronter pour mieux les surmonter. Si vous avez besoin d'un soutien passager, n'hésitez pas à vous confier au médecin, à la sage-femme ou à l'assistante sociale du service où vous êtes suivie ; ils pourront vous orienter vers des psychologues compétents et efficaces.

L'accalmie du deuxième trimestre

Au début de votre grossesse, vous êtes surtout absorbée par les changements physiques et les petits malaises. Puis, vers le 3e mois, une nouvelle étape apparaît ; le fait d'être enceinte passe au second plan et vous vous mettez à penser davantage à l'enfant que vous portez. Veillez cependant à ne pas négliger vos enfants aînés, si vous en avez déjà, et à préserver l'équilibre de votre couple.

Le règne de l'enfant imaginaire
Vous vous représentez votre futur enfant comme un être achevé, fille ou garçon, déjà détaché de vous. Vous rêvez qu'il réalise à votre place tout ce que vous n'avez pu faire quand vous étiez vous-même enfant. Pour les psychologues, cette « construction » de l'esprit est l'enfant rêvé d'une mère idéale, miraculeusement soustrait aux réalités de la vie.

Si vous vous sentez en conflit avec votre mère, c'est cet enfant imaginaire, qui n'est autre qu'une part de vous-même, qui pourra vous aider à vous réconcilier avec elle, en vous donnant à votre tour le statut de mère.

Si vous avez déjà des enfants, le moment est sans doute venu de leur annoncer la nouvelle de la future naissance. Mais sachez que vos petits aînés n'auront pas clairement conscience qu'il va leur falloir encore attendre plusieurs mois avant de voir le bébé, qu'ils vous poseront peut-être beaucoup de questions et ne manqueront probablement pas de laisser pointer leur jalousie (voir p. 123). Les aînés ne doivent pas se sentir délaissés au profit de l'enfant qui n'est pas encore né. L'amour fraternel s'apprend dès la période de la grossesse et cela dépend aussi de vous.

MÈRES ET FILLES

Pour une mère et sa fille, une naissance est aussi l'occasion de reparler de l'enfance et de renouer le fil d'une relation qui s'est apaisée et s'épanouira, féconde, dans le respect réciproque, l'échange et la complicité.
La fille, enceinte et bientôt mère à son tour, va devenir l'égale de sa propre mère. Cette dernière pourra revivre, à travers sa fille, une part des émotions qui ont accompagné ses propres grossesses, et lui faire partager son expérience.

LES RELATIONS SEXUELLES

Sauf contre-indication clairement énoncée par le médecin (menace d'accouchement prématuré ou contractions utérines suspectes, par exemple), les rapports sexuels sont parfaitement possibles pendant la grossesse. Ils constituent non seulement une détente très bénéfique, mais aussi un moment d'échanges privilégié pour la future mère et son compagnon. Qu'il reste stable, s'amplifie ou s'atténue, le désir sexuel des deux partenaires peut changer au fil de la grossesse, et ce qui fait faiblir celui de l'un peut augmenter celui de l'autre.

Ne pas oublier le père

Quant à l'homme qui vous a rendue mère, n'oubliez pas de lui reconnaître la place qu'il a déjà dans la future famille que vous êtes tous deux en train de fonder.

En ce qui concerne les relations sexuelles (voir en marge), la grossesse est souvent l'occasion, pour le couple, de réajuster ses désirs, chacun en fonction de l'autre, et en fonction de l'enfant à naître, pour commencer à lui faire sa place. Votre corps continue de se transformer et vous avez peut-être de la peine à vous reconnaître. Vous vous mettez à douter de vous-même : êtes-vous encore une femme capable de plaire ? Vos relations sexuelles avec votre mari ou votre compagnon ne vont-elles pas faire du mal à l'enfant que vous portez ?

Même si vous avez décidé de vous laisser aller à vos élans amoureux, il n'est pas rare que l'absence de désir physique du futur père s'oppose à votre ardeur, ou l'inverse ; votre couple connaîtra alors des « pannes » sexuelles passagères. Certaines femmes, tout au bonheur de leur grossesse, font passer provisoirement la vie sexuelle au second plan. D'autres, en revanche, voient leur sexualité s'épanouir grâce à la maternité. À chacun de s'efforcer de comprendre le désir de l'autre et de savoir s'adapter aux nouvelles relations. Envies fluctuantes, craintes irrationnelles : souvent, l'expression de la tendresse domine pendant cette période. Cela fait partie de l'apprentissage de la maternité, de la paternité aussi d'ailleurs.

Encore beaucoup de questions

Si votre enfant grossissait trop ? S'il vous déchirait au moment de l'accouchement ? À ces inquiétudes sur vous-même s'ajoutent les questions que vous vous posez sur votre enfant : sera-t-il normal ? Ne risque-t-il pas de souffrir de vos propres angoisses ? Même si vous ne vous les formulez pas aussi clairement, ces interrogations peuvent parfois se traduire par des idées noires ou des cauchemars pénibles. Ne les gardez pas pour vous, n'hésitez pas à en parler. Souvent, l'échographie ou les examens médicaux pendant la grossesse vous rassureront et supprimeront bon nombre de vos inquiétudes. Si vous ne comprenez pas les informations qui vous sont données, n'hésitez surtout pas à demander des explications.

Si vous vous sentez fragile, si vous attendez seule votre enfant, vous aurez intérêt à chercher un interlocuteur extérieur à votre situation, qui vous aidera à dédramatiser celle-ci et à l'assumer. Il faut savoir admettre que la famille n'est pas toujours prête à prodiguer son aide sans contrepartie, et ses interventions risquent d'avoir un effet inverse de celui souhaité.

L'impatience à l'approche du terme

Plus le terme approche, plus la future mère est impatiente de découvrir enfin son enfant. Mais il peut arriver qu'elle soit contrainte de s'aliter pendant les dernières semaines pour éviter d'accoucher prématurément.

Si cela vous arrive, dites-vous que ces moments difficiles ont aussi un aspect positif. Ils vont vous permettre d'appréhender la part de désirs et d'inquiétudes qui est en vous et dont vous n'osez peut-être pas parler : l'inquiétude à la perspective de la naissance, la crainte de la violence de l'accouchement, l'envie de garder pour vous et en vous votre enfant, etc.

Apprendre à devenir mère

S'il est difficile, pour les hommes, d'être des « nouveaux pères » sans renoncer à une fonction paternelle aujourd'hui menacée ou remise en cause, il n'est pas plus facile, pour les femmes, de faire leur apprentissage de mère. Les « modèles » ont beaucoup changé ces dernières années et les jeunes femmes enceintes n'ont plus guère autour d'elles l'exemple de ces mères, tantes, cousines pouponnant en famille. Elles bénéficient certes d'un suivi médical plus important. Mais, si les progrès de la technique – l'échographie, la péridurale, etc. – rassurent sur le plan physique, ils n'empêchent pas l'anxiété d'apparaître. Surtout quand les messages qui nous

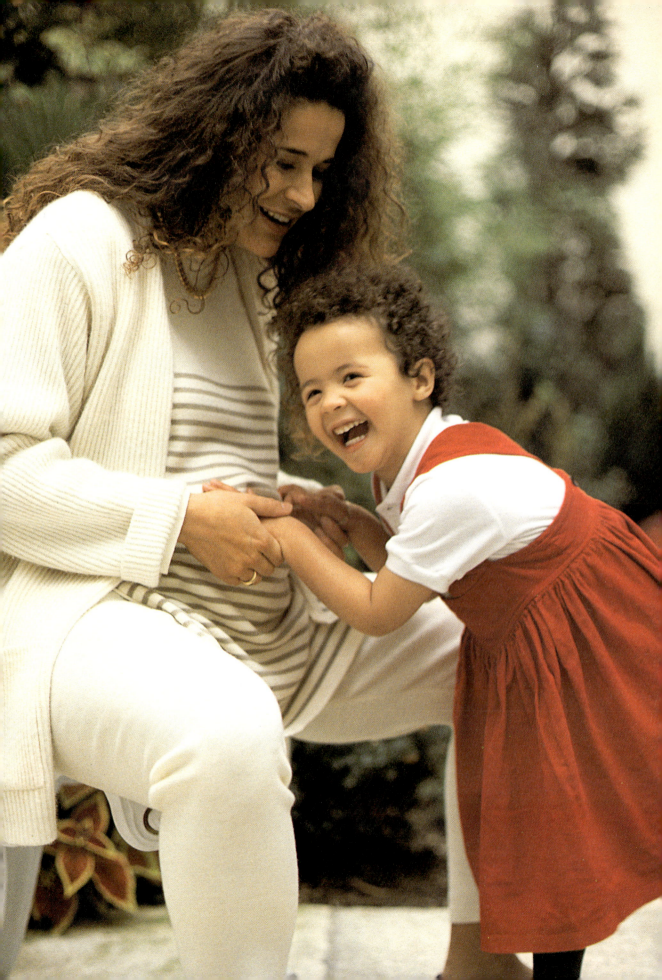

parviennent via les médias semblent aussi déroutants que catégoriques : « N'attendez pas la naissance pour parler à votre enfant », « Dites au père de lui parler aussi à travers votre ventre », « Les laits fabriqués aujourd'hui contiennent tout ce qu'il faut pour le bébé », « Il vaut mieux donner le sein que le biberon », « Avec la péridurale, on ne ressent plus rien »… Autant d'informations en miettes et de conseils, parfois contradictoires, qui accroissent le désarroi des futures mères au lieu de les aider.

La peur d'accoucher

Ressentir de la peur à l'idée d'accoucher semble légitime. Pourtant, nombreuses sont les femmes qui n'en parlent pas ou, plus encore, n'osent pas l'avouer. Cette inquiétude est quelquefois bien antérieure à la grossesse. Elle augmente souvent dans les dernières semaines, où elle peut même devenir particulièrement pénible et envahissante : anxiété, cauchemars, insomnies… Cette angoisse se traduit en gé-néral par la peur d'avoir mal et d'être épuisée par un travail long. S'y greffe souvent la question : « Serai-je à la hauteur ? » La femme qui va accoucher craint de ne pas trouver l'énergie nécessaire aux efforts de poussée, redoute d'être « déchirée », d'avoir à subir une épisiotomie, de devoir être aidée par la pose de forceps, etc. Elle redoute encore plus de vivre une inquiétante distension des tissus, de devoir aller à la selle ou tout simplement de crier sans pouvoir se retenir. À ces peurs « pour soi », pour son propre corps, se mêle en outre, inconsciemment, la peur d'être séparée de l'enfant.

Toutes ces peurs sont normales, couramment partagées, même si elles sont différemment ressenties selon les femmes. Il est certes difficile de les formuler clairement, cependant, pour pouvoir les surmonter, il est d'abord indispensable de les accepter et d'en parler soit avec le futur père, soit avec d'autres femmes ou encore avec le médecin ou la sage-femme qui vous suit… Car la peur jugulée est un sentiment moteur dans bien des circonstances de la vie.

Savoir se faire confiance

Il n'y a pas de modèles auxquels vous conformer sans restriction. Le médecin ou la sage-femme vous donneront des renseignements et des repères, votre compagnon vous soutiendra, une sœur aînée, une amie, une collègue ou votre mère vous prodigueront conseils et réconfort. Mais le principal est de vous faire confiance à vous-même : quand le bébé sera là, vous trouverez les gestes nécessaires, même s'ils ne sont pas absolument parfaits.

Période d'apprentissage à la fois personnel et réciproque, où deux êtres se préparent à faire la place à un troisième, la grossesse est un moment fécond. Si elle vous réserve quelques surprises parfois un peu troublantes, elle n'en est pas moins une étape privilégiée de votre vie personnelle, qui transformera vos relations avec votre compagnon, votre famille, vos amis.

Si votre entourage ne peut vous aider à traverser cette étape délicate des dernières semaines, songez qu'un service hospitalier spécialisé pourra vous prendre en charge jusqu'à la naissance.

CHOISIR SON PRÉNOM

Un prénom, c'est pour la vie. Alors n'oubliez pas que tel prénom à la mode actuellement risque de ne plus l'être quand votre enfant sera un adulte. Il suffit d'évoquer ces adolescents d'aujourd'hui que des parents contestataires baptisèrent Mao ou Clafoutis à une époque… Il est fréquent de donner aux enfants le prénom d'un être cher disparu. Ce n'est pas un hasard : à travers ce prénom, on fait « cadeau » à l'enfant de l'histoire de celui ou de celle qui l'a porté. Mais, pour un enfant, porter le nom d'un autre enfant né avant lui et décédé est souvent douloureux. Un jour, il se demandera peut-être qui il est, s'il n'a pas été conçu comme substitut et investi d'espoirs qui s'adressaient à un autre que lui. Le prénom fait partie de l'identité d'un être humain. Or, certains ne sont pas sexués. Des filles ou des garçons peuvent ainsi s'appeler Claude, Camille ou Dominique. Ce choix ne signifie-t-il pas que leurs parents ont souhaité inconsciemment un enfant de l'autre sexe ?

Par ailleurs, il vaut mieux que le choix se fasse à deux. Le prénom doit être le reflet de l'histoire, de la culture et des préférences des deux parents. Un prénom, c'est aussi un symbole. Si l'un des parents est anglais et l'autre français, appeler une petite fille Cynthia, par exemple, revient à mettre l'accent sur son origine anglaise. Réfléchir au prénom de son futur enfant n'est donc pas juste affaire de goût personnel des parents, c'est une décision qui marque celui ou celle qui le porte. Faites votre choix judicieusement, en veillant à l'harmonie du prénom avec le nom, et en pensant que votre tout-petit sera un jour un adulte.

La future naissance et les aînés

L'annonce d'une naissance dans la famille touche tous ses membres, proches ou lointains. L'enfant unique ne le sera plus, le benjamin deviendra cadet... La famille va s'agrandir et chacun doit se préparer à faire une place au nouvel arrivant.

Pour éviter que les aînés n'apprennent la nouvelle au hasard d'une conversation entre adultes, annoncez-leur vous-même la future naissance. Essayez d'attendre que « cela se voie » (au 2e trimestre), ce qui réduira un peu leur impatience : ils imaginent déjà le bébé comme un compagnon de jeux marchant et parlant comme eux !

Acceptez toutes les questions des aînés, leurs interrogations cachent ou révèlent souvent leurs inquiétudes. Répondez-leur avec simplicité, mais il est inutile qu'ils vous accompagnent lors des échographies ou des consultations. Vous pouvez leur laisser toucher votre ventre, mais sachez que la représentation du bébé à l'intérieur du corps de sa mère est parfois angoissante pour les tout-petits. Rassurez-les en leur expliquant, par exemple, que le corps est comme une maison avec plusieurs pièces : la cuisine où l'on mange, la chambre où dort le bébé, etc.

Une bien longue attente

Avant l'âge de 5 ans, les enfants n'ont pas la notion du temps. Ils ne comprennent pas que leur petit frère, ou petite sœur, grandit lentement dans le ventre de leur mère, ou qu'il ne marchera pas tout de suite après sa naissance. Pour les aider à patienter, expliquez-leur que vous les avez, eux aussi, attendus longtemps. Aux aînés qui ont plus de 6 ans, donnez des repères concrets en rapport avec les rythmes qu'ils connaissent : par exemple, le bébé sera là après les vacances, après Noël, etc.

Une jalousie inévitable

Au fond, la question qu'ils se posent est : faut-il être un bébé pour être aimé ? Il vaut mieux que les aînés se sentent libres d'exprimer leur envie d'avoir un petit frère ou une petite sœur, et leur jalousie, leur peur d'être exclus, leur agressivité. Tout cela pourra se manifester avant, mais surtout après la naissance, et ils réclameront peut-être de se faire porter et de reprendre le biberon, ou cesseront momentanément d'être propres. Ne vous inquiétez pas et aidez-les à faire une place au futur bébé, dans la maison comme dans leur tête. Les aînés doivent être assurés que le dernier arrivant ne leur prendra ni leurs vêtements, ni leurs jouets, ni votre amour. Faites-les participer à l'aménagement du coin ou de la chambre du nourrisson ; mais veillez à préserver leur espace à eux.

Un désir de comprendre

«Comment fait-on les bébés ? » C'est la grande question qui sous-tend toutes les autres. Les enfants sont captivés par le récit de leur naissance. Votre grossesse les intéresse, car elle constitue aussi l'origine de leur propre histoire. N'hésitez pas à leur raconter comment naissent les enfants et comment ils étaient, tout petits, en leur montrant des photos d'eux. Ne soyez pas étonnée si vous constatez que le rôle des deux parents dans la conception d'un enfant reste, pour eux, confus. Ce qui compte, c'est de les aider à comprendre qu'ils sont nés, eux aussi, de l'amour que se portent leurs parents.

ÉCOUTEZ LES ENFANTS

Quel que soit leur âge, les frères et sœurs ne restent jamais indifférents à la venue d'un nouvel enfant. Il ne faudra ni les exclure de l'événement ni les forcer à y participer.
Ne les brusquez pas, reconnaissez leurs difficultés et leur chagrin. Ils voudront surtout être rassurés sur votre amour pour eux.

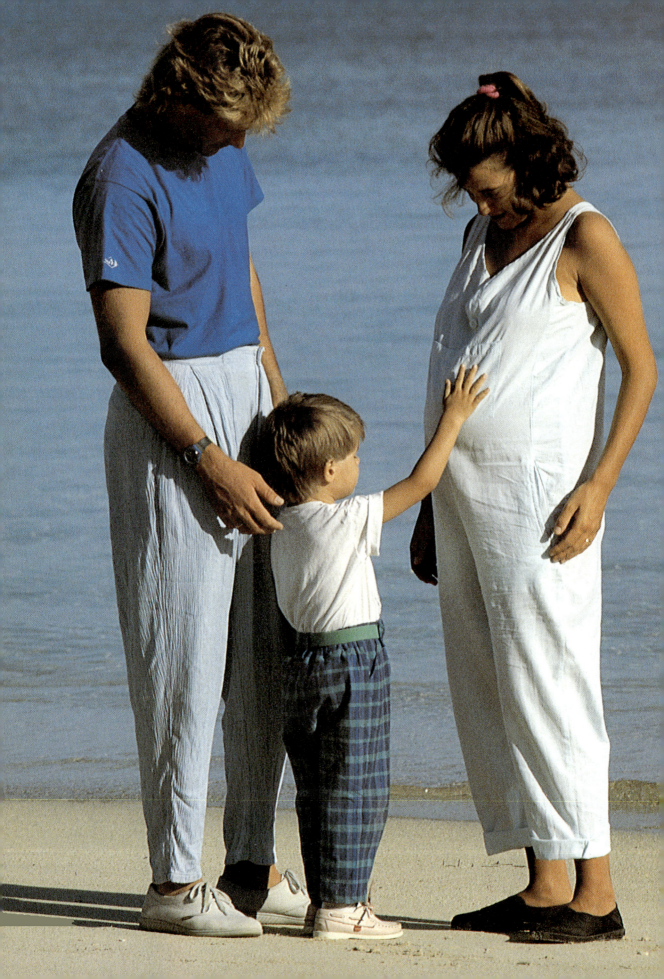

Le futur père

La grossesse et l'accouchement sont de moins en moins l'affaire exclusive de la mère et du médecin. Le rôle du père est capital, aussi bien pour la future mère que pour l'enfant à venir. C'est aussi un apprentissage qui commence avant la naissance.

Le père est de plus en plus présent à toutes les étapes de la grossesse ; l'échographie, notamment, a bouleversé son rapport intime à l'enfant que porte sa compagne. Mais, si être père est une fonction essentielle, celle-ci ne s'improvise pas, et l'instinct paternel, comme l'instinct maternel, est aussi une question de pratique et de temps. C'est souvent à la femme de faire au père la place qui lui revient et qu'elle doit lui reconnaître, et cela même si elle se trouve dans la situation d'élever seule son enfant. La capacité à être père ne s'invente pas ; elle s'apprend d'abord pendant les neuf mois de la grossesse, dans l'échange quotidien avec la future mère, et ensuite, tout au long de l'éducation de l'enfant.

Un mélange d'envie et de responsabilité

Le futur père voit le corps de sa femme se transformer et parfois son humeur changer inexplicablement. Il est tenu d'être présent, rassurant, compréhensif, d'apporter son aide matérielle et assidue, et, en même temps, il doit accepter de céder la première place à l'enfant dans l'esprit de celle qu'il aime. Lui aussi se trouve fragilisé et renvoyé à sa propre enfance, quand il devait partager l'amour de sa mère avec son père. Son futur enfant peut représenter pour lui un intrus ; exclu de la relation directe mère-enfant, il lui faut alors faire face à une relation qui le déstabilise momentanément. Il lui arrivera peut-être de se sentir jaloux de ne pouvoir porter un enfant. Devant cette difficulté à accepter la grossesse de leur

femme et leur envie inconsciente de faire un enfant, certains hommes expriment de manière spectaculaire ce désir irréalisable : ils prennent du ventre, ont des rages de dents, des maux d'estomac, etc. Les psychologues appellent ces symptômes la « couvade ».

Certains se sentent étrangers à ce qui se passe pendant la grossesse. D'autres n'attendent pas la naissance pour devenir pères. À vous de décider, sans culpabiliser, de la façon dont vous voulez vivre ces neuf mois d'attente, en sachant qu'il y a plusieurs choses que vous pouvez faire (voir en marge).

Une place à trouver et à prendre

Les hommes sont de plus en plus nombreux à assumer leur part de responsabilité dans la vie quotidienne du couple et l'éducation des enfants. Mais, si les rôles masculin et féminin sont devenus aujourd'hui plus proches, plus interchangeables, être père et être mère recouvrent des significations différentes, qu'il ne faut pas confondre.

Pour instaurer une bonne relation à trois, il est nécessaire que la mère et le père admettent chacun le rôle de l'autre et assument chacun le sien propre. L'homme-père est avant tout celui qui tient sa place dans l'esprit de la mère ; il est à la fois celui qu'elle aime et celui qui l'a rendue mère. Si elle lui reconnaît cette double place légitime, la mère entretiendra avec son enfant une relation singulière sans pour autant en exclure son mari ; l'enfant à son tour saura qu'il compte autant pour sa mère que pour son

SE PRÉPARER À ÊTRE PÈRE

Vous pourrez :
Accompagner votre femme chez le médecin, en particulier à la première visite, et l'aider dans ses démarches.
Assister aux examens échographiques : vous verrez l'image de votre enfant, écouterez les bruits de son cœur.
Suivre les séances de préparation à l'accouchement ; une méthode comme l'haptonomie, par exemple, vous invite à une participation active.
Toucher le ventre pour sentir l'enfant bouger, lui parler puisqu'il réagit déjà au son de la voix, et ainsi commencer à établir avec lui des liens.
Prendre part aux tâches quotidiennes pour soulager concrètement la future maman. Lui parler aussi de ce que vous ressentez.

père, et aura à sa disposition tout ce qu'il faut pour devenir un être autonome. C'est la mère qui annonce à l'homme qu'il va devenir père, mais c'est le père qui donnera son nom à l'enfant, le situant ainsi dans la chaîne des générations, dans l'histoire et dans la culture familiale et sociale. Les psychologues appellent « filiation symbolique » ce processus indispensable à la formation de la personnalité.

Les fluctuations du désir

Au fil des semaines, les relations sexuelles (voir p. 120) demanderont peut-être quelques aménagements de confort : la position face à face va devenir de plus en plus difficile au cours des derniers mois et il vous faudra faire preuve d'imagination, ainsi que

de compréhension, car le désir de chacun évolue. Il arrive qu'un des deux partenaires, à cause de la proximité du bébé, craigne de blesser celui-ci ou de le faire souffrir, ou bien l'imagine comme une sorte de témoin des rapports sexuels entre ses parents. En réalité, le fœtus est bien à l'abri dans l'utérus, mais les sentiments de peur et de honte restent forts, et l'amour physique risque d'en pâtir. Certains hommes gardent un désir très vif pour leur compagne, mais ils la sentent comblée par sa grossesse et un peu distante. La frustration qu'ils éprouvent pourra même les aider à s'habituer à l'existence de l'enfant à venir. D'autres prennent leurs distances et, momentanément, ne supportent pas l'idée d'approcher une femme devenue mère, comme s'il s'agissait de leur propre mère.

 ## JE VOUDRAIS SAVOIR

Faut-il que le père soit présent aux consultations de grossesse ?
• Ce n'est pas indispensable, mais, s'il le souhaite – ainsi que sa femme –, cela peut être utile. Certaines questions posées par le médecin lors de la première consultation le concernent d'ailleurs directement (voir p. 48). Par la suite, l'examen échographique est souvent pour le père un moment particulièrement important et troublant : celui de son premier « contact » visuel avec la réalité de cet enfant à naître qu'il a du mal à se représenter concrètement. De même, le moment où il percevra, en posant la main sur le ventre de sa femme, les mouvements du futur bébé seront pour lui une étape émouvante dans ce processus de découverte et d'attachement qui va peu à peu le lier à « son » enfant, avant même qu'il le voit.

Le père peut-il participer aux séances de préparation à l'accouchement ?
• Oui, bien sûr, même s'il n'envisage pas d'être présent dans la salle de naissance lorsque le grand jour arrivera. Se familiarisant ainsi avec le déroulement de la grossesse et de l'accouchement, il évitera de se sentir trop tenu à l'écart d'un processus qui n'affecte pas son corps mais pourtant le bouleverse aussi. Il sera également davantage en mesure de comprendre et, au besoin, de soutenir la future mère tout au long de cette période.
Certaines méthodes de préparations, telle l'haptonomie (voir p. 134), lui offrent la possibilité d'une participation active. Cela lui permettra, notamment, d'accueillir, toucher, caresser, porter le nouveau-né sans craindre d'être trop maladroit ou brutal à l'égard

de ce petit être qui risque de lui paraître fragile. Or, l'enfant aura besoin de ce contact et il importe que sa relation avec sa mère ne soit pas exclusive.

Le père doit-il assister à l'accouchement ?
• Assister à la naissance de son enfant est un moment chargé d'émotion. Mais tous les futurs pères ne sont pas prêts à y assister. Certains estiment qu'ils n'ont pas leur place dans une salle d'accouchement et qu'ils seront plus utiles en étant disponibles à l'extérieur. D'autres redoutent de se sentir étranger à cette expérience pour eux à la fois mystérieuse et violente. De leur côté, toutes les femmes n'ont pas envie ou besoin de cette présence. La mère peut craindre que son corps ainsi dévoilé n'inspire plus de désir à son compagnon et préfère se

trouver entourée par le seul personnel médical. Il n'y a pas d'autre obligation en la matière que le souhait de chacun, car c'est une décision sur laquelle il vaut mieux qu'ils soient tous deux d'accord.

Y a-t-il un âge idéal pour être père ?
• Certes, les exemples de paternité « tardive » ne manquent pas. Pour les femmes, on sait que les problèmes augmentent avec l'âge, en particulier autour de la quarantaine. Mais peu d'études, même récentes, se sont attachées à rechercher les éventuelles relations entre l'âge du père et telle maladie responsable de malformations ou telle autre anomalie d'origine génétique présentées par leurs enfants. En l'état actuel des connaissances, on ne saurait donc répondre de façon scientifique à cette question.

La préparation
à l'accouchement

Malgré les progrès de la médecine, telle l'anesthésie péridurale, une bonne préparation personnelle à l'accouchement demeure nécessaire. Plusieurs méthodes vous sont proposées. À la démarche dite classique, vous pourrez ainsi associer une autre approche complémentaire, peut-être plus originale.

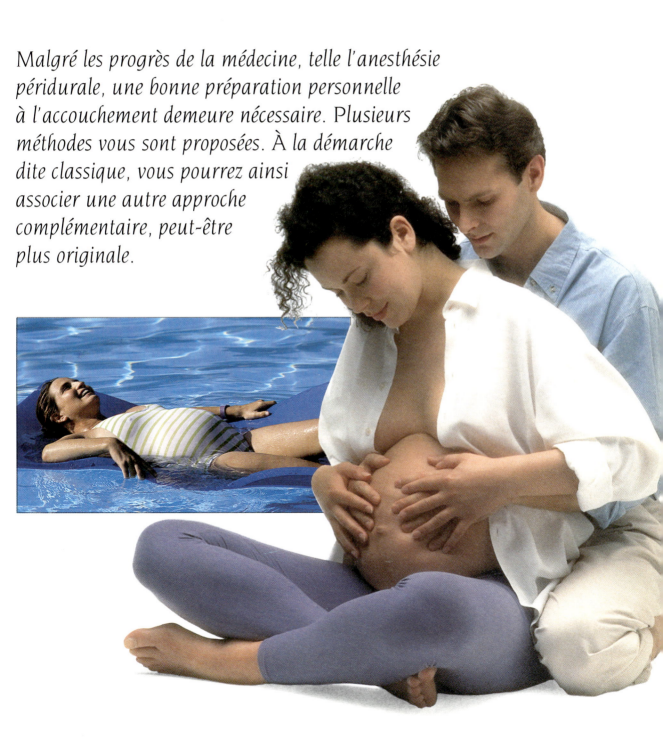

La préparation classique

Également connue sous le nom de « préparation à l'accouchement sans douleur », cette méthode, à la fois psychologique et physique, s'est révélée fort efficace ces quarante dernières années. Devenue aujourd'hui classique, elle se conjugue avec des approches originales, mais qui ne la remplacent pas.

PEUT-ON ACCOUCHER SANS PRÉPARATION ?

Beaucoup de femmes sont aujourd'hui tentées de penser que les progrès médicaux récents, telle l'anesthésie péridurale, leur permettent de faire l'économie de toute préparation à la naissance. Elles font erreur. Aucune technologie, aussi performante ou pointue soit-elle, n'a pour objectif de vous rendre passive lors de la mise au monde de votre enfant. Votre participation sera essentielle et, pour qu'elle s'effectue dans les meilleures conditions possibles, la préparation à l'accouchement demeure une démarche personnelle irremplaçable.

Les séances de préparation sont assurées par des sages-femmes, parfois des médecins. Elles démarrent en général à partir du 7e mois de grossesse et sont données le plus souvent par petits groupes. Certaines femmes reprochent parfois à cette approche de ne pas être très personnalisée. D'autres regrettent de ne pas commencer les cours plus tôt. Sachez que, si cette méthode de base a largement fait ses preuves, elle n'est pas exclusive : vous pouvez la conjuguer avec d'autres.

Maîtriser la douleur

Mise au point à l'origine en Russie et introduite en France en 1951 par le docteur Fernand Lamaze, cette méthode entendait mettre en cause le précepte selon lequel toute femme enfantera dans la douleur, en s'appuyant sur une double réflexion. D'une part, l'une des raisons pour lesquelles les femmes ont mal pendant l'accouchement tient au fait qu'elles sont anxieuses et tendues. Or, la peur naît très souvent de l'inconnu. La préparation à l'accouchement doit permettre, en leur expliquant en détail le processus de la naissance, de supprimer une grande part de leurs appréhensions. D'autre part, les femmes souffrent d'autant plus pendant l'accouchement qu'elles sont a priori convaincues qu'elles vont avoir mal. Il va donc s'agir de les « déconditionner », en les préparant au travail que leur corps devra effectuer, ce qui les aidera sinon à oublier la douleur, du moins à mieux l'intégrer.

Savoir et comprendre

Vous recevrez donc tout d'abord une large information : sur votre corps, sur la grossesse et les modifications qu'elle implique pour votre organisme, sur l'accouchement (et la pratique éventuelle de différentes interventions médicales : péridurale, épisiotomie, forceps, césarienne), sur les suites de couches, l'allaitement, etc. Vous aurez généralement l'occasion de rencontrer l'équipe médicale qui vous assistera pendant l'accouchement, et de visiter les salles de naissance ainsi que les chambres de la maternité. De cette façon, vous vous familiariserez avec les lieux où va naître votre enfant et vous aurez peu à peu une idée beaucoup plus concrète et précise du déroulement d'un accouchement.

La douleur et les contractions

De génération en génération, les femmes se transmettent l'idée que la contraction utérine, par définition, est douloureuse. Ne parle-t-on pas d'ailleurs des premières « douleurs » pour désigner les premières contractions annonçant la naissance ? La douleur est ainsi devenue une sorte de réaction réflexe à la contraction.

L'un des objectifs de la préparation – qualifiée de psychoprophylaxie : prévention de la douleur par action sur le psychisme – est d'aider les femmes à se dégager de ce réflexe conditionné, afin de pouvoir associer aux contractions utérines l'idée non plus de souffrance, mais d'efficacité. La contraction utérine est indispensable à la naissance spontanée de l'enfant : c'est elle qui va pousser le bébé vers l'extérieur. Plus vous serez attentive à lui permettre de jouer pleinement ce rôle, moins vous songerez que vous avez mal et mieux vous « maîtriserez » la douleur.

Le mécanisme des contractions

La contraction utérine, comme toute contraction des muscles, provoque un raccourcissement de la fibre musculaire, et donc, en l'occurrence, celui du col de l'utérus. À chaque contraction, celui-ci se rétracte au point de s'effacer presque complètement.

Pour prendre une image, imaginez un col roulé qui, tiré vers le bas des épaules, se transformerait en un col ras du cou : vous aurez une idée du mouvement que fait le col de l'utérus pendant une contraction. Il s'efface puis s'ouvre, et l'enfant, sous la pression de la contraction, se trouve poussé vers l'extérieur.

Apprendre à respirer et à se détendre

Sous l'effet de la douleur, quelle que soit son origine, la respiration se bloque, le corps se raidit et tous les muscles se crispent. Cette réaction en chaîne crée une vive tension, à la fois physique et psychique, et accentue la sensation première de douleur. C'est pourquoi vous apprendrez diverses techniques de relaxation et de respiration, qui vous aideront à rester calme, détendue et parfaitement « oxygénée » dès que vous ressentirez les premières contractions utérines.

Relaxation et respiration

Les exercices de relaxation se pratiquent le plus souvent en position allongée, sur le côté. Ils consistent à détendre progressivement chaque partie du corps. Ils permettent aussi d'apprendre à contracter un muscle particulier, indépendamment des autres, afin de pouvoir, par la suite, accueillir une contraction dans un corps absolument détendu. Les différentes techniques de respiration constituent un entraînement physique et une préparation à la naissance parce qu'elles favorisent l'oxygénation de tout l'organisme,

tant au cours de la grossesse que lors de l'accouchement. Durant la grosesse, les besoins en oxygène de la femme enceinte augmentent (voir p. 28). Durant l'accouchement lui-même, comme lors de tout effort musculaire intense, une bonne oxygénation est également primordiale : elle facilite et souvent même accélère le travail de l'utérus, et permet à l'enfant de mieux vivre sa venue au monde.

Différentes respirations

Le diaphragme est le muscle qui dirige la respiration. Il a la forme d'une capsule mobile séparant l'abdomen du thorax. Lorsque vous inspirez, il descend et prend appui sur le fond de l'utérus, tandis que votre cage thoracique augmente de volume. Lorsque vous expirez, il remonte au contraire, et contribue ainsi à chasser l'air vers la bouche ou le nez.

Lors de l'accouchement, vous ne respirerez pas de la même manière entre les contractions ou pendant les contractions.

● *La respiration profonde.* Elle s'utilise entre les contractions ; elle permet d'oxygéner et de détendre le corps entre deux efforts. Inspirez profondément par le nez puis expirez lentement par la bouche, jusqu'à vider complètement les poumons.

● *La respiration superficielle et accélérée.* Elle vous permet d'absorber de l'oxygène sans que le diaphragme fasse pression sur l'utérus. Elle s'utilise pendant les contractions, dès que le col de l'utérus a atteint une ouverture de 4 à 5 cm. Vous devez alors relâcher complètement vos muscles abdominaux et maintenir le plus possible votre diaphragme en position haute. Ensuite, inspirez profondément par le nez, puis soufflez par la bouche. Inspirez de nouveau, en prenant cette fois très peu d'air, soufflez légèrement comme pour éteindre une bougie, puis inspirez légèrement comme si vous aspiriez de l'air dans une paille.

Au fur et à mesure et avec de l'entraînement, vous pourrez maintenir ce rythme de respiration rapide et haletante – bien connue sous le nom de « respiration du petit chien » – pendant une minute environ.

APPRENDRE À POUSSER

La respiration joue également un rôle important au moment où le bébé s'apprête à sortir. Lorsque le col de votre utérus se sera complètement dilaté, votre corps sera prêt à laisser l'enfant franchir votre bassin. Vous l'aiderez en renforçant le travail de l'utérus lors des dernières contractions, qui vont aboutir à l'expulsion. Dans ce but, la sage-femme vous apprendra à pousser. Inspirez profondément, puis soufflez. Inspirez à nouveau profondément (votre diaphragme descend), bloquez la respiration (le diaphragme comprime le fond de l'utérus), puis poussez en contractant les abdominaux. Les abdominaux vont faire pression sur l'utérus (dans un mouvement de haut en bas) et ainsi aider l'enfant à descendre. Sur chaque contraction, vous vous entraînerez à pousser trois fois après avoir à chaque fois vidé complètement vos poumons.

DÉTENTE DU BAS DU DOS : L'EXERCICE DU PONT

Cet exercice, qui conjugue les bienfaits de l'étirement de la colonne vertébrale et ceux de la bascule du bassin (voir p. 96), doit précéder tout autre exercice en position allongée. Renouvelez ce mouvement cinq fois, en essayant de respecter votre rythme respiratoire. L'objectif est d'étirer votre colonne vertébrale : c'est pourquoi vos fesses se placeront plus bas qu'elles ne l'étaient en début d'exercice. La cambrure va s'effacer, ou nettement diminuer.

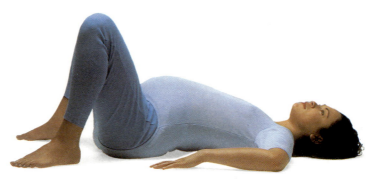

1. *Vous êtes couchée sur le dos, les bras le long du corps, les jambes pliées et les pieds écartés de la largeur du bassin. Vous êtes cambrée : un creux existe au niveau de la taille.*

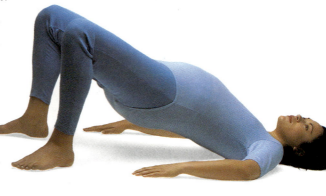

2. *Inspirez calmement, puis soufflez. Inspirez une nouvelle fois en soulevant les fesses et le bas du dos lentement. Vous pouvez prendre appui sur vos mains pour vous aider. Maintenez cette posture quelques secondes en retenant votre respiration.*

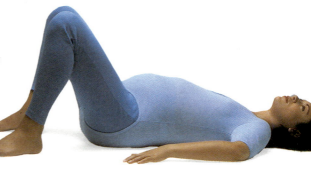

3. *Puis expirez, en reposant doucement le dos sur le sol, vertèbre après vertèbre, en commençant par celles qui sont près de la nuque et en descendant jusqu'au niveau du bassin. Tout votre dos repose sur le sol. Le creux lombaire réapparaîtra, mais nettement atténué.*

VARIANTE DU PONT

Si une sciatique vous empêche de soulever les fesses, comme indiqué dans l'exercice ci-dessus, vous allez essayer, sans forcer, d'étirer votre colonne vertébrale, en soulevant le haut du dos, des reins aux épaules.

Maintenez les fesses au sol et en prenant appui sur l'arrière du crâne. Soulevez la colonne vertébrale. Replacez peu à peu votre colonne vertébrale sur le sol, en commençant par le bas du dos et en remontant jusqu'aux épaules et à la nuque. Votre tête va glisser vers le haut.

LA POUSSÉE

La respiration joue un rôle important au moment où le bébé s'apprête à sortir. Vous pourrez l'aider à franchir le bassin en renforçant le travail de l'utérus lors des dernières contractions, qui vont aboutir à l'expulsion.
À chaque contraction, vous pousserez trois fois, après avoir vidé complètement vos poumons.
Il est préférable de faire cet exercice après celui du pont, grâce auquel votre colonne vertébrale est étirée et votre bassin bien orienté.

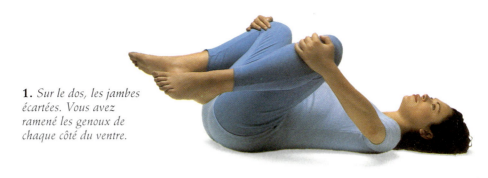

1. *Sur le dos, les jambes écartées. Vous avez ramené les genoux de chaque côté du ventre.*

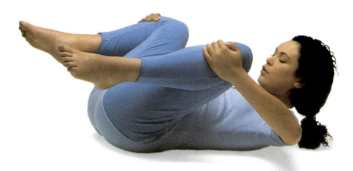

2. *Avec vos mains, saisissez les jambes sous les genoux. Inspirez profondément, en gonflant le ventre et la poitrine. Soufflez. Inspirer à nouveau profondément (le diaphragme descend) tout* *en soulevant légèrement la tête et le haut du dos. Bloquez la respiration (le diaphragme comprime le fond de l'utérus), puis poussez en contractant les abdominaux. Les abdominaux vont faire* *pression sur l'utérus (dans un mouvement de haut en bas) et ainsi aider l'enfant à descendre. On peut également pousser en relâchant un tout petit peu d'air.*

LA GYMNASTIQUE PÉRINÉALE

Pour bien préparer l'expulsion, faire travailler les muscles du périnée est essentiel. Le périnée assurant en outre la fermeture des voies urinaires, il vous sera aussi utile de renforcer sa capacité de soutien pendant la grossesse, pour compenser le poids de l'utérus sur la vessie. Pour cela, commencez les exercices dès le 4e mois et continuez après la naissance.

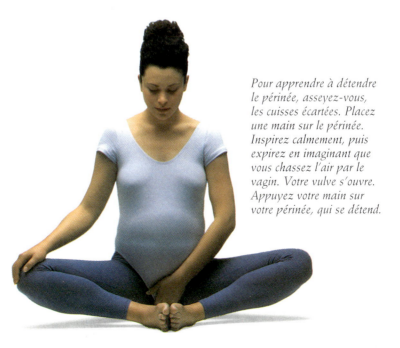

Pour apprendre à détendre le périnée, asseyez-vous, les cuisses écartées. Placez une main sur le périnée. Inspirez calmement, puis expirez en imaginant que vous chassez l'air par le vagin. Votre vulve s'ouvre. Appuyez votre main sur votre périnée, qui se détend.

Les autres préparations

En complément de la préparation classique, d'autres méthodes peuvent encore aider à se préparer à la naissance. À vous de choisir celle qui vous convient le mieux, selon les possibilités locales, car elles ne sont pas proposées partout.

APPRENDRE À MIEUX SE CONNAÎTRE

Réconcilier l'âme et le corps, telle est la vocation du yoga qui, en sanskrit, signifie « union ».
Grâce à ce travail du corps, toujours associé à la recherche d'une concentration maximale, vous pouvez accéder à une meilleure connaissance de vous-même et de l'enfant que vous portez.
La relaxation à laquelle invite le yoga ne vous entraîne ni dans le rêve ni dans la somnolence, mais vous rend au contraire très vigilante.

Que vous optiez pour des démarches originales – yoga, haptonomie, sophrologie, préparation en piscine (à ne pas confondre avec accouchement dans l'eau), chant prénatal, musicothérapie – ou d'autres plus proches de pratiques médicales, comme l'acupuncture ou l'homéopathie, toutes ces méthodes sont en mesure de vous apporter un « plus » fort appréciable. Mais aucune, aussi intéressante ou utile soit-elle, ne constitue, à elle seule, une préparation suffisante à l'accouchement et ne saurait donc se substituer à une préparation classique.

Le yoga

Visant à établir l'harmonie entre le corps et l'esprit, le yoga propose aussi une préparation à la naissance. Même si vous n'avez jamais pratiqué cette discipline auparavant, la grossesse est une bonne période pour vous initier. Le yoga consiste en effet en un travail de concentration et de postures physiques, qui peut aider à retrouver ou à maintenir un bon état d'équilibre sur les plans tant corporel que psychique.

Pour le docteur Frédérik Leboyer, qui a largement contribué à en populariser la pratique dans le cadre de la grossesse, le yoga ne se réduit pas à une simple gymnastique, pas plus qu'à un sport ou à une thérapeutique. C'est une philosophie, une « voie » qui développe la connaissance de soi.

Ce qui n'empêche pas la femme enceinte de retirer aussi grand bénéfice des postures et des exercices enseignés. Reste néanmoins que la pratique du yoga, aussi riche et profitable soit-elle, devrait toujours être accompagnée d'une préparation classique à l'accouchement, à laquelle elle ne saurait se substituer.

Les séances de yoga spécialement destinées aux femmes enceintes sont généralement dirigées par une sage-femme ou un médecin. Elles durent une heure en moyenne, à raison de une ou deux par semaine, à votre convenance. Vous pouvez aussi pratiquer des exercices chez vous, chaque jour, pendant quinze à vingt minutes.

Pas de modèle tout fait

Le yoga ne se conçoit pas sans un apprentissage de la relaxation, qui conduit à prendre conscience de son corps, de sa respiration et de diverses sensations telles la chaleur ou la pesanteur. Le yoga, en effet, est avant tout une recherche personnelle, et vous devez toujours adapter vos positions en fonction de votre bien-être. Les exercices proposés ne sont jamais des modèles tout faits, à reproduire tels quels. C'est à vous de les modifier afin de les sentir vraiment.

Des postures adaptées

Les postures le plus fréquemment enseignées aux femmes enceintes visent à faire travailler les muscles particulièrement mis à l'épreuve tout au long de la grossesse et lors de l'accouchement. Elles permettent d'effectuer des mouvements adaptés à votre état physique : étirement de la colonne vertébrale vers le haut (voir p. 130, « L'exercice du pont »), bascule du bassin vers l'arrière en vue de diminuer la cambrure lombaire, maintien de l'utérus à l'intérieur du bassin par une contraction légère des abdominaux, travail des muscles périnéaux, etc.

LE CHAT

L'exercice du chat se
pratique à quatre pattes.
Cette posture soulage
donc le dos et le périnée
du poids de l'utérus. Il
est bon de le pratiquer
dès les premiers mois
de grossesse et jusqu'à
l'accouchement en
vue de prévenir
ou de soulager
les douleurs
dorsales.

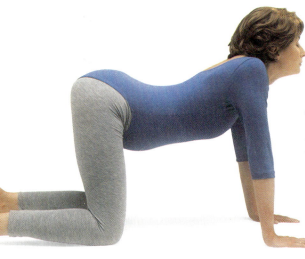

1. *Placez-vous à quatre
pattes, vos bras sont
tendus, vos mains à plat
au sol ; vos genoux sont
au-dessous de vos hanches
et écartés de la largeur de
votre bassin. Inspirez en
levant la tête et en
creusant la région
lombaire.*

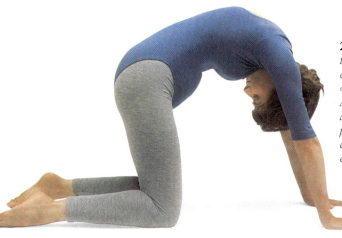

2. *Expirez en baissant la
tête, en serrant le ventre,
et en faisant le dos rond,
« comme un chat ».
Allez jusqu'au bout
de votre expiration,
puis à nouveau inspirez
en redressant la tête
et en creusant le bas du dos.*

LA POSTURE
DU FŒTUS

La « posture du fœtus »
est intéressante car elle
soulage le dos en étirant
la région lombaire. De
plus, elle permet un
relâchement périnéal.
Venez vous asseoir sur
vos talons tout en
prenant soin d'écarter
vos genoux. Portez
votre front au sol.
Votre ventre se place
entre vos cuisses.

1. *Placez vos bras vers
l'arrière, parallèles
à vos cuisses, mains
placées paumes ouvertes
vers le ciel.*

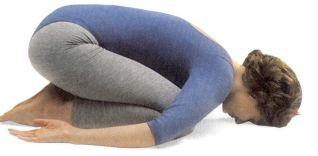

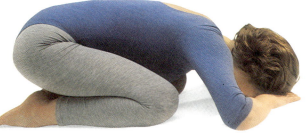

2. *Placez vos mains
à plat au sol, à hauteur
de votre front, et concentrez-
vous sur votre respiration.
Vous pouvez également
surélever le front sur vos
poings superposés.*

133

L'haptonomie

L'haptonomie n'est pas une préparation à l'accouchement en tant que telle. C'est une approche affective qui se propose de vous aider, ainsi que votre compagnon, à prendre conscience de l'enfant à naître, et surtout, à établir avec lui, grâce à un contact spécifique, les premières relations. Développée tout d'abord aux Pays-Bas, puis introduite en France en 1978 par son fondateur, Frans Veldman, l'haptonomie (terme issu des mots grecs *hapsis* « sentiment », et *nomos* « loi ») se définit comme science de la vie affective qui étudie les phénomènes propres aux contacts dans les relations humaines : c'est *la science de l'affectivité*.

La relation avec l'enfant commence en effet bien avant la naissance : dans le giron maternel, le bébé est déjà un être humain avec qui l'on peut établir des relations affectives.

L'*haptonomie*

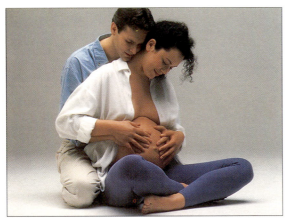

Le contact tactile △
Le praticien que vous consulterez vous aidera à développer le langage de l'affectivité dont la subtilité doit être vécue pour être saisie. Il vous apprendra, entre autres, des postures de confort pour la maman, à porter le bébé tout au long de son développement, à faire face aux contractions, etc., mais surtout à être affectivement ensemble dans le plaisir de l'échange et dans la joie de découvrir cet être humain unique qu'est votre bébé.

Pratique
Les séances sont toujours consacrées à un seul couple – jamais en groupe –. Il est préférable de consulter un praticien formé en haptonomie dès que vous savez que vous êtes enceinte, mais surtout lorsque vous commencez à sentir le bébé bouger (vers le 4e ou le 5e mois). Elles ont généralement lieu toutes les trois semaines et on peut en faire d'autres après la naissance.

Approche humaine spécifiquement affective, l'haptonomie n'est pas compatible avec d'autres préparations à l'accouchement.

Aborder la douleur autrement
L'haptonomie facilite le déroulement de la grossesse et de l'accouchement, en particulier dans la gestion de la douleur due aux contractions. En effet, le contact haptonomique permet d'augmenter la tolérance à la douleur, ce qui favorise la *présence* active et affective de la mère pendant son accouchement, soutenue par le père. Le bébé voit le jour dans les meilleures conditions d'accueil affectif, de rencontre et de paix.

Un accompagnement également pour le père
L'haptonomie est un accompagnement qui respecte les trois composantes de la famille : père, mère, enfant. Très présent au cours des séances, le père apprend, comme la mère, à établir des contacts tactiles affectifs avec l'enfant. Il ne s'agit ni d'un simple toucher ni d'un massage, mais d'une relation à trois.

Et le bébé ?
L'observation post-natale des enfants ainsi accompagnés montre (comparativement à ceux qui ne l'on pas été) une ouverture au monde importante, une grande qualité de présence, une curiosité en éveil, un état de sécurité de base qui les rend plus sûrs d'eux-mêmes, rapidement autonomes, sociables. Ces enfants aiment rester en relation et ressentent moins l'angoisse existentielle, l'ennui, la peur. Affectivement confirmés dans leur être, ils sont sensibles aux contacts, à leur qualité affective ;

ils font montre d'une faculté d'intuition qui étonne souvent.

La *sophrologie*

La sophrologie (du grec *sos*, « harmonie », *phren*, « conscience », et *logos*, « étude ») n'entend pas préparer au seul événement de l'accouchement, mais, d'une façon plus générale, au fait d'être parent. Son objectif est de permettre aux femmes d'atteindre un équilibre physique et psychologique qui sera favorable à la fois au déroulement de la grossesse, à l'accouchement lui-même et à la relation qui va se nouer avec l'enfant. Mise au point en Espagne au début des années 1960, cette méthode privilégie la relaxation, en faisant appel aux techniques de l'hypnose.

La préparation sophrologique commence en général au 5e mois et se pratique en groupe. Elle exige un investissement personnel assez important : si vous souhaitez mettre à profit cette méthode lors de votre accouchement, vous devrez vous entraîner pendant une vingtaine de minutes chaque jour.

Au seuil du sommeil

La relaxation, qui est à la base du travail sophrologique (voir en marge), consiste à rechercher un état de conscience à mi-chemin entre le sommeil et l'éveil. Cet état est celui que l'on rencontre chaque jour, juste avant de sombrer dans le sommeil, et dans les toutes premières minutes du réveil : on ne dort plus, ou pas encore, on a conscience de son corps et de son environnement, mais on est au seuil du sommeil. La sophrologie apprend à provoquer volontairement cet état de conscience singulier. Au départ, le sophrologue crée lui-même, en parlant d'une voix douce, paisible et monocorde, un climat propice à cet état dit « sophroliminal ». Debout, assise ou allongée, il faut se laisser guider par le son de sa voix. Après plusieurs semaines de pratique, il suffit de fermer les yeux et de se souvenir de cette voix pour retrouver rapidement l'état sophroliminal. Vous devrez, dans ce but, vous entraîner chaque jour en

réécoutant, sur cassette, la voix de votre sophrologue.

Une discipline antifatigue

Une « sophronisation » – c'est-à-dire cet exercice qui vise à faire passer à l'état sophroliminal – d'une demi-heure permet de récupérer environ deux heures de sommeil. L'intérêt de cette méthode durant la grossesse est donc évident. Le jour de l'accouchement, la sophronisation crée un climat d'équilibre propice au bon déroulement du travail. Après la naissance, quand les nuits sont interrompues par les tétées, elle sera d'une grande aide.

La *préparation en piscine*

L'élément aquatique est le milieu idéal pour se détendre : vous n'êtes pas engoncée dans des vêtements et vous vous sentez légère, en dépit des kilos supplémentaires. Vous pouvez travailler votre respiration, et en particulier apprendre à la retenir (technique de l'apnée), ce qui sera utile pendant l'accouchement, lors de la phase d'expulsion. Si vous souffrez de troubles veineux, de sciatique, d'insomnie ou de constipation, vous serez d'autant plus sensible aux vertus de la préparation en piscine. Vous retrouvez dans le cadre de ces séances d'autres femmes enceintes, vous osez montrer votre corps, ce qui vous aide à l'assumer.

Les séances de gymnastique dans l'eau sont animées par un maître-nageur, qui assure aussi la sécurité de la piscine, et par une sage-femme, qui exerce la surveillance médicale. Celle-ci prend votre pouls et votre tension avant et après chaque séance, et personnalise les exercices en fonction du déroulement de votre propre grossesse. Vous pouvez commencer cette préparation dès que vous le souhaitez, et selon un rythme que vous définissez vous-même. Les séances se déroulent en groupes d'une dizaine de femmes enceintes et durent environ une heure. Il n'est pas nécessaire de savoir nager : ces séances ont lieu dans le petit bassin, qui vous est alors réservé. La température de l'eau est de

---

◆

LES TROIS DEGRÉS DE LA RELAXATION DYNAMIQUE

Pour que la sophrologie vous soit vraiment utile, il vous faudra bien maîtriser les trois degrés de la « relaxation dynamique ».

La concentration
Il s'agit de vous faire mieux connaître et d'accepter la réalité de votre corps, qui se modifie au cours de la grossesse et après l'accouchement.

La contemplation
L'objectif est de vous aider à prendre conscience de vous-même parmi les autres, à vous préparer aux changements qui vont intervenir dans votre vie familiale, et notamment à accueillir votre enfant dans un état d'esprit harmonieux.

La méditation
Vous allez chercher à augmenter vos capacités de concentration à partir d'une posture héritée du zen et du yoga, que vous pourrez utiliser pendant l'accouchement, dès que l'intensité des contractions commencera à menacer votre équilibre.

30 °C environ et l'hygiène de la piscine est rigoureusement contrôlée. Lors de votre inscription, il vous faudra fournir un certificat médical indiquant que vous ne présentez aucune contre-indication à pratiquer ce type de préparation.

L'homéopathie

Au cours de la grossesse, l'homéopathie peut vous aider à résoudre bien des petits maux : problèmes veineux, hémorroïdes, troubles du transit intestinal ou du sommeil. Elle contribue aussi à apaiser les angoisses et favorise l'équilibre général, ce qui permet d'aborder l'accouchement dans de bonnes conditions.

Les médications homéopathiques vous seront prescrites par un spécialiste : médecin ou sage-femme homéopathe. Ces prescriptions sont personnalisées et doivent être rigoureusement respectées pour se révéler efficaces. Au cours du dernier mois de la grossesse, il est possible de suivre un traitement visant à assouplir le col de l'utérus. De même, l'homéopathe vous proposera peut-être des granules à prendre dès les premières contractions. Dans ce cas, parlez-en à l'équipe obstétricale qui vous suit.

L'acupuncture

L'acupuncture est une médecine traditionnelle chinoise qui a pour but de maintenir ou de rétablir chez l'être humain le meilleur équilibre énergétique possible. La médecine chinoise considère en effet que la vie est énergie. Cette énergie se compose de deux pôles : le yin, correspondant à la matière, c'est-à-dire à l'énergie statique, et le yang, correspondant à l'énergie mobile, dynamique. Pour rééquilibrer les énergies, l'acupuncteur (qui peut être parallèlement un médecin, un obstétricien ou une sage-femme) vous posera de fines aiguilles en différents points du corps, selon des « lignes de forces » vitales : il évitera le plus souvent la région de l'abdomen. Les aiguilles utilisées sont à usage unique et ne risquent donc pas de transmettre de maladie.

La grossesse entraîne un bouleversement de l'équilibre énergétique. Au niveau du bassin de la femme enceinte se forme une « matière » (yin) qui devra se mettre en mouvement lors de l'accouchement : l'énergie yin, statique, va devoir se transformer radicalement en une énergie dynamique (yang). Une telle transformation se fera beaucoup plus naturellement et plus harmonieusement si l'équilibre énergétique initial est satisfaisant.

Dans l'idéal, la préparation par l'acupuncture devrait commencer avant la conception et concerner aussi bien la future mère que le futur père. Mais les séances peuvent aussi démarrer à tout moment de la grossesse, et la préparation à l'accouchement proprement dite s'échelonne généralement sur les trois dernières semaines de la grossesse, à raison d'une séance par semaine.

Le chant prénatal

Le chant prénatal est une méthode créée par la cantatrice française Marie-Louise Aucher, qui vous propose d'envelopper votre futur enfant d'une ambiance sonore privilégiée, grâce au chant. En effet, le fœtus réagit, et de façon différente selon le registre – grave ou aigu – des mélodies. Cette préparation présente aussi l'intérêt de faire travailler la respiration ainsi que certaines positions du corps. Le chant est une énergie qui permet d'atteindre un certain équilibre.

Les maternités organisant des séances de chant prénatal restent rares. Les séances peuvent démarrer à tout moment et se déroulent en groupe. Si vous n'avez pas la possibilité d'y participer, essayez de vous adresser à une chorale ou à un professeur de chant.

Les préparatifs
à la maison

La naissance approche. N'attendez pas le dernier moment pour préparer la chambre que vous réservez au bébé dans la maison. Choisissez un lieu que vous pourrez aménager en le rendant agréable pour lui et pratique pour vous. Pensez aussi à ce dont vous aurez besoin pour l'habiller, le langer, le nourrir, le promener...

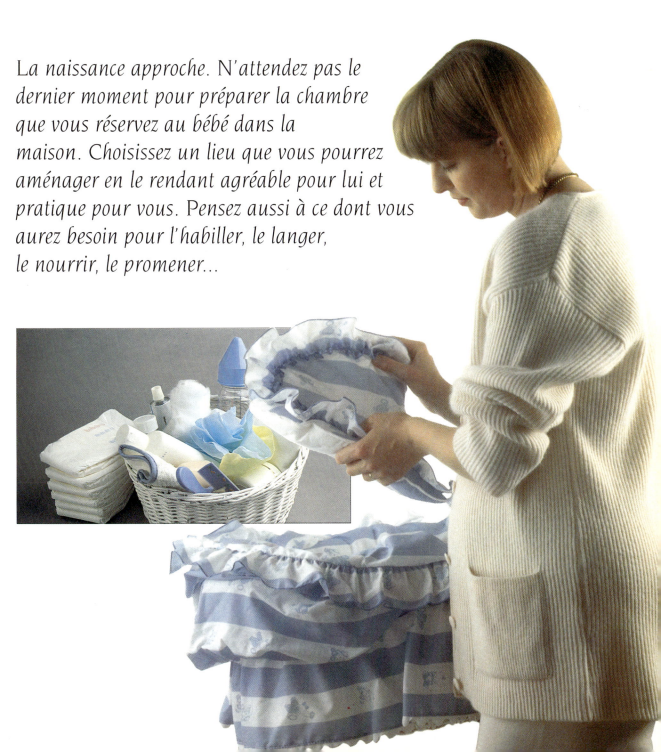

La chambre et les affaires du bébé

Votre bébé va bientôt naître : il est temps de préparer son « nid ». Le plus urgent, c'est la layette. Dès la naissance, il faut pouvoir l'habiller. Après le retour de la maternité, vous devrez aussi le nourrir, le laver et le transporter, au moins dans la maison.

N'attendez pas que le bébé soit là pour réfléchir à l'endroit que vous lui réserverez et pour l'aménager de façon à la fois agréable pour lui et pratique pour vous. Peu importe que vous lui consacriez, dans la maison ou l'appartement, une pièce entière ou seulement un coin dans une chambre déjà occupée. Ce qui compte, c'est que le bébé ait un lieu à lui, un espace familier, rassurant, qui sera le sien et où ses parents se sentiront bien pour s'occuper de lui.

La chambre et le lit

Chambre ou coin dans une autre pièce, le lieu qu'il faut réserver à un bébé doit être facile à aérer et, si possible, maintenu à une température comprise entre 18 °C et 20 °C. Lorsqu'il y a un chauffage central, il faut prévoir des saturateurs à mettre sur les radiateurs afin que l'air ne soit pas trop sec. S'il s'agit d'un chauffage au gaz ou d'un poêle, faites-les vérifier : assurez-vous qu'il n'y a aucun risque d'intoxication.

Un lieu calme et accueillant
Installez, si possible, votre enfant près de votre chambre pour l'entendre facilement. Mais évitez la proximité de la télévision ou de tout autre appareil bruyant. Dans un grand appartement ou une maison, prévoyez un interphone entre la pièce où se trouvera votre bébé et celle où vous vous tiendrez : il en existe qui se branchent tout simplement dans les prises de courant. Vous pourrez ainsi les déplacer.

● *Un décor discret et lavable.* Préférez les revêtements lavables – peinture ou papier peint au mur ; carrelage, linoléum, parquets vitrifiés, etc., au sol – aux tissus et moquettes (surtout s'il y a dans la famille une tendance aux allergies, telles que l'eczéma ou l'asthme). Si vous optez pour la peinture, choisissez des couleurs douces et reposantes ou alors ne peignez que les encadrements (portes, fenêtres, plinthes) avec des couleurs vives. Si vous préférez des papiers peints, prenez-les peu chargés ou alors n'en posez que sur un pan de mur et peignez les autres dans une couleur assortie. N'oubliez pas que, quand il grandira, votre enfant sera tenté de crayonner directement sur les murs et sera ravi d'y voir afficher ses propres dessins : raison de plus pour que les murs soient sobres et facilement lavables.

● *Des volets ou des rideaux opaques.* Les rideaux pourront apporter la note de fantaisie. Mais, s'ils ne sont pas opaques et si vous ne disposez pas de volets, prévoyez un deuxième rideau sombre (ou doublez vos rideaux d'un tissu noir) pour assurer l'obscurité de la pièce : un bébé dort beaucoup.

Confort et sécurité
Que vous préfériez le vieux berceau de famille et ses voilages romantiques, un charmant couffin transportable, un lit de toile pliant et pratique ou un lit en bois à barrière réglable que l'enfant gardera jusqu'à 3 ans, l'important c'est que le couchage d'un bébé soit bien stable et lavable (du moins sa garniture).

● *Un couchage sûr.* Habituellement, l'accent est mis plutôt sur la sécurité du bébé dans son lit que sur l'aspect décoratif de ce dernier. Pour éviter les chutes, vérifiez que les barreaux sont suffisamment hauts. De même, choisissez un matelas confortable : bien plat, ferme et suffisamment épais. Pour le protéger, vous mettrez une alaise molletonnée en coton imperméabilisé ou une alaise en caoutchouc recouverte d'un molleton en coton. Le drap de dessous doit être bien bordé. Si un léger drap de dessus est adapté les premières semaines, il est recommandé d'utiliser très vite une turbulette, sorte de « sac de couchage à bretelles », afin de prévenir les risques d'hyperthermie ou d'étouffement par confinement sous un drap, sous une couverture ou sous une couette. À la rigueur, un oreiller peut être placé sous le matelas pour que le bébé soit un peu incliné.

Pour vous, tout à portée de main
Il existe bien sûr des meubles spécialement conçus pour ranger les affaires du bébé et le langer, mais n'importe quelle commode ou table peuvent remplir cette fonction s'ils sont à bonne hauteur pour changer le bébé ; il suffit de disposer d'un petit matelas plastifié à bords relevés sur lequel le poser. Surtout, prévoyez d'avoir, à portée de main, tout ce dont vous aurez besoin. Car il ne faudra jamais, sous aucun prétexte, laisser votre enfant seul, ne serait-ce qu'une minute, sur sa table à langer.
Si les aspects pratiques et la sécurité doivent être prioritaires, rien n'empêche cependant d'installer dans la chambre du bébé quelques objets personnels qui apporteront une note de gaieté et qui lui permettront de se sentir en sécurité : un mobile coloré à suspendre non loin du lit, une boîte à musique ou une poupée en chiffon musicale, des peluches, bien sûr, à choisir douces, solides et lavables, sans oublier le carnet ou l'album où vous noterez vos sentiments, son premier sourire, ses réactions et, plus tard, ses mots d'enfant : quand il sera grand, il sera ravi que vous le lui montriez.

Le matériel à prévoir

Une fois son coin choisi et son lit installé, vous penserez à ses vêtements et aux biberons, puis à tout le matériel nécessaire pour lui donner son bain, pour le déplacer et le promener. Si votre budget est limité, faites le tour de votre famille et de vos amis pour voir ce qu'ils peuvent vous prêter. Et pensez aux cadeaux que certains voudront sans doute vous offrir.

Pour le nourrir
Que vous ayez choisi d'allaiter ou de donner le biberon, il vous faut un fauteuil suffisamment confortable pour vous installer à l'aise ou des coussins que vous mettrez sur le lit pour vous adosser et appuyer votre bras. Si vous envisagez de nourrir le bébé au biberon, il vous faudra : six biberons avec tétines, un stérilisateur (à chaud ou à froid), un goupillon pour nettoyer les biberons, éventuellement une Thermos à biberon et un chauffe-biberon ; l'eau peut aussi être chauffée au four à

LA LAYETTE

L'essentiel, c'est de choisir une layette confortable, douce, facile à enfiler et facile à laver. Le nouveau-né a la peau délicate et il doit pouvoir remuer sans se découvrir : choisissez des vêtements souples, amples, bien couvrants, en coton ou en laine plutôt qu'en matières synthétiques. Évitez les rubans, les brassières qu'il faut fermer avec une épingle de sûreté et, du moins les premières semaines, les vêtements qui s'enfilent par la tête.
Il existe deux tailles pour les tout-petits : 0-3 mois et 3-6 mois. Certaines marques proposent même une taille spéciale naissance, adaptée au premier mois et aux prématurés. Prévoyez le minimum de vêtements de ces deux premières tailles, car l'enfant grandit très vite (il prend 10 cm en trois mois) et, à quelques semaines, peut déjà porter ceux de la taille 3-6 mois.

N'oubliez pas les changes complets (3 à 5 kg), les peignoirs de bain, les langes de coton fin qui serviront à vous protéger ainsi que votre bébé lors des tétées. Pensez aussi, s'il fait froid, à prévoir un vêtement chaud, du genre nid d'ange ou sac de couchage, ainsi qu'un bonnet pour la sortie de la maternité.
N'achetez pas trop de vêtements, mais envisagez quand même la possibilité de changer entièrement l'enfant dans la journée (il vous faudra aussi pour lui une tenue complète, brassière + culotte ou « body », par jour à la maternité).
Lavez tout ce que vous aurez acheté ou qu'on vous aura prêté avant de le faire porter à votre bébé.
Utilisez, de préférence, une lessive à base de savon de Marseille et, surtout s'il existe déjà des allergies dans la famille, n'employez pas de produits adoucissants.

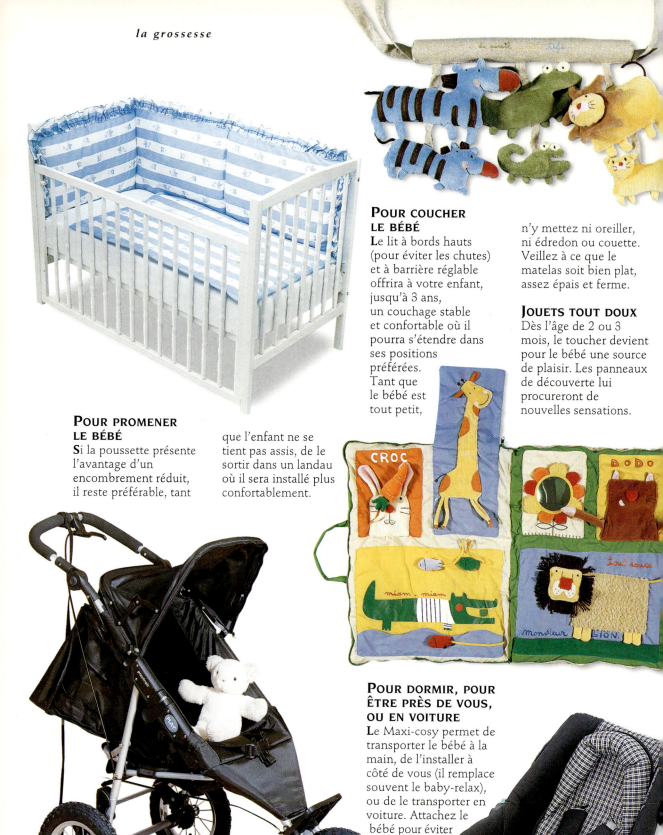

POUR COUCHER LE BÉBÉ

Le lit à bords hauts (pour éviter les chutes) et à barrière réglable offrira à votre enfant, jusqu'à 3 ans, un couchage stable et confortable où il pourra s'étendre dans ses positions préférées. Tant que le bébé est tout petit, n'y mettez ni oreiller, ni édredon ou couette. Veillez à ce que le matelas soit bien plat, assez épais et ferme.

JOUETS TOUT DOUX

Dès l'âge de 2 ou 3 mois, le toucher devient pour le bébé une source de plaisir. Les panneaux de découverte lui procureront de nouvelles sensations.

POUR PROMENER LE BÉBÉ

Si la poussette présente l'avantage d'un encombrement réduit, il reste préférable, tant que l'enfant ne se tient pas assis, de le sortir dans un landau où il sera installé plus confortablement.

POUR DORMIR, POUR ÊTRE PRÈS DE VOUS, OU EN VOITURE

Le Maxi-cosy permet de transporter le bébé à la main, de l'installer à côté de vous (il remplace souvent le baby-relax), ou de le transporter en voiture. Attachez le bébé pour éviter les chutes.

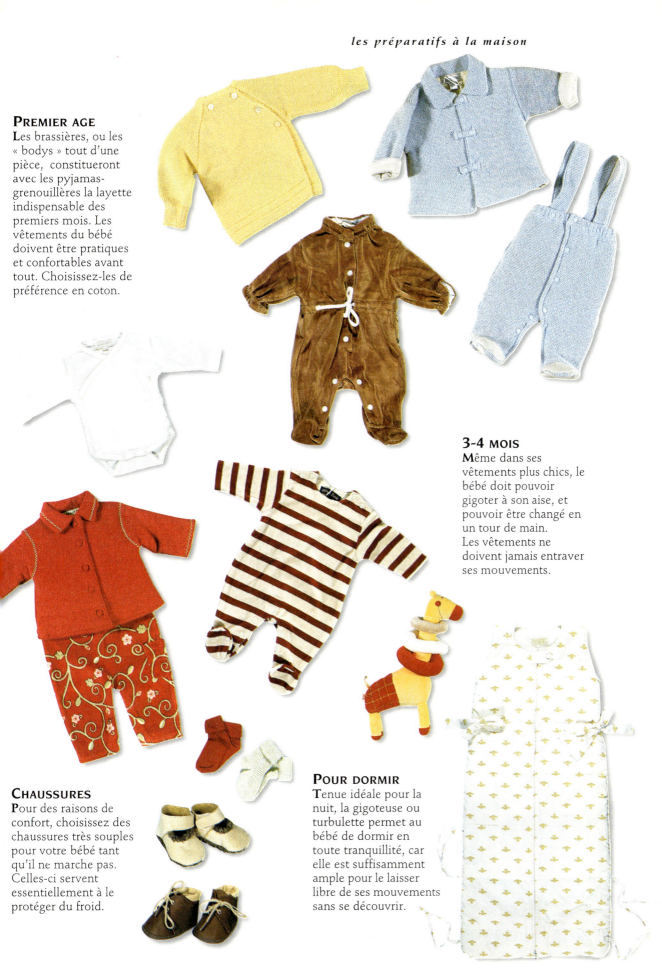

PREMIER AGE

Les brassières, ou les « bodys » tout d'une pièce, constitueront avec les pyjamas-grenouillères la layette indispensable des premiers mois. Les vêtements du bébé doivent être pratiques et confortables avant tout. Choisissez-les de préférence en coton.

3-4 MOIS

Même dans ses vêtements plus chics, le bébé doit pouvoir gigoter à son aise, et pouvoir être changé en un tour de main. Les vêtements ne doivent jamais entraver ses mouvements.

CHAUSSURES

Pour des raisons de confort, choisissez des chaussures très souples pour votre bébé tant qu'il ne marche pas. Celles-ci servent essentiellement à le protéger du froid.

POUR DORMIR

Tenue idéale pour la nuit, la gigoteuse ou turbulette permet au bébé de dormir en toute tranquillité, car elle est suffisamment ample pour le laisser libre de ses mouvements sans se découvrir.

micro-ondes, on ajoute ensuite le lait en poudre, et on teste l'ensemble afin de vérifier que la température du biberon n'est pas trop élevée.

Quant au pèse-bébé, vous pourrez facilement en louer un en pharmacie. Pour cela, attendez votre retour de maternité, car de nombreux pédiatres estiment inutile de peser tous les jours le bébé.

LE SIÈGE-AUTO

Pour transporter le bébé en voiture, seuls sont homologués et conformes aux normes de sécurité les sièges-autos solidement arrimés aux sièges de la voiture. Jusqu'à 6 mois, le Maxi-cosy peut être utilisé, à l'arrière ou même à l'avant de la voiture, sauf si celle-ci est équipée d'un airbag, et avec le bébé placé dans le sens inverse de celui de la circulation. Pour les bébés plus grands, il existe des sièges-autos adaptés à leur taille, dans lesquels ils doivent être parfaitement maintenus par des harnais réglables. Même pour les trajets les plus courts et les plus familiers, le bébé doit être parfaitement attaché, et lorsque vous le descendez de la voiture, faites-le toujours du côté du trottoir, jamais du côté de la circulation.

Pour lui donner son bain

Au cours des premières semaines, vous pourrez baigner le bébé dans un lavabo, si celui-ci est assez profond. Mais prenez garde aux robinets et sachez que, très vite, il vous faudra une véritable baignoire pour bébé : elle peut être en plastique souple, intégrée à la table à langer, ou en plastique dur, ce qui permet d'y adapter un petit siège « relax » en éponge.

Dans tous les cas, veillez à l'aspect pratique (facilité d'évacuation de l'eau, confort du bébé et de vous-même quand vous le lavez, proximité du savon, du shampooing et de la serviette, etc.) et respectez une hygiène rigoureuse. Prévoyez un thermomètre de bain, un savon et un shampooing spéciaux pour bébé (le même produit est souvent conçu pour les deux usages), deux ou trois gants de toilette en tissu très doux et qui puissent bouillir et, bien sûr, serviettes ou peignoirs suffisamment grands pour éviter au bébé de prendre froid. La température de la pièce où il prendra son bain doit être un peu plus élevée que celle de la chambre : aux environs de 22 °C.

Pour le langer dans sa chambre après une petite toilette, il vous faudra : une cuvette (que vous remplirez avec de l'eau tiède), du coton, du savon, un lait, une crème adoucissante, un antiseptique, du sérum physiologique (ou tout autre produit conseillé à la maternité) et, bien sûr, des couches et ses vêtements.

Pour le déplacer et le promener

Pour déplacer l'enfant dans l'appartement, afin de le surveiller et de le faire participer à la vie de la famille, vous pouvez utiliser un couffin. Très vite, vous pourrez aussi l'installer dans un maxi-cosy ou un transat souple. Vérifiez que l'inclinaison de ce dernier est réglable, qu'il comporte un harnais de sécurité et que les courroies permettant de le porter sont solidement fixées. Pour emmener votre bébé à l'extérieur, vous avez le choix entre le landau, la poussette, le porte-bébé « kangourou ». Équipez aussi votre voiture du siège adéquat pour la sécurité de l'enfant (voir en marge).

● *Le landau.* Lorsque l'enfant est encore tout petit, c'est dans un landau qu'il est le plus à l'aise pour se promener, à l'abri de la poussière et des gaz d'échappement des voitures. Mais c'est malheureusement un achat onéreux et peu pratique, à cause de son encombrement. Évitez les capotes doublées de blanc, trop éblouissantes, et choisissez éventuellement un de ces nombreux modèles transformables en poussette ou en porte-bébé. La literie est la même que celle du lit, adaptée à la taille du landau. Pour l'été, prévoyez une moustiquaire.

● *La poussette.* Certaines poussettes inclinables permettent d'installer le bébé en position allongée. Mais les poussettes-cannes, légères et pliables, idéales pour la voiture ou l'autobus, doivent être réservées aux enfants qui se tiennent déjà bien assis (pas avant 7 mois).

● *Le porte-bébé « kangourou ».* Pratique et propice à l'intimité, ce porte-bébé permet aux parents de transporter l'enfant sur leur ventre tout en gardant les mains libres. Veillez à ce que le « kangourou » soutienne la tête du bébé. De toute façon, n'en abusez pas tant que le bébé est trop petit (pas avant 1 mois) car il se trouverait ainsi recroquevillé, la tête branlante.

Les derniers préparatifs

Ce n'est plus qu'une question de jours, peut-être d'heures.
En attendant le départ pour la maternité, vous vous sentez un
peu impatiente : profitez-en pour veiller aux derniers préparatifs.

Vous craignez peut-être de devoir partir précipitamment à la maternité ? Vous avez sûrement encore le temps de vous assurer que vous n'avez rien oublié. Voici un bref rappel des points auxquels vous avez déjà pensé, mais qu'il n'est pas inutile de vérifier.

Pour votre bébé

● *Confirmez le mode de garde choisi.* Si vous retravaillez après la naissance, contactez la crèche ou la nourrice que vous aurez prévues, surtout si vous n'êtes pas sûre d'avoir une place. Vous aurez le temps de vous en occuper à votre retour, mais il est préférable pour vous de partir tranquille.

● *Trouvez son pédiatre.* Mieux vaut rentrer chez soi avec déjà le nom et l'adresse de son futur pédiatre. C'est un choix important. Si vous n'en connaissez pas, demandez conseil à votre médecin ou à votre sage-femme, ou encore à votre pharmacien.

Pour les aînés

● *Préparez-les à votre absence.* Pour qu'ils vivent facilement l'arrivée du petit dernier, expliquez-leur à nouveau d'abord la raison de votre proche départ, quelques jours avant la date prévue pour l'accouchement. Si nécessaire, s'ils sont petits, pensez à leur laisser un de vos vêtements pour qu'ils gardent quelque chose de vous, à défaut de votre présence.

● *Prévoyez un mode de garde.* Votre absence sera rendue moins triste par la présence d'un membre de la famille ou d'un proche. Mieux vaut, en tout état de cause, que les aînés restent à la maison, « chez eux ». Autrement, le bébé pourra être ressenti comme un intrus : à peine ont-ils eu le dos tourné qu'un autre a pris leur place.

● *Pensez à leur faire un cadeau.* Si l'arrivée d'un nouvel enfant est pour vous un événement, elle peut être difficile pour eux ; essayez de prévoir pour chaque aîné un petit cadeau qui leur serait apporté par le nouveau-né, ce dernier s'attirera ainsi la bienveillance des plus âgés.

Pour le père

● *Remplissez vos placards et votre réfrigérateur.* Vous allez passer cinq jours au moins à la maternité et vous serez très fatiguée à votre retour ; lui, de son côté, va travailler, venir vous voir et n'aura pas beaucoup de temps pour faire des courses et cuisiner en votre absence. Prévoyez donc des repas pour toute la maisonnée, ou éventuellement une liste de menus simples. Si vous disposez d'un congélateur, préparez à l'avance quelques plats à réchauffer.

● *Aidez-le à ne rien oublier.* Préparez une liste de ce qu'il faudra faire en votre absence : consignes d'intendance pour la maison (courses, lessive, etc.), éventuellement pour l'enfant aîné (habillement, gardes, etc.) et les personnes à contacter après la naissance.

Pour vous

● *Offrez-vous une séance chez le coiffeur.* C'est le moment de refaire votre coupe, votre coloration ou votre permanente pour avoir l'air pimpante à la maternité, et aussi parce qu'après l'accouchement vous n'aurez pas beaucoup de disponibilité.

● *Cherchez un kinésithérapeute.* Il n'est pas trop tôt pour penser à vous occuper de votre remise en forme. Si vous ne connaissez pas de kinésithérapeute, demandez à votre médecin ou à votre sage-femme.

LA VALISE À EMPORTER

Pour vous

Livret de famille, carnet de maternité et carte de groupe sanguin.
Objets de toilette (sans oublier un savon surgras, un séchoir à cheveux, des mouchoirs et un brumisateur d'eau minérale).
Deux chemises de nuit ou pyjamas-liquettes (boutonnés devant, si vous avez choisi d'allaiter).
Deux serviettes et deux gants de toilette.
Des slips jetables.
Deux soutiens-gorge d'allaitement (et des compresses de gaze).
Une robe de chambre ou un peignoir, des pantoufles.

Pour bébé

Six « bodys » (un par jour au moins) – ou six culottes et six brassières en coton.
Trois gilets ou brassières de laine.
Trois pyjamas-grenouillères en éponge.
Trois paires de chaussons ou de chaussettes.
Six bavoirs.
Un nid d'ange ou un petit sac de couchage et un bonnet (pour la sortie).

CHAPITRE 2

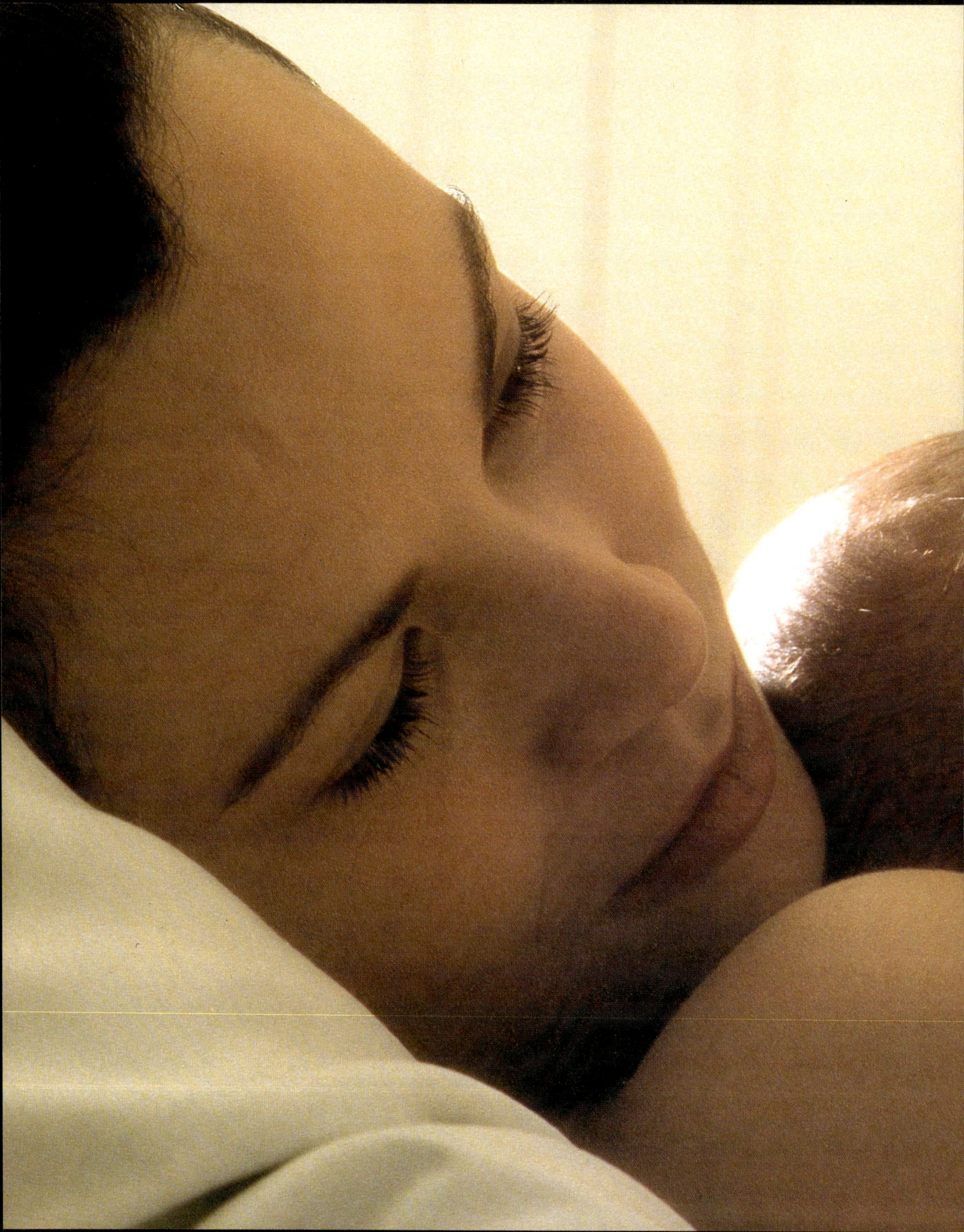

La naissance

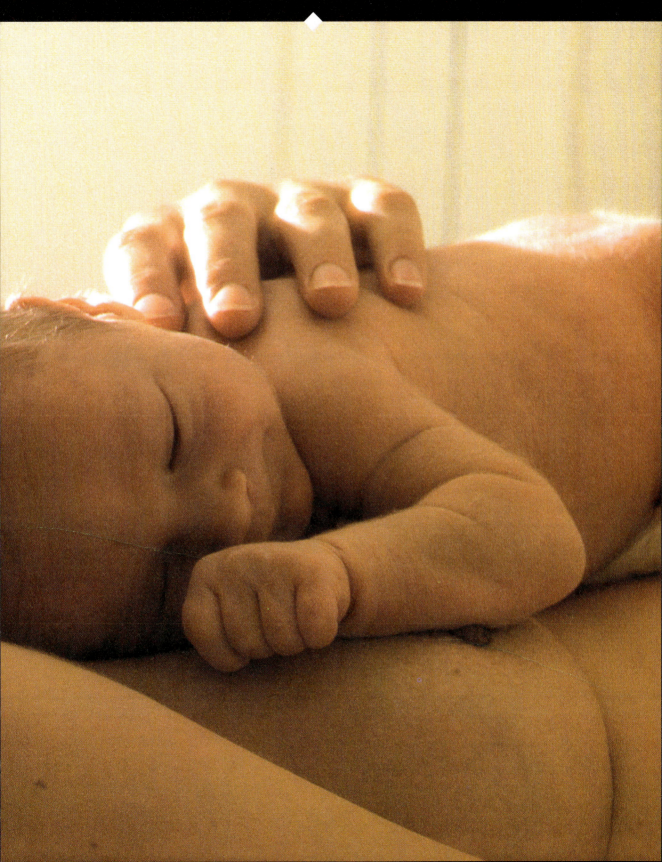

La naissance

◆

L'accouchement

En fin de grossesse, l'enfant a commencé à se préparer à naître en prenant la position qu'il aura le jour de sa naissance. Vous vous êtes aussi longuement préparée à cet événement : le moment de l'accouchement est enfin venu. Des signes annonciateurs ressentis par la mère au premier cri du bébé, voici le récit de cette mise au monde.

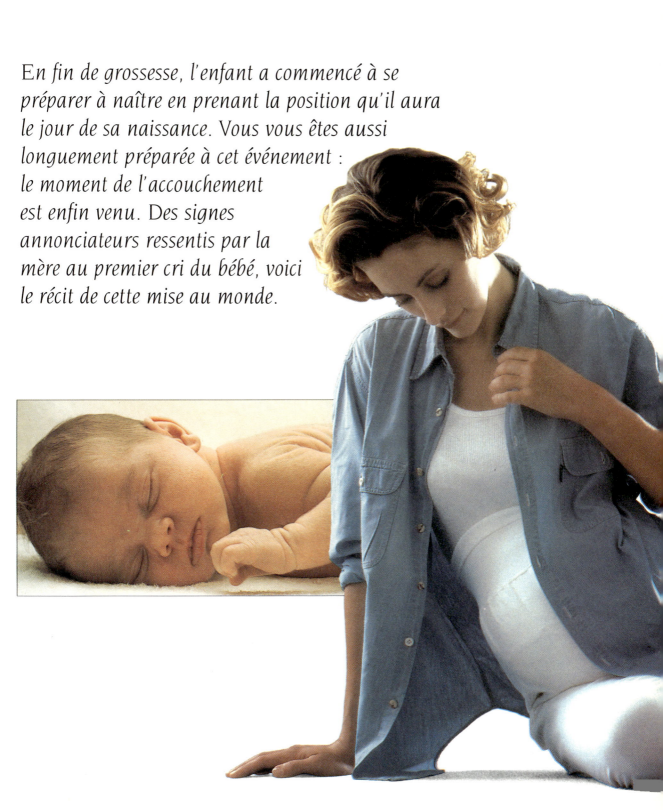

Le départ pour la maternité

Votre enfant va bientôt naître. Vous vous demandez quand il faudra partir pour la maternité. Préparez-vous à reconnaître les signes annonciateurs de l'accouchement.

Dans la plupart des maternités, il est maintenant admis qu'une tierce personne soit présente en salle de naissance pendant l'accouchement. Si le futur père est disponible et s'il souhaite – avec votre accord – participer à cet événement, il pourra se placer à vos côtés pour vous encourager ou vous réconforter. Mais s'il est absent pour raisons professionnelles ou si l'idée de passer une journée à l'hôpital et de vous voir souffrir lui est insupportable, ne le culpabilisez pas, vous serez aussi bien épaulée par une sœur ou une amie attentive. Vous pouvez aussi accoucher entourée seulement du personnel de la maternité. C'est à vous de choisir, selon vos préférences.

Cet événement, vous l'attendez avec impatience, espoir et amour mais sans doute aussi avec un sentiment plus ou moins confus de peur. Peur de souffrir d'abord, de découvrir un bébé différent de celui que vous aviez imaginé, peur enfin de briser cette complicité unique qui vous a liée à votre enfant tout au long de la grossesse. Car la naissance est aussi une séparation, une rupture qui vous en rappellera peut-être d'autres, pourtant bien différentes. Si vous ressentez, juste avant ou après la naissance, une tristesse inexpliquée, ne soyez pas étonnée et ne culpabilisez pas. Chaque mère est susceptible d'éprouver de tels sentiments.

L'apparition de contractions régulières

Le terme de votre grossesse approche : comment reconnaîtrez-vous le moment où vous devrez partir pour la maternité ? De nombreuses femmes sont préoccupées par cette question, qui trouve pourtant des réponses assez simples. Les signes révélant la proximité de l'accouchement sont soit des contractions utérines intenses et régulières, soit la rupture de la poche des eaux, ou encore la conjugaison de ces deux phénomènes alors simultanés.

Comment les reconnaître ?
Vous avez certainement eu des contractions au cours de la grossesse, mais celles qui permettent la dilatation du col de l'utérus lors de l'accouchement présentent des caractéristiques bien particulières. Pendant la grossesse, les contractions sont anarchiques. Elles sont parfois très douloureuses mais ne durent pas. Lors du travail, elles sont plus régulières, plus intenses et plus longues. Au début de cette phase préparatoire à l'accouchement, elles sont espacées de quinze à trente minutes et semblent très fugitives. Vous les percevez comme de légers tiraillements comparables aux douleurs ressenties au moment des règles. Puis elles s'accélèrent progressivement, s'intensifient, se produisent à intervalles de plus en plus réguliers et durent beaucoup plus longtemps. Vous sentez nettement l'utérus se durcir comme une boule, puis redevenir plus souple sous la main. Ces contractions sont automatiques, spontanées, tout à fait indépendantes de votre volonté.

Comment réagir ?
Lorsque vous constatez que les contractions s'installent, se produisent de façon régulière, vous entrez dans la phase préliminaire à l'accouchement. Abstenez-vous de boire et de manger. Il est préférable d'être à jeun lors de la naissance afin d'éviter toute envie de vomir au cours de l'effort que vous allez fournir et de ne pas compromettre une éventuelle anesthésie générale. Ne cédez pas à la précipitation. Détendez-vous, lisez une revue, regardez la télévision...
● *Se détendre.* Prendre un bain chaud est très relaxant. Peut-être aurez-vous l'impression que les contractions s'atténuent après le bain, ce qui prouverait que le travail n'a pas réellement commencé. Dans ce cas, vous devrez patienter, mais l'attente sera souvent de

courte durée. Profitez de cette brève accalmie pour détendre complètement votre corps avant que les contractions reprennent. Mettez-vous à l'aise, installez-vous confortablement dans la position qui vous convient le mieux, assise par terre avec un coussin sous les fesses ou à califourchon sur une chaise, ou marchez si vous le préférez. Vous pouvez écouter de la musique douce et essayer de pratiquer la respiration que vous a enseignée la sage-femme lors des séances de préparation à l'accouchement (voir p. 127). Efforcez-vous simplement d'inspirer et d'expirer amplement sans bloquer votre respiration, et relaxez-vous le plus possible après chaque contraction afin de mieux « accueillir » la suivante.

● *Ne pas céder à la précipitation.* Essayez d'attendre, pour partir à la maternité, que les contractions se succèdent toutes les cinq minutes pendant deux heures si vous attendez votre premier enfant, et pendant une heure si vous avez déjà eu un enfant (dans ce cas, le processus est généralement plus rapide). Ces délais ne sont bien sûr qu'indicatifs. Vous devez également tenir compte de la distance qui sépare votre domicile de la maternité, du temps nécessaire à parcourir ce trajet et, éventuellement, d'un antécédent d'accouchement rapide qui vous incitera à ne pas vous attarder à la maison.

La progression décrite ci-dessus est évidemment assez schématique. Votre expérience de cette étape préliminaire à l'accouchement sera peut-être fort différente, vos contractions restant par exemple très lontemps irrégulières ou devenant, au contraire, immédiatement intenses et rapprochées… Il peut aussi arriver que vous ressentiez la douleur des contractions uniquement dans le dos et donc que vous ne puissiez pas en identifier immédiatement la nature. D'une façon générale, essayez de ne pas vous précipiter à la maternité dès les premiers symptômes, sauf si les contractions sont assez intenses, s'installent de façon régulière et si vous êtes intimement convaincue que l'enfant ne va pas tarder à naître.

Des positions apaisantes

Lorsque vous ressentez des contractions mais que celles-ci ne sont pas encore assez intenses pour partir à la maternité, cherchez à vous détendre. Pour cela, vous pouvez adopter certaines positions : en tailleur, accroupie, agenouillée avec les mains posées en avant, genoux fléchis et dos au mur, assise à cheval sur une chaise avec la tête courbée sur le dossier, assise sur un coussin, qui pourront peut-être vous soulager en ce début de travail. Deux d'entre elles sont illustrées ici.

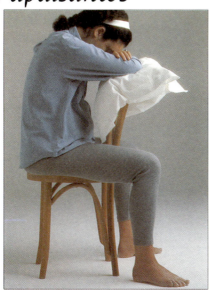

Sur une chaise △
Asseyez-vous à califourchon, posez les bras sur le dossier, puis posez la tête : votre dos s'arrondit.

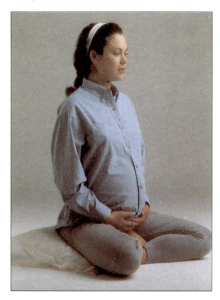

Sur un coussin ▽
Si vous préférez, installez-vous par terre, un coussin sous les fesses, qui seront surélevées.

La rupture de la poche des eaux

Dans l'utérus, votre enfant baigne dans le liquide amniotique, que l'on appelle également « les eaux ». Ce liquide est contenu par une poche constituée de fines membranes. Lorsque l'accouchement s'annonce, les membranes se déchirent (ce n'est absolument pas douloureux) pour permettre l'écoulement du liquide amniotique et le passage de l'enfant. Ce sont généralement les contractions qui, en tiraillant les membranes, les font céder.

Lorsqu'elle est nette, la rupture de cette poche se manifeste par un écoulement assez abondant (20 cl environ) de liquide tiède, blanchâtre et poisseux, qui ressemble à de l'eau. C'est ce que l'on appelle « perdre les eaux ». Après cet écoulement subit, le liquide va continuer à se répandre, mais faiblement, jusqu'à l'accouchement ; la plus grande partie des eaux sortira en même temps que l'enfant. Lorsque les membranes sont seulement fissurées et non franchement rompues, les eaux s'écoulent très progressivement, de façon continue jusqu'à la naissance. Vous pourrez alors croire, à tort, qu'il s'agit d'un écoulement d'urine incontrôlé, de pertes vaginales très liquides comme cela arrive en fin de grossesse, ou encore de la perte du bouchon muqueux.

Le bouchon muqueux est constitué de glaires brunâtres, parfois teintées de sang, qui bouchent le col utérin et sont expulsées lorsque le col commence à se modifier. L'expulsion de ces mucosités se produit souvent plusieurs jours avant le vrai début du travail. Si vous avez un doute quant à la nature d'un écoulement (eaux, sang, glaires, urine, pertes), n'hésitez pas à vous rendre à la maternité pour savoir ce qu'il en est.

Vous pouvez perdre les eaux à tout moment. La rupture de la poche des eaux est imprévisible. Parfois, elle précède toute contraction douloureuse, mais elle peut aussi intervenir après de longues contractions, voire en fin de travail. Il arrive que la poche reste intacte jusqu'à la naissance (on dit alors que l'enfant naît « coiffé »), bien que, le plus souvent, le médecin ou la sage-femme se charge de la rompre avec une aiguille ou un perce-membrane. Dès que vous avez perdu les eaux, changez-vous, mettez une serviette hygiénique, puis rendez-vous à la maternité sans tarder, de préférence en position allongée ou demi-assise. En effet, les membranes ne protégeant plus le fœtus, celui-ci risque d'être contaminé par des germes remontant du vagin vers l'utérus. En outre, le cordon ombilical, entraîné par le flot du liquide, peut se glisser sous la tête du bébé et être comprimé, ce qui imposerait de faire naître l'enfant aussitôt. Ces deux risques sont beaucoup moins grands dès lors que vous vous allongez. Si personne ne peut vous conduire en voiture, appelez une ambulance.

❓ JE VOUDRAIS SAVOIR

Comment se passe la surveillance en fin de grossesse ?

● Au cours des 8e et 9e mois, votre médecin s'attache surtout à prévoir la façon dont va se dérouler l'accouchement. Il examine la position adoptée par votre enfant : s'il se présente par la tête, comme c'est le plus fréquent, ou par le siège ou encore autrement (voir p. 163). Un accouchement par les voies naturelles reste envisageable lorsque le fœtus se présente par le siège, à condition que l'enfant ne soit pas trop gros, ni votre bassin trop étroit. Une radiographie permettra de connaître le diamètre exact de votre bassin et d'évaluer cette possibilité.

Et si la grossesse dépasse le terme ?

● À partir de 9 mois et 1 semaine (42 semaines d'aménorrhée), le terme de la grossesse est dépassé. Si vous n'avez pas accouché à la fin de la 41e semaine, rendez-vous à la maternité, où l'on surveillera l'évolution du bébé. En vieillissant, le placenta s'use et dégénère ; il ne fournit plus au fœtus les aliments et l'oxygène dont il a besoin. L'enfant risque de souffrir et de perdre sa vitalité. Dans cette hypothèse, le médecin fait une amnioscopie : il introduit un tube très fin dans le col de l'utérus afin d'examiner à travers la poche des eaux la couleur du liquide amniotique, qui doit rester bien clair. D'autre part, il contrôle le rythme cardiaque du bébé. S'il constate des anomalies, il provoquera l'accouchement. Dans tous les cas, celui-ci sera systématiquement déclenché avant que le terme soit dépassé.

L'arrivée à la maternité

À l'arrivée à la maternité, vous êtes prise en charge par une sage-femme qui vous examine et vous explique dans quelles conditions s'annonce votre accouchement. Ensuite, elle vous place, vous et votre futur bébé, sous surveillance jusqu'à la naissance.

Lorsque vous arrivez à la maternité, vous êtes reçue en salle d'urgence. Là, la sage-femme vous interroge sur la date du terme, sur le nombre de contractions, et vous demande si c'est votre premier enfant ; elle remplit les formalités administratives ; elle palpe votre ventre, confirme que votre enfant se présente par la tête ou par le siège.

L'examen médical

La sage-femme mesure la hauteur de votre utérus et apprécie ainsi la taille de votre bébé. Par un toucher vaginal, elle évalue le stade de dilatation du col de votre utérus. Elle prend votre tension, s'informe de votre poids, de votre température, et fait analyser les taux de sucre et d'albumine dans vos urines. Elle peut également procéder à un prélèvement vaginal et à un bilan de coagulation.

Des vérifications nécessaires

Au terme de cet examen, plusieurs situations sont possibles.

● *Vos contractions ne sont pas « efficaces ».* Elles n'ont aucun effet sur la dilatation de votre col. Vous devrez alors patienter quelques heures, dans une salle de « prépartum » ou dans une chambre. Ensuite, ou bien les contractions se transforment et commencent à réellement jouer leur rôle de moteur, ou, au contraire, elles s'estompent. Dans ce cas, vous rentrerez chez vous, car le travail ne se déclenchera que des heures, voire des jours plus tard.

● *Vous avez perdu les eaux alors que les contractions n'ont pas encore commencé.* Vous devrez impérativement rester allongée sous surveillance médicale, car la poche des eaux ne protège plus l'enfant contre les germes infectieux. Pour prévenir ce risque, on vous rase autour de la vulve et on vous fait porter des garnitures stériles. Votre température est surveillée très régulièrement et si les contractions ne se sont pas spontanément déclarées dans les heures ou les jours qui suivent, elles seront déclenchées artificiellement.

● *Vous êtes en tout début de travail.* Vous avez en général la possibilité d'attendre dans une chambre de la maternité. Vous pourrez y prendre les positions qui vous conviennent (accroupie, assise sur un lit, le dos appuyé sur des oreillers) ou marcher et même vous promener à l'extérieur, à moins que vous n'ayez déjà perdu les eaux. Abstenez-vous de boire et de manger pour le cas où une anesthésie serait nécessaire.

Quand le travail a commencé

Dès que la sage-femme constate que votre travail a démarré, elle vous demande de vous déshabiller et de revêtir une simple blouse, puis vous accompagne en salle de naissance. Là, une perfusion est placée sur votre avant-bras. Cette perfusion (maintenue pendant deux heures au moins après l'accouchement) est nécessaire à plusieurs titres. D'une part, elle vous assure, par un apport en eau, une bonne hydratation pendant tout le travail. Elle permet de vous faire une prise de sang, indispensable si vous n'avez pas encore eu de bilan sanguin pour l'anesthésie péridurale. D'autre part, on l'utilise également pour vous administrer du liquide

---

♦

CEUX QUI VOUS ASSISTERONT

La sage-femme : elle vous assiste, vous et votre bébé, tout au long de l'accouchement et pendant les heures qui suivent la naissance. Elle effectue la plupart du temps (en clinique, c'est l'accoucheur) les accouchements qui se déroulent normalement, mais elle doit faire appel à un médecin si un problème survient.

L'obstétricien : médecin spécialiste de l'accouchement, il veille au bon déroulement de celui-ci. Il intervient souvent à la demande de la sage-femme. C'est lui qui pratique les césariennes.

L'anesthésiste : il pose la péridurale et la surveille ; en cas d'urgence, il effectue une anesthésie générale.

Le pédiatre : il examinera le bébé dans les heures qui suivent sa naissance.

L'infirmière : elle assiste la sage-femme et l'obstétricien.

L'aide-soignante : elle aide la sage-femme et l'infirmière.

physiologique avant d'effectuer la péridurale, afin de prévenir les chutes de tension artérielle. Si vous voulez une péridurale, dites-le dès votre entrée en salle de travail. Si vous n'êtes pas vraiment décidée, vous pouvez attendre que le col de l'utérus ait atteint plusieurs centimètres de dilatation pour vous déterminer. Il arrive que les contractions faiblissent sous l'effet de la péridurale ; la sage-femme vous administrera alors un produit (utilisé aussi, mais à plus forte dose, pour déclencher artificiellement le travail) qui leur redonnera de la puissance.

L'accouchement provoqué

Déclencher le travail signifie mettre en route artificiellement l'accouchement, pour des raisons médicales ou de convenance personnelle (contraintes professionnelles, absence du père, long trajet jusqu'à la maternité).

Avant d'entreprendre une telle démarche, il importe d'en apprécier les chances de succès, car un échec aboutirait à une césarienne. L'examen médical, à cet égard, est primordial. Le toucher vaginal, en particulier, permet de vérifier la dilatation du col, sa longueur, sa tonicité et sa position dans le vagin.

Les indications médicales

Il devient parfois indispensable de déclencher un accouchement, notamment lorsque la grossesse se poursuit au-delà de 41 semaines ou lorsque la mère souffre d'hypertension artérielle, de diabète, de maladies chroniques.

Cela peut aussi s'avérer nécessaire dans les cas d'immunisation Rhésus, ou de poids déjà trop important d'un bébé qui risquerait de grossir encore, ou lorsque la poche des eaux se rompt prématurément (après 35 semaines), pour prévenir les risques d'infection.

La plupart des équipes médicales considèrent qu'il y a contre-indication, relative au déclenchement d'un accouchement lorsque l'enfant se présente par le siège ; lorsque la mère a subi une

Pendant l'accouchement

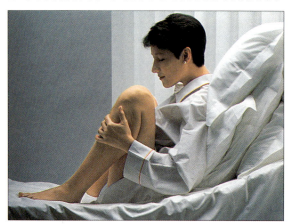

En cours de travail △

Avant de passer en salle de naissance et quand le travail est déjà commencé, la femme enceinte peut s'installer sur les fessiers, les cuisses fléchies, ramenées sur le bassin. Cette position est confortable pendant le travail et peut parfois faciliter l'engagement de la tête du bébé.

Lors de l'accouchement ▽

Dans la salle de naissance, la femme enceinte est allongée sur le dos, la tête soutenue par un oreiller, les jambes surélevées, posées dans les gouttières. Des barres transversales placées de chaque côté du lit lui permettent de prendre appui, ce qui l'aide pour l'expulsion.

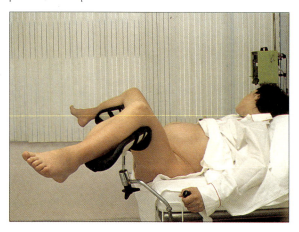

intervention chirurgicale de l'utérus, lors d'une césarienne ou d'une ablation de certains fibromes, par exemple.

Le déclenchement du travail

Les substances administrées par voie intraveineuse à doses croissantes jusqu'à l'obtention de contractions efficaces reproduisent l'effet de l'hormone – l'ocytocine – qui provoque naturellement l'accouchement. On les appelle donc des ocytociques.

D'autres produits, les prostaglandines, employés localement (sous forme d'ovule vaginal) agissent à la fois sur l'utérus (en provoquant des contractions) et sur le col (qui va se dilater) ; mais ils entraînent parfois une tension excessive de l'utérus, pouvant parfois imposer une césarienne d'urgence.

La surveillance par monitoring

Grâce à l'avancée de l'électronique, les médecins peuvent aujourd'hui surveiller de très près le comportement de l'enfant pendant toute la durée de l'accouchement. Cette surveillance est appelée « monitoring ». Des capteurs posés sur le ventre de la mère et reliés à un appareil enregistreur permettent de mesurer en permanence les contractions de l'utérus de la mère et les bruits du cœur de l'enfant.

Normalement, le rythme cardiaque du fœtus est de 120 à 160 battements par minute. Ce rythme varie constamment au cours de l'accouchement. Lorsque les battements ralentissent exagérément pendant les contractions, sans reprendre un rythme satisfaisant après leur arrêt, cela signifie que l'enfant peut souffrir et il peut devenir nécessaire d'extraire l'enfant par forceps ou par césarienne.

En ce qui concerne la mère, sa tension artérielle est aussi régulièrement mesurée tout au long de l'accouchement, afin de prévenir un éventuel malaise et de dépister une hypertension. Sa température est également surveillée de près. Toutes les heures, la sage-femme ou le médecin pratique un toucher vaginal, de façon à apprécier le stade de dilatation du col de l'utérus et la progression de la tête du bébé à travers le bassin.

Le rôle du père

S'il vous accompagne, le père peut jouer un rôle fort utile pendant votre accouchement : vous aider dans vos efforts pour respirer comme la sage-femme vous le demande, vous rafraîchir le visage, vous éponger le front, vous masser le ventre, vous soutenir le dos, vous parler…

Bien sûr, ces actes ont avant tout une portée psychologique, mais n'est-ce pas énorme ? Pour nombre de femmes, la seule présence du père est en soi un réconfort et un encouragement.

De plus en plus, les pères tiennent à assister à la naissance de leur enfant. Il leur est parfois proposé de couper le cordon ombilical ou de donner son premier bain au nouveau-né. Pour l'homme comme pour la femme, la naissance d'un enfant est un événement chargé d'émotion intense. Partager ce moment est pour certains parents une étape importante de leur relation de couple. Mais chacun doit en décider librement (voir p. 126).

LES TRANSFUSIONS SANGUINES

La mère perd généralement de un demi-litre à un litre de sang lors de l'accouchement. Aujourd'hui, on ne recourt plus aux transfusions sanguines que dans des circonstances exceptionnelles, telle une hémorragie grave mettant en danger la vie de la mère. Ces hémorragies massives sont rares mais dangereuses, car elles font perdre plusieurs litres de sang et rendent donc nécessaire une transfusion dans les plus brefs délais.

Qu'est-ce que l'autotransfusion ?

Peut-être vous a-t-on, dans les toutes dernières semaines de la grossesse, prélevé un ou deux flacons de sang afin de pouvoir vous transfuser votre propre sang en cas de problème ? Dans l'hypothèse d'une hémorragie massive, ces deux flacons seront bien insuffisants et il faudra alors avoir recours au sang d'un donneur. En revanche, ils pourront être utilisés si vous vous sentez fatiguée à la suite de saignements modérés. Cependant, l'efficacité de ces transfusions « revigorantes » n'est pas démontrée. Le plus souvent, un traitement à base de fer vous est prescrit en cours de grossesse, afin de permettre à votre organisme de fabriquer de nouveaux globules rouges au bout de quelques jours.

Les transfusions sont-elles sûres ?

Une poche de sang sur 300 000 est contaminée. Le risque, en cas de transfusion, n'est donc pas inexistant mais il est infime. La sélection des donneurs est rigoureuse et le dépistage des virus de l'hépatite B et C et du sida est systématique. Une fois prélevé, le sang ne peut être utilisé au-delà de trois semaines.

Le déroulement de l'accouchement

La mise au monde du bébé est un phénomène naturel.
Cependant, elle s'effectue grâce aux efforts de poussée de la mère,
qui vont permettre l'expulsion de l'enfant.

Pour qu'un enfant puisse naître par les voies naturelles, trois conditions sont requises : la manifestation de contractions utérines efficaces, la dilatation du col de l'utérus et la progression de la tête du fœtus dans le bassin maternel. Les contractions, qui ont débuté alors que vous étiez encore à la maison, provoquent progressivement un raccourcissement du col de l'utérus : celui-ci va bientôt s'effacer puis se dilater, s'ouvrant comme un col roulé qui se trans-

formerait en col ras du cou, pour laisser passer la tête du bébé dans le bassin. Le travail étant bien engagé, vous êtes maintenant sur la table d'accouchement en salle de naissance, surveillée par la sage-femme ; une perfusion a été installée sur votre avant-bras, vous et votre bébé êtes placés sous « monitoring ». Lorsque le col de votre utérus sera parvenu à complète dilatation, ce qui peut prendre plusieurs heures, pourra commencer la phase d'expul-

La progression du bébé

L'accouchement se déroule par étapes : tout d'abord, ce sont les contractions (elles déclenchent l'accouchement proprement dit), puis la dilatation et l'effacement du col de l'utérus. Au début de l'accouchement, le col est fermé, peu à peu il s'efface et s'ouvre. Une fois le col ouvert, le bébé va pouvoir descendre à travers le bassin : sa tête s'engage en s'adaptant à votre bassin. L'expulsion est la dernière phase de l'accouchement, celle où le bébé apparaît, elle correspond au dégagement de la tête.

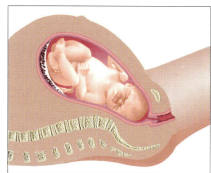

L'engagement △ de la tête

Le passage du bassin osseux, appelé encore détroit supérieur, est exigu, mais le bébé doit s'en accommoder. Il cherche donc la position la plus favorable pour pénétrer dans le bassin – soit par la partie arrière du crâne. Afin de se présenter ainsi, il fléchit la tête en baissant le menton vers la poitrine.

La descente ▽ et la rotation

La descente a lieu dès que la tête est engagée. Sous l'effet des contractions, la tête progresse vers le bas en faisant une rotation d'un quart de tour : le plus souvent, la tête s'engage en position oblique à travers le bassin, puis effectue sa rotation pour sortir en position verticale.

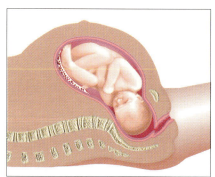

sion. Beaucoup plus courte, elle dépassera rarement vingt à trente minutes pour un premier enfant. C'est à ce stade de l'accouchement que vous aurez à faire des efforts de poussée.

La dilatation du col

Pendant les huit mois précédant l'accouchement, le col de l'utérus, situé à l'arrière du vagin, présente une longueur de 3 cm environ. Son orifice externe (tourné vers le vagin) est fermé, de même que son orifice interne (tourné vers l'utérus). Sous l'effet des contractions, le col de l'utérus se raccourcit ; il est ramené au centre du vagin avant d'entamer sa dilatation. La plupart du temps, les contractions vont faire rompre naturellement la poche des eaux. Après cette rupture, la tête de l'enfant exerce directement une forte pression sur le col de l'utérus (c'est pourquoi le bébé présente souvent à la naissance un petit hématome sous-cutané sans gravité).

La durée de l'accouchement dépend du temps nécessaire à la dilatation du col. Or, ce processus de dilatation dépend lui-même de trois facteurs : la nature des contractions – qui sont plus ou moins efficaces –, la hauteur à laquelle se présente la tête du bébé à l'intérieur de l'utérus, et enfin le nombre d'accouchements antérieurs.

On considère généralement que, lors d'une première naissance, le col doit se dilater à raison de 1 cm par heure, puis, lors des accouchements suivants, au rythme de 2 cm par heure. La dilatation est complète lorsque le col atteint une ouverture de 10 cm.

L'expulsion

Au début de la phase d'expulsion, vous êtes généralement allongée, les jambes écartées et les pieds maintenant posés sur des gouttières ajustées à l'extrémité de la table de travail. Les contractions sont plus longues et se succèdent à un rythme de plus en plus rapide. On vous

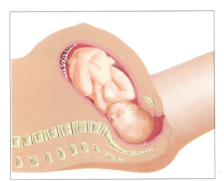

La déflexion △
de la tête

La tête se fixe sous le pubis et appuie sur les muscles du périnée, qui sépare le vagin de l'anus, et suscite l'envie de pousser.
Cette région du périnée se relâche progressivement grâce à son

élasticité. La tête est descendue jusqu'à la vulve et se redresse (on dit qu'elle se défléchit). La vulve s'ouvre sous la pression de la tête. Le haut du crâne apparaît.

La sortie   ▽
de la tête

La tête sort, le dégagement de la tête est aidé par les efforts expulsifs de la mère et contrôlé par l'accoucheur millimètre par millimètre pour éviter la déchirure.

Ensuite, le médecin accoucheur ou la sage-femme aideront au dégagement complet de la tête et des épaules ; le corps tout entier sortira alors sans aucune difficulté.

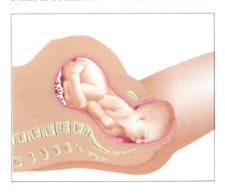

a partiellement rasée autour de la vulve et, si vous n'avez pu uriner spontanément, on a vidé votre vessie au moyen d'une sonde. La naissance est proche. Vous devez attentivement écouter les instructions de l'obstétricien ou de la sage-femme afin de ne pas vous fatiguer inutilement ; attendez que la dilatation soit complète pour commencer à pousser.

Pour avoir une efficacité maximale, les efforts de poussée doivent être effectués pendant les contractions. À chaque contraction, vous devez inspirer profondément, bloquer votre respiration et pousser comme pour aller à la selle. Vos poumons, remplis d'air, immobilisent le diaphragme contre l'utérus, tandis que vous contractez fortement vos abdominaux, sans contracter le périnée. En empoignant les poignées qui soutiennent les gouttières, vous allez pouvoir soulever les épaules, arrondir votre dos et ainsi faciliter l'effort de poussée qui entraîne l'enfant vers l'extérieur. La poussée doit être la plus longue possible pour permettre à l'en-

fant de progresser sans heurts. La sage-femme vous demandera de pousser ainsi deux à trois fois lors de chaque contraction, et de vous reposer entre les contractions. Lorsque la tête du bébé sera arrivée en dehors de la vulve, la sage-femme vous dira de cesser les efforts de poussée et de vous relâcher, afin que la tête puisse être dégagée progressivement. Peut-être vous demandera-t-elle un nouvel effort pour dégager les épaules du bébé, puis le reste de son corps sortira très rapidement.

L'épisiotomie

Il s'avère parfois nécessaire d'intervenir pour éviter que les muscles du périnée de la mère soient déchirés lorsque la tête de l'enfant va sortir de la vulve : le médecin effectue alors une épisiotomie. Il s'agit d'inciser légèrement le périnée afin d'éviter sa déchirure qui pourrait se prolonger jusqu'à l'anus. L'incision peut être oblique (du bas de la vulve vers l'une des fesses) ou verticale (du bas de la vulve vers l'anus), lorsque la distance séparant la vulve de

La venue au monde

Lorsque le col de l'utérus s'est ouvert sous l'effet des contractions, l'enfant a commencé à sortir de l'utérus, tête la première. Progressant par étapes, toujours sous la poussée des contractions, l'enfant a traversé le bassin de sa mère. Il a buté un moment sur les muscles séparant le vagin du rectum, suscitant le besoin de pousser de sa mère. Les muscles sur lesquels appuyait la tête de l'enfant se sont distendus, et la tête a fait se dilater et se relâcher le périnée ainsi que la vulve. C'est à ce moment que l'on a pu pratiquer une éventuelle épisiotomie pour augmenter le diamètre du périnée et éviter une déchirure.

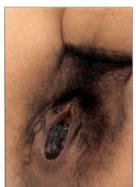

La tête apparaît △
Le vagin se dilate, la tête du bébé apparaît par l'ouverture de la vulve.

La tête sort ▷
Enfin, tête en avant, le visage tourné vers le sol, l'enfant sort du corps de la mère.

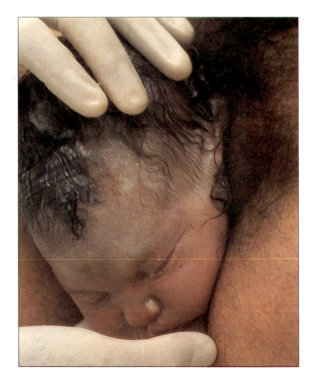

l'anus est suffisante ; une incision verticale présente l'intérêt d'être plus facile à recoudre et moins douloureuse dans les jours qui suivent l'accouchement, mais elle est plus risquée de par la proximité du sphincter anal.

Cette intervention est réalisée pendant la phase d'expulsion, au moment d'une poussée, et, la plupart du temps, vous ne vous en rendrez pas compte. Pratiquée lorsque le périnée est trop tendu ou trop fragile, et lorsque la tête de l'enfant est trop grosse par rapport à la taille de la vulve, l'épisiotomie est toujours effectuée si l'on doit avoir recours aux forceps ou si le rythme cardiaque de l'enfant ralentit et qu'il faut faciliter et accélérer la naissance. Cette incision aurait l'avantage secondaire de prévenir les éventuels problèmes d'incontinence urinaire et de descente d'organes consécutifs à l'accouchement.

Des instruments pour faciliter l'extraction

Si vous êtes épuisée ou si l'enfant doit naître sans tarder, l'obstétricien pourra aider le bébé à sortir au moyen de divers instruments (utilisés dans 15 % des naissances) : ventouse, spatules ou forceps.

● *La ventouse.* Il s'agit d'une ventouse en matière souple que l'on place sur le sommet du crâne de l'enfant pour le guider lors de sa descente à travers le bassin. On la tire doucement pendant une contraction.

● *Les spatules.* Elles sont formées de deux branches non articulées qui permettent aussi de guider la tête de l'enfant à travers le bassin.

● *Les forceps.* Constitués de deux branches articulées en forme de cuillère, ces instruments sont les plus utilisés. La tête du fœtus est enserrée de chaque côté par ces deux branches qui vont servir, pendant les contractions et les efforts expulsifs, à guider la tête du fœtus dans le bassin, puis à la fléchir et à la dégager.

Si les forceps furent longtemps utilisés pour « aller chercher » la tête du bébé alors que celle-ci était encore très haute dans le bassin, cette pratique

DES SOINS PRÉVENTIFS

En sortant du ventre de sa mère, le bébé est violacé, souvent recouvert d'une pellicule blanche et de sang. Parfois, il est enduit de liquide verdâtre et épais (le liquide méconial) si l'enfant a fait ses premières selles pendant l'accouchement.
Afin que le bébé ne l'inhale pas et pour éviter que le liquide ne se propage dans les poumons, la sage-femme l'emmène immédiatement dans la salle de soins pour le nettoyer. C'est une mesure préventive après laquelle la mère retrouvera très vite son bébé.

Le bébé est né ▷

L'enfant est sorti du corps de sa mère, dégagé doucement par les mains expertes du médecin ou de la sage-femme, qui dépose alors doucement le bébé sur le ventre maternel avant de procéder à la toilette. Puis, une fois le cordon coupé et le bébé nettoyé, la mère pourra prendre son enfant dans ses bras et le découvrir.

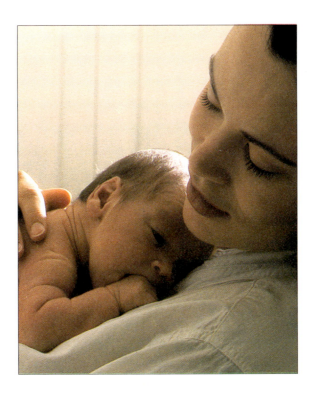

n'est plus admise aujourd'hui. On ne recourt aux forceps que si la tête du bébé est déjà engagée. Dans le cas contraire, on optera pour une césarienne. La pratique d'une épisiotomie est quasi systématique lors d'une naissance par forceps afin d'éviter les déchirures du périnée. Une anesthésie, générale ou loco-régionale, est également nécessaire, sauf si la mère est déjà sous péridurale. Les forceps peuvent laisser quelques traces sur les tempes, les joues ou le crâne de l'enfant mais celles-ci disparaissent en deux ou trois jours. Cependant, ils ne sont pas responsables de la déformation fréquente du crâne du bébé en « pain de sucre », qui s'explique uniquement par un modelage particulier de la tête à la suite de la traversée du bassin.

La délivrance

Après la sortie du bébé, c'est l'accalmie et vous faites connaissance avec votre enfant. Puis les contractions utérines reprennent quelque temps. Elles ont pour effet, vingt à trente minutes plus tard, de décoller le placenta : c'est la délivrance. Cette dernière phase de l'accouchement est souvent indolore.

L'enfant est né

Votre enfant est enfin né. Vous l'entendez crier. Le plus souvent, la sage-femme va le poser sur votre ventre. Ne soyez pas étonnée de la couleur légèrement violacée ni du contact un peu étrange de sa peau : il est sans doute recouvert d'une pellicule blanchâtre (le « vernix ») ou de sang. Deux pinces vont être placées sur le cordon ombilical que vous allez peut-être vous-même sectionner, à moins que la sage-femme – ou le père, s'il est présent – ne s'en charge. Parfois, quelques soins sont indispensables dès la naissance, lorsque l'enfant a fait ses premières selles à l'intérieur de l'utérus. Il faut alors emmener l'enfant en salle de pédiatrie afin d'éviter qu'il n'inhale ce liquide méconial.

La délivrance artificielle

La sage-femme ou le médecin appuie doucement sur l'utérus à travers l'abdomen pour vérifier que le placenta s'est décollé sous l'effet des dernières contractions. Si la délivrance ne se produit pas de façon spontanée, l'obstétricien retirera lui-même le placenta en introduisant sa main dans l'utérus. Cette intervention nécessite une anesthésie. Si vous êtes déjà sous péridurale, l'obstétricien pourra agir directement. Dans le cas contraire, une anesthésie générale sera indispensable.

Lorsqu'une femme perd trop de sang après son accouchement, on parle d'une hémorragie de la délivrance (cela n'a rien de comparable avec les faibles pertes de sang assez courantes après l'expulsion). Là aussi, le seul moyen de stopper cette hémorragie sera d'extraire artificiellement, et donc sous anesthésie, le placenta.

La révision utérine

À sa sortie, le placenta est très soigneusement examiné par l'équipe médicale qui vous entoure. Il faut en effet contrôler qu'il a été complètement expulsé et qu'il n'en reste pas une partie dans l'utérus. Si le moindre doute subsiste, le médecin introduira sa main dans l'utérus pour s'assurer qu'il est totalement vide, il en profitera pour vérifier également l'absence d'anomalies utérines. Cet examen, appelé révision utérine, peut être aussi pratiqué pour examiner l'état des cicatrices éventuelles de l'utérus.

Si vous avez eu une épisiotomie, elle est recousue une fois la délivrance terminée. C'est généralement pendant cette dernière phase de l'accouchement que la sage-femme donne au bébé les premiers soins – éventuellement en présence du père (voir p. 169).

Après l'accouchement, vous allez rester encore deux heures environ allongée en salle de naissance, votre enfant à vos côtés, et en compagnie du père s'il est là. La sage-femme ou une infirmière viendra régulièrement surveiller votre tension artérielle, votre température, l'évolution de vos saignements, qui doivent être minimes, et votre utérus, qui doit se rétracter. Enfin, après une toilette locale, vous serez ramenée dans votre chambre. Si vous avez eu une anesthésie générale, c'est là que vous découvrirez votre enfant.

LES SUITES DE L'ÉPISIOTOMIE

Les tissus incisés (vagin, muscle et peau du périnée) sont recousus – on parle de « réfection » de l'épisiotomie – après la délivrance, c'est-à-dire l'expulsion du placenta, sous anesthésie locale, sauf si vous êtes déjà sous péridurale. Le vagin et les muscles périnéaux sont cousus avec des fils qui se résorbent spontanément. La peau, elle, est parfois recousue avec des fils non résorbables qu'il faut alors retirer cinq jours plus tard. Une bonne hygiène (toilette à l'eau et au savon de Marseille, pendant une semaine, chaque fois que vous aurez uriné) permettra une cicatrisation saine et rapide. Pour que la suture ne souffre pas de l'humidité, vous pourrez pendant plusieurs jours la sécher doucement à l'aide d'un sèche-cheveux (voir p. 183).

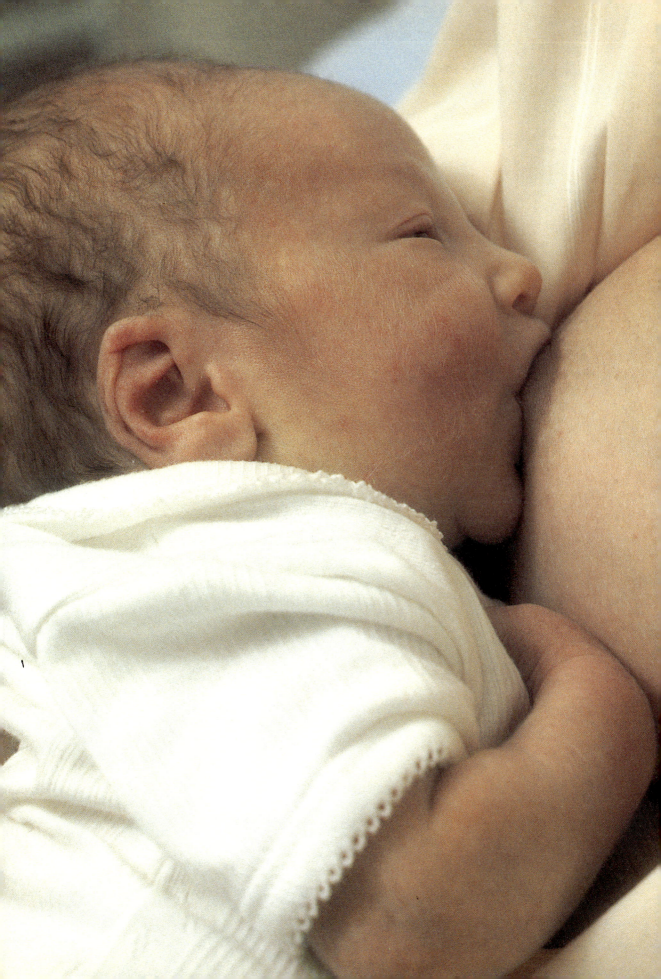

L'anesthésie pendant l'accouchement

Pour soulager la mère, comme pour réaliser certaines interventions parfois nécessaires, il est devenu courant de recourir à des méthodes qui calment ou même suppriment la douleur.

◆

LA PÉRIDURALE ET VOUS

Avant l'accouchement
Vous aurez une consultation pré-anesthésique à la fin de votre grossesse ou avant d'arriver en salle de travail : examen clinique par l'anesthésiste et prise de sang.

Pendant l'accouchement
La péridurale peut être posée à différents moments ; elle est souvent réalisée entre 2 et 6 centimètres de dilatation. L'anesthésiste administre une dose test : vous devez alors rester allongée sur le dos pendant une dizaine de minutes. Vos jambes se font lourdes et vos contractions deviennent peu à peu indolores.
Le plein effet de l'analgésie est atteint au bout de 20 minutes environ et dure quelques heures. En cas de besoin, l'anesthésiste pourra effectuer d'autres injections.

Après l'accouchement
Vous ressentirez peut-être une légère douleur à l'endroit où l'aiguille a été piquée, le plus souvent passagère. Vous pourrez aussi souffrir de maux de tête, qui disparaîtront grâce

Les contractions utérines et le dégagement du bébé sont les deux phénomènes douloureux de l'accouchement. Cette douleur est ressentie diversement selon les femmes. Pour 20 % d'entre elles, elle est quasiment inexistante ; pour d'autres, elle est certes présente mais supportable ; tandis que pour certaines (près de 50 %), elle est violente et intolérable. Il est donc devenu courant dans la plupart des maternités de recourir à différentes techniques d'anesthésie. Les méthodes d'anesthésie proprement dite entraînent une insensibilité complète, alors que les méthodes d'analgésie ne font qu'atténuer les sensations douloureuses, sans faire disparaître la perception des contractions. Ces techniques ont largement prouvé leur efficacité, mais elles n'enlèvent rien à la nécessité d'une bonne préparation physique et psychologique préalable (voir p. 127).

La péridurale

La péridurale présente plusieurs avantages. Elle insensibilise uniquement la partie inférieure du corps et vous permet de vivre pleinement l'accouchement puisque vous restez éveillée. Elle n'endort pas non plus votre enfant. Par ailleurs, elle facilite les touchers vaginaux, l'épisiotomie ou l'usage des forceps. Enfin, elle évite dans bien des cas de recourir à une anesthésie générale.

Il arrive que la péridurale échoue (1 % des cas) ou n'agisse que d'un côté du corps (10 % des cas). Il faut parfois pratiquer une seconde piqûre en cas d'inefficacité de la première. Si vous

souffrez de certaines maladies neurologiques, de troubles de la coagulation sanguine ou tout simplement d'une infection cutanée au niveau de la zone où l'on pique, une péridurale est contre-indiquée. Parfois, la péridurale est irréalisable du fait d'une anomalie dans la position des vertèbres. Afin de respecter les contre-indications éventuelles, vous aurez une consultation avec l'anesthésiste avant d'arriver en salle de travail.

Les autres méthodes

Si la péridurale est la plus connue des techniques utilisées aujourd'hui, elle est loin d'être la seule. Au-delà du désir de la mère, le choix dépend surtout de l'objectif médical poursuivi et des possibilités offertes par les maternités.

La rachianesthésie
Une piqûre est faite au même endroit que pour une péridurale, mais l'aiguille dépasse l'espace péridural et atteint le liquide céphalo-rachidien où seront injectés les analgésiques. Cette méthode est rapide à installer (et souvent utilisée pour les césariennes), mais elle ne permet pas de laisser un cathéter en place et donc de prolonger l'anesthésie en réinjectant des produits.

L'anesthésie des nerfs du périnée
Des piqûres effectuées dans la région de l'épisiotomie permettent d'injecter des anesthésiques dans les nerfs du périnée. Cette anesthésie locale n'agit pas sur la douleur des contractions, mais diminue celle ressentie au moment de

l'expulsion et facilite la pose des forceps. Elle peut être pratiquée par l'obstétricien et ne nécessite pas la présence d'un anesthésiste.

L'anesthésie par inhalation

Cette méthode consiste à inhaler, dans un masque, un mélange de protoxide d'azote et d'oxygène. Il faut inhaler une trentaine de secondes avant la contraction (car l'insensibilisation n'est pas instantanée), puis inhaler à nouveau au rythme des contractions, selon ses besoins. Cette technique est surtout employée aujourd'hui pour les femmes qui ne peuvent avoir de péridurale, ou en attendant l'anesthésiste.

L'acupuncture

Pour l'acupuncture, la douleur résulte d'un déséquilibre entre deux énergies, le yin et le yang (voir p. 136). Ces énergies invisibles suivent des trajets au long desquels sont situés des points qui ont chacun un rôle bien déterminé. En piquant certains de ces points à l'aide de fines aiguilles, on cherche à corriger le blocage des énergies responsables de la douleur. Huit à dix aiguilles stériles, à usage unique, sont piquées sur les avant-bras, sur les jambes et dans le bas du dos, par des médecins ou des sages-femmes spécialement formés. La pose des aiguilles, indolore, dure une vingtaine de minutes.

L'anesthésie générale

Parfois indiquée, en cas de césarienne ou d'utilisation de forceps, l'anesthésie générale se pratique aussi lorsqu'il y a urgence, car son effet est immédiat. Elle nécessite une intubation et durera le temps de la réalisation d'un forceps ou d'une césarienne. L'anesthésie générale fait perdre conscience, sans empêcher les contractions. Elle est entretenue à la demande de l'accoucheur, mais peut se prolonger sans risque, les produits n'étant toxiques ni pour la mère ni pour l'enfant. Son principal inconvénient est de séparer la mère de son bébé pendant les premières heures et d'entraîner un réveil plus ou moins pénible.

La péridurale

La péridurale est une méthode analgésique qui permet de soulager la douleur. Il s'agit d'une anesthésie régionale qui insensibilise la partie inférieure du corps. Grâce à cette technique, la femme perçoit distinctement les sensations tactiles de son accouchement (elle sent le parcours de la tête du bébé à travers le bassin) sans en éprouver les douleurs.

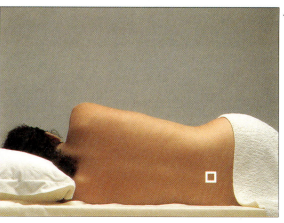

◁ La position

Vous êtes assise le dos rond ou couchée sur le côté gauche, les jambes repliées vers le ventre. Ainsi, vous voilà en position pour que l'on vous installe la péridurale.

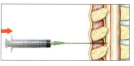
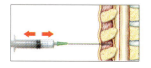

◁ Le processus

L'injection du produit analgésique par piqûre est faite entre la 3e et la 5e vertèbre lombaire, dans l'espace dit péridural situé autour de la membrane qui enveloppe la moelle épinière (mais ne la comprend pas, ce qui exclut donc tout risque de paralysie). Puis, à la place de l'aiguille retirée, on implante un petit tube en plastique très fin (cathéter) permettant de réinjecter du produit à tout moment.

Les cas particuliers

Lorsque l'enfant ne se présente pas par le crâne,
mais par le siège, par l'avant du visage, ou encore de façon
transversale, ou bien s'il s'agit de jumeaux, l'accouchement exige
certaines précautions et nécessite parfois une césarienne.

RETOURNER LE BÉBÉ AVANT LA NAISSANCE

À la fin du 8e mois de la grossesse, certaines équipes médicales proposent de retourner un bébé qui se présente par le siège, de façon qu'il puisse naître la tête la première, par une manœuvre externe.

La future mère, à laquelle ont éventuellement été administrées des substances visant à décontracter son utérus, est allongée sur une table d'examen ; en palpant son ventre avec ses mains, le médecin manipule le bébé à travers la paroi de l'abdomen, pour tenter de le déplacer. Mais cette manœuvre, généralement pratiquée sous contrôle échographique, n'est pas toujours réussie, ni possible. Elle est même parfois contre-indiquée, notamment lorsque le fœtus semble fragile, s'il est trop gros ou trop bas, si la quantité de liquide amniotique est trop faible, ou encore si la mère présente une malformation de l'utérus.

Au 7e mois, la plupart des bébés ont leur tête – partie la plus volumineuse de leur corps – au fond de l'utérus, qui est plus vaste. Puis, la tête devenant plus lourde, l'enfant va basculer la tête en bas, les fesses en haut. C'est en général vers le 8e mois qu'il adopte, à l'intérieur de l'utérus, la position qu'il aura au jour de l'accouchement. Cependant, certains ne font pas cette culbute et se retrouvent, au moment de la naissance, dans des positions diverses qui influent sur la façon dont l'accouchement va pouvoir s'effectuer. Seules les présentations transversales sont d'emblée incompatibles avec un passage par les voies naturelles. Celles dites par la face ou le siège, en revanche, n'impliquent pas a priori une césarienne – pas plus d'ailleurs que la naissance de jumeaux.

La présentation par le siège

L'enfant est assis en tailleur « sur » le bassin de sa mère, les pieds se présentant en premier (c'est ce qu'on appelle un siège complet), ou bien il se trouve comme plié en deux, les fesses en bas et les jambes relevées, tendues le long du tronc, pieds devant le visage (siège décomplété). Cette présentation par le siège, qui se rencontre dans près de 3 % des naissances, exige certaines précautions, aussi bien avant que pendant le déroulement du travail.

Avant l'accouchement, il est nécessaire d'apprécier le diamètre du bassin de la mère par une radiographie (radiopelvimétrie), généralement prescrite au troisième trimestre de la grossesse. S'il apparaît que la tête du fœtus (mesurable à l'échographie) est trop volumi-

neuse par rapport à la taille du bassin de la mère, une césarienne sera automatiquement prévue. Il faut, en effet, éviter que le bébé ne s'engage par le siège et que sa tête se retrouve ensuite coincée dans le bassin, ce qui pourrait lui valoir de graves séquelles neurologiques. Par ailleurs, pour que l'accouchement par les voies naturelles soit possible, la dilatation du col de l'utérus doit être spontanée, régulière et suffisamment rapide. L'enfant descend et s'engage par les fesses. Les pieds puis les épaules sont dégagés. La tête, enfin, sort sous l'effet des poussées. Une épisiotomie préventive est faite systématiquement au moment d'une poussée, ainsi la femme ne souffre pas.

La présentation par l'épaule

On parle de présentation « de l'épaule » lorsque le fœtus est allongé (sur le dos ou sur le ventre) horizontalement dans l'utérus de sa mère, la tête ni en haut ni en bas mais de côté. Cette présentation – également appelée transversale – empêche le bébé d'emprunter la filière normale pour descendre dans le bassin. Elle entraîne donc nécessairement une césarienne, à moins qu'elle ne puisse être modifiée par le médecin accoucheur avant le début du travail. Il peut arriver parfois que l'on parvienne à replacer l'enfant la tête en bas, par une manœuvre externe (voir en marge).

La présentation par la face

On dit que l'enfant se présente par la face lorsque sa tête est rejetée vers l'arrière : son menton pointe en avant, sa bouche et son nez sont positionnés au centre du bassin. Il faut alors que le menton vienne se fixer sous le pubis, puis fléchisse autour du pubis, afin que la tête puisse s'engager dans le col.

Les enfants qui naissent ainsi ont presque toujours un hématome au niveau des lèvres, sans gravité, qui se résorbe en quelques jours. L'accouchement classique par les voies naturelles reste donc possible.

Cette présentation est cependant exceptionnelle : elle concerne un bébé sur mille. Elle doit être distinguée de la présentation par le front, qui nécessite une césarienne.

Le cas des jumeaux

Plusieurs éléments sont à considérer pour décider si l'accouchement de jumeaux peut se faire par les voies naturelles, sans danger pour la mère et les bébés. D'une part, l'utérus de la mère ne doit pas présenter de cicatrice (voir p. 55). D'autre part, la position des bébés, surtout la position de celui qui se trouve le plus bas dans l'utérus et sera le premier à naître, est déterminante.

Si le premier jumeau se présente en position transversale, la césarienne est systématique ; s'il se présente par le siège, elle n'est pas obligatoire. Mais, lorsqu'il se présente par la tête, l'accouchement naturel est réalisable. Seule la surveillance diffère : il faut contrôler le rythme cardiaque des deux bébés, à l'aide de deux appareils ou d'un même appareil possédant deux capteurs.

Lorsque le premier jumeau est né, le médecin examine la façon dont se présente le second. Il peut éventuellement lui placer la tête en bas par manœuvre externe. Dans certains cas, le médecin pratique une manœuvre de rotation à l'intérieur de l'utérus afin de faire naître le second jumeau par le siège. Lorsque le premier jumeau est né par les voies naturelles, il est très rare qu'une césarienne soit nécessaire pour le second.

Les autres présentations

Vers le 7ᵉ ou 8ᵉ mois de la grossesse, le fœtus adopte généralement la position définitive qu'il aura dans l'utérus au moment de naître : haut du crâne vers le bas et fesses vers le haut. Parfois, il prend des positions plus inhabituelles et se présente par le siège, l'épaule ou par la face. Dans cette dernière présentation, très exceptionnelle, l'enfant a la tête rejetée vers l'arrière.

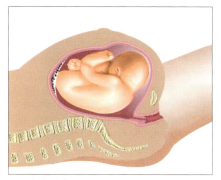

Par l'épaule △
L'enfant est allongé sur le dos ou sur le ventre, en travers de l'utérus ; la tête n'est ni en haut ni en bas, mais de côté. Il s'agit d'une présentation « de l'épaule », dite aussi transversale. Le passage par les voies naturelles apparaît périlleux. Dans la plupart des cas, une césarienne sera pratiquée, excepté si le médecin a pu déplacer l'enfant par une manœuvre externe.

Par le siège ▽
L'enfant se présente fesses vers le bas. On notera deux variantes liées à cette présentation. Dans un tiers des cas, le bébé se trouve assis en tailleur : c'est ce qu'on appelle le siège complet.

Dans les autres cas, le bébé se tiendra les fesses en bas et les jambes relevées : c'est ce qu'on appelle le siège décomplété.

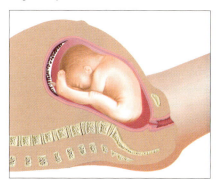

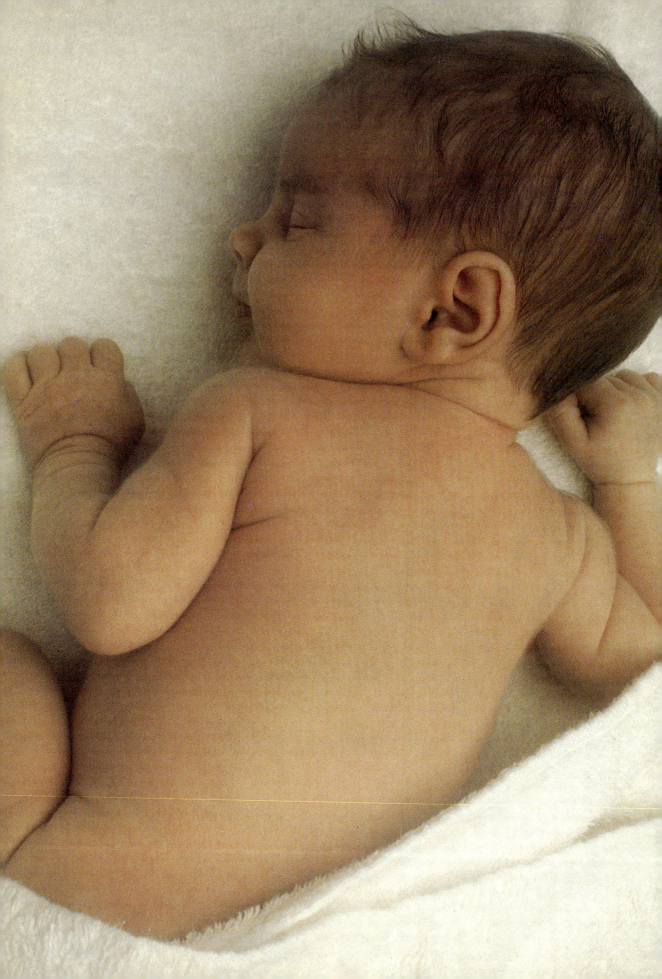

La césarienne

La césarienne est une intervention chirurgicale, réalisée sous anesthésie péridurale ou générale, qui consiste à faire naître un enfant en ouvrant l'abdomen puis l'utérus de sa mère.

Outre les cas où elle devra être programmée, une césarienne peut s'avérer indispensable au dernier moment, au cours de l'accouchement même. C'est le cas lorsque la dilatation du col de l'utérus dure très longtemps et que le fœtus risque de souffrir – souffrance que l'on peut déceler par les variations importantes de son rythme cardiaque enregistré par « monitoring ». Cette intervention sera également nécessaire s'il apparaît que la tête du bébé est trop grosse pour franchir le bassin de sa mère (et cela même si le col s'est totalement dilaté et que les contractions sont efficaces). C'est en effet un cas qu'il n'est pas toujours possible de prévoir au dernier mois de la grossesse, malgré les échographies et les radios.

La césarienne programmée

La nécessité d'une césarienne est parfois prévisible dès le 8ᵉ ou le 9ᵉ mois de la grossesse dans plusieurs cas.
• Lorsque la tête de l'enfant (mesurable à l'échographie) est plus grosse que le bassin de la mère (mesurable à l'aide d'une radiopelvimétrie).
• Lorsque l'utérus, du fait de l'ablation de certains fibromes, est déjà porteur d'une cicatrice qui risquerait de rompre sous l'effet des contractions.
• Lorsque l'enfant se présente de façon transversale ou par le siège ; dans ce dernier cas, cependant, la césarienne n'est pas systématique (voir p. 162).
• Lorsqu'il s'agit d'une grossesse multiple (triplés ou quadruplés). Pour des jumeaux (voir p. 163), la césarienne peut aussi s'imposer si le premier enfant à naître se présente en position transversale ou si l'utérus est porteur d'une cicatrice.

• Lorsque le fœtus a un retard de croissance important et semble trop fragile pour naître par les voies naturelles.
• Lorsque le placenta empêche la tête du bébé de progresser à travers le bassin. Dans ces cas de « placenta prævia » (voir p. 64), le risque d'hémorragie pour la mère incite aussi à pratiquer systématiquement une césarienne.
• Lorsque la mère présente des poussées d'herpès en fin de grossesse (voir p. 65).
• En cas de contre-indication aux efforts de poussée (forte myopie, maladie du cœur, hypertension), la césarienne n'est pas systématique ; en revanche, une assistance par forceps sera systématique.

Le choix de l'anesthésie

Trois techniques d'anesthésie sont possibles pour une césarienne : la péridurale, la rachianesthésie ou l'anesthésie générale (voir p. 160). Si l'anesthésie est prévue depuis plusieurs semaines, vous pourrez faire valoir votre préférence, en tenant compte des éventuelles contre-indications décelées lors de la consultation pré-anesthésique. Lorsque la césarienne s'impose en cours de travail, le type d'anesthésie est fonction de l'urgence à faire naître l'enfant. En cas d'extrême urgence, l'anesthésie générale est obligatoire, même si une péridurale est déjà installée. En effet, les doses d'analgésique administrées dans le cadre d'un accouchement sous péridurale devront être augmentées pour une césarienne, ce qui nécessite un délai d'une dizaine de minutes. Lorsque l'urgence n'est pas vitale, on vous propose la péridurale ou la rachianesthésie (voir p. 160).

◆
SURVEILLANCE PARTICULIÈRE EN FIN DE GROSSESSE

Si vous avez déjà eu une césarienne, le médecin accoucheur examinera avec attention certains paramètres : bassin trop étroit, bébé trop gros ou encore dépassement du terme. S'il redoute que la cicatrice subie précédemment par l'utérus ne rompe sous l'effet des contractions, il préférera pratiquer une césarienne sans attendre le début du travail.
Si votre obstétricien prévoit une césarienne et si la péridurale vous est contre-indiquée, consultez le médecin anesthésiste, qui étudiera avec vous le mode d'anesthésie le plus adapté à votre cas. Cette consultation n'est pas obligatoire, mais elle est souhaitable car elle permet de mieux anticiper le déroulement de l'accouchement.

Le déroulement de l'opération

Sous anesthésie générale, la césarienne est réalisée au bloc opératoire. Lorsqu'elle est pratiquée sous péridurale, la mère reste consciente, mais elle ne voit pas le champ opératoire, caché derrière un drap placé à la verticale au-dessus de sa poitrine. Il est parfois admis que le père (ou la personne qui accompagne la mère) reste auprès d'elle – s'il le désire –, tandis qu'il n'est pas autorisé à pénétrer avec elle en cas d'anesthésie générale.

Le pubis est préalablement rasé et une sonde urinaire mise en place afin de vider complètement la vessie. Le plus souvent, le chirurgien pratique une incision horizontale de la peau, au-dessus du pubis où une cicatrice pourra être aisément dissimulée. En cas d'extrême urgence, il fait une incision verticale afin d'extraire plus rapidement l'enfant. S'il existe déjà une cicatrice, la nouvelle incision sera faite au même endroit. Le chirurgien incise ensuite le tissu sous-cutané, puis la gaine des muscles de la paroi abdominale. Il ouvre la membrane qui tapisse l'ensemble de l'abdomen (le péritoine), décolle la vessie et la déplace légèrement vers le bas afin d'avoir accès à la partie inférieure de l'utérus (la plus fine et la plus solide en même temps), qu'il peut à son tour ouvrir. L'enfant est alors extrait de l'utérus. Cette opération dure en moyenne une dizaine de minutes. Si l'enfant ne nécessite pas de soins immédiats particuliers, la mère pourra le prendre à ses côtés quelques instants.

Le reste de l'intervention consiste à retirer le placenta, à refermer chacun des tissus ouverts et à recoudre la peau à l'aide d'un fil ou d'agrafes. Cette partie de l'opération dure environ trois quarts d'heure.

Vous pourrez ressentir des douleurs à l'endroit de l'incision pendant quatre ou cinq jours. Le drain, placé entre les muscles abdominaux pour éviter la formation d'un hématome, sera retiré deux ou trois jours après l'intervention et les fils (ou les agrafes) seront ôtés de six à dix jours plus tard.

? JE VOUDRAIS SAVOIR

Combien de temps dure une césarienne ?
● Du début de l'incision à la sortie de l'enfant, l'intervention dure une dizaine de minutes ; le reste de l'opération (retirer le placenta, refermer et recoudre la peau) prend environ trois quarts d'heure. Vous vous lèverez dès le lendemain et pourrez vous déplacer presque normalement dès le 2e ou le 3e jour (voir p. 183).

Pour une césarienne, l'anesthésie générale est-elle obligatoire ?
● Il y a quelques années, il n'y avait pas le choix. Aujourd'hui, dans beaucoup de maternités, la césarienne peut aussi être pratiquée sous anesthésie régionale, par péridurale. La décision dépend de plusieurs facteurs : votre préférence, bien sûr, mais aussi les contre-indications éventuelles à la péridurale et l'urgence de l'intervention. En cas de césarienne imprévue ou d'extrême urgence, l'anesthésie générale est plus rapide.

Est-ce qu'une césarienne empêche d'allaiter ensuite ?
● Non. Qu'elle soit pratiquée sous péridurale ou sous anesthésie générale, une césarienne ne contraint pas à renoncer à l'allaitement. Simplement, dans le cas d'une anesthésie générale, la mère ne retrouvera son enfant qu'au bout de quelques heures.

Une césarienne est-elle forcément suivie d'une autre césarienne ?
● La moitié des femmes ayant accouché par césarienne ont une nouvelle césarienne lors de l'accouchement suivant. Pour 50 % d'entre elles, ces césariennes répétées sont dues à l'étroitesse de leur bassin, incompatible avec un accouchement par les voies naturelles. Mais, si une telle incompatibilité n'est pas démontrée par la radiopelvimétrie (qui permet de mesurer le bassin de la mère et d'en comparer le diamètre avec celui de la tête de l'enfant), vous pourrez accoucher par les voies naturelles, après un premier accouchement par césarienne.

Une même femme peut accoucher en moyenne cinq fois par césarienne.

Quelles sont les suites, pour la mère, d'une césarienne ?
● Certains effets dépendent du mode d'anesthésie : somnolence plus longue et blocage du transit intestinal plus long, dans le cas d'une anesthésie générale. (Cependant, l'ouverture du ventre, même sous péridurale, entraîne un blocage du transit intestinal). Les douleurs autour de la cicatrice seront soulagées par des antalgiques. Mais vous pourrez vous lever dès le lendemain et retrouver votre liberté de mouvement dans les jours qui suivront.

L'arrivée du bébé

En venant au monde, l'enfant vit un grand bouleversement. Son organisme doit s'adapter à la respiration à l'air libre, à une circulation sanguine autonome, aux premières tétées. Examiné de la tête aux pieds, il bénéficiera d'un suivi médical attentif pendant les quelques jours que vous passerez ensemble à la maternité et au cours desquels vous apprendrez à faire connaissance.

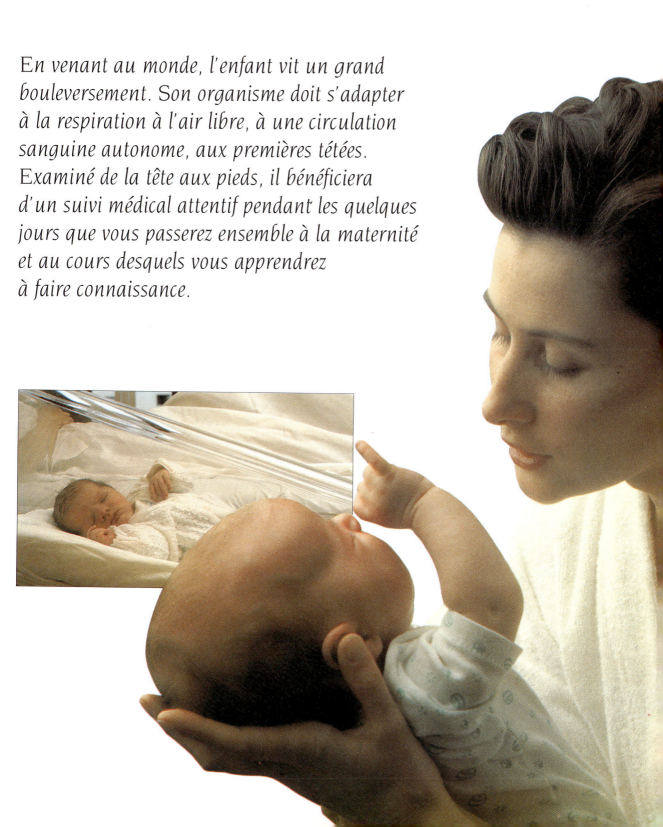

Après la naissance

*Après neuf mois d'attente, après l'effort de l'accouchement,
voilà l'enfant que vous avez imaginé, rêvé et vu sur des images
échographiques. Le voilà, enfin, bien réel. Mais forcément différent
de l'idée que vous vous étiez faite de lui.*

FAIRE CONNAISSANCE

Dès la naissance, l'enfant est sensible à la voix, au contact, au regard, aux caresses de ceux qui l'entourent ; il a besoin d'affection et d'échanges. Ne soyez pas intimidée : parlez-lui doucement, bercez-le.
Et n'oubliez pas que, si vous avez senti en vous votre bébé pendant neuf mois, le père, lui, ne découvre vraiment son enfant que lorsqu'il le prend dans ses bras pour la première fois. N'hésitez pas à le lui faire toucher : le nouveau-né n'est pas aussi fragile qu'il le paraît.

Votre première réaction en le voyant enfin paraître peut être une joie intense, des larmes d'émotion, parfois aussi un certain sentiment d'étrangeté ou de rejet après l'épuisement du travail… Sans oublier que vous découvrez peut-être aussi seulement maintenant que c'est un garçon ou une fille. Toutes ces réactions sont compréhensibles, car vous avez vécu un grand bouleversement. Lui aussi d'ailleurs : c'est pourquoi il n'a généralement pas la mine de l'angelot des publicités. Sa peau est souvent un peu fripée, un peu violette, couverte d'un enduit sébacé blanchâtre ; sa tête, volumineuse, est parfois un peu déformée par les pressions lors de l'accouchement. Si vous ne reconnaissez pas en lui dès le premier instant le plus beau bébé du monde, ne vous inquiétez pas : il le sera sûrement pour vous dans quelques heures, quelques jours ou quelques semaines, le temps que vous appreniez à vous connaître.

L'adaptation à l'air libre

Moins de cinq minutes suffisent au nouveau-né pour que son système respiratoire et sa circulation sanguine s'adaptent à l'air libre, à une vie autonome en milieu aérien. Pourtant, cela suppose la mise en jeu rapide de mécanismes extrêmement complexes. Il ne faut en effet pas oublier que, juste avant de naître, le fœtus vit toujours du sang de sa mère, qui lui arrive par le cordon ombilical. Ses poumons ne fonctionnent pas encore, c'est le placenta qui assure les échanges entre le sang de la mère, riche en oxygène, et le sang du bébé, qu'il faut débarrasser du gaz carbonique (voir p. 43), et il n'y a pas encore de circulation sanguine établie entre le cœur et les poumons.

Le premier cri et la première inspiration
Aussitôt que sa tête atteint l'air libre, l'enfant se met à crier et à respirer : c'est le premier cri inspiratoire (parfois seulement un petit sanglot, car le bébé est encore un peu encombré de liquide amniotique et de glaires, qui le gênent pour respirer). Dès qu'il ouvre la bouche, l'air s'engouffre dans ses poumons ; les premiers mouvements des muscles respiratoires du thorax propulsent cet air dans les alvéoles pulmonaires débarrassées, après le passage par les voies génitales étroites de la mère, du liquide amniotique qui les remplissait pendant la vie utérine.

La ligature du cordon et la circulation cœur-poumons
La ligature du cordon ombilical, effectuée par le médecin accoucheur ou la sage-femme, entraîne la rupture du lien entre l'enfant et le placenta. Aussitôt, le sang venant du cœur du nouveau-né doit passer dans ses vaisseaux pulmonaires pour y trouver l'oxygène que lui fournissait jusque-là le sang de sa mère via le placenta. L'artère pulmonaire s'ouvre alors, provoquant la fermeture de divers canaux qui assuraient la circulation sanguine du fœtus sans passer par les poumons. La circulation cœur-poumons du nouveau-né est ainsi établie. Son teint, qui était plutôt bleuté, devient rose. Mais ne vous étonnez pas si son cœur bat très vite (de 120 à 130 fois par minute en moyenne), presque

deux fois plus vite que celui de l'adulte. De même, il est normal que sa respiration soit un peu irrégulière (parfois profonde, parfois plus superficielle et plus ou moins rapide) ; elle le restera d'ailleurs pendant toute sa première année.

Le score d'Apgar

Le score d'Apgar, du nom de l'anesthésiste américaine qui l'a mis au point, est un test qui permet d'apprécier l'adaptation du nouveau-né à sa vie en milieu aérien. C'est un indice de sa vitalité. On le mesure dans les minutes qui suivent la naissance : à une minute, cinq minutes et dix minutes de vie.

Cotation	0	I	2
Fréquence cardiaque (battements par min)	0	moins de 100	plus de 100
Mouvements respiratoires	0	irréguliers	réguliers
Tonus musculaire	0	léger tonus en flexion	bon tonus en flexion
Réactivité à la stimulation cutanée	0	grimace ou léger mouvement	cri
Coloration	bleuissement (cyanose) ou pâleur	extrémités bleues (cyanosées) corps rose	enfant totalement rose

Le score d'Apgar comprend cinq paramètres cotés de 0 à 2 : la fréquence cardiaque (nombre de battements par minute), la régularité des mouvements respiratoires, le tonus musculaire, la réactivité à une stimulation cutanée et la coloration. Un nouveau-né, s'il va bien, a un total égal ou supérieur à 8 la première minute et atteint rapidement 10. Une cotation nettement inférieure indique qu'il faut d'urgence rétablir une « ventilation efficace » et une bonne circulation du sang afin d'éviter que le cerveau, en particulier, ne souffre d'un défaut d'oxygénation. Si ces moyens de réanimation sont mis en œuvre d'ur-

gence, l'enfant dont le score d'Apgar a été inférieur à la normale a toutes les chances d'être ensuite en bonne santé.

Les premiers contacts et les premiers soins

Lorsque tout se passe bien, comme c'est le plus souvent le cas, le personnel médical présent à l'accouchement laisse le bébé qui vient de naître s'adapter tranquillement à la vie à l'air libre, devenir rose progressivement et prendre contact avec ses parents.

Généralement, la sage-femme pose le nouveau-né sur le ventre de sa mère pour qu'il retrouve sa chaleur, les bruits de son cœur, sa voix ; éventuellement il tétera quelques millilitres de colostrum, cette sécrétion très nutritive qui précède le lait. Puis c'est souvent au père de prendre à son tour dans ses bras le bébé, qui est capable, à cet instant, d'ouvrir les yeux vers lui et d'écouter sa voix. Ces premiers instants, uniques et intenses, de rencontre et d'émerveillement entre le nouveau-né et ses parents sont précieux : ils contribuent à créer les liens d'amour qui vont les unir pour toute la vie.

Les premiers soins médicaux

Ces soins n'interviennent qu'ensuite. Mais ils sont indispensables pour assurer le confort et la sécurité du bébé : nettoyage des narines et du pharynx, à l'aide d'une petite sonde aspirante ; quelques gouttes de collyre pour désinfecter ses yeux ; administration (par la bouche ou en injection) de vitamine K afin d'éviter les risques d'hémorragie.

La pesée

Vient ensuite le moment de le peser et de le mesurer. Le poids moyen d'un nouveau-né à terme tourne autour de 3,3 kilos (un peu plus pour les garçons, un peu moins pour les filles), mais les écarts peuvent être considérables, allant de 2,5 kilos à plus de 4 kilos. En revanche, la taille ne varie guère d'un bébé à l'autre, tout au plus de 3 ou 4 centimètres par rapport à la moyenne, qui est de 50 centimètres.

LA PREMIÈRE TOILETTE

S'il est encore un peu fragile, votre bébé restera quelque temps sous surveillance dans une couveuse. Mais, s'il est déjà vigoureux, il aura peut-être la chance de prendre son premier bain avec son père sous l'œil attentif de la sage-femme.
Enfin, réconforté, lavé, habillé, votre enfant va rejoindre son berceau, qui sera installé près de vous (dans la chambre où l'on vous aura amenée deux heures après l'accouchement), pour y goûter un repos bien mérité avant de s'éveiller tiraillé par la faim, sensation jusqu'alors inconnue pour lui.

L'examen du nouveau-né

*Après plusieurs heures de repos ou le lendemain de la naissance,
le pédiatre examinera complètement le nouveau-né, si possible en
votre présence, afin de vous familiariser avec votre enfant.*

Pour que ce premier examen complet
se déroule dans les meilleures conditions possibles, il faudrait le pratiquer
dans une pièce calme, bien chauffée,
éclairée par une lumière douce, à un
moment où l'état de vigilance du bébé
lui permet de répondre aux stimulations. Si ce n'est pas toujours le cas,
rassurez-vous, ce n'est pas grave. Car
l'essentiel est que le pédiatre prenne
son temps, déshabille le bébé sans
gestes brusques et le caresse en cherchant son regard et en lui parlant doucement pour le rassurer, et cela en pro-
fitant d'une période de digestion.

De la tête aux pieds

Voilà le nouveau-né « apprivoisé ». C'est
le moment de l'observer attentivement,
en particulier sa peau, et de l'examiner
en détail de la tête aux pieds.

La peau
Le premier jour, la peau est recouverte d'un enduit blanchâtre, le vernix
caseosa, particulièrement abondant
au niveau des plis. Celui-ci sèche et
disparaît naturellement dans les
vingt-quatre heures, si le bébé n'a pas
été nettoyé avant.

L'examen du nouveau-né

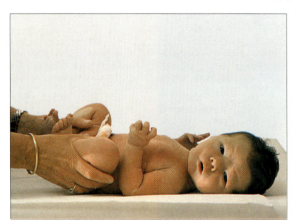

L'examen des hanches △
Lorsque la tête de l'os de
la cuisse, le fémur, est mal
positionnée par rapport à
la hanche, on parle de
luxation. Plus cette
anomalie est dépistée
précocement, plus le
traitement en sera facilité.
Au moindre doute lors de
l'examen clinique, le
pédiatre fait pratiquer
une échographie précoce
ou, selon les cas, une
radiographie de la hanche
à partir de 4 mois.

Le test de la marche ▽
Si l'on tient le nouveau-né
sous les aisselles, un peu
incliné en avant, les pieds
à plat sur le lit, il esquisse
alors quelques pas qui le
font avancer.
Il s'agit d'un des réflexes
primaires présents
chez un bébé né à terme.
Ce réflexe spectaculaire
disparaît en général
au bout de cinq ou six
semaines.

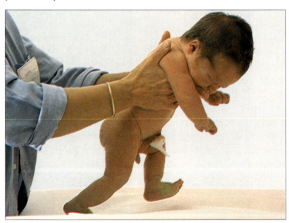

La peau du nouveau-né est lisse et douce, mais souvent très rouge. Les mains et les pieds peuvent être un peu violacés et secs, encore fripés par leur long séjour dans le liquide amniotique. Un ou deux jours après la naissance, la peau pèle par petits lambeaux. Massez le bébé avec une crème hydratante : sa peau redeviendra douce.

Il existe aussi souvent un fin duvet noir, ou lanugo, plus dense au niveau des épaules, du dos, des membres et des oreilles, qui s'estompe dès la deuxième semaine.

Le nez et le menton sont parfois recouverts de petits grains blancs de la taille d'une tête d'épingle, que l'on appelle « milium ». Formés par des amas sébacés, ils disparaissent spontanément en quelques semaines.

Près d'un nouveau-né sur dix présente une ou plusieurs taches rouges d'origine vasculaire, appelées « angiomes ». En règle générale, les angiomes en relief rouge vif et grenus augmentent de volume au cours des premiers mois puis disparaissent tout seuls en un à trois ans ; les angiomes plans (dilatation des vaisseaux superficiels de la peau) situés sur la paupière, à la base du nez, sur la partie médiane du visage ou de la nuque s'effacent spontanément en quelques mois ; seuls les autres angiomes plans, situés sur le reste du visage ou du corps, persistent toute la vie.

Chez les bébés originaires du bassin méditerranéen ou d'Asie, on observe parfois aussi dans la partie basse du dos une tache bleu ardoise, dite mongoloïde, qui peut être assez étendue mais s'efface en quelques mois.

Le nouveau-né peut aussi avoir sur le corps des petits points blancs sur une base rouge, ou « érythème toxique », éruption bénigne qui disparaît en quelques jours. Le pédiatre saura distinguer d'autres types d'éruption d'origine infectieuse qu'il faut traiter par des antibiotiques.

La tête, le torse et l'abdomen

Les os du crâne étant très malléables et pas encore soudés, les nouveau-nés ont des formes de tête très variables. Après

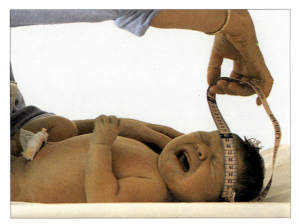

La mesure du △ périmètre crânien

Les autres mensurations relevées lors de ce premier examen concernent la circonférence de la cage thoracique et le tour de la tête. En moyenne, le périmètre crânien d'un nouveau-né est de 35 cm.

Il faut savoir qu'il n'y a pas de « normale », mais seulement des moyennes statistiques. Pour suivre la croissance, tous ces éléments seront pris en compte, sur le tracé des courbes.

Le poids et la taille ▽

Dans les toutes premières heures après sa naissance, le bébé est pesé et mesuré sous toutes les coutures. Si l'on constate des écarts sensibles de poids selon les bébés et selon qu'il s'agit d'une fille ou d'un garçon (de 2,5 kg à 4,5 kg), la taille varie moins d'un nouveau-né à l'autre : de 48 cm à 52 cm. Il importe surtout que le poids et la taille de votre enfant se situent dans la moyenne statistique.

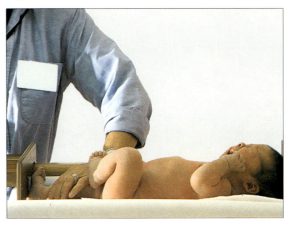

une césarienne, le crâne est rond et symétrique. Après une naissance par la tête, il est plus allongé, en pain de sucre. Ne vous inquiétez pas si votre bébé a une tête asymétrique ou une bosse, due à ses efforts pour franchir le bassin lors de l'accouchement : tout se remettra en place en quelques jours.

Le pédiatre examine avec soin les oreilles, le nez, les yeux, la bouche, le cou. Puis il ausculte le cœur et les poumons, il palpe l'abdomen et vérifie l'état du cordon ombilical. Ligaturé par une petite pince, celui-ci a un aspect blanc gélatineux et laisse voir l'orifice des trois vaisseaux ombilicaux.

Les organes génitaux

Les organes génitaux externes paraissent démesurés. Le garçon a les bourses gonflées et le prépuce, cette extrémité de peau qui recouvre le pénis, souvent serré ; il est inutile de forcer pour le décalotter. Le pédiatre palpera attentivement le bébé pour vérifier que les testicules sont bien descendus dans les bourses. Les premiers jours, la fille a les petites lèvres et le clitoris très saillants et gonflés, mais les grandes lèvres, encore peu développées, ne recouvrent pas la vulve.

Brutalement sevrés des hormones sexuelles de leur mère, les nouveau-nés font souvent, au cours des premiers jours, ce qu'on appelle une crise génitale. Cela se traduit chez le garçon par des érections et chez la fille par des pertes vaginales blanchâtres, voire quelques gouttes de sang. Ne vous étonnez pas si votre bébé, fille ou garçon, a alors les seins gonflés (mammite) et parfois un écoulement lacté. Ce gonflement des seins ne doit vous alarmer que si un abcès semble se former (infection, fièvre).

Les membres

En palpant la clavicule, le pédiatre cherche à détecter s'il n'y a pas une fracture. Cela arrive parfois aux gros bébés, pour lesquels l'accouchement a été difficile, mais une telle fracture n'est pas grave, car elle se répare spontanément et rapidement.

Au niveau des membres inférieurs, il vérifie qu'il n'existe pas de déformation liée à la position des jambes dans l'utérus avant la naissance, et surtout de luxation congénitale de la hanche. Quelques manipulations douces par un kinésithérapeute suffisent généralement à corriger les petites déformations, telles que le pied en dedans *(metatarsus varus)* ou le tibia incurvé. En cas de luxation de la hanche (plus fréquente dans certaines régions comme la Bretagne, ou lorsque l'accouchement a eu lieu par le siège), il faudra langer le bébé les jambes écartées (en abduction) afin de replacer la tête du fémur dans l'articulation de la hanche.

L'examen neurologique

Cet examen, qui donne une idée de la maturité neurologique de l'enfant, tient compte du terme auquel a eu lieu l'accouchement et du nombre d'heures ou de jours écoulés depuis la naissance.

Le tonus passif et le tonus actif

Lorsque le nouveau-né est en position « fœtale », bras et jambes fléchis (voir photo p. 204), la flexion des segments de ses membres les uns par rapport aux autres est ce qui témoigne du tonus dit passif.

Lorsqu'on le met debout, en le tenant sous les bras, bien appuyé sur la plante des pieds, le fait qu'il se dresse vigoureusement sur ses jambes, redressant ensuite la tête et le cou, est le signe d'un bon tonus actif. De même s'il arrive à tenir sa tête seul quelques secondes lorsqu'on le fait passer de la position couchée à la position assise.

Les réflexes primaires

Un certain nombre de réactions automatiques traduisent le bon état neurologique du nouveau-né. Ces réflexes, que l'on qualifie d'archaïques ou primaires, disparaissent au cours des premiers mois suivant la naissance.

● *Les réflexes de succion et de déglutition et le réflexe des points cardinaux.* Ce sont des réflexes qui vont permettre à l'enfant de se nourrir. La capacité de téter dont fait preuve le nouveau-né s'accompagne d'un mouvement de « fouissement » de sa bouche à la recherche du sein maternel et d'une capacité à orienter la bouche à

LES FONTANELLES

À la face postérieure du crâne du nouveau-né et à son sommet se trouvent deux membranes cartilagineuses, les fontanelles, qui séparent les os du crâne non encore soudés à la naissance. La fontanelle postérieure n'est pas toujours palpable. La fontanelle antérieure a une forme de losange et une taille variable (en moyenne 2 cm de côté). Vous la voyez battre avec inquiétude ou se tendre lorsqu'il pleure. Soyez sans crainte, ces membranes sont résistantes et s'ossifient sur une période qui dure de six à vingt-quatre mois.

droite ou à gauche, en haut ou en bas : si l'on touche l'un des coins de sa bouche, ses lèvres se tournent de ce côté-là.

● *Le réflexe d'agrippement, ou grasping reflex.* Si l'on place ses doigts dans les paumes d'un bébé, il s'y agrippe si fort qu'on peut le soulever pendant quelques instants.

● *Le réflexe de Moro.* Si l'on soutient le bébé allongé et que l'on relâche brusquement sa tête, il écarte les bras et les doigts en se mettant à crier puis ramène ses bras en position d'étreinte.

● *La marche automatique.* Si l'on tient le bébé debout sur une surface plane, il se redresse et avance ses jambes l'une devant l'autre !

Les sens déjà en alerte

Dès sa naissance, le nouveau-né voit ce qui se trouve à une trentaine de centimètres de ses yeux (il ne peut pas encore accommoder) et il réagit aux différences de lumière, à ce qui est brillant ou rouge.

Il est également sensible aux bruits, aux odeurs (très vite, il reconnaît celle de sa mère), aux goûts (il fait la distinction entre le sucré, le salé, l'acide, l'amer, mais il préfère le sucré) et aux contacts corporels, en particulier à la manière dont on le touche.

Au moment du repas, au sein ou au biberon, tous les sens du bébé sont sollicités : goût, odorat, ouïe, vue, toucher. C'est aussi souvent le cas au moment du bain. N'hésitez pas à le caresser et à le masser longuement, lors de ces instants où il est bien éveillé.

La « motricité libérée »

Depuis quelques années, plusieurs équipes de pédiatres (les docteurs Brazelton aux États-Unis, Grenier à Bayonne, Amiel-Tison à Paris, etc.) ont, par leurs travaux, révélé les surprenantes capacités du nouveau-né, ses compétences motrices et ses capacités d'échanges sensoriels et affectifs.

En soutenant de façon bien stable sa tête, en lui parlant calmement et en le caressant doucement, on rassure le nouveau-né et on le met dans un état dit « de motricité libérée ». Il est alors capable de se tenir assis, de détendre ses mains, de se redresser ; certains ébauchent un sourire, d'autres font une mimique, il en est qui tirent la langue ! Quelle que soit sa manière de répondre, le nouveau-né sollicite une relation et un dialogue.

Votre pédiatre n'aura peut-être pas le temps de s'attarder à cette relation, ou bien votre enfant, mal réveillé ou affamé, y sera peu disposé. Mais, quand vous trouverez le moment favorable, calez bien votre bébé face à vous en soutenant fermement sa nuque d'une main et en tenant sa main de l'autre pour le rassurer, puis essayez de capter son attention : vous découvrirez avec joie le plaisir d'une communication intense avec lui.

❓ JE VOUDRAIS SAVOIR

Mon bébé qui vient de naître a les seins gonflés, que faire ?

● N'y touchez pas. Cela disparaîtra probablement en quelques jours. Ce phénomène résulte du fait que le bébé (fille ou garçon) s'est trouvé brutalement sevré à la naissance des hormones sexuelles de sa mère, ce qui provoque fréquemment au cours des premiers jours ce qu'on appelle une « crise génitale ». Ce gonflement des glandes mammaires ne doit vous alarmer que si un abcès semble se former (infection, fièvre).

Il a le crâne déformé, cela va-t-il durer ?

● La tête d'un nouveau-né est volumineuse par rapport au reste de son corps. Lors d'un accouchement classique tête la première, le crâne subit des pressions importantes et il n'est pas rare que le bébé ait à la naissance un crâne en « pain de sucre », avec parfois une bosse séro-sanguine dans la zone qui s'est présentée en premier. Celle-ci se résorbera en quelques jours et le crâne s'arrondira en quelques semaines.

Quels sont le poids et la taille moyens d'un bébé à la naissance ?

● Un nouveau-né pèse autour de 3,3 kg ; il mesure environ 50 cm et la circonférence de son crâne, qui est également mesurée à la naissance, est de 35 cm (voir p. 204).
Ce ne sont là évidemment que des moyennes, sans incidence sur son développement futur.
Au cours des cinq premiers jours, il va perdre jusqu'à un dixième de son poids de naissance, avant de commencer à reprendre du poids.

Les premières tétées

Que vous ayez choisi de donner le sein ou le biberon,
ces premiers jours à la maternité seront pour vous l'occasion de
vous familiariser avec les gestes que vous ferez seule, chez vous.

Votre décision est prise, vous voulez allaiter. Pendant le dernier mois de grossesse, vous avez pu préparer vos seins au traitement qui les attend : la succion répétée et énergique d'un bébé. Si vous préférez le nourrir au biberon, n'ayez pas d'inquiétude : les laits artificiels sont adaptés aux besoins du bébé.

Les débuts de l'allaitement

Pour préparer la mise au sein (voir p. 187), vous avez, avant la naissance, nourri et hydraté la peau du mamelon et son aréole (vous pourrez continuer à le faire entre les tétées avec une crème grasse inodore : rapidement absorbée par la peau, elle n'incommodera pas votre bébé). Vous avez aussi pratiqué des massages afin d'habituer le téton à la stimulation à laquelle il va être soumis au cours des tétées. Doux et circulaires au début, les massages seront progressivement plus fermes jusqu'à obtenir cet écoulement transparent, jaunâtre et visqueux : le colostrum. Substance riche en albumine et en vitamines, qui précède la montée de lait

Les premières tétées

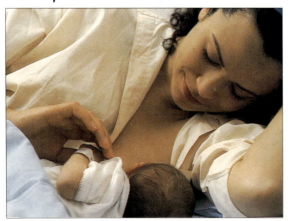

Les premiers jours △
Mettre l'enfant au sein est bien sûr plus facile quand il ne pleure pas. Si ce n'est pas le cas, il faut d'abord le consoler, lui parler. Cajolez-le toujours un peu avant la tétée. Mettez-le au sein dès qu'il réclame. Installez-vous couchée sur le côté, le bébé allongé contre vous à hauteur du téton. Stimulé par le contact du mamelon contre sa bouche, le bébé tétera instinctivement.

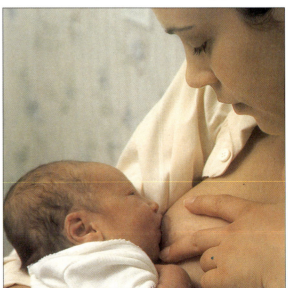

La mise au sein ▽
Les jours suivants, asseyez-vous confortablement. Aidez votre bébé à prendre l'ensemble du mamelon et de l'aréole. Son nez doit être bien dégagé.

proprement dite, le colostrum apporte à l'enfant des éléments très nutritifs ; il contient en outre de nombreux anticorps et fournit donc au nouveau-né des moyens de défense contre les risques d'infection. Le colostrum est aussi un purgatif qui favorise l'élimination du méconium, les premières selles que l'enfant doit expulser juste après la naissance.

La mise au sein

Il n'y a pas de contre-indication à une mise au sein précoce si vous avez subi une péridurale ou une anesthésie générale. L'interaction existant entre les glandes mammaires et l'utérus fait que la succion du bébé provoque dans les tout premiers jours des contractions utérines particulièrement douloureuses, qui permettent un retour rapide à la normale du volume de l'utérus et ne durent donc que quelques jours. Elles sont d'autant plus fortes que la femme a eu plus d'enfants.

Il faudra surveiller lors des premières tétées que votre bébé ingère bien le colostrum : vous le sentirez en voyant le mouvement de succion de la bouche et la sensation d'étirement de votre mamelon. Les premières succions ne provoquent pas l'arrivée immédiate du colostrum dans la bouche du bébé, il faut en quelque sorte qu'il « amorce la pompe ». Après quelques instants, le bruit et le rythme de la déglutition vous indiqueront qu'il boit bien.

Le nouveau-né ne tète pas longtemps, il se fatigue vite, mâchonne le mamelon, il est bon alors de le laisser récupérer et de lui reproposer le sein quelques minutes plus tard. Pendant les pauses, vérifiez la présence du colostrum en pressant votre mamelon entre le pouce et l'index ; si l'écoulement ne se fait plus, proposez l'autre sein : si le colostrum est peu abondant, on peut donner les deux seins à chaque tétée.

La montée de lait

La montée de lait proprement dite a lieu généralement deux jours après la naissance, sous l'influence d'une hormone, la prolactine. La production de

---

LES BONNES CONDITIONS DE LA TÉTÉE

L'allaitement ne doit jamais être une épreuve. Votre sérénité à cet égard est déterminante, elle garantit souvent le bon écoulement du lait. Et sachez que vous pouvez à tout moment interrompre l'allaitement, mais ce sera, cependant, plus difficile après la montée laiteuse. Mettez l'enfant au sein dès qu'il réclame, soit toutes les deux ou trois heures (six à huit fois par vingt-quatre heures). L'allaitement « à la demande » s'adapte aux besoins du bébé, respecte son sommeil et son rythme personnel. Installez-vous le plus confortablement possible et au calme. Décontractez-vous en parlant doucement à votre bébé, le son de votre voix le rassure, et prenez votre temps. Entre les tétées, n'exposez pas vos mamelons à la compression d'un soutien-gorge trop serré.

Les premiers biberons

À la maternité, les biberons seront préparés sans que vous ayez vraiment à vous en occuper. Une fois rentrée chez vous, suivez les conseils prescrits par le pédiatre de la maternité, qui vous a indiqué le lait convenant le mieux à votre bébé.

Les tétines permettent de varier le débit selon la manière dont on les présente au bébé.

À chaque interruption, faites faire un rot à l'enfant, en le redressant, la tête un peu en arrière. Quand il a fini de téter, il est préférable de le changer : le nouveau-né peut s'être sali. Attendez un quart d'heure avant de le recoucher.

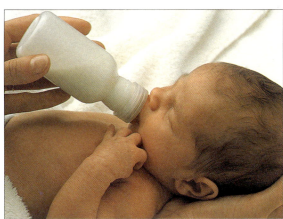

Pour donner △
le biberon

Installez-vous confortablement, en position semi-assise, et au calme : le bébé doit vous sentir détendue. Mettez l'enfant au creux de votre bras, la tête un peu en arrière, le visage face à vous. Présentez la tétine doucement, sans attendre qu'il tète tout de suite, il a besoin d'un peu de temps. S'il tète trop vite, n'hésitez pas à l'interrompre pour qu'il ne s'étrangle pas. S'il s'endort, retirez la tétine.

lait est telle à cette période qu'elle dépasse souvent les besoins de l'enfant.

● *Les seins.* Ils sont douloureux et tendus entre les tétées. Vous les soulagerez efficacement en introduisant dans votre soutien-gorge des coupelles d'allaitement qui permettent l'écoulement du trop-plein. Tant que la production de lait suffit à l'enfant, il est inutile de proposer les deux seins au cours de la même tétée. Il est normal que du lait s'écoule du sein qui n'est pas utilisé. Si vous avez trop de lait, mettez-vous en contact avec le lactarium de votre région. Entre les tétées, si votre peau est irritée ou desséchée, massez délicatement en rond le bout des seins avec une crème hydratante.

● *La position.* Asseyez-vous confortablement sur votre lit ou sur une chaise : le dos droit, calé avec des oreillers, les genoux un peu relevés, le buste légèrement penché en avant. Tenez le bébé au creux de votre coude, le corps vers vous, plutôt droit (si possible soutenu lui aussi par le bras du fauteuil), sa bouche au niveau du mamelon.

● *Le rythme.* La succion doit être lente, régulière et prolongée. À cette période, les tétées peuvent durer jusqu'à une heure et il n'est pas inutile de profiter des pauses pour faire faire son rot au bébé – que vous tiendrez pour cela verticalement. Avant de trouver son rythme de cinq à huit tétées par vingt-quatre heures, l'enfant s'endort avant d'avoir bu suffisamment, ce qui aug-

mente le nombre des tétées. Au début, la durée des tétées et les horaires sont variables. De cinq minutes à chaque sein le premier jour, jusqu'à parfois une heure, les tétées se stabiliseront plus tard, quand vous serez rentrée chez vous, autour de quinze minutes.

Les premiers biberons

Parce que cela vous convient mieux et que l'enfant n'en pâtira pas, vous avez choisi dès la naissance de nourrir votre bébé au biberon. Toutes les marques de lait en poudre offrent des qualités équivalentes. Vous donnerez à votre enfant le lait prescrit par le pédiatre de la maternité. Si, après quelques jours, il n'était pas bien toléré, il faudrait en proposer un autre, mieux adapté.

Dès le premier jour, donnez les biberons à la demande du bébé plutôt que selon un horaire trop précis. Même si votre enfant a un bon réflexe de succion, sachez qu'il lui faudra quelques jours d'apprentissage pour trouver son rythme.

Les premiers biberons sont donc irréguliers dans le temps comme en quantité. Certains bébés boivent 10 g par biberon quand d'autres prennent 40 g. En moyenne, vous aurez à donner 6 ou 7 biberons par jour ; les rations augmentent peu à peu selon l'appétit du nourrisson et les conseils de votre médecin.

❓ JE VOUDRAIS SAVOIR

Apporte-t-on moins au bébé en n'allaitant pas ?
● Psychologiquement, c'est la qualité de votre présence qui crée le lien.
Les laits pour nourrissons apportent au bébé les nutriments essentiels à sa croissance.

Faut-il le faire téter tout de suite après la naissance ?
● Les réserves que possède le bébé à la naissance sont

assez faibles et il ne faut pas tarder à le mettre au sein ou à lui donner un biberon, même s'il s'est endormi. En général, on lui fera ainsi prendre sa première tétée dès la 2e heure de sa vie.

Comment augmenter la sécrétion de lait ?
● Cela dépend des femmes, mais le meilleur moyen reste le repos et la mise au sein fréquente.

Faut-il réveiller le bébé pour lui donner le sein ou son biberon ?
● S'il dort, attendez pour le réveiller. C'est généralement la faim qui le réveillera.
En revanche, dans les premiers jours, il s'endort souvent avant d'avoir bu suffisamment.
Même s'il absorbe l'essentiel de sa ration dans les cinq premières minutes, il conviendra de l'inciter à téter davantage, en le

maintenant éveillé un peu plus longtemps à chaque fois.

Faut-il peser le bébé après chaque tétée ?
● Non. À chaque tétée, l'enfant boit ce qui lui est nécessaire. De retour à la maison, vous surveillerez néanmoins son poids de temps à autre (par exemple, une fois par semaine pendant les deux ou trois premiers mois) pour vous assurer qu'il grossit bien.

Le suivi médical à la maternité

Au cours des quelques jours passés à la maternité, médecins, sages-femmes et infirmières vont vous aider à surmonter le choc de la naissance et à faire connaissance avec votre bébé. Ils vont aussi s'assurer que tout se passe bien pour l'enfant.

L'adaptation à son nouvel environnement, à la vie à l'air libre, à l'alimentation par la bouche demande quelques jours au nouveau-né. C'est pourquoi il est alors l'objet d'une surveillance très attentive. Sont aussi pratiqués différents tests, qui permettent de diagnostiquer d'éventuelles maladies congénitales plus faciles à traiter lorsqu'elles sont rapidement dépistées. Par ailleurs, les bébés qui sont nés de façon prématurée ou dont on a repéré un handicap bénéficieront d'un suivi et de soins particuliers. Confrontés à ces naissances difficiles, les parents, de leur côté, ne devront pas hésiter à s'appuyer sur le personnel médical pour s'adapter à des problèmes qui les prennent parfois au dépourvu.

La surveillance des premiers jours

Durant les premiers jours de sa vie, votre enfant va être particulièrement surveillé par les puéricultrices et l'équipe médicale : suivi de l'évolution du poids, observation des selles, contrôles sanguins permettent en effet de s'assurer de sa bonne santé.

Le poids

Au cours des cinq premiers jours, le nouveau-né perd généralement jusqu'à 10 % de son poids de naissance (350 g, par exemple, pour un bébé de 3,5 kg). Cela tient à trois raisons principales : il élimine les excès d'eau (œdèmes) présents à la naissance, ses reins encore immatures concentrent insuffisamment ses urines, ses besoins énergétiques augmentent considérablement alors que les apports caloriques sont, au début, insuffisants pour le faire grossir. Puis, vers le 6e jour, il commence à reprendre du poids : en moyenne 30 g par jour. Au bout de huit à quinze jours, il a, normalement, récupéré son poids de naissance.

Les selles

Observer les selles est essentiel dans la surveillance d'un nouveau-né ; elles doivent faire l'objet d'une attention particulière. Les deux premiers jours, elles sont verdâtres, presque noirâtres et collantes, c'est le méconium, composé d'un mélange de bile et de mucus. À partir du 3e jour, les selles deviennent plus claires, jaune d'or et grumeleuses, parfois liquides, et sont habituellement présentes à chaque tétée si le nouveau-né est nourri au sein ; elles sont émises une à trois fois par jour pendant les premières semaines s'il est nourri au biberon.

La glycémie

Au cours des premières heures, on contrôle généralement deux ou trois fois le taux de sucre dans le sang, ou glycémie, de l'enfant. Pour effectuer ce contrôle, il suffit de piquer très légèrement le talon afin de faire jaillir une petite goutte de sang que l'on recueille sur une bandelette réactive. Si le bébé est prématuré, particulièrement maigre ou, à l'inverse, très gros avec une mère diabétique, on continue à pratiquer cet examen de façon systématique et prolongée pour surveiller que l'enfant ne souffre pas d'hypoglycémie.

La coloration de la peau

Dans les deux ou trois premiers jours après la naissance, il apparaît souvent un reflet jaune de la peau et des conjonctives du bébé : c'est ce que l'on appelle l'ictère physiologique du nouveau-né. Due à une augmentation des pigments biliaires (bilirubine) dans le sang, cette banale jaunisse touche de 20 à 30 % des nouveau-nés à terme et de 70 à 90 % des prématurés. Après s'être développée jusqu'au 4e ou 5e jour, elle diminue progressivement pour disparaître en une ou deux semaines.

Cette forme de jaunisse – très différente de celle provoquée par une incompatibilité Rhésus (voir p. 51) – résulte simplement du fait que l'organisme du nouveau-né ne dispose pas encore de l'enzyme permettant de transformer la bilirubine en un produit éliminable. Quelques jours suffisent néanmoins pour que son foie sache fabriquer cette enzyme. En attendant, il suffit de surveiller que le taux de bilirubine ne s'élève pas trop. Les complications sont extrêmement rares, du moins chez l'enfant né à terme, mais elles sont graves – et c'est ce qui justifie la surveillance.

Si le bébé devient trop jaune, on effectue un dosage de la bilirubine dans le sang. Si le taux approche la valeur critique, prévue pour ne faire courir aucun risque à l'enfant, on le traite par photothérapie. Pour cela, on place le nouveau-né déshabillé sous des lampes à ultraviolets apportant une lumière bleue, ce qui facilite l'élimination de la bilirubine. La plupart des maternités sont actuellement équipées pour pratiquer ce traitement, qui n'oblige pas à séparer la mère de l'enfant et ne présente aucun risque, à condition de protéger les yeux du bébé avec un bandeau et de lui donner suffisamment d'eau à boire.

LES TESTS DE DÉPISTAGE

Le séjour à la maternité est l'occasion de déceler certaines maladies congénitales rares, mais dont l'évolution peut être grave si on ne les traite pas rapidement.

Quelles sont les maladies recherchées ?

On pratique ainsi des tests systématiques pour dépister la phénylcétonurie, qui touche 1 enfant sur 9 000 naissances et l'hypothyroïdie, qui en touche 1 sur 3 800.

• **La phénylcétonurie.** Cette maladie est due à une déficience enzymatique, ce qui provoque des troubles du métabolisme et risque d'entraîner progressivement une dégradation du cerveau et un retard mental. Les enfants atteints de phénylcétonurie ont dans leur sang un taux anormalement élevé d'un acide aminé, la phénylalanine, car il leur manque une des enzymes nécessaires pour transformer cette phénylalanine. Celle-ci, non métabolisée, s'accumule alors dans l'organisme et devient toxique, en particulier pour le cerveau. Pour connaître le taux de phénylalanine contenu dans le sang, il suffit de faire un prélèvement sanguin (test de Guthrie). Un régime alimentaire adapté prévient cette évolution. Plus tard, il faudra bien veiller à prévenir les petites filles phénylcétonuriques, car un régime adapté sera indispensable lors de leur(s) grossesse(s) ultérieure(s).

• **L'hypothyroïdie.** Elle est due à un manque d'hormones fabriquées par la thyroïde du fait de l'absence de cette glande ou de son mauvais fonctionnement. Elle provoque un retard de croissance et un retard mental. Administrer des hormones thyroïdiennes sous forme de gouttes permet à l'enfant de se développer normalement sur le plan physique et intellectuel. Dans certaines régions se pratiquent aussi d'autres dépistages, tel celui de maladies héréditaires de l'hémoglobine ou de la mucoviscidose.

Comment les déceler ?

Le test de Guthrie est pratiqué à la maternité, lorsque le bébé a 5 jours. L'infirmière le pique au talon avec un petit stylet et recueille ainsi quelques gouttes de son sang sur un papier buvard, qui sera envoyé en laboratoire pour analyse. Le même prélèvement sert également à doser les hormones intervenant dans le fonctionnement de la thyroïde : hormone sécrétée par l'hypophyse et qui commande la production thyroïdienne (TSH) dont l'augmentation est le signe d'un dérèglement. En cas de résultat positif ou douteux, le centre de dépistage contacte rapidement les familles afin de contrôler les dosages, d'approfondir les explorations et, si nécessaire, de mettre en route au plus vite le traitement adapté.

Le cas des naissances difficiles

La naissance est un moment heureux mais elle peut devenir une épreuve difficile lorsque l'enfant naît trop tôt, trop petit ou malade. Rien ne se passe alors comme prévu. Souvent, le bébé doit être séparé de sa mère. Les premiers échanges s'en trouvent perturbés et l'attachement précoce entre les parents et leur enfant risque d'en pâtir.

Pour surmonter ces difficultés, il est très important que les parents puissent parler avec les membres de l'équipe chargée de soigner leur enfant, pour obtenir des explications claires, honnêtes et précises.

Les prématurés

La naissance prématurée peut survenir de façon tout à fait inopinée, sans que personne ne s'y attende, ou bien après des semaines de lutte contre les risques d'un accouchement trop précoce (voir p. 63).

● *Les causes de prématurité.* Parmi les causes repérées, il y en a qui sont d'ordre local – malformation de l'utérus, béance du col, placenta prævia – tandis que d'autres sont plus générales, telle une infection contractée par la mère (infections à streptocoques B, listériose, par exemple). Les grossesses multiples donnent aussi souvent lieu à un accouchement prématuré. Les circonstances extérieures ne sont pas non plus négligeables. Ainsi, un choc abdominal pouvant entraîner des contractions utérines risque de provoquer un accouchement avant terme, tout comme un surmenage physique dû à des activités trop importantes : travail effectué dans des conditions pénibles, longs trajets pour les déplacements quotidiens, lourdes tâches ménagères, etc. (voir p. 112).

L'amélioration de la surveillance médicale des grossesses, l'effort pour limiter les causes de fatigue excessive chez les futures mères constituent la prévention la plus efficace de ces naissances prématurées. Mais il n'empêche que, dans près de la moitié des cas, on ne connaît pas exactement la cause de la prématurité.

● *L'état de l'enfant prématuré.* L'aspect du nouveau-né prématuré varie beaucoup selon son stade de développement. Plus il naît tôt, plus il est petit et plus son poids est faible, plus le volume de sa tête paraît important par rapport au reste du corps, plus ses membres sont grêles, sa peau fine et rosée laissant voir le réseau des veines. Il gesticule peu, son tonus est encore faible, sa respiration rapide et irrégulière, souvent entrecoupée de pauses.

Si l'enfant naît entre 34 et 37 semaines, s'il pèse plus de 2 kilos et qu'il ne présente pas de risque spécial, certaines maternités favorisent le maintien du bébé auprès de sa mère, sous une surveillance particulièrement attentive. Le nouveau-né peut ainsi être mis au sein sans délai et poursuivre son développement dans la proximité physique et affective de sa mère, pratiquement sans rupture.

Si, en revanche, l'enfant naît avant 34 ou 35 semaines de grossesse, s'il pèse moins de 2 kilos, s'il a souffert de conditions d'accouchement difficiles, s'il a du mal à respirer, s'il risque de mal s'alimenter ou de souffrir d'une infection, la prudence veut que le bébé soit hospitalisé dans un service de néonatalogie. C'est alors que se trouve posé, pour lui comme pour ses parents, le problème de la séparation.

La couveuse

Un enfant prématuré est un enfant dont les fonctions essentielles n'ont pas atteint leur maturité. Selon l'état de votre bébé né avant terme, le médecin pourra décider de le placer seulement quelques heures dans l'incubateur de la maternité où vous avez accouché ou de le faire transférer vers un hôpital spécialisé dans les soins aux prématurés. Dans l'incubateur bénéficiant d'une température et d'une humidité constantes, ainsi que des meilleures conditions d'hygiène possible, il pourra être relié à des appareils qui l'aideront à respirer et à se nourrir. Il est en effet essentiel que ses tissus et son cerveau soient suffisamment oxygénés et qu'il soit alimenté par gavage ou même par perfusion, s'il ne tolère pas l'alimentation orale.

La durée de l'hospitalisation d'un enfant prématuré est extrêmement variable. Cela peut aller de quelques jours à quelques semaines, selon l'évolution de son poids, de la qualité de sa respiration, de sa tolérance à l'alimentation, de la survenue ou non d'épisodes infectieux, etc. La plupart du temps tout se passe bien et l'enfant, d'abord dans sa couveuse, puis simplement dans un berceau, se développe jusqu'à atteindre l'autonomie fonctionnelle et le poids qui permettent d'envisager son accueil à la maison.

La séparation

Lorsque la naissance survient plus tôt que prévu et que leur enfant petit et fragile, si différent du bébé dont ils avaient rêvé, doit être hospitalisé, les parents se sentent à la fois inquiets,

AVANT DE RENTRER CHEZ VOUS

S'il s'agit de votre premier enfant, regardez bien comment les infirmières ou les puéricultrices s'en occupent. Pour vous sentir plus à l'aise quand vous serez chez vous avec votre bébé, n'hésitez pas à leur demander conseil, à leur poser toutes les questions qui vous passent par la tête :
– dans quelle position le coucher ?
– comment le changer, lui faire sa toilette ?
– quel est le rythme des tétées ?
– faut-il le réveiller pour le nourrir ?
– quelle eau minérale lui donner à boire ?
– comment surveiller son poids, sa température ? etc.

QU'APPELLE-T-ON UN PRÉMATURÉ ?

Le seuil de viabilité de l'enfant prématuré recule encore du fait des progrès de la néonatalogie, mais avant la 26e semaine (5 mois et demi), ses chances de survie restent très faibles. S'il naît à partir de 8 mois, il n'est pas considéré comme prématuré. On appelle prématurés les enfants qui naissent avant la 37e semaine révolue. C'est, dans les pays occidentaux, le cas de 5 à 6 % des nouveau-nés.

frustrés et souvent coupables. C'est pourquoi il est important qu'ils aillent voir l'enfant dans le service où il a été transféré, le plus rapidement et le plus souvent possible ; la relation parents-enfant en dépend – ce sera d'abord le père, sans doute, puis la mère, dès qu'elle le pourra. Si l'hospitalisation s'annonce assez longue, il leur faudra s'organiser – et se faire aider si nécessaire. Car maintenir la fréquence et la qualité de ces visites est aussi essentiel pour le bébé : il a besoin d'être stimulé par des relations affectives pour se développer au mieux.

Quand, après une période plus ou moins longue, arrive enfin le moment tant attendu de son accueil à la maison, vous allez peut-être vous sentir un peu désemparés, un peu inquiets avec ce bébé qui aura été à l'origine de tant de soucis, encore tout petit. N'attendez donc pas sa sortie pour vous faire expliquer les soins qui lui sont donnés, afin de pouvoir bien préparer ce retour et envisager l'avenir proche avec sérénité et confiance. Ensuite, la visite régulière chez le pédiatre permettra de suivre l'évolution du nouveau-né, mais aussi de vous rassurer, et de vous apprendre à ne plus considérer votre bébé comme un enfant fragile. Si votre enfant est né prématuré, n'essayez surtout pas de le comparer avec d'autres enfants plus gros ou « en avance ». Mettez-vous à son rythme pour l'accompagner dans ses progrès.

Les handicaps

De nos jours et à condition de pouvoir bénéficier de soins intensifs, nombre de grands prématurés survivent et peuvent rattraper leur retard. Quelques mois ou quelques années plus tard, plus rien n'y paraît. Ils sont aussi vigoureux que les enfants nés à terme.

Mais il arrive, exceptionnellement, que l'enfant naisse avec une déficience des fonctions motrices ou sensorielles. Il arrive aussi que, né prématuré, il souffre de graves complications infectieuses, respiratoires ou neurologiques pouvant entraîner des séquelles graves (déficits moteurs, neuropsychiques, déficit de la vue ou de l'audition, etc.). De 4 à 6 % des prématurés souffrent de handicap certain. En cas de complications dans l'évolution, la surveillance régulière est encore plus nécessaire : il faut en effet dépister le plus tôt possible l'éventuel problème, afin d'entreprendre une rééducation adaptée et de donner le maximum de chances au bébé.

Le médecin ne peut pas empêcher le choc et la souffrance des parents à l'idée que leur enfant puisse être handicapé, mais il peut les aider à comprendre ce qui arrive et leur donner des conseils pour affronter les difficultés et s'organiser. De toute façon, n'oubliez pas que le petit enfant a d'immenses facultés de récupération et d'adaptation et que ce qui peut paraître alarmant à un âge donné peut ensuite évoluer de façon favorable.

 ## JE VOUDRAIS SAVOIR

Dans les premiers jours mon bébé a fait une jaunisse. Est-ce grave ?
● Il arrive qu'au 2e ou 3e jour, les bébés, même nés à terme, soient atteints d'une jaunisse banale, l'« ictère physiologique ». Leur foie n'est pas encore tout à fait capable d'éliminer la bilirubine, un pigment toxique dissous dans la bile et qui se répand dans le sang, teintant de jaune la peau et le blanc des yeux.

On surveille alors le taux de la bilirubine. S'il est trop élevé, l'enfant sera traité par des rayons ultraviolets (photothérapie).
En général, la jaunisse disparaît en une ou deux semaines, sans complication ultérieure.
En cas d'ictère, il est essentiel de contrôler la coloration des selles et des urines. Si les selles sont décolorées et les urines trop foncées, il peut s'agir

d'une anomalie au niveau des voies hépatiques et biliaires, laquelle nécessiterait une prise en charge urgente et spécialisée.

Comment avoir des relations avec un bébé placé en couveuse ?
● Pour permettre les relations les plus étroites possible entre les parents et leur enfant, le personnel

soignant favorise les visites quotidiennes, voire plusieurs fois par jour, ainsi que le don du lait maternel (prélevé au tire-lait) au bébé.
N'hésitez pas à vous approcher du bébé pour qu'il vous voie, à lui parler et à demander à le toucher par les ouvertures de la couveuse, même s'il est relié à des appareils de surveillance ou d'assistance.

La mère après l'accouchement

Profitez des jours que vous passerez à la maternité pour vous familiariser avec votre enfant et vous reposer. De retour à la maison, ménagez vos forces. Que vous allaitiez ou non, veillez à vous nourrir correctement. Votre organisme aura besoin de plusieurs mois pour récupérer.

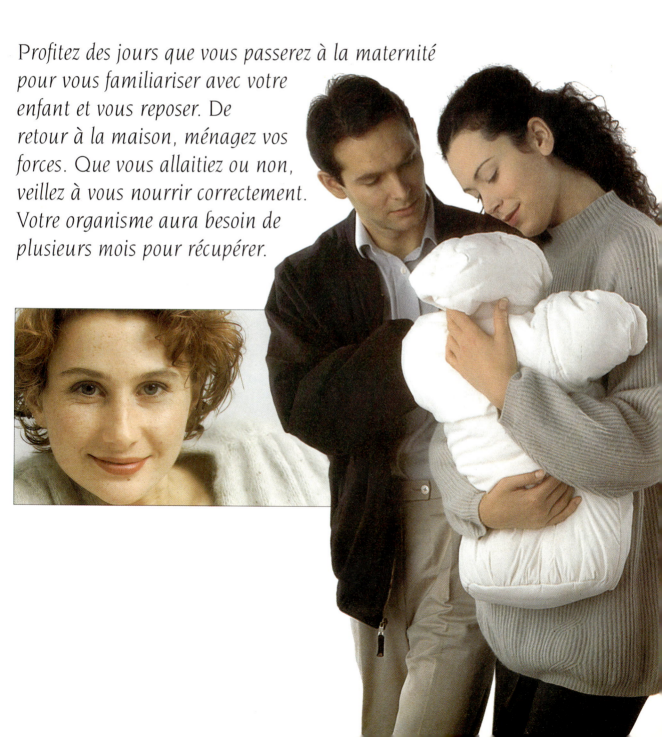

Les premiers jours à la maternité

Vous ne passerez, en moyenne, à la maternité que quatre ou cinq jours après un accouchement classique, et de sept à dix jours après une césarienne. Puis vous rentrerez chez vous avec votre enfant et organiserez peu à peu votre nouvelle vie de famille.

PRIORITÉ AU REPOS

Vous vous sentirez certainement plus fatiguée après l'accouchement qu'avant. Le séjour à la maternité dure en moyenne une petite semaine. Profitez-en pour vous reposer ! Si vous le pouvez, planifiez les visites que la famille et les amis voudront vous faire, à vous et au bébé. Et mettez à profit ces quelques jours de répit pour vous familiariser avec votre enfant.

Dans les heures qui suivent la naissance, l'euphorie se mêle à une grande fatigue : vous venez d'accomplir une épreuve physique exténuante. Cet état peut être encore aggravé par une anémie due à la perte de sang pendant l'accouchement. Ne vous levez pas sans aide la première fois, par contre, dès le lendemain d'un accouchement par les voies naturelles (ou voie basse), vous pourrez vous déplacer dans votre chambre. Votre organisme aura besoin de six à huit semaines pour retrouver son équilibre ; c'est la période « des suites de couches », qui se termine par la réapparition des règles, ou retour de couches. Ces premières règles seront sans doute plus abondantes et plus longues que d'habitude ; les cycles redeviendront réguliers en quelques mois.

Le retour de l'utérus à la normale

L'utérus commence à reprendre son volume normal dès les premières heures qui suivent l'accouchement, on dit qu'il involue. La muqueuse qui entourait l'œuf s'élimine peu à peu et la paroi de l'utérus cicatrise ; des saignements, appelés « lochies », plus abondants que les règles, se produisent ; ils s'éclaircissent et s'arrêtent après deux semaines environ mais, chez certaines femmes, ils durent jusqu'au retour de couches.

Des contractions douloureuses, appelées « tranchées », peuvent survenir rapidement après l'accouchement ; elles sont dues à la rétraction de l'utérus. Elles disparaissent au bout de 48 heures environ. Plus fortes et plus douloureuses chez les femmes qui ont déjà accouché, elles augmentent avec le nombre des naissances. Elles sont plus fortes aussi si vous allaitez, et se déclenchent au moment des tétées (voir p. 175).

La montée de lait

Après l'accouchement, l'organisme se prépare à l'allaitement. Dès que le placenta est expulsé, la glande hypophysaire sécrète une hormone – la prolactine – qui déclenche la production de lait. Si vous avez choisi d'allaiter, on mettra l'enfant au sein dès les premières heures de sa vie pour stimuler l'hypophyse et donc la montée de lait. Pendant les premières 48 heures, un liquide jaunâtre, riche en vitamines et en albumine, s'écoule des seins : le colostrum ; il agit comme un purgatif sur le nourrisson, qui videra ainsi son intestin du méconium qui y séjourne encore. Le colostrum est remplacé par le lait vers le 3e jour. La montée de lait s'annonce par un durcissement et un gonflement des seins, parfois accompagnés d'une petite poussée de fièvre.

Si vous ne souhaitez pas allaiter, le médecin vous prescrira un traitement pour empêcher la production de lait. Ne vous bandez pas les seins, ce qui est inconfortable, mais portez un bon soutien-gorge et buvez moins : la consommation d'eau augmente la production de lait.

Après une épisiotomie

Si vous avez subi une épisiotomie, vous ressentirez peut-être un tiraillement ou une douleur au niveau de la suture. Outre les soins à l'eau et au savon de Marseille, que vous poursuivrez pendant une bonne semaine chaque fois que vous aurez uriné, vous pourrez sécher la plaie avec un sèche-cheveux pendant quelques minutes pour accélérer la cicatrisation. Les fils seront retirés vers le 4e ou le 5e jour, mais si vous êtes gênée, asseyez-vous sur un rond de caoutchouc ou une petite bouée. Si la douleur de l'épisiotomie persiste au-delà de trois ou quatre mois, il faut impérativement consulter le médecin. Une épisiotomie peut être « reprise » chirurgicalement et ne doit en aucun cas vous faire souffrir.

Les efforts de poussée réclamés pendant l'accouchement provoquent parfois la formation d'hémorroïdes douloureuses. Le médecin vous prescrira un traitement local (pommade anti-hémorroïdaire) ou général (anti-inflammatoire). De la glace, appliquée localement, procure un soulagement réel quoique momentané. Vous serez peut-être aussi constipée. En dépit de votre appréhension, il est préférable de ne pas attendre plus de deux jours pour aller à la selle. Les efforts de poussée ne peuvent pas rouvrir une cicatrice d'épisiotomie. La constipation disparaîtra avec des laxatifs doux et des exercices appropriés, associés à un régime alimentaire favorisant le transit.

Après une césarienne

Comme toute intervention chirurgicale, la césarienne peut être la cause d'une grande fatigue. Elle n'a lieu sous anesthésie générale que dans les cas d'extrême urgence. Si elle a lieu sous anesthésie régionale comme la péridurale, les suites immédiates seront beaucoup moins désagréables et vous pourrez voir votre enfant aussitôt. Vous vous lèverez le lendemain pour éviter tout risque de complications veineuses, et vous vous déplacerez presque normalement dès le 2e ou 3e jour. Pour vous doucher, il faudra attendre le 4e ou

5e jour. Les fils et les agrafes seront enlevés entre le 6e et le 10e jour, et vous ne tarderez pas à retrouver votre liberté de mouvement. Le transit intestinal et urinaire sera plus lent à redevenir normal que dans le cas d'un accouchement par voie basse. Le médecin vous prescrira des antalgiques pour les contractions et les douleurs au niveau de la cicatrice. L'accouchement par césarienne n'empêche pas d'allaiter. Pour le reste, votre corps réagira comme si vous aviez eu un accouchement normal.

♦

PRÉVOIR LA CONTRACEPTION APRÈS L'ACCOUCHEMENT

Si vous vous sentez bien, vous pourrez vouloir reprendre rapidement votre vie amoureuse. Sachez néanmoins que la fatigue, les petits incidents des suites de couches ne sont pas toujours propices à des relations sexuelles satisfaisantes les premiers temps. Pour autant, n'attendez pas pour prévoir la contraception. Les règles réapparaissent entre six et huit semaines pour les femmes qui n'allaitent pas ; celles qui allaitent ne les voient revenir que lorsqu'elles ont cessé d'allaiter, car la lactation bloque le fonctionnement des ovaires (mais l'allaitement n'est en aucun cas un moyen de contraception). L'absence de règles ne signifie pas que vous n'êtes pas fécondable. Une ovulation peut avoir lieu vingt-cinq jours après l'accouchement. Pour éviter une nouvelle grossesse trop rapprochée, il faut donc envisager une contraception de relais dès la sortie de la maternité, jusqu'au retour de couches. Après le retour des règles, vous pourrez modifier cette contraception transitoire si elle ne vous satisfait pas, lorsque vous ferez le point avec le médecin.

Les moyens de contraception à exclure
Immédiatement après un accouchement, vous ne pourrez recourir :
– au stérilet, qui risquerait d'être

rejeté et qui ne pourra être mis en place que deux mois après l'accouchement ;
– à la méthode des températures et la méthode Billings, inapplicables tant que la première ovulation n'a pas eu lieu ;
– au diaphragme, qui devra être adapté, plus tard, à votre nouvelle anatomie.

Les moyens de contraception recommandés
Outre le préservatif masculin, ce sont pour la femme :
– les spermicides sous forme de crèmes, d'ovules ou d'éponges à placer dix minutes avant les rapports ; il faut éviter toute toilette intime pendant les deux heures avant et après pour ne pas détruire l'action des spermicides ;
– la pilule progestative micro-dosée pourra être utilisée dix jours après l'accouchement si vous n'allaitez pas et s'il n'y a aucune contre-indication ; si vous allaitez, le médecin pourra également vous la prescrire car elle est compatible avec l'allaitement ; mais elle est contraignante (il faut la prendre à heure fixe) et peut être responsable de petits saignements. En revanche, une hypercoagulabilité du sang, qui persiste pendant trois semaines environ après l'accouchement, rend impossible la prise de pilules trop fortement dosées.

De retour à la maison

La perspective du retour à la maison avec votre enfant vous réjouit, mais vous vous sentez encore fatiguée et peut-être un peu inquiète, après la prise en charge à la maternité. Tout se passera bien, mais il faut vous organiser de façon à pouvoir vous reposer.

QU'EST-CE QUE LE RETOUR DE COUCHES ?

C'est la réapparition des règles, c'est-à-dire des cycles menstruels normaux. Les premières règles sont souvent plus abondantes que les règles habituelles. Si vous n'allaitez pas, le retour de couches se produit en moyenne entre six et huit semaines après l'accouchement. L'absence de règles n'est considérée comme anormale qu'au-delà de trois mois. Si vous allaitez, la date du retour de couches est retardée (car la lactation bloque le fonctionnement des ovaires) et difficile à prévoir. Elle se situe en général vers quatre mois et exceptionnellement après le sixième mois.

Les organes ne se remettent parfaitement en place qu'au bout de six semaines, et l'organisme aura besoin de plusieurs mois pour résorber la fatigue due aux efforts fournis pendant la grossesse et l'accouchement. Surtout, ménagez vos forces. Si vous avez déjà des enfants qui vous attendent à la maison, essayez de vous faire aider : mettez à contribution le père, les grands-parents, une amie… Faites des pauses dans la journée et une sieste l'après-midi si vous pouvez ; ne vous précipitez pas sur les tâches ménagères qui se sont accumulées pendant votre absence : pensez à vous, à votre alimentation, ne portez pas d'objets lourds (c'est très mauvais pour le dos et le périnée). Prévoyez de courtes sorties dès que vous le pourrez. En effet, le bébé va vous imposer un rythme de vie éprouvant ; vous aurez donc besoin de vous ménager quelques moments de liberté. Ne faites de la gymnastique qu'après avoir eu l'autorisation du médecin et évitez les massages du ventre dans un premier temps. Si vous allaitez, attendez que votre enfant soit sevré pour reprendre une activité sportive ; si vous n'allaitez pas, patientez jusqu'au retour de couches.

Une période de réadaptation nécessaire

Si vous pouvez recommencer à vous doucher dès le lendemain de l'accouchement, à la maternité, vous devrez attendre environ une semaine (davantage après une césarienne) avant de prendre votre premier bain chez vous, ni trop chaud, ni trop long, surtout après une épisiotomie. L'arrêt des lochies peut être considéré comme le signe que le col de l'utérus est bien refermé et que vous pouvez recommencer à prendre des bains. Les injections vaginales sont absolument à proscrire. Les femmes qui allaitent devront en outre avoir pour les seins des soins spéciaux qui leur auront été indiqués à la maternité (voir p. 187).

Retrouver son poids

Vous avez perdu environ six kilos lors de l'accouchement et tout de suite après. Ceux qui restent seront un peu plus longs à perdre, mais ne cherchez pas à vous en débarrasser trop rapidement. Une alimentation variée et équilibrée, riche en calcium et sans excès en calories, vous permettra de retrouver votre poids habituel au cours de la première année (voir p. 195). Les femmes qui allaitent ont besoin d'une réserve d'énergie de quelques kilos. Maigrir dans ce cas entraînerait un surcroît de fatigue dangereux pour la santé. Il se peut du reste que l'allaitement vous fasse maigrir spontanément et vous oblige au contraire à suivre un régime nourrissant (voir p. 190).

Perdre son ventre

Vos muscles abdominaux auront besoin d'être tonifiés, car la peau et les muscles de votre ventre ont été distendus pendant la grossesse. Le retour à la normale prendra un peu de temps. Surtout, ne précipitez pas les choses et suivez les conseils du médecin et du kinésithérapeute. Vous pourrez entamer des séances de gymnastique après le retour de couches. Vos abdominaux vont se resserrer spontanément mais, auparavant, il faudra par contre permettre au périnée, qui soutient tout l'appareil uro-génital, de retrouver élasticité et tonus (voir p. 194).

Reprendre les relations sexuelles

L'équilibre hormonal a besoin de se recréer ; l'absence d'œstrogènes, qui dure jusqu'au retour de couches ou tant que vous allaiterez, entraîne une sécheresse passagère du vagin, qui peut rendre les rapports pénibles (dans ce cas, un gel lubrifiant sera conseillé). Le vagin a été très distendu et la muqueuse a pu être déchirée ; il reste peut-être quelques fils de suture, ceux du vagin et du périnée, qui se résorberont d'eux-mêmes ; tandis que ceux qui ferment l'incision (épisiotomie), parfois non résorbables, sont retirés cinq ou six jours après la naissance. Une cicatrice d'épisiotomie occasionne parfois des douleurs ou une gêne ; il est prudent d'attendre la cicatrisation complète, ce qui peut prendre plusieurs semaines.

Les petits incidents

Ce sont les quinze premiers jours qui vous paraîtront les plus déroutants, sans l'environnement médical rassurant de la maternité. Deux semaines après l'accouchement, vous remarquerez peut-être un écoulement de sang plus important : c'est le « petit retour de couches ». Il dure deux ou trois jours et ne doit pas vous alarmer. Si les lochies deviennent malodorantes, il faut consulter le médecin : des saignements abondants et quotidiens sont anormaux et peuvent être le signe d'une infection de la muqueuse utérine (endométrite). Les tranchées peuvent éventuellement se redéclencher pendant les tétées si vous allaitez, mais elles ont en général disparu pendant le séjour à la maternité (pour les éventuelles difficultés liées à l'allaitement et les problèmes des seins, voir p. 187).

Constipation

La constipation qui vous a peut-être gênée aussitôt après l'accouchement devrait disparaître quand vous reprendrez votre régime habituel. Mangez des aliments riches en fibres (pain de son), des légumes verts (épinards, salades) et des pruneaux (crus ou cuits). Les hémorroïdes, souvent liées à la constipation, sont plus longues à se résorber et nécessiteront dans certains cas un traitement local prescrit par le médecin.

Difficultés urinaires

Fréquents surtout après un accouchement difficile, les troubles urinaires sont généralement passagers. Si des fuites urinaires surviennent, ne tardez pas à entreprendre une rééducation du périnée (voir encadré ci-après). Ne laissez pas s'installer une incontinence, même minime.

Vertiges et malaises

Vous éprouvez des vertiges, notamment en passant de la position couchée

---

RÉSOUDRE LES PETITS PROBLÈMES

Au retour de la maternité, n'hésitez pas à vous considérer comme en convalescence pendant deux bons mois. Ménagez vos forces et aménagez votre confort. Retrouver une bonne forme physique exige de l'organisation.

Les douleurs dans les jambes et dans le dos

Le massage des jambes et du dos – pensez aussi aux exercices déjà pratiqués pendant la grossesse (voir p. 108) – peut être un véritable réconfort après l'accouchement, mais évitez celui du ventre.
Les muscles et la peau étant encore très distendus, inutile de les étirer par des manipulations trop vigoureuses, sous peine de ne jamais récupérer un ventre plat.

La fragilité du périnée

Le dos n'est pas seul à souffrir lorsque vous portez des charges trop lourdes. Comme vos abdominaux sont faibles, c'est le périnée, déjà fragilisé, qui est sollicité. Porter des cabas à provisions bourrés ou des couffins trop lourds n'est pas recommandé ; laissez votre compagnon s'en charger. Si vous portez le bébé dans un kangourou, placez-le très haut, presque entre les seins, surtout pas sur le ventre. Ne soulevez aucun poids sans contracter à la fois les abdominaux et le périnée.

Les troubles urinaires

Il arrive qu'après une péridurale la vessie ne se vide pas spontanément. Cette rétention d'urine, passagère, disparaît au bout de deux jours. Mais, au-delà de cette difficulté à éliminer correctement, vous souffrirez peut-être de petites fuites d'urine incontrôlées à l'occasion d'un effort (rire, toux, éternuement). C'est souvent le cas après une naissance longue et difficile. L'incontinence urinaire apparaît aussi parfois en fin de grossesse, et même après des accouchements sans problèmes. À la maternité, on vous conseillera des exercices adaptés. N'hésitez pas à en parler à votre médecin, qui vous prescrira une rééducation périnéale sous le contrôle d'un kinésithérapeute.

à la position debout. D'abord, évitez de vous lever brusquement. Peut-être êtes-vous anémiée ? Adaptez votre alimentation en conséquence (voir p. 196) et consultez votre médecin, qui vous prescrira un supplément de fer.

Soins et cicatrices

● *Si vous avez eu une épisiotomie,* continuez les soins d'hygiène rigoureux que vous avez commencés à la maternité. La gêne au niveau de la cicatrice doit s'atténuer et disparaître rapidement. Évitez les tissus synthétiques. Renoncez aux rapports sexuels tant que la cicatrice reste sensible.

● *Si vous avez accouché par césarienne,* la cicatrice peut suinter après que l'on vous a retiré fils et agrafes. Nettoyez-la à l'eau et au savon de Marseille, et couvrez-la avec un pansement sec pendant quelques jours. La cicatrice formera un bourrelet au début, mais s'assouplira avec le temps. Vous remarquerez peut-être une zone insensible à son voisinage, rassurez-vous, la peau retrouvera progressivement sa sensibilité.

Les complications éventuelles

Les complications sont essentiellement d'ordre infectieux (endométrite, infection urinaire) ou thrombo-embolique (phlébite et embolie pulmonaire). Elles peuvent survenir dans les quinze jours qui suivent l'accouchement ; vous devez donc être particulièrement vigilante pendant cette période.

Prenez au sérieux toute élévation de température en dehors d'une montée de lait. Vous devrez prendre votre température (par voie rectale) au moins dans les cas suivants : perte de sang, état fiévreux, douleurs au niveau de l'abdomen, du pelvis, des jambes ou des seins. Si vous avez de la fièvre, consultez le médecin, qui en recherchera la cause. Elle peut provenir d'une infection de la muqueuse utérine, l'endomètre, ou d'une infection urinaire. Un abcès à l'un des seins s'accompagne aussi d'une température élevée ; il doit être traité chirurgicalement (pour les autres problèmes liés à l'allaitement, voir p. 187). Un abcès peut se former également au niveau de la cicatrice d'une césarienne ou d'une épisiotomie et provoquer de la fièvre. Le médecin vous prescrira des examens complémentaires si nécessaire et un traitement adapté. Une courte hospitalisation peut même être envisagée dans certains cas.

Les obstructions des veines, ou phlébites, surviennent plus fréquemment dans les cinq premiers jours qui suivent l'accouchement ; elles sont systématiquement détectées et surveillées pendant le séjour à la maternité. Par la suite, une douleur persistante dans une jambe doit obligatoirement vous conduire à consulter.

 JE VOUDRAIS SAVOIR

Comment faire pour perdre les kilos en trop ?
● Si vous allaitez, vous dépensez plus de calories, ce n'est donc pas le moment d'entreprendre un régime. Si vous n'allaitez pas, ne vous lancez pas non plus dans un régime qui aggraverait votre fatigue. Commencez plutôt par réduire votre consommation en sucre, beurre, sauces, charcuteries, etc. Veillez à avoir une alimentation variée, avec de la viande, des œufs, du poisson, du fromage, des légumes et des fruits. Votre ligne reviendra d'elle-même si vous avez la patience d'attendre quelques mois.

Depuis la naissance, je transpire beaucoup, est-ce normal ?
● Pendant la grossesse, une certaine quantité d'eau s'est accumulée dans votre organisme. Elle sera éliminée par les urines ainsi que par la peau. Vous souffrirez peut-être de transpiration après l'accouchement, surtout la nuit. Rassurez-vous, cela ne durera pas.

À partir de quand peut-on faire des exercices de gymnastique ?
● Avant de chercher à récupérer des abdominaux, il est essentiel de faire retrouver leur tonus aux muscles du périnée. C'est pourquoi il importe de commencer rapidement, dès la maternité, des exercices d'entretien du périnée. Outre les exercices appris pour la préparation à l'accouchement (voir p. 131), vous suivrez des séances de rééducation périnéale menées par une sage-femme ou un kinésithérapeute spécialisé. Vous entreprendrez la gymnastique pour raffermir le ventre deux mois après la naissance (voir p. 197).

Si vous allaitez

Vous avez choisi d'allaiter votre enfant. À la maternité, vous vous êtes familiarisée avec les tétées. De retour chez vous, vous allez prendre soin de vos seins et veiller à vous nourrir correctement.

Une semaine environ après la montée de lait, votre production de lait va se régler sur les besoins de votre bébé. Vos seins sont plus souples, la durée des tétées se raccourcit ; à chaque fois, l'enfant vide complètement un sein et parfois même le second.

Les seins et l'allaitement

Il arrive cependant que vous soyez confrontée à quelques problèmes. Le repos, une alimentation équilibrée ainsi que des soins adaptés pour vos seins constituent les meilleures précautions qui vous sont recommandées. Ces difficultés sont parfois psychologiques, liées à l'ambivalence du désir d'allaiter de certaines femmes, qui, pour une raison qui leur est personnelle, s'y refusent plus ou moins consciemment. Elles peuvent aussi être simplement « techniques » et il est alors assez facile d'y remédier. L'allaitement en tant que tel n'abîme pas la poitrine. Veillez cependant à ne pas trop grossir, portez un bon soutien-gorge. Des mouvements de gymnastique appropriés redonneront ensuite du tonus à vos seins.

Les soins des seins

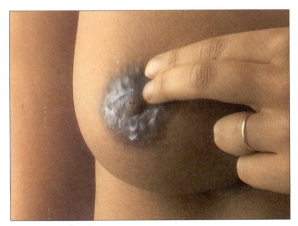

La préparation du ▽
bout des seins

Vous avez le bout des seins sensible, peu formé ou même ombiliqué (rentré), ou votre bébé n'arrive pas à le saisir correctement ? Juste avant chaque mise au sein, massez et étirez votre téton afin de le faire saillir et de l'habituer aux stimulations. Au cours de ces massages, le lait commencera à couler, ce qui facilite aussi la tétée.

Entretien des bouts △
de sein

Pour préparer la mise au sein, vous avez, avant la naissance, nourri et hydraté la peau du mamelon et son aréole (voir p. 174). Continuez à le faire entre les tétées ou au moins une fois par jour, le matin après la douche. Vous utiliserez une crème grasse et inodore : rapidement absorbée par la peau, elle ne gênera pas votre bébé.

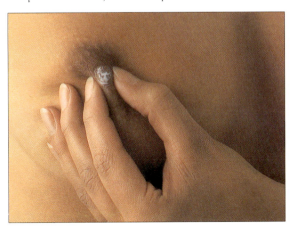

Du lait en quantité insuffisante

Quelle que soit leur bonne volonté, les femmes ont plus ou moins de lait, certaines en ont trop, d'autres pas assez à certains moments de la journée. Si c'est le cas, vous devrez compléter l'allaitement par un biberon. De même, pour ménager le bout de vos seins s'il reste encore douloureux, ne remettez pas forcément votre bébé au sein ; prenez-le dans vos bras s'il crie, cela suffit bien souvent à le calmer, sinon proposez-lui un biberon.

Sachez aussi que vous pouvez à tout moment décider d'interrompre l'allaitement. Un arrêt total après quelques semaines doit être progressif mais, si vous voulez arrêter quelques jours après votre retour chez vous, il vous suffit de ne plus présenter le sein au bébé, il s'habituera très bien à la tétine du biberon. Maintenez en permanence vos seins bien serrés dans un enveloppement chaud et buvez le moins possible pendant cette période pour ne pas favoriser la sécrétion de la glande mammaire. N'étant plus stimulés par la succion de l'enfant, les seins se tarissent en quelques jours ; sinon, consultez votre médecin.

Les mamelons ombiliqués ou peu formés

Si vos mamelons sont rentrés ou peu saillants, votre bébé aura quelques difficultés au début pour téter efficacement. En plus de la préparation manuelle déjà évoquée (voir p. 187), le port de coupelles d'allaitement glissées dans le soutien-gorge en fin de grossesse favorise la saillie du mamelon. En cas d'échec, et avant de renoncer, procurez-vous (en pharmacie) des « bouts de sein » en silicone. Appliqués sur l'aréole du sein, ils font ventouse, prolongent le mamelon et donnent prise à la bouche du bébé.

L'hypersensibilité des mamelons

Le bout des seins est souvent assez douloureux, surtout dans les premiers temps de l'allaitement. Cet inconfort peut tenir au bébé, qui ne prend pas correctement dans sa bouche l'en-

*F*aciliter l'allaitement

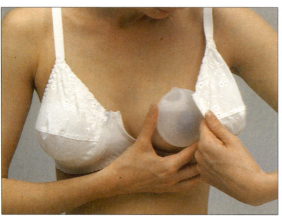

◁ Le port de la coupelle
Pour prévenir l'engorgement, lors de la montée de lait, portez la coupelle en continu entre les tétées. Par la suite, pour recueillir le trop-plein de lait, portez-la lorsque le sein s'écoule de lui-même.

Le massage du sein ▽
Au moment de la montée de lait, assouplissez vos seins en cours de tétée par de petits massages circulaires de la partie supérieure du sein, en essayant de faire disparaître les « boules ».

Le recueil du lait ▷
Si vous avez recueilli du lait du sein non tété, versez-le dans un biberon stérile. Il ne doit pas rester plus de trente minutes dans la coupelle, qui devra aussi avoir été nettoyée et stérilisée.

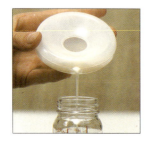

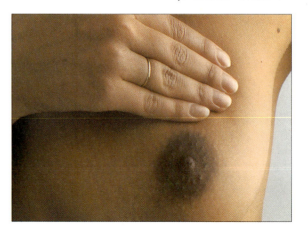

semble du mamelon et de l'aréole. Veillez à ce qu'il tète correctement. Si la succion est trop rapide, vous pouvez la ralentir en maintenant doucement le menton de votre bébé pendant qu'il boit. En général, cette hypersensibilité diminue au fur et à mesure de l'apprentissage de la mère et de l'enfant. Si elle persiste, vous pouvez utiliser des bouts de sein en silicone ou remplacer quelques tétées par des biberons.

Les crevasses

Ce terme inquiétant recouvre en réalité une irritation superficielle de la peau du mamelon. Les crevasses sont souvent dues à une mauvaise position du nourrisson : il n'attrape que le bout du mamelon, qu'il mâchonne trop longtemps et sans rien absorber. Plus sévère, l'irritation peut saigner légèrement. Il faut alors suspendre l'allaitement jusqu'à la cicatrisation complète, en prenant soin de bien sécher les lésions et de nourrir la peau avec une crème grasse. Les bouts de sein en silicone sont d'un grand secours dans ces circonstances.

L'engorgement des seins

Il est dû à un afflux excessif de lait. Dans les deux ou trois jours qui précèdent la montée de lait, votre bébé est mis au sein, parfois même en salle d'accouchement, et il tète d'instinct. Cette action « mécanique » suffit en principe à désengorger vos seins. Toutefois, si le bébé ne suffit pas à les vider, vous pourrez, en plus des coupelles d'allaitement, utiliser un tire-lait (mécanique ou électrique) pour vous soulager. Si le lait s'écoule mal, massages doux, douches et enveloppements chauds seront de rigueur. En cas de fièvre, un peu d'aspirine vous sera prescrit. Et décontractez-vous, un engorgement est toujours transitoire.

La lymphangite

Il s'agit d'une inflammation de la glande mammaire pendant l'allaitement. Elle se caractérise par une zone rouge et douloureuse sur le sein, qui est tendu, et s'accompagne généralement d'une fièvre, qui peut monter jusqu'à 39,5 °C. Elle peut survenir à

Le tire-lait

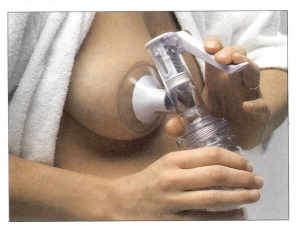

Le tire-lait électrique ▽
Si votre enfant est prématuré ou hospitalisé, il pourra néanmoins bénéficier de votre lait, grâce à l'utilisation d'un tire-lait électrique. Dès les premiers jours après la naissance, stimulez la montée de lait en utilisant le tire-lait trois à quatre fois par jour. Après la montée de lait, essayez de vider entièrement vos deux seins, cinq à six fois par jour.

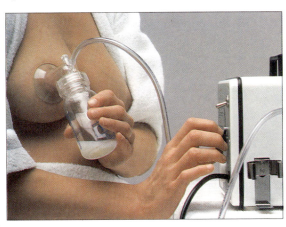

Le tire-lait manuel △
Si le bébé n'arrive pas à téter correctement (bouts de sein ombiliqués, enfant de petit poids…), utilisez régulièrement le tire-lait manuel pour recueillir tout le lait dont l'enfant a besoin. Le recueil dans le biberon doit être fait dans des conditions d'hygiène rigoureuses et le lait ne doit pas être conservé plus de vingt-quatre heures au réfrigérateur. Vous pouvez procéder de même si vous devez vous absenter quelques heures.

tout moment. Le traitement que le médecin vous prescrira la fera disparaître en deux ou trois jours. L'allaitement peut être poursuivi sur l'autre sein.

L'abcès du sein
Il s'agit d'une infection qui se manifeste par de la fièvre, une douleur dans le sein puis sous le bras. Un traitement médical rapide, voire chirurgical, s'impose, mais l'abcès du sein est très rare.

Que manger quand vous allaitez ?

L'alimentation d'une femme qui allaite doit avant tout rester variée et équilibrée. Après la naissance du bébé, votre alimentation sera donc la même qu'à la fin de votre grossesse, mais elle devra comporter un apport plus important en produits laitiers, soit un litre de lait ou son équivalent par jour. Vos besoins augmenteront en fonction de la sécrétion de lait. Seules autres recommandations : boire beaucoup, supprimer alcool, café, tabac, et surtout se reposer.

Des calories en plus et du calcium
Pour pouvoir fournir la quantité de lait dont votre bébé a besoin (500 g par jour, dès le 15e jour), il faudra ajouter à votre régime habituel environ 500 calories. Ce sont essentiellement les produits laitiers qui vous les apporteront, en même temps que le calcium et le phosphore nécessaires à sa croissance. Le lait pourra être consommé sous forme de laitages et de fromages variés et être utilisé pour faire des sauces, des entremets et des crèmes.

Consommez des produits laitiers faciles à digérer et variés, des œufs, du poisson et de la viande pour les protéines, des fruits et des légumes pour les vitamines et les sels minéraux et des féculents (pommes de terre, céréales, pain) pour la vitamine B. Répartissez-les entre les trois repas principaux, la collation de la matinée et le goûter. Mangez un fruit à chaque repas. N'abusez pas des agrumes qui, pris en trop grandes quantités, peuvent avoir un effet laxatif. À chaque repas, vous pouvez prendre une demi-part de légumes verts et une demi-part de féculents.

De l'eau en abondance
La bière sans alcool a la réputation, pas toujours méritée, de favoriser la sécrétion du lait, rien ne vous empêche donc d'essayer. Les petits déjeuners maltés aromatisés au cacao, au café ou à la chicorée, les tisanes au fenouil, à l'anis, au cumin seront peut-être efficaces. Mais c'est surtout l'eau qui augmente la production du lait : le lait est d'ailleurs composé à 90 % d'eau.

Buvez au moins 2 litres de liquide par jour essentiellement sous forme d'eau et de lait (écrémé, si vous craignez de grossir trop) et, pour varier, de bouillon de légumes, de tisane, de thé très léger ou de café décaféiné. Gardez un verre d'eau à portée de la main pendant les tétées, pour calmer votre soif ou supprimer la sensation de sécheresse que vous éprouvez dans la bouche.

Des substances à éviter
Pendant les quinze premiers jours de l'allaitement, mangez avec modération les légumes secs, les salsifis, les petits pois, les choux, qui risquent de gêner la digestion de votre bébé. Le goût des poireaux, des asperges, du chou, de l'ail, des oignons, du céleri, des poivrons – tous aliments que vous ne digérez pas toujours, d'ailleurs – se retrouve dans le lait, ce que votre bébé n'appréciera pas forcément. L'excès d'oranges, de pamplemousses, de cerises, de prunes et de raisin risque de lui donner des diarrhées. Au-delà des deux premières semaines, vous pouvez manger de tout si votre consommation de ces aliments susceptibles de l'incommoder reste modérée.

Par contre, pendant toute la durée de l'allaitement, ne prenez aucun médicament sans prescription médicale ; certains peuvent tarir votre lait. Plutôt que de recourir à des laxatifs, consommez des légumes verts et des fruits cuits et crus. Les tranquillisants, les somnifères, les médicaments contre la douleur (analgésiques) passent dans le lait, de même que l'alcool et le tabac. La nicotine risque d'entraîner chez le bébé des coliques, une hyperexcitabilité, des pleurs et des difficultés respiratoires. Le thé et le café corsés sont à éviter pour les mêmes raisons.

ATTENTION À LA FATIGUE

Certaines maladies (par exemple, hypertension sévère ou maladie cardiaque) donnent lieu à une prise de médicaments incompatibles avec l'allaitement, puisque ceux-ci passent dans le lait maternel.

Prenez toujours conseil auprès de votre médecin. Le régime que doit suivre une mère qui allaite n'est pas seulement alimentaire.

La fatigue est le facteur qui risque le plus de tarir votre lait. Vous devez donc éviter de vous surmener, dormir le plus possible, marcher tous les jours, vivre au calme, vous reposer, car vous êtes beaucoup plus fatiguée qu'avant votre accouchement.

Allongez-vous si possible un quart d'heure avant et après chaque tétée, surtout au début.

La visite postnatale

Une consultation postnatale est obligatoire au 2e mois après l'accouchement. Si vous êtes gênée par un problème lié aux suites de couches, n'hésitez pas à consulter plus tôt.

L'examen postnatal sert à faire le point sur les éventuels problèmes ou anomalies qui se sont révélés pendant la grossesse ou lors de l'accouchement, pour prévenir toute complication ultérieure. Il est assorti d'une visite gynécologique complète et de la mise en place d'un moyen de contraception.

Un bilan nécessaire

Le médecin reprendra les informations sur le déroulement de votre grossesse, de votre accouchement et de ses suites, et sur la santé de votre bébé. Il orientera son examen en fonction de vos antécédents médicaux (voir p. 48), et il vérifiera systématiquement, outre votre poids et votre pression artérielle, l'état de certains organes.

● *Les seins.* Si vous n'allaitez pas, l'examen des seins sera comparable à celui pratiqué dans toute consultation gynécologique. Si vous allaitez, le médecin vérifiera les mamelons ; il vous aidera à résoudre les éventuels problèmes liés à l'allaitement (voir p. 187).

● *L'abdomen.* Souvent, la peau du ventre est un peu distendue et les muscles abdominaux n'ont pas encore retrouvé leur tonicité. Si vous avez accouché par césarienne, le médecin vérifiera l'état de la cicatrice.

● *Le périnée.* Le médecin contrôlera la cicatrice de l'épisiotomie que vous avez éventuellement subie. Il effectuera un toucher vaginal pour vérifier l'élasticité des muscles du périnée.

● *L'ensemble des organes modifiés par la grossesse.* L'examen, pratiqué à l'aide du spéculum (voir p. 49), permettra au médecin de vérifier l'aspect de la muqueuse du vagin et du col de l'utérus. Le médecin fera les prélèvements nécessaires si les derniers frottis cervico-vaginaux de dépistage sont anciens. Signalez toute fuite d'urine, même occasionnelle (quand vous toussez, riez, etc.). Si le médecin repère une anomalie, il vous prescrira des séances de rééducation périnéo-abdominale (voir p. 194). En pratiquant le toucher vaginal et en vous palpant l'abdomen, il vérifiera aussi que l'utérus a retrouvé un volume tout à fait normal et bien repris sa place.

Examens complémentaires et précautions

Aucun examen de laboratoire n'est systématique après la visite postnatale, mais une recherche de sucre et d'albumine dans les urines est en général effectuée par précaution.

Si vous n'êtes pas protégée contre la rubéole, et si vous n'avez pas été vaccinée à la maternité, ce sera le moment de le faire. Comme ce vaccin fait courir un risque – même incertain – de malformation au fœtus, notamment tout au début de la grossesse, vous ne devez pas être enceinte au moment de la vaccination ; vous ne la ferez donc pratiquer que si vous êtes sous contraceptif efficace un mois avant et deux mois après la naissance.

Si vous avez connu des complications pendant votre grossesse, le médecin en fera le bilan pendant la visite postnatale, demandera les examens complémentaires nécessaires et vous orientera éventuellement vers un spécialiste. L'hypertension artérielle, le diabète de grossesse, la naissance d'un enfant de petit poids, les infections urinaires à répétition sont autant d'indications à surveiller.

À l'issue de l'examen post-natal, vous pourrez enfin choisir un nouveau moyen de contraception ou reprendre votre contraception habituelle.

UNE NOUVELLE GROSSESSE APRÈS UNE CÉSARIENNE

Si vous avez accouché par césarienne, vous vous demandez peut-être quand vous pourrez envisager d'être de nouveau enceinte et comment se passera votre prochain accouchement. En l'absence de données scientifiques précises, la plupart des médecins conseillent d'attendre un an avant d'engager une nouvelle grossesse. Si la cause de la première césarienne persiste – par exemple, un bassin trop étroit –, une nouvelle césarienne est à prévoir. Mais, si les dimensions de votre bassin permettent l'accouchement par les voies naturelles, et en l'absence d'autres problèmes lors de la nouvelle grossesse, une césarienne ne sera pas forcément nécessaire, et vous pourrez bénéficier de la péridurale.

La vie quotidienne

Après la naissance, un peu de temps sera nécessaire
pour aborder votre nouvelle situation familiale avec sérénité,
adopter de nouveaux rythmes de sommeil et retrouver
une vie de couple harmonieuse.

UNE FAMILLE

La vie à deux, en amoureux, appartient au passé. Peut-être avez-vous vécu comme un éclatement de votre couple la nécessité de vous ouvrir à un tiers, votre enfant. Peut-être craignez-vous de ne pas savoir vous « partager » entre votre mari et votre enfant. S'il ne s'agit pas de votre premier enfant, sans doute faudra-t-il faire face à la jalousie des aînés. Il est vrai que chacun devra désormais prendre et assumer sa place toute neuve dans la famille. Efforcez-vous de ne pas vous enfermer dans votre rôle de mère. Préservez des plages de détente pour vous-même et des moments d'intimité avec votre compagnon. Cela contribuera à votre épanouissement et à celui de toute votre famille.

Dans les jours qui suivent l'accouchement, vous vous sentez souvent plus vulnérable et sujette à quelques sautes d'humeur. Après la joie intense de la naissance apparaissent les larmes, les doutes, la difficulté à faire coïncider l'image du bébé attendu avec l'enfant venu au monde, à reprendre une vie amoureuse détendue. La fatigue physique due à la grossesse et à l'accouchement, le sommeil interrompu pour nourrir l'enfant, l'accumulation de petits maux, les changements hormonaux, le bouleversement émotionnel entraîné par la naissance, etc., ont leur part de responsabilité dans cet état.

Des idées mélancoliques

Cette petite dépression, appelée baby blues, est très fréquente et ne doit pas être confondue avec la véritable dépression (dite « du post-partum ») qui suit exceptionnellement l'accouchement. Elle peut durer quelques jours, voire quelques semaines. Ne vous enfermez pas chez vous et ne vous repliez pas sur vous-même. Parlez-en à votre compagnon, à vos proches, à vos amies. Si cet accès de cafard survient à la maternité, dites-le au médecin, à la sage-femme ou aux infirmières ; éventuellement, un psychologue pourra vous aider.

Un retour difficile à la réalité
La période de l'après-naissance, surtout s'il s'agit d'un premier enfant, peut être vécue par certaines femmes comme une perte, un deuil. L'état de plénitude de la grossesse, où la future mère et son enfant formaient un tout, a pris fin.

Les attentions qui, pendant neuf mois, ont entouré la mère se concentrent désormais sur le bébé – et celui-ci ne correspond pas trait pour trait à l'enfant imaginaire dont elle rêvait. C'est un bébé bien réel dont il faut s'occuper jour et nuit. La mère idéale qu'elle avait cru devenir cède la place à une femme fatiguée, surchargée de responsabilités nouvelles et d'inquiétudes : « Et si je n'étais pas une bonne mère ? Saurai-je protéger mon enfant contre ce qui le menace ? Comment lui éviter de souffrir ? »

La communication avec le bébé
Comme tout être humain, votre enfant connaîtra l'amour, la joie, le plaisir, mais aussi l'angoisse, la peine, la colère et même la haine. C'est votre présence et votre soutien affectueux qui lui permettront d'apprivoiser ces sentiments contradictoires. Pour le moment, il s'exprime surtout par les larmes : il faudra apprendre à savoir quand il a faim, soif ou mal, et à rythmer son sommeil. Il pleure aussi parce qu'il « sait » que c'est le plus sûr moyen de vous faire accourir. L'alternance de votre présence et de votre absence auprès de lui l'aidera à devenir autonome. Un enfant qui serait toujours dans les bras de sa mère risquerait de n'avoir plus assez à désirer, or c'est justement le désir qui contribue à bâtir sa personnalité.

Mais vous avez, vous aussi, le droit d'exprimer vos « humeurs ». Votre bébé vous fait mal en tétant, il vous empêche de vous reposer, il sollicite sans relâche votre attention, et vous vous sentez parfois nerveuse vis-à-vis de lui. Rassurez-vous, c'est un sentiment très répandu, mélange d'agressivité et d'amour que tout être humain éprouve, par moments, vis-à-vis de ses proches. Le plus souvent, cette fragilité psychologique se résorbe d'elle-même, à mesure que vous franchissez différentes étapes : vous quittez votre propre enfance, vous abandonnez votre statut de fille pour devenir mère à votre tour. Ce n'est pas seulement une affaire de volonté : c'est un « travail » souvent long, secret et très personnel.

Si le « baby blues » se prolonge
Mais si, au fil des semaines, vous n'avez toujours envie de rien, vous voyez tout en noir, la moindre activité vous rebute, vous vous jugez incapable, vous ne vous aimez pas, il faut réagir, car il ne s'agit pas de laisser la dépression s'installer. Votre médecin ou votre gynécologue pourront vous aider ou vous orienter vers un psychologue. Pour surmonter ce baby blues bien compréhensible des premiers temps, faites aussi confiance à votre enfant : sa présence vous réconfortera.

Le sommeil de chacun

Que le bébé dorme ou non dans la chambre de ses parents, leur sommeil dépend largement de celui du nouveau-né. Ils s'éveillent souvent au moindre bruit, guettent le plus petit mouvement, vérifient plusieurs fois par nuit que l'enfant respire bien, se précipitent s'il se met à pleurer...

En fait, les interventions nocturnes de parents trop anxieux peuvent empêcher le bébé de trouver ses propres rythmes de sommeil, qui ne sont pas les mêmes que ceux des adultes (voir p. 219). Peut-être pleure-t-il parce qu'il est entre un état de sommeil profond et un état de sommeil léger ? Peut-être s'est-il agité alors qu'il était à demi assoupi ? D'ailleurs, lorsque vous lui donnez le sein, titubante de fatigue, il s'est paisiblement rendormi et vous n'avez plus qu'à retourner en faire autant – sans vous obliger à le changer après cette tétée-là. S'il est nourri au biberon, préparez une thermos d'eau tiède la veille au soir pour n'avoir plus qu'à ajouter le lait en poudre au dernier moment. Peut-être son père se lèvera-t-

il à votre place, vous laissant dormir tandis qu'il profitera à son tour d'un moment d'intimité avec son enfant. Vivre à trois ne s'improvise pas. Votre angoisse est le lot de presque tous les parents. C'est au fil du temps que vous apprendrez à résoudre les difficultés et à répondre à bon escient aux appels de l'enfant. Faites-vous confiance, soyez patients et vous serez surpris de voir que vous reconnaissez les différents signaux que votre bébé vous adresse, de jour comme de nuit.

RETROUVER LE DÉSIR

Depuis quelques années, on encourage les couples à poursuivre leur vie amoureuse pendant la grossesse et à la reprendre peu après la naissance. Il est normal cependant qu'après l'accouchement vous ayez besoin d'un peu de temps – quelques semaines, voire quelques mois – pour avoir de nouveau des relations sexuelles. Retrouver une sexualité normale, sinon tout de suite harmonieuse, n'est pas en effet toujours facile.

Comprendre la difficulté
Après une naissance, on constate une baisse du désir sexuel chez la femme et parfois aussi chez l'homme. Au-delà des facteurs physiologiques, les causes profondes n'en sont pas simples à déceler, d'autant que les douleurs et les problèmes physiques qui suivent l'accouchement servent inconsciemment de prétexte.
Si la sexualité du couple n'était pas très satisfaisante avant la grossesse, si un conflit latent perturbe les relations affectives, si la peur d'une nouvelle grossesse se fait jour, les rapports sexuels risquent d'être délicats, voire refusés par la femme, ou par l'homme.
Un accouchement long et douloureux risque de faire associer vagin et douleur, et amener la femme à interdire la pénétration. Certaines, ayant bénéficié d'une péridurale ou accouché par césarienne, ont évité

d'associer vagin et douleur et n'ont aucune appréhension. Pour d'autres, la perte momentanée des sensations pendant la péridurale ou une césarienne entraîne parfois un désintérêt passager pour la zone génitale du corps.

Réapprendre à s'aimer
Quelquefois, les deux membres du couple sont perturbés par la difficulté à distinguer l'image de la mère et celle de la femme. Il arrive aussi que la femme se juge moins désirable et se persuade que son compagnon pense de même. De son côté, le père peut se sentir exclu de la relation mère-enfant et considérer sa femme comme réservée à l'enfant ; le plaisir sexuel paraît alors coupable.
Nombre de jeunes mères sont aussi surprises et gênées de ressentir une excitation pendant les tétées. Certaines éprouvent au contraire un plaisir nouveau et plus mûr après une première maternité.
Très peu de couples attendent le retour de couches pour reprendre leur vie amoureuse, or la moitié des femmes constatent un affaiblissement de leur désir sexuel dans les deux à trois mois qui suivent la naissance.
Ne vous imposez pas une reprise des rapports trop rapide ; les retrouvailles amoureuses sont aussi affaire d'attention réciproque.

Retrouver la forme

Grossesse, accouchement : votre corps a beaucoup travaillé.
Il mérite tous vos égards. Continuez d'en prendre grand soin,
aidez-le à redevenir beau, à retrouver la forme sans les formes,
sans trop le bousculer, en douceur.

DU REPOS AVANT TOUTE CHOSE

Avant de penser gymnastique et régime, pensez repos. C'est une étape primordiale de réconciliation avec votre corps. Faites la sieste en même temps que votre bébé, si vous le pouvez. Votre sommeil nocturne sera forcément morcelé pendant quelques semaines, ne vous épuisez donc pas davantage.

Après la naissance, l'important, c'est d'abord de vous reposer et, répétons-le, de bien rééduquer vos muscles du périnée. La rééducation périnéale concerne toutes les femmes, mais surtout celles qui ont eu, au cours de leur grossesse, des fuites d'urine incontrôlées à l'occasion d'un effort (rire, toux, éternuement) et celles pour qui le passage de l'enfant a été long et difficile.

Deux ou trois mois après l'accouchement, vous vous sentirez mieux. Les idées noires ont disparu ainsi qu'une bonne part de la fatigue qui a suivi la naissance. Vous vous êtes aussi peu à peu adaptée aux nouveaux rythmes de vie imposés par la présence de votre bébé. Vous avez maintenant envie de vous occuper davantage de vous – même s'il faut pour cela faire encore un petit effort. Mais sachez surtout être patiente.

Une remise en forme progressive

Après l'accouchement, vous serez sans doute impatiente de retrouver votre corps « d'avant » la grossesse. Quelques exercices de gymnastique et, pourquoi pas, une cure de thalassothérapie vous aideront sans doute à retrouver tout à fait la forme. Pourtant, ne soyez pas trop pressée. Ne commencez pas la gymnastique avant deux mois, car les abdominaux classiques – bien tentants, pour raffermir le ventre – risquent de nuire à la rééducation de votre périnée, autrement plus cruciale (voir ci-après).

Pour la thalassothérapie, attendez aussi deux ou trois mois après votre accouchement et, si vous allaitez, atten-

dez d'avoir sevré votre bébé, car l'eau de mer utilisée en cure est chauffée à 34 °C, ce qui favorise les montées de lait. Par ailleurs, les pointes de sein fragilisées par l'allaitement risquent de souffrir au contact de l'eau salée.

Mais, une fois le moment venu, si vous en avez la possibilité, n'hésitez pas. Les vertus de l'eau de mer sont désormais bien connues. De plus en plus de centres de thalassothérapie offrent des cures postnatales avec des soins sous surveillance médicale. On vous proposera ainsi, par exemple, une rééducation musculaire, des massages décontractants, des douches tonifiantes et stimulantes, des bains bouillonnants relaxants et des drainages lymphatiques pour atténuer la sensation de lourdeur que vous avez pu garder au niveau des jambes. Vous pourrez également effectuer des séances de gymnastique en piscine d'eau de mer. Des diététiciennes vous prépareront un menu minceur à la carte et des esthéticiennes prendront en main la beauté de votre corps et de votre visage. Un peu onéreuses, ces cures vous redonneront un « coup de fouet », tout en vous offrant la possibilité de vous retrouver un peu. La majorité de ces centres disposent d'un baby-club ou d'une équipe de baby-sitters dont vous et votre bébé pourrez profiter.

Rééduquer le périnée

Au cours de votre grossesse, vous avez découvert l'existence – et l'importance – du périnée, le « plancher musculaire » du bassin. Le poids qu'il a supporté pendant la grossesse plus l'effort de poussée accompli lors du travail de l'accouchement en relâchent les muscles et sont souvent responsables de l'incontinence urinaire dont souffrent beaucoup de femmes après l'accouchement. Il est donc essentiel de rééduquer les muscles relâchés du périnée, en apprenant à les contracter et à les tonifier.

Apprendre seule à tonifier le périnée

Vous pourrez commencer une fois que les saignements auront cessé ou que l'épisiotomie sera cicatrisée et indolore (on compte de deux à trois semaines en moyenne). Allongée sur le dos, jambes pliées et écartées, pieds posés bien à plat, faites comme si vous essayiez de retenir une forte envie d'uriner. Si vous n'arrivez pas à localiser votre périnée, vous pouvez vérifier qu'il durcit bien en posant l'extrémité de votre index dessus, ou vérifier l'efficacité de votre travail avec un miroir. Relâchez bien la sangle abdominale pendant ces exercices : vous devez contracter le périnée sans contracter en même temps le ventre, les fesses ou les cuisses.

Avant votre sortie de la maternité, la sage-femme vérifiera la tenue de votre périnée et vous conseillera utilement sur la manière d'effectuer cet exercice. De retour à la maison, pensez à le pratiquer au moins trois fois par jour, à raison de vingt contractions chaque fois. Commencez par des contractions rapides et répétées, puis essayez de maintenir l'anus et le vagin très serrés pendant au moins cinq secondes en ménageant de longues phases de relâchement entre deux contractions pour éviter la fatigue musculaire. Dès que vous maîtriserez bien ces exercices, prenez l'habitude de les faire debout, assise, en marchant ou lors des efforts habituels de la vie quotidienne.

Se faire aider si nécessaire

Lors de votre visite médicale postnatale, six à huit semaines environ après l'accouchement, le médecin vous prescrira une rééducation périnéale sous le contrôle d'une sage-femme ou d'un kinésithérapeute spé-

cialisé, si cela s'avère nécessaire. Cette rééducation s'effectue parfois par stimulation électrique ou sous forme de séances de « biofeedback » musculaire.

● *La stimulation électrique.* Cette méthode consiste à introduire dans le vagin une sonde qui délivre des courants électriques d'intensité variable, provoquant une contraction réflexe du plancher pelvien. Rassurez-vous tout de suite, c'est totalement indolore. On recommande souvent cette technique en début de rééducation, car elle permet de mieux prendre conscience de la musculature périnéale et d'apprendre à contracter le périnée volontairement.

● *Le « biofeedback » musculaire.* Cette méthode consiste à introduire une sonde dans le vagin et à vous demander de serrer les fesses comme pour vous retenir d'uriner : en même temps, vous visualisez sur un écran une colonne lumineuse qui monte proportionnellement à votre effort, ce qui vous permet d'en apprécier l'intensité et d'apprendre à contrôler cette activité musculaire. Cela constitue un excellent moyen pour vous faire prendre conscience de l'alternance contraction-relâchement des muscles du périnée.

Retrouver la ligne

Votre « ligne » reviendra d'elle-même si vous avez la patience d'attendre quelques mois. Vous avez grossi pendant neuf mois, acceptez le même délai pour maigrir. À l'accouchement, vous avez perdu autour de 6 kilos. Dès votre retour à la maison, vous continuerez à perdre de l'eau et, le temps que votre utérus retrouve son poids initial, vous serez débarrassée de 2 à 3 kilos de plus. Il faudra ensuite attendre le retour de couches pour entamer un régime. Si vous allaitez, vous perdrez du poids moins rapidement. En tout, accordez-vous au moins six mois pour retrouver votre poids de forme.

Maigrir intelligemment

Pensez que votre corps a besoin de forces pour affronter le surcroît d'énergie que demandent les soins d'un tout-petit. Vous devez respecter certaines règles, dictées par le bon

---

COMBATTRE L'INCONTINENCE URINAIRE

Le premier exercice, traditionnellement appelé le « stop-pipi », consiste, comme son nom l'indique, à interrompre le jet d'urine. Contrairement à une idée répandue, une fois suffit, en début de miction. Ensuite, vous viderez bien votre vessie pour éviter tout risque d'infection urinaire. Vous pratiquerez cet exercice deux à trois fois par jour pendant plusieurs semaines. Ne vous inquiétez pas si vous n'arrivez pas à stopper net le jet pendant les deux premiers mois, c'est normal.

sens et confirmées par les nutritionnistes. Ne sautez aucun repas, surtout pas le petit déjeuner. Prenez le temps de déjeuner et de dîner, en veillant à ce que vos repas soient équilibrés, sans excès de graisses ni de sucres. Si vous le pouvez, faites une petite collation dans l'après-midi. Prenez vos repas aux heures normales pour ne pas être tentée de grignoter. Mangez de tout (viande, poisson, œufs, produits laitiers, légumes verts, fruits et féculents, etc.). N'oubliez pas de boire beaucoup d'eau, notamment entre les repas.

Prendre garde à l'anémie

Beaucoup de femmes sont anémiées après leur accouchement. Cette anémie provient d'une carence en fer, en protéines et en acide folique (qui intervient dans la formation et la matura-

tion des globules rouges). Il est facile d'y remédier, à condition de savoir dans quels aliments les trouver (voir encadré ci-dessous). Éventuellement, une prescription de fer et d'acide folique vous sera donnée pour un mois.

Retrouvez votre corps

Avec ou sans régime, vous finirez toujours par reprendre un poids « normal ». En général, un an après votre accouchement, vous aurez perdu vos kilos superflus. Sachez aussi que la maternité aura modifié votre corps, qui ne sera plus jamais tout à fait le même, sans que cela vous empêche de redevenir mince, souple, musclée.

Les cheveux

Pendant votre grossesse, la chute normale des cheveux a été interrompue sous l'effet des modifications hormonales. Ne vous affolez pas si soudain vos cheveux tombent beaucoup. Tout se passe comme s'ils rattrapaient leur retard : vous n'en perdrez pas plus que si leur chute avait été régulière pendant toute la grossesse. Rien ne vous empêche cependant de vous masser le crâne quelques minutes chaque jour pour favoriser l'irrigation du cuir chevelu. Si vos cheveux continuaient à tomber après plusieurs mois, consultez un dermatologue.

La peau

Il n'y a pas de traitement qui permette d'accélérer la disparition du masque de grossesse, qui prendra quelques mois, ou d'atténuer la coloration excessive des aréoles des seins. De même, la ligne brune de l'abdomen s'effacera deux à trois mois après l'accouchement, lorsque les hormones particulièrement actives pendant la grossesse auront peu à peu perdu de leur influence. Continuez à protéger votre peau par une crème écran total, avant de vous exposer au soleil.

Les seins

Que vous allaitiez ou pas, vos seins ne retrouveront sans doute pas leur fermeté d'avant, tout simplement parce que l'excès de poids dû à la grossesse

---

DES ALIMENTS À CONNAÎTRE

Après votre accouchement, pour lutter contre les risques d'anémie, pensez à utiliser dans vos menus des aliments riches en protéines, en magnésium, en fer et en acide folique. Sachez aussi que le fer d'origine animale est beaucoup mieux absorbé que celui d'origine végétale, donc beaucoup plus efficace. En outre, la vitamine C active son absorption.

Dans quels aliments trouver du magnésium ?
● Dans la poudre de cacao sans sucre ; les germes de blé ; les amandes ; les haricots blancs crus, secs ; le riz complet, cru.

Dans quels aliments trouver du fer ?
● Dans des produits d'origine animale : abats (foie, rognons, cœur, boudin noir), poissons, coquillages et fruits de mer (huîtres, moules, crevettes, coquilles Saint-Jacques), viandes (bœuf, mouton, agneau, veau, porc, lapin, dinde, oie, canard, poulet), œufs et lait enrichi en fer.
● Dans des produits d'origine

végétale : légumes secs (pois chiches, pois cassés, haricots blancs, fèves, lentilles), fruits oléagineux (pistaches, noix, noisettes, amandes, cacahuètes), farine et biscuits de soja.

Dans quels aliments trouver de l'acide folique ?
● Dans le foie, les épinards, la salade verte, les amandes, les cacahuètes, les choux, les betteraves, les artichauts, les avocats, les endives, les poivrons, les oranges, les fromages à pâte molle et ceux à moisissures internes (roquefort et bleu), les œufs, le riz, la semoule et les bananes. Comme l'acide folique se détruit à la chaleur, consommez ces aliments crus ou évitez les cuissons prolongées.

Dans quels aliments trouver de la vitamine C ?
● Dans les fruits crus : orange, pamplemousse, citron, kiwi, cassis, fraise, papaye ; et dans les légumes verts : persil, poivron, chou-fleur, chou de Bruxelles, chou rouge, feuilles de chou, épinards et cresson crus.

PÉDALAGE
CLASSIQUE

Cet exercice, très simple, permet de remuscler la sangle abdominale.
Allongée sur le dos, soulevez légèrement la tête en vous aidant de vos deux mains réunies sous la nuque.

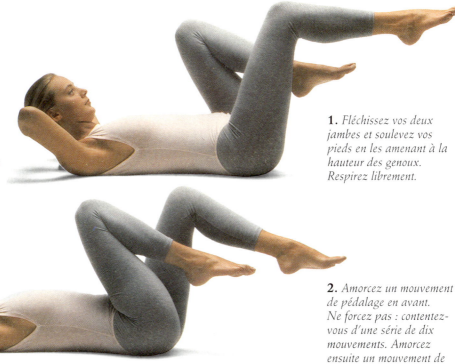

1. *Fléchissez vos deux jambes et soulevez vos pieds en les amenant à la hauteur des genoux. Respirez librement.*

2. *Amorcez un mouvement de pédalage en avant. Ne forcez pas : contentez-vous d'une série de dix mouvements. Amorcez ensuite un mouvement de pédalage en arrière.*

PÉDALAGE
EN CHANDELLE

Cet exercice favorise la circulation sanguine dans les jambes, tout en renforçant la musculature de l'abdomen.
Allongée sur le dos, fléchissez vos jambes. Soulevez les pieds et dirigez-les au-dessus de votre tête, comme si vous vouliez faire une galipette en arrière, de façon à décoller du sol le bas de votre dos. Maintenez votre dos décollé en vous aidant de vos deux mains placées au niveau des reins.

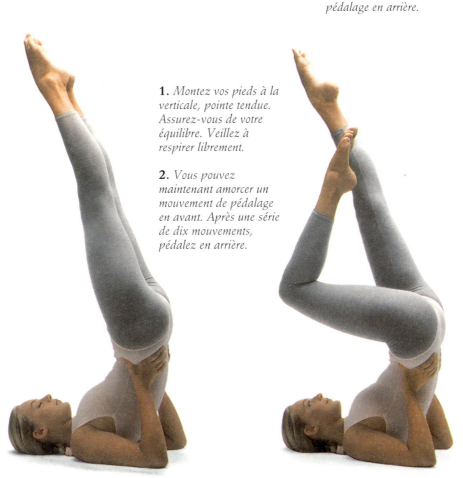

1. *Montez vos pieds à la verticale, pointe tendue. Assurez-vous de votre équilibre. Veillez à respirer librement.*

2. *Vous pouvez maintenant amorcer un mouvement de pédalage en avant. Après une série de dix mouvements, pédalez en arrière.*

ÉLONGATION

Cet exercice, à pratiquer régulièrement mais sans forcer, favorise l'assouplissement de votre corps. Faites le mouvement dix fois de suite.

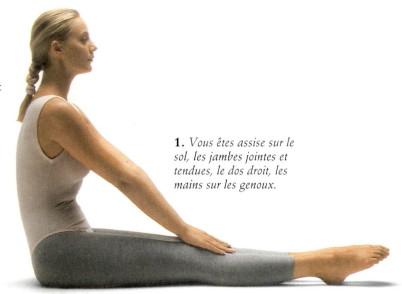

1. *Vous êtes assise sur le sol, les jambes jointes et tendues, le dos droit, les mains sur les genoux.*

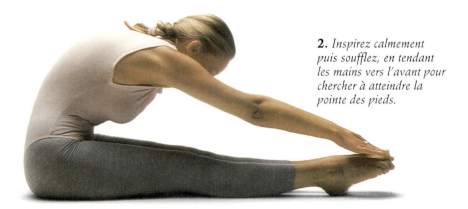

2. *Inspirez calmement puis soufflez, en tendant les mains vers l'avant pour chercher à atteindre la pointe des pieds.*

RAFFERMISSEMENT DES SEINS

Pour redonner à votre poitrine tonus et fermeté, voici un exercice simple, à effectuer régulièrement et à répéter au moins dix fois de suite.

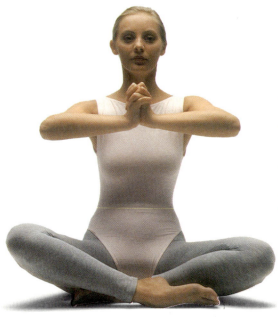

Asseyez-vous en tailleur, les fesses légèrement surélevées sur un coussin, le dos droit. Respirez librement. Réunissez vos mains en entrecroisant les doigts et portez-les à la hauteur du sternum. Serrez les paumes l'une contre l'autre durant trois secondes, puis relâchez la pression. De nouveau, exercez une pression de vos deux mains, puis relâchez.

aura distendu les muscles qui les soutenaient. Généralement, ils retrouveront leur galbe lorsque le cycle hormonal reprendra. Pour redonner du tonus à votre poitrine, douchez-la à l'eau froide après votre douche ou votre bain quotidien. Vous pouvez aussi utiliser les produits de beauté spécialement conçus pour le buste, vendus en pharmacie ou en parfumerie.

Faites régulièrement quelques mouvements simples (voir p. 197-198). Dès que vous pourrez reprendre vos activités sportives – après le retour de couches ou, si vous allaitez, après le sevrage de votre enfant –, sachez que la natation et le tennis sont excellents pour la poitrine.

Le ventre
Dans les semaines qui suivent l'accouchement, vous aurez encore du ventre. Il faut que votre utérus ait le temps de reprendre son volume antérieur. Avant la grossesse, il pesait autour de 50 g ; juste avant l'accouchement, il pesait un kilo, voire davantage !

Votre ventre est mou, vous devez absolument le remuscler si vous ne voulez pas garder un bourrelet cutané persistant. Mais, avant de vous remettre à la vraie gymnastique, après le retour de couches ou, si vous allaitez, après le sevrage, commencez par des mouvements anodins. Allongée en appui sur les coudes et le buste redressé, faites tous les jours de petits battements de jambes. Pendant la journée, serrez puis relâchez le ventre et les fesses aussi souvent que vous y penserez. Évitez aussi de vous tenir trop cambrée.

La cellulite
Si vous avez une tendance à avoir de la cellulite, vous constaterez peut-être une aggravation après l'accouchement. Elle peut être due à la grossesse proprement dite ou à des problèmes circulatoires. Vous pouvez essayer de la traiter avec des crèmes spéciales vendues en pharmacie ou en parfumerie. En massant les zones atteintes, vous activez la circulation sanguine, ce qui peut faire diminuer la cellulite, de même que certains exercices de « pédalage » destinés à remuscler votre sangle abdominale. Au cas où cela ne suffirait pas,

il vous sera possible d'avoir recours à l'une ou l'autre des nombreuses techniques qui existent actuellement.

● *Mésothérapie.* Ce traitement consiste à pratiquer des micro-injections (qui seront effectuées simultanément avec des aiguilles de 4 à 6 mm, grâce à un micro-injecteur) sur les cuisses, le ventre et les faces internes des genoux et des chevilles.

● *Ionisations et électrothérapie.* Ces traitements permettent d'effectuer un drainage électrique avec des électrodes posées aux pieds, aux chevilles, aux mollets, aux genoux, en bas et en haut des cuisses.

● *Aspiration.* Cette méthode mêle mésothérapie et aspiration des graisses grâce à une solution isotonique destinée à faire éclater les cellules graisseuses, ou adipocytes, de la « culotte de cheval ».

● *Électrolipophorèse.* Il s'agit d'un drainage des cellules à l'aide de deux aiguilles introduites sous la peau et dans lesquelles on fait passer des courants électriques différents.

LE RECOURS À LA CHIRURGIE ESTHÉTIQUE

Si au bout de plusieurs mois, l'aspect de certaines parties de votre corps vous chagrine trop et si vous ne pouvez vous résoudre à vivre ainsi, vous pouvez évidemment avoir recours à la chirurgie esthétique. Cependant, si vous envisagez d'avoir d'autres enfants, il est sage d'attendre avant de subir une intervention. N'oubliez pas qu'il s'agit avant tout de chirurgie. Choisissez donc un spécialiste sur lequel vous vous serez préalablement renseignée. Avant de vous faire opérer, prenez un délai de réflexion et consultez, si besoin est, un second chirurgien. Faites-vous bien expliquer les limites de la technique et les éventuelles imperfections du résultat, car les séquelles sont souvent définitives. Ces précautions étant prises, la chirurgie esthétique peut effectivement vous aider dans plusieurs cas.

● **La liposuccion.** Cette technique permet de retirer le tissu graisseux excédentaire d'une partie localisée du corps par aspiration à l'aide d'une canule. Elle exige cependant une très bonne qualité de peau.

● **La plastie abdominale.** Parfois associée à la liposuccion, cette intervention permet d'atténuer l'aspect inesthétique de certaines vergetures par une remise en tension de la peau. On la pratique surtout pour réparer le « diastasis » (lésions musculaires dues à un écartement excessif des muscles de l'abdomen pendant la grossesse), ou pour retirer le bourrelet graisseux qui subsiste parfois sur le ventre après l'accouchement.

● **La plastie mammaire.** Elle permet de remonter les seins qui ont perdu leur rétraction élastique. Les résultats sont souvent bons, mais les cicatrices importantes.

CHAPITRE 3

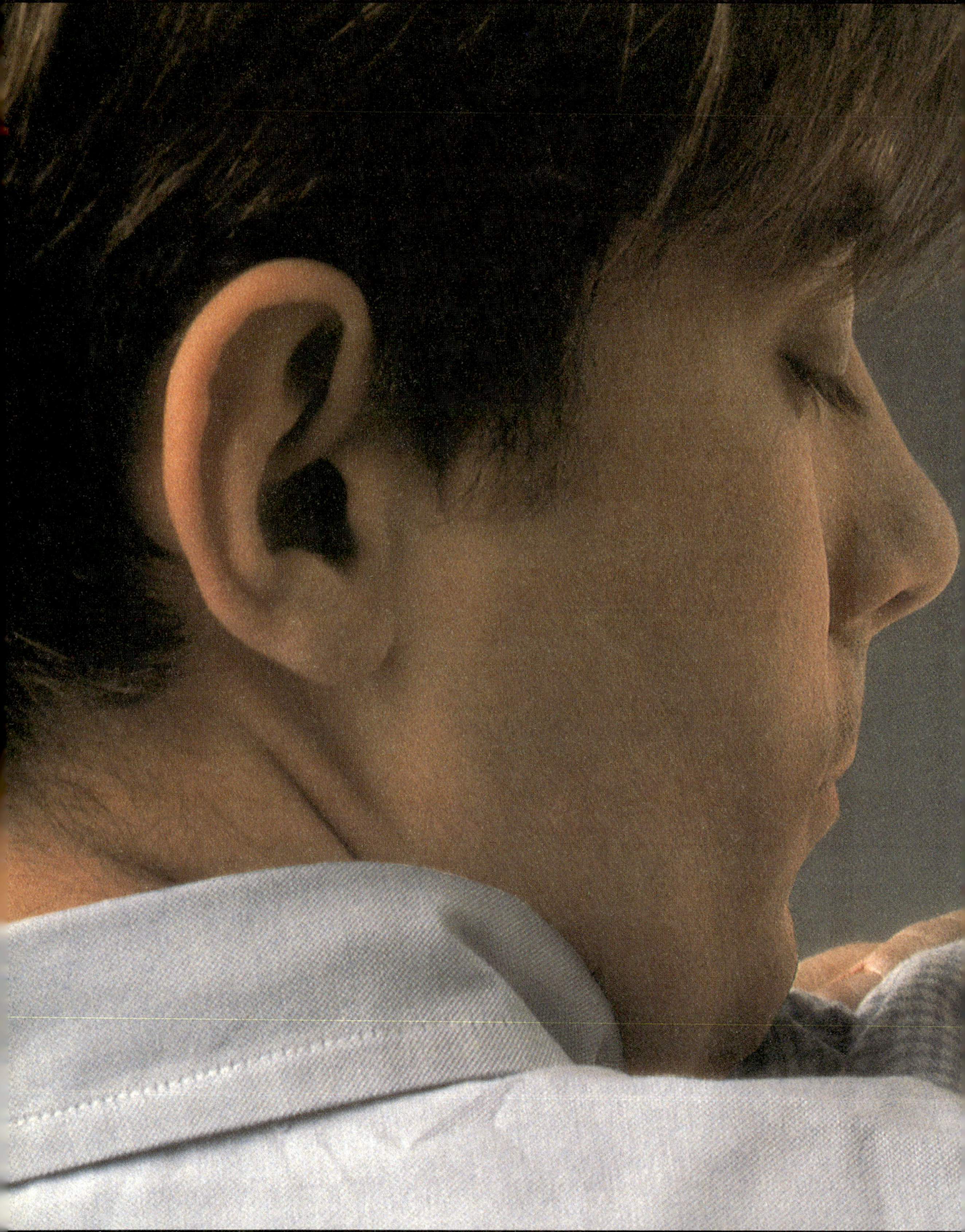

Le bébé jusqu'à 4 mois

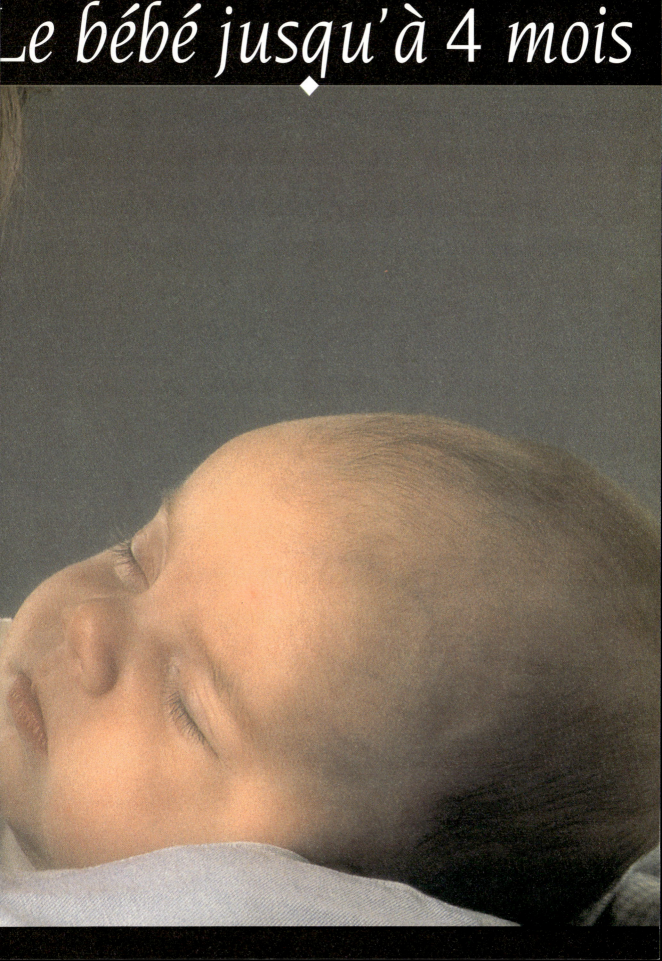

Le bébé jusqu'à 4 mois

◆

Le nourrisson jusqu'à 4 mois

Apprendre à donner le sein ou le biberon,
procéder à la toilette et aux soins
particuliers du corps du bébé,
respecter ses rythmes de sommeil,
veiller à son bien-être et
à sa santé : les parents sont bien
occupés pendant ces premiers mois.
Par ailleurs, le bébé s'adapte et
s'éveille au monde qui l'entoure…

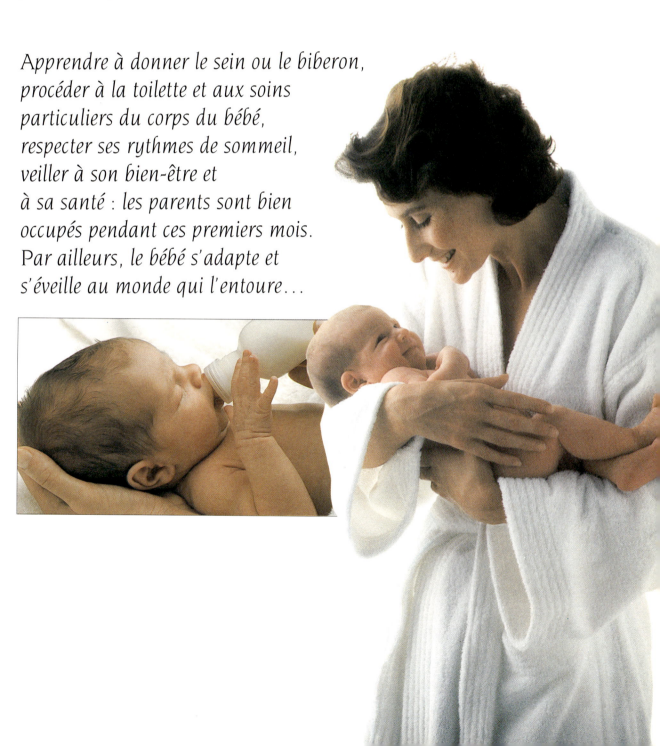

Le bébé à 10 jours

LES REPAS

Le réflexe de succion et de déglutition permet au nouveau-né de téter efficacement dès sa naissance. Les tétées, qui apaisent sa faim, lui procurent beaucoup de bien-être. À 10 jours, il tète entre cinq et huit fois par vingt-quatre heures.

LES MOUVEMENTS

Au repos, le nouveau-né a les bras et les jambes fléchis, la tête tournée vers le côté ; il garde ses mains fermées, pouces repliés sur les autres doigts. Tenu assis, il ne maintient pas sa tête, mais il peut la redresser si on le tient sous les bras. Le nouveau-né réagit en s'agrippant fermement au doigt de l'adulte qui touche sa paume (le réflexe du grasping). Maintenu debout, il esquisse quelques pas en appui sur les talons (marche automatique). S'il est lâché vers l'arrière, il écarte les bras et les doigts (réflexe de Moro).

LE SOMMEIL

La vie du nouveau-né est rythmée par les tétées et de longues phases de sommeil. Il dort beaucoup, en moyenne seize heures par vingt-quatre heures, par périodes de trois ou quatre heures. Il ne fait pas la différence entre le jour et la nuit. Durant certaines phases d'éveil, il est agité et pleure facilement, exprimant ainsi une sensation désagréable (faim, inconfort, douleur). À d'autres moments, il est paisible, les yeux vifs et brillants, très attentif.

LES SENS

Lorsqu'il est éveillé et calme, le nouveau-né regarde. Il est attiré par la forme des visages et leurs mimiques. Il voit nettement les objets situés à 30 cm de ses yeux. Il entend bien. Son goût et son odorat fonctionnent. Il est sensible aux caresses. Il reconnaît sa mère et son père par leurs voix, leurs odeurs et leurs caresses.

Taille	G	50 cm (47-54)
	F	49,4 cm (46-54)
Poids	G	3,4 kg (2,5-4,5)
	F	3,3 kg (2,5-4,4)
Périmètre crânien		35 cm (32-37)

N.B. Ces chiffres concernent 95 % des enfants.

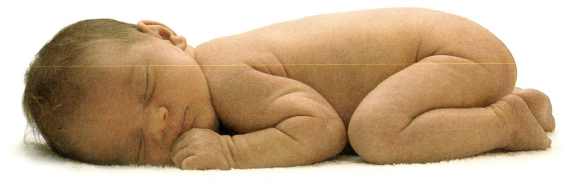

Le bébé à 1 mois

LES REPAS
Le nourrisson tète en moyenne six fois par vingt-quatre heures, dont une ou deux fois la nuit. Les horaires des tétées se font plus précis. Celle de la nuit se décale peu à peu vers le matin. La quantité de lait absorbée varie selon les moments.

LES MOUVEMENTS
Au repos, ses bras et ses jambes sont encore fléchis. Couché sur le ventre, il peut changer son visage de côté. Il perd le réflexe de la marche automatique, mais continue à serrer sa main autour du doigt qui touche sa paume. Sa main ne commencera à s'ouvrir que vers deux mois.

LE SOMMEIL
Le bébé commence à différencier le jour et la nuit. La phase de sommeil nocturne s'allonge. Dans la journée, les périodes d'éveil calme se prolongent.
Il pleure chaque jour à la même heure, le soir, sans que rien ne puisse le calmer. Ces cris, mis sur le compte de coliques, sont plus liés à des troubles transitoires de la mise en place des rythmes de veille et de sommeil qu'à la faim ou à de réelles douleurs abdominales.

LES SENS
Le nourrisson fixe les visages avec intérêt et commence à suivre les objets des yeux. Il s'efforce de produire des sons et émet ses premiers gazouillis. Tous ses sens s'affinent et s'enrichissent de nouvelles expériences. Les échanges visuels et affectifs entre le nourrisson et ses parents conduisent aux premiers sourires dirigés et intentionnels.

Taille	G	53,2 cm (49-57)
	F	52,4 cm (48-57)
Poids	G	4,0 kg (3,0-5,0)
	F	3,8 kg (2,9-4,9)
Périmètre crânien		37 cm (34-39,5)

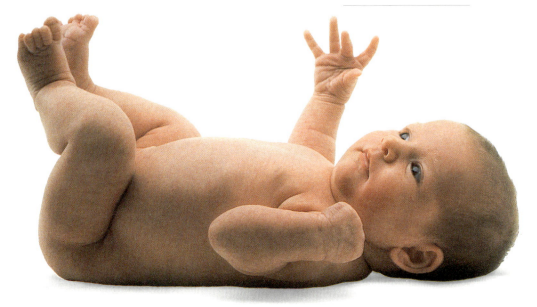

Le *bébé à 4 mois*

LES REPAS

Le bébé prend quatre repas par jour, parfois cinq. Le lait constitue encore la base de son alimentation. En l'absence de risque d'allergie, il peut commencer à se familiariser avec les céréales. Il va découvrir les fruits et les légumes cuits et mixés en petites quantités. Cette nouvelle consistance pourrait être appréciée, donnée à la petite cuillère.

LES MOUVEMENTS

Le bébé tient très bien sa tête, qu'il peut tourner comme il veut. Couché sur le ventre, il la relève et prend appui sur les avant-bras. Au repos, ses bras et ses jambes se détendent. Mis debout, il se dresse sur ses jambes. Il commence à utiliser sa main, qui s'est ouverte. Il saisit les objets entre l'auriculaire et le bord externe de la paume. Mis à part la succion, tous les réflexes primaires (réflexe du grasping, marche automatique, réflexe de Moro) du nouveau-né ont disparu.

LE SOMMEIL

Le bébé est capable de dormir toute la nuit sans se réveiller. La qualité de son sommeil change et il s'endort facilement en sommeil profond. Il se rassure en suçant son pouce ou ses doigts, et peut ainsi trouver les ressources pour se rendormir seul. Les crises de pleurs inexpliqués sont plus rares.

LES SENS

Le bébé observe le monde qui l'entoure. Il suit les objets des yeux, de haut en bas et sur les côtés. S'il entend un bruit, il tourne la tête et regarde en direction de la source sonore. Il gazouille et fait des vocalises. Il commence tout juste à taper dans un boulier. Il attrape un objet, le suit d'abord des yeux, puis le porte à sa bouche. Il joue avec ses mains.

Taille	G	62,5 cm (57-68)
	F	61 cm (56-66)
Poids	G	6,5 kg (5,2-7,8)
	F	6,0 kg (4,8-7,3)
Périmètre crânien		41 cm (38-44)

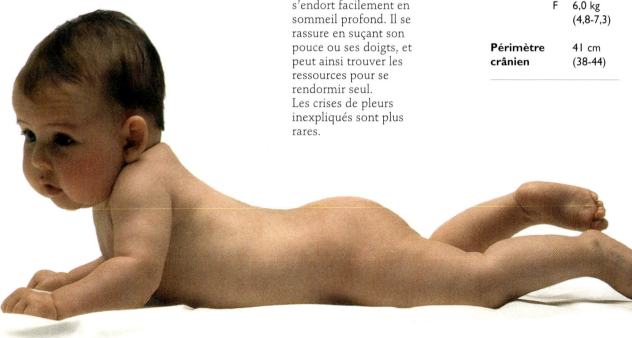

Le nouveau-né s'éveille

Votre bébé est là. Peut-être dort-il paisiblement entre les tétées.
Peut-être pleure-t-il sans cesse malgré vos efforts pour le calmer.
Ne vous laissez surtout pas gagner par l'inquiétude.

Au cours de ces premières semaines face à face avec leur enfant, les parents peuvent ressentir une multitude de sentiments. Fatigués, inquiets, certains ont l'impression qu'ils ne réussiront jamais à élever leur bébé. D'autres sont étonnés que leur nouveau-né prenne, tout compte fait, si peu de place. Les réactions de la majorité des parents se situent entre ces deux extrêmes. Toutes sont compréhensibles.

De la naissance à 1 mois

Les nouveau-nés ont la peau rose, plus ou moins foncée. Ils sont discrètement velus, souvent chevelus. Ils se tiennent les bras ramenés vers la poitrine et les cuisses vers le ventre.

La faim est une sensation nouvelle que le bébé découvre dès que le cordon ombilical est coupé. Dans la salle de naissance, il est déjà capable de ramper sur le ventre de sa mère pour se rapprocher du sein. La recherche de nourriture favorise ses tout premiers « apprentissages ». La répétition régulière des tétées, dans un climat affectif d'attachement mutuel, procure au bébé un sentiment de bien-être. En satisfaisant ses besoins, vous lui offrez une image accueillante du monde. Ces premières expériences vitales lui donnent peu à peu le sentiment d'exister.

L'adaptation des sens

Les nouveau-nés dorment beaucoup, mais il existe des variations très importantes entre les « gros dormeurs » (20 heures sur 24) et les « petits dormeurs » (14 heures sur 24). Le sommeil agité, ou paradoxal, représente de 50 à 60 % du sommeil total ; il favoriserait le développement des facultés d'apprentissage et de la mémoire. Lorsqu'il est éveillé et calme, le bébé montre de surprenantes capacités d'attention et d'échanges et il est prêt à répondre à vos stimulations : sourires, paroles, câlins, etc. L'ouïe, le goût et le toucher ont commencé à se développer avant la naissance. À l'air libre, le nouveau-né découvre de nouvelles sensations. Il ouvre les yeux, aperçoit des visages, les regarde. Il apprécie le plaisir de bouger, s'étirer, gesticuler, de ramper même. Mais il va aussi faire l'expérience de la pesanteur, du vide et de l'inconfort.

L'absence de réaction visuelle durant les premiers jours ne doit pas inquiéter. Il faut en effet que le nouveau-né se trouve dans un état d'éveil favorable ; or, certains bébés sont fatigués par la naissance, d'autres ont les paupières gonflées, d'autres enfin sont plus sensibles à la voix et aux caresses.

De 1 à 4 mois

À 1 mois, le nouveau-né devient un nourrisson, changement de terme qui correspond à une réelle transformation. Physiquement, il est différent, son teint est plus pâle, souvent marbré ; il a même parfois quelques boutons d'acné du nourrisson. Ses cheveux se raréfient sur les zones de frottement de sa tête. Il paraît plus fort, ses cuisses et ses joues commencent à se remplir.

Au fil des semaines, le nombre de tétées va diminuer. Les repas nocturnes disparaissent, les parents retrouvent des nuits plus calmes. Le bébé réclame encore un cinquième biberon en fin de soirée pendant quelque temps, mais, le plus souvent, il passe de lui-même à quatre ou cinq repas avant 4 mois.

COMMENT PORTER UN NOUVEAU-NÉ ?

Voici quelques-unes des positions dans lesquelles un nouveau-né se sent bien. La position « de sécurité de base » consiste à placer une main sous ses fesses et l'autre derrière son dos, pour éviter l'étirement de la nuque et des bras. En le portant ainsi, vous lui communiquez la chaleur et la sécurité de votre soutien, tout en favorisant un échange visuel.

Le nouveau-né aime aussi être niché au creux de vos bras arrondis. Il apprécie d'être bercé. Quelquefois, il préférera être allongé sur le ventre dans vos bras. Pour changer, tenez-le debout contre vous en maintenant sa tête, afin qu'il puisse regarder par-dessus votre épaule.

L'alimentation

Que vous ayez choisi de nourrir votre enfant au sein ou au biberon, l'alimentation joue un rôle capital dans son développement. Manger lui procure aussi du plaisir, auquel vous êtes associée…

MANGER ET DORMIR

Au début, le bébé dort rarement plus de trois heures de suite. Et, lorsqu'il se réveille, il a faim, de jour comme de nuit – c'est entre 1 et 4 mois qu'il apprendra à différencier le jour de la nuit.

Laissez s'écouler au moins deux heures entre les tétées, pour qu'il ait le temps de digérer la tétée précédente et d'avoir faim de nouveau.

Augmentez la ration du soir et réduisez peu à peu celle de la nuit (un bébé de 5 à 6 kg a assez de réserves pour rester six à huit heures sans être nourri). Les tétées, au nombre de six à huit par 24 heures pendant le premier mois, vont passer à cinq, puis à quatre : il n'est pas rare de voir un enfant se mettre spontanément à quatre repas dès l'âge de 3 mois. À 4 mois, le bébé dort, en principe, une nuit entière et peut manger aux mêmes heures que ses parents.

Pour les parents, nourrir correctement leur bébé est un souci primordial, qui s'accompagne d'une attention particulière aux divers troubles dont l'enfant souffre souvent dans les premiers mois de sa vie. La croissance du bébé est alors extraordinairement rapide, mais ses fonctions digestives ne lui permettent pas d'absorber n'importe quel aliment et, comme il n'a pas de réserves, son alimentation doit lui apporter toutes les substances nécessaires. La composition du lait maternel – que l'on connaît beaucoup mieux aujourd'hui – a permis de préciser les besoins alimentaires du nourrisson et de mettre au point des laits de substitution adaptés. Protéines, lipides, glucides, eau, fer, calcium, magnésium, sodium, vitamines contenus dans le lait constituent le régime du nourrisson. Vitamine D, fer et fluor pourront, de surcroît, être prescrits.

Manger n'est pas seulement une nécessité vitale pour l'enfant, c'est aussi un plaisir. Les sensations se bousculent sur ce terrain où les odeurs, les goûts, les découvertes, les progrès et le jeu sont rois, d'où l'intérêt d'introduire progressivement des légumes et autres aliments dans son régime.

L'alimentation au sein

Les quelques gouttes de liquide jaune, épais et sirupeux que votre bébé a tétées dès sa naissance, avant la montée du lait, sont du colostrum, très riche en immunoglobulines, appelées également anticorps. Même si le bébé n'a pas pu téter dès la naissance, la montée de lait se produit inévitablement après l'accouchement. Les sécrétions des seins augmentent vers le troisième jour et leur composition se modifie : le colostrum devient du lait, plus clair et plus riche en lactose et en matières grasses. Au dixième jour, il est clair et de saveur douceâtre.

Par ailleurs, en tétant, le bébé favorise le retour à la normale de l'utérus de la mère, car il y a un lien étroit entre les glandes mammaires et l'utérus. L'allaitement n'abîme pas la poitrine, mais vous devez porter des soutiens-gorge de bonne qualité et ne pas négliger les exercices qui vous aideront, après le sevrage, à retrouver votre poitrine d'avant la grossesse.

Le lait maternel

Le lait maternel est parfaitement adapté au bébé, qui le digère très bien. Le fer qu'il contient est aisément assimilable par son organisme. Toujours à la température voulue, il est économique et ne réclame aucune préparation. Aseptique, il donne en outre à l'enfant des anticorps contre de nombreuses infections et réduit considérablement les risques de diarrhées, otites, rhino-pharyngites, etc. Allergies et intolérance sont rarissimes.

Le lait s'adapte aux besoins de l'enfant au cours de chaque tétée et pendant toute la durée de l'allaitement. Clair, riche en eau et en lactose au début de la tétée, il s'épaissit ensuite et la quantité de matière grasse est multipliée par quatre ; c'est pourquoi il est préférable de donner à téter d'abord un sein, puis l'autre au début de la période d'allaitement, si le nourrisson n'est pas rassasié ou si vous avez peu de lait.

La composition du lait change selon

les femmes, varie d'un jour à l'autre et même au cours de la journée ; ainsi la teneur en matière grasse s'élève entre 6 heures et 10 heures du matin et elle est plus forte le jour que la nuit.

La tétée

Reposez-vous un quart d'heure avant la tétée ; installez-vous confortablement dans un endroit tranquille où le bébé se sentira en sécurité. Vous pouvez vous asseoir sur votre lit, le dos bien droit, le bras qui soutient l'enfant calé par des coussins, ou sur une chaise basse, le dos appuyé au dossier, les pieds sur un petit tabouret, le bébé sur vos genoux, au besoin rehaussé par un coussin.

Pour faire quitter le sein au bébé, ouvrez-lui la bouche en abaissant doucement son menton ou glissez un doigt à la commissure de ses lèvres. Vous ne devez pas souffrir pendant la tétée, sinon recommencez la mise au sein.

Après la tétée, tenez l'enfant bien droit pour lui faire faire un renvoi, et ne vous inquiétez pas s'il régurgite un peu de lait. Vous pouvez le changer après, en prenant soin d'éviter de trop le remuer.

Combien de tétées ? Combien de temps ? À quelle heure ?

À la maternité, vous avez fait téter votre enfant cinq minutes à chaque sein le premier jour, puis dix minutes à partir du deuxième jour. Au début, le nombre des tétées sera fixé par votre bébé et vous lui donnerez le sein à la demande.

Donnez les deux seins tant que la sécrétion du lait n'est pas établie (il faut une quinzaine de jours pour qu'elle devienne régulière). Veillez à ce que l'enfant vide le premier sein avant de prendre le second. Quand il se contentera d'un seul, vous lui ferez téter le second à la tétée suivante. L'enfant est rassasié lorsqu'il s'endort béatement. Votre sein n'est plus tendu – un sein est vidé en dix ou vingt minutes.

Très vite, les horaires des tétées se préciseront. Espacez-les de deux ou trois heures. Leur fréquence est variable d'un enfant à l'autre (de quatre à

Donner le sein

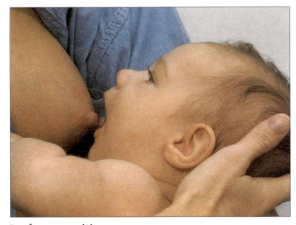

La bonne position △
Tenez l'enfant plutôt droit, en soutenant sa tête dans votre main, tout son corps tourné vers vous. L'essentiel est de placer, sans fatigue pour vous, le visage du bébé à la hauteur du sein, sa bouche près du mamelon.

Il cherchera d'instinct le sein, mais n'hésitez pas à l'aider s'il a des difficultés. Appuyez sur le sein pour faire sortir le lait.

Bien installer le bébé ▽
Le bébé doit prendre dans sa bouche tout le mamelon et presque toute l'aréole. Veillez à laisser le nez du bébé bien dégagé pendant qu'il tète.

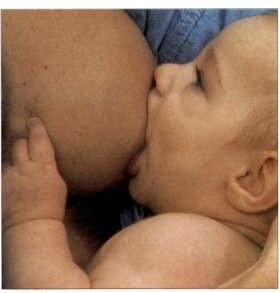

huit tétées par jour). L'appétit de votre bébé peut varier d'un jour à l'autre et même d'une tétée à l'autre. Rassurez-vous, il boit ce dont il a besoin et vous n'avez pas à vous préoccuper des « rations ». Il n'est pas nécessaire de le peser avant et après la tétée, vous le pèserez par exemple une fois par semaine, dans les mêmes conditions, pour contrôler sa croissance.

L'alimentation au biberon

Au cours des premières semaines, c'est souvent la mère qui donne le biberon, mais le père peut tout aussi bien se charger de nourrir son enfant. Pendant le premier mois, consultez le pédiatre pour vérifier que le régime alimentaire donné à la maternité convient bien à votre enfant ; si, après quelques biberons, le lait n'était pas bien toléré, un autre, plus adapté, lui serait proposé.

Ne forcez jamais votre enfant à finir un biberon, s'il le refuse pendant quinze minutes, il n'a sans doute pas faim.

Les laits pour nourrissons

Les laits pour nourrissons (qui vont jusqu'à 4-6 mois) sont élaborés à partir de lait de vache transformé pour être adapté à la physiologie du nourrisson et sont généralement proposés en poudre. Ils ne contiennent pas les anticorps du lait maternel, qui empêchent les infections. Leur composition est rigoureusement réglementée ; il en existe une grande variété (disponible en grandes surfaces ou en pharmacie) et le pédiatre trouvera celle qui convient le mieux à votre enfant.

Respectez les quantités et les proportions d'eau et de poudre de lait. Utilisez de l'eau plate en bouteille, minérale, ou de source non fluorée, faiblement minéralisée et portant la mention « convient aux nourrissons ».

Vous pouvez faire tiédir l'eau dans un chauffe-biberon, au bain-marie ou au four à micro-ondes – ce dernier n'est pas dangereux mais chauffe fort. Vérifiez toujours la température du lait : un lait trop chaud risquerait de brûler le bébé.

Donner le biberon

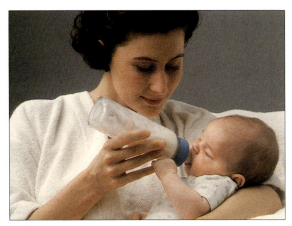

La bonne position △
Installez l'enfant sur vos genoux, dans une position semi-verticale, ni trop couché, ni trop droit. Calez le bras qui le soutient avec un coussin ou l'accoudoir du fauteuil sur lequel vous êtes assise. Tenez le biberon de sorte que la tétine soit toujours pleine de lait, pour que le bébé n'avale pas d'air. Les bulles qui remontent dans le biberon prouvent que le bébé tète bien. Laissez les bras du bébé libres ; il doit pouvoir aller à la découverte du biberon.

Veiller à la tétine ▽
Si la tétine s'écrase, dévissez légèrement la bague pour laisser pénétrer un peu d'air. Le nez doit rester dégagé pour que le bébé respire à l'aise.

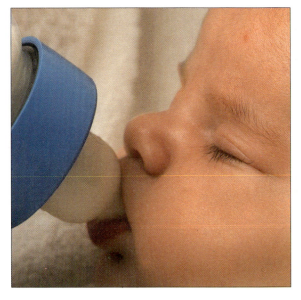

La toilette du bébé

Pour son bien-être et sa santé, le bébé doit toujours être propre.

La toilette est aussi un moment privilégié de contact et de jeu.

Pour se sentir vraiment bien, le bébé doit aussi pouvoir bouger

librement dans ses vêtements.

Un bébé se salit très vite. Une toilette soignée s'impose donc chaque jour. Très vite, d'ailleurs, le rituel du bain deviendra familier. C'est aussi l'occasion pour les parents de voir le bébé tout nu et de constater que tout va bien. En procédant aux soins particuliers nécessaires du siège, du cordon, du visage, vous l'aidez à combattre les petits maux que lui vaut parfois sa peau sensible. Parlez-lui doucement, caressez-le, jouez avec lui, il appréciera beaucoup ce moment d'intimité et de découverte de son corps, avant de se retrouver habillé. En outre, pour des raisons d'hygiène mais aussi pour son confort, vous le changerez souvent.

Le bain quotidien

Dans l'heure qui suit sa naissance, l'enfant est baigné à la maternité, parfois en présence du père si celui-ci a assisté à l'accouchement. Contrairement à ce que l'on croyait encore il y a quelques

Les soins du cordon ombilical

Désinfecter le nombril ▷
Chaque jour, jusqu'à la chute du bout du cordon, appliquez de l'alcool à 60 % vol à l'aide d'un bâtonnet de coton, puis de l'éosine aqueuse (ou autre solution antiseptique incolore) avec l'autre extrémité.

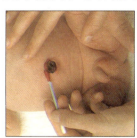

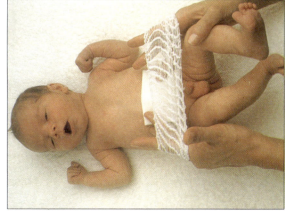

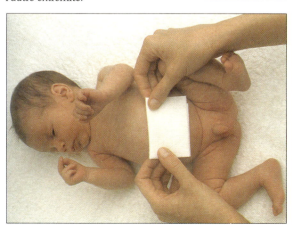

◁ **Poser la compresse**
Recouvrez le bout du cordon ainsi désinfecté d'une compresse stérile. Si vous préférez, une fois l'ombilic nettoyé à l'eau puis séché, vous pouvez aussi mettre le produit antiseptique (l'éosine) sur la compresse elle-même.

Maintenir △
le pansement
Maintenez la compresse par une bande filet simplement avec la couche. La compresse doit être renouvelée à chaque change. Il est inutile de mettre au bébé une bande ombilicale.

années, la présence du cordon ombilical non encore cicatrisé n'est pas une contre-indication. Le nouveau-né retrouve ainsi un peu le milieu aquatique dans lequel il a évolué au cours de sa formation dans l'utérus de sa mère. À la maison, par la suite, il est souhaitable de lui donner un bain chaque jour.

Quand lui donner son bain ?

Le bain peut avoir lieu n'importe quand, mais il vaut mieux respecter une certaine régularité dans les horaires de la journée, car cela sécurise le bébé et l'aide à acquérir des repères dans le temps. Pour faire en sorte que le bain se déroule dans de bonnes conditions, choisissez de préférence un moment où le bébé n'est pas trop affamé et en colère. Évitez aussi de le baigner immédiatement après un repas : il risquerait de régurgiter son lait.

Avant de lui donner son bain, vous vous assurerez que la salle de bains ou la pièce où vous allez lui faire sa toilette est bien chauffée (de 22 à 25 °C), car un bébé se refroidit très vite.

Que préparer ?

Avant de sortir le bébé de son berceau, préparez tout le matériel nécessaire pour le bain et après le bain, de façon à l'avoir à portée de main. En effet, il n'est pas question de laisser le bébé seul sur la table à langer, même une seconde. Notez qu'à défaut d'une table à langer, un petit matelas spécial recouvert d'une serviette-éponge fera l'affaire. La baignoire de bébé n'est pas indispensable : Si votre salle de bains possède une baignoire, il existe de petits transats de bain réglables qui adhèrent au fond de la baignoire.

Voici ce dont vous aurez besoin : savon ou gel liquide nettoyant antiallergisant ; serviette-éponge, ou peignoir ; gant ou éponge, brosse à cheveux ; couches, linge de corps en coton, vêtements propres. Pour les soins : compresses, coton, bâtonnets de coton, bande filet ; sérum physiologique, antiseptique local, crème hydratante.

Comment procéder ?

Faites couler l'eau puis vérifiez tou-

Donner le bain

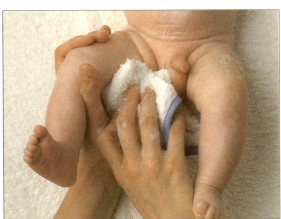

**Nettoyer d'abord △
le siège**

Une fois le bébé déshabillé sur la table à langer, procédez d'abord à la toilette du siège pour ne pas souiller l'eau du bain. Nettoyez avec les coins de la couche, puis prenez un gant (ou une petite serviette souple), que vous réserverez à cet usage. Mouillez-le à l'eau tiède et utilisez du savon de Marseille ou un produit hypoallergique.

Savonner le bébé ▽

Savonnez entièrement le bébé avec une petite serviette douce, un gant de toilette ou même la main. Commencez par le ventre : ce sera plus agréable pour le bébé. Insistez sur les plis de son corps et sur les organes génitaux. N'oubliez pas le cuir chevelu : ne craignez pas de savonner la tête, les fontanelles supportent parfaitement ce massage qui préviendra la formation de croûtes.

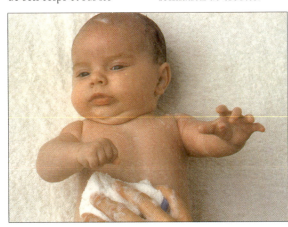

jours sa température avec le dos de la main ou le coude, ou avec un thermomètre de bain, avant d'y tremper le bébé : elle doit être tiède (37 °C). Posez le bébé sur la table à langer puis déshabillez-le complètement et nettoyez déjà ses fesses pour ne pas souiller l'eau (voir ci-après « La toilette du siège »). Ensuite, savonnez le bébé de la tête aux pieds sur la table à langer, avec la main ou un gant, en insistant sur les plis et les organes génitaux, sans oublier la tête. Puis plongez-le doucement et progressivement dans l'eau pour le rincer, en accompagnant vos gestes de paroles réconfortantes. Soutenez sa tête avec votre bras en glissant la main sous son aisselle.

Vous pouvez aussi préférer commencer par l'immerger, avec les mêmes précautions, et le savonner dans l'eau au fur et à mesure. Les premiers jours, cette façon de procéder vous paraîtra peut-être plus difficile. Lorsque le bébé se sent en confiance dans le bain, retournez-le sur le ventre en le mainte-nant sous la poitrine. Dans l'eau, il se détend vite, laissez-le barboter un peu, mais sans cesser de le surveiller. Tant pis si le téléphone sonne à ce moment-là ou si quelqu'un vous demande ailleurs dans la maison : n'abandonnez jamais le bébé seul dans son bain, fût-ce avec très peu d'eau.

Que faire à la sortie du bain ?
Tout comme l'entrée dans l'eau, la sortie est un moment délicat. Rincez d'abord vos mains avant de saisir le bébé, afin qu'il ne vous échappe pas comme une savonnette. Lorsque vous sortez le bébé de l'eau, il ne faut surtout pas qu'il prenne froid. Enveloppez-le tout de suite dans une serviette et commencez par lui essuyer la tête, en la tamponnant délicatement avec la serviette ou un linge souple (un tissu en coton de préférence). N'oubliez pas de bien passer derrière les oreilles et dans les plis du cou. Faites de même pour les membres, les fesses et sous les aisselles.

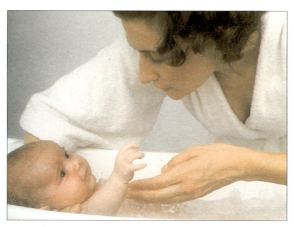

Dans la baignoire △
Passez une main sous son aisselle pour soutenir de votre bras la tête du bébé et tenez-le fermement par l'épaule. Plongez-le délicatement dans l'eau. De l'autre main, rincez-le en lui parlant doucement pour le rassurer. Dans l'eau, le bébé se détend peu à peu et gigote à l'aise. Au bout de quelques jours, quand il sera habitué au bain, vous pourrez le mettre sur le ventre en le maintenant d'un bras sous la poitrine et en veillant à ce que sa tête reste bien hors de l'eau.

Après le bain ▽
Lorsque vous sortez le bébé de l'eau, posez-le tout de suite sur une serviette sèche ou sur son peignoir de bain et enveloppez-le pour qu'il n'ait pas froid. Vous allez maintenant l'essuyer en le tamponnant doucement sans frictionner. Commencez par la tête, puis passez bien dans tous les plis, sous les bras, à l'aine, entre les fesses, derrière les genoux.

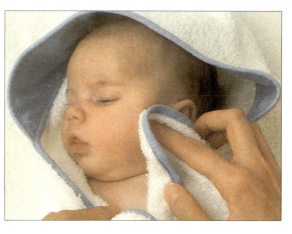

Les soins particuliers

Vous allez profiter du bain pour donner au bébé les soins particuliers qui s'imposent en divers endroits de son corps : fesses, organes génitaux, cuir chevelu.

Lorsque le bébé est bien au sec et réchauffé et qu'il gigote d'aise sur la table à langer, occupez-vous de son cordon ombilical (jusqu'à ce qu'il soit tombé), puis mettez-lui sa couche et habillez-le avant d'entreprendre les soins nécessaires du visage.

Le siège

En dehors du moment qui précède le bain quotidien, n'hésitez pas à changer souvent le bébé (de quatre à six fois par jour). Le mieux est de nettoyer ses fesses avec un gant réservé à cet usage, de l'eau tiède et du savon doux, et de bien sécher ensuite. Si une irritation survient (érythème fessier), avant de consulter le pédiatre, appliquez sur les lésions une pommade cicatrisante. En cas de forte irritation, laissez les fesses du bébé à l'air autant que possible et utilisez des couches de coton hydrophile en bandes, glissées directement dans une culotte de coton, sans contact avec du plastique.

Les organes génitaux

Les organes génitaux du bébé doivent faire l'objet de soins attentifs car ils sont particulièrement exposés aux irritations.

● *Chez la petite fille.* La vulve est le siège de sécrétions ; il faut la savonner et la rincer de l'avant vers l'arrière en dépliant bien.

● *Chez le petit garçon.* Le décalottage consiste à tirer délicatement vers l'arrière la peau qui recouvre le gland (le prépuce) et à la ramener avec précaution vers l'avant après avoir toiletté celui-ci. Il n'est pas indispensable de procéder à cette manipulation souvent difficile. N'ayez crainte, votre petit garçon sera propre même si son gland n'a pas été décalotté. Un risque infectieux dû à un prépuce trop serré (phimosis) n'est pas à craindre avant plusieurs mois. Il faut simplement

Les soins du visage

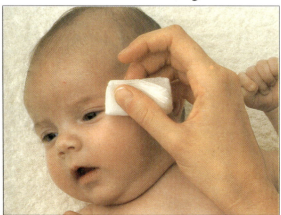

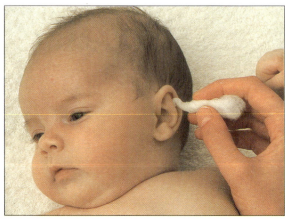

Les oreilles ▽
Roulez en mèche un petit morceau de coton que vous imbibez d'eau minérale. Faites tourner la tête du bébé sur le côté et nettoyez le pavillon de l'oreille en passant bien dans tous les plis.

Limitez-vous à l'entrée du conduit, car, en insistant, vous risqueriez de tasser le cérumen plus loin vers le tympan et d'occasionner la formation d'un bouchon. Prenez un autre coton pour l'autre oreille.

Les yeux △
Passez délicatement sur l'œil une compresse stérile imbibée d'eau minérale ou de sérum physiologique, en procédant de l'angle interne de l'œil (où se trouve la glande lacrymale), près du nez, vers l'angle externe.

Changez de compresse pour l'autre œil. Si l'œil du bébé larmoie ou sécrète des mucosités jaunâtres qui collent la paupière, consultez le pédiatre. Les yeux du bébé sont fragiles, évitez les projections d'eau pendant le bain.

veiller à ce que n'apparaissent pas de rougeur, de chaleur ou de gonflement inhabituel, signes d'une éventuelle inflammation.

Le cuir chevelu

Pour prévenir la formation de « croûtes de lait » dues à la sécrétion de sébum, massez chaque jour la tête du bébé pendant les trois ou quatre premiers mois avec la main enduite de savon doux, puis rincez abondamment. N'ayez pas peur de toucher les fontanelles : elles sont souples mais solides (voir p. 192). Par la suite, vous pourrez utiliser un shampooing doux spécial bébé, deux ou trois fois par semaine.

Si des croûtes se forment, enduisez le crâne du bébé de vaseline ou de crème hydratante le soir, lavez et rincez le lendemain matin ; les croûtes ainsi ramollies se décolleront. Quelques gouttes d'une eau de toilette pour bébé (sans alcool) sur la tête ponctuent agréablement la toilette, mais ce n'est pas une nécessité.

Le cordon ombilical

À la naissance, le cordon ombilical a été coupé à quelques centimètres du corps. Grâce à vos soins, le bout qui reste doit se dessécher et tomber spontanément avant le dixième jour. S'il n'est pas tombé de lui-même après quinze jours, ou s'il devient rouge, suinte, dégage une odeur désagréable ou s'il y apparaît un bourgeon, consultez le pédiatre.

Après la chute du cordon, il persiste parfois une petite hernie qui fait saillir le nombril ; elle disparaîtra progressivement : inutile de chercher à la réduire en comprimant le nombril du bébé.

Le visage

Un coton imbibé d'eau suffit à nettoyer le visage d'un tout-petit. Soyez attentive aux endroits cachés : les replis du cou et l'arrière des oreilles, où surviennent fréquemment de petites lésions suintantes et croûteuses qui cicatrisent très vite avec de l'éosine. Ces endroits doivent être régulièrement lavés et soigneusement séchés.

Normalement, le nez se nettoie tout seul grâce aux minuscules poils qui le tapissent et repoussent poussières et mucosités vers l'orifice des narines. Il suffit alors d'un ou deux éternuements pour les expulser. Cependant, si l'atmosphère est sèche, de petites croûtes peuvent se former et gêner le nouveau-né, car il ne sait pas respirer par la bouche durant les premières semaines. Vous les enlèverez à l'aide d'une mèche de coton et de sérum physiologique. Pensez à le faire avant les repas pour que le bébé puisse bien respirer en tétant.

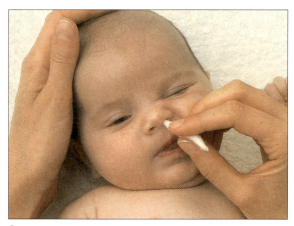

Le nez △
Roulez en mèche un petit bout de coton humecté de sérum physiologique et passez-en l'extrémité doucement à l'entrée des narines en veillant à ne pas l'enfoncer trop à l'intérieur. Pour humidifier la muqueuse nasale, vous pouvez aussi instiller quelques gouttes de sérum physiologique dans chaque narine.

La peau fragile du bébé

La peau du bébé est hypersensible. Pour éviter les irritations et les infections, il convient d'observer quelques règles élémentaires d'hygiène : maintenir la peau toujours propre et bien hydratée, éviter les frottements dus aux couches ou aux vêtements trop serrés. Malgré vos soins, quelques affections peuvent survenir, justifiant un avis médical.

● *L'érythème fessier.* Il s'agit d'une irritation fréquente chez le nourrisson, essentiellement due à l'agression de l'urine, des selles, de la flore bactérienne auxquelles sont exposées ses fesses. Si, malgré les précautions (suppression de tous produits allergisants et utilisation de couches de coton hydrophile), les lésions suintent, il faut consulter.

● *L'eczéma du nourrisson.* Rare avant le troisième mois, il est localisé, le plus souvent, au visage, sauf sur le nez et le menton, derrière les oreilles, et peut atteindre les plis des articulations, le pouce et les mamelons. La peau est rouge par endroits, de petites lésions sèches apparaissent, l'enfant éprouve le besoin de se gratter. Il faut consulter le pédiatre.

● *L'acné du nourrisson.* Ces petits points blancs sur fond rouge apparaissent assez fréquemment, par poussées, sur le visage et la poitrine, à partir de la quatrième semaine. Ils peuvent persister pendant plusieurs semaines. Aucun traitement n'est à prévoir en dehors de la toilette habituelle.

Changer et habiller le bébé

Une fois le bébé lavé, séché, soigné vient le moment de lui mettre sa couche et de l'habiller. Il importe, avant toute coquetterie, que l'enfant ne soit pas serré dans ses vêtements, qu'il puisse gigoter à son aise. Il ne doit avoir ni trop froid, ni trop chaud, car ses capacités de régulation thermique sont encore insuffisantes pour lui permettre de s'adapter aux brusques écarts de température. La température ambiante doit se situer autour de 20 °C.

La toilette du siège

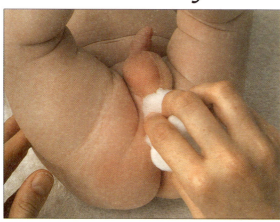

◁ **Chez le petit garçon**
Installez le bébé sur le dos et, d'une main, soulevez-lui les jambes. De l'autre, avec du coton, nettoyez le siège et les cuisses pour enlever toute saleté. Savonnez et rincez bien, en utilisant un autre morceau de coton.

Chez la petite fille ▽
Soulevez les jambes d'une main et, de l'autre, nettoyez le siège avec du coton. Passez dans les moindres replis, entre les lèvres, toujours de l'avant vers l'arrière.
Veillez à bien sécher.

Nettoyer le ▷
prépuce
Sur la table à langer ou même dans le bain, savonnez puis rincez le prépuce. Ne cherchez pas à décalotter le gland à toute force. Séchez avec un coton.

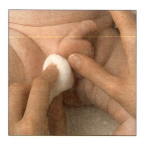

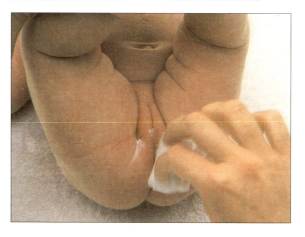

Les couches

Les changes complets jetables sont ce qu'il y a de plus pratique. Leur taille doit être adaptée au poids de l'enfant (respectez les indications fournies à cet effet sur les paquets de couches).

Si toutefois votre bébé se montrait allergique aux changes complets, vous pouvez utiliser des couches spéciales en coton hydrophile (en bandes ou en change complet), en vente en pharmacie.

Évitez de recouvrir l'ombilic si celui-ci n'est pas encore cicatrisé, en prenant soin de replier le haut de la couche sous le nombril, avant de fixer les petites pattes adhésives sur les côtés. Ne serrez pas plus qu'il ne faut pour éviter les fuites.

En dehors du moment du bain, changez souvent le bébé : de quatre à six fois par jour, de préférence au moment des repas et chaque fois qu'il manifeste sa gêne en pleurant. Dès qu'une odeur suspecte vous alerte, n'attendez pas pour le changer qu'il soit incommodé et vous le fasse savoir par ses pleurs.

Les vêtements

Les vêtements, choisis selon vos goûts, doivent être pratiques et amples, à l'encolure et aux poignets notamment. Vous devez pouvoir changer le bébé aisément, sans qu'il ait le temps d'avoir froid : d'abord une petite chemise en coton, puis la couche et la culotte de coton, enfin le vêtement du jour. L'hiver, mettez-lui une brassière de laine sur le linge de corps. Veillez à ce que le ventre du bébé soit bien couvert et à ce que les sous-vêtements ne remontent pas sous le vêtement. Les tenues d'une pièce, ou bodys, qui se ferment à l'entrejambe, évitent cet inconvénient. Mais n'habillez pas le bébé trop chaudement dans la maison.

Évitez au début les vêtements qui s'enfilent par la tête, les tout-petits n'aiment pas cela. Évitez aussi, pour fixer les vêtements, les épingles de sûreté qui peuvent toujours s'ouvrir ou gêner et les rubans qui pourraient s'enrouler autour du cou de l'enfant. Pour fixer les vêtements qui se ferment dans le dos, mettez l'enfant sur le ventre.

Changer le bébé

Glisser le change ▽

Le bébé est sur le dos, sur la table à langer. Vous avez procédé à la toilette du siège (voir ci-contre). Soulevez-lui les fesses et glissez dessous la moitié du change complet.

Replier ▷

Passez la moitié du change qui dépasse entre ses jambes. Si l'ombilic n'est pas encore cicatrisé, prenez soin de replier le haut de la couche sous le nombril.

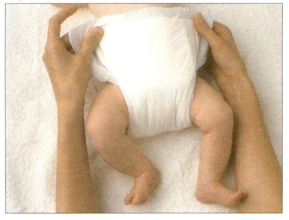

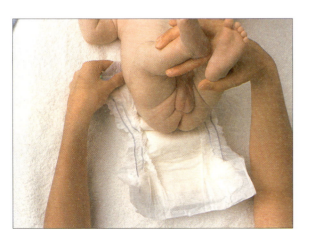

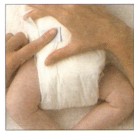

◁ Fermer

Fixez bien les deux parties du change avec les pattes adhésives, pour éviter les fuites sur le côté, mais sans trop serrer.

Le sommeil

Pour le bébé, dormir est une fonction primordiale.
La qualité de son sommeil influence directement sa santé et son
développement. Pour les parents, savoir en reconnaître
les rythmes et les fluctuations contribue à l'équilibre familial,
donc à l'épanouissement de l'enfant.

LAISSEZ-LE DORMIR

Inutile de tenter
d'« éduquer » le sommeil
d'un nouveau-né : il faut lui
laisser trouver seul ses
rythmes. Plusieurs mois
sont nécessaires pour qu'il
atteigne un équilibre.
Ne perturbez pas les cycles
de sommeil de votre bébé.
Essayez de ne pas
confondre ses états d'éveil
et le sommeil actif
paradoxal, où il paraît agité,
ouvre les yeux, sourit ou
pleurniche dans son
sommeil. Ne le prenez pas,
croyant qu'il vous réclame,
il aurait du mal à se
rendormir. Attendez
vraiment qu'il se manifeste
plus nettement. Vous
saurez vite faire la
différence.
S'il pleure, allez voir pour
vous assurer que tout va
bien, mais résistez au désir
de le prendre et de lui
proposer à boire. Vous
éviterez ainsi le cercle
vicieux de l'excitation et
de la suralimentation qui ne
ferait qu'éloigner encore
l'enfant du sommeil.

Pendant qu'il dort, le bébé achève de se développer tant physiquement qu'au niveau de ses fonctions cérébrales. L'hormone de croissance est sécrétée durant les phases de sommeil calme. Lors des phases de sommeil paradoxal (voir encadré ci-après : « Les 6 états de vigilance du nouveau-né ») s'inscrivent dans sa mémoire ses premières expériences, ce qu'il apprend lorsqu'il est éveillé. C'est pourquoi il est essentiel de respecter ses rythmes de sommeil en créant autour de lui un climat affectif serein. Le bébé a besoin de câlins et de douceur, mais aussi de fermeté. Il faut savoir le laisser pleurer dans son lit sans se précipiter pour le nourrir, par exemple, si ce n'est pas son heure. Il a besoin d'organiser lui-même son sommeil. C'est à cette condition que vous l'aiderez à conquérir son autonomie et son équilibre.

Le premier mois : à l'écoute du nouveau-né

Le nouveau-né doit s'adapter à un environnement sonore, visuel et affectif qu'il découvre un peu plus chaque jour, tout en étant dominé par ses rythmes biologiques et ses fonctions naturelles : le sommeil et la faim, une sensation nouvelle pour lui, car il n'est plus alimenté par le cordon ombilical.

Respectez son sommeil
Le nouveau-né dort beaucoup : de quatorze à vingt heures par jour, dont plus de la moitié en sommeil paradoxal. Pendant les premières semaines, il ne différencie pas le jour de la nuit. Il se réveille en pleurant parce qu'il a faim, en général toutes les trois ou quatre heures. Efforcez-vous de ne pas contrarier son sommeil, c'est en le laissant enchaîner naturellement ses phases d'éveil et de sommeil qu'il s'adaptera. À vous d'essayer de suivre son rythme : dormez quand il dort, c'est d'ailleurs ainsi que vous récupérerez le mieux. Maintenez autour de lui un environnement calme, non de silence total mais d'absence de bruits forts (aspirateur, claquements de porte, etc.). Profitez de ses moments d'éveil pour le nourrir, le soigner, le cajoler, sortir avec lui.

Rassurez-le
Vous aiderez votre enfant à s'adapter à sa nouvelle vie en lui donnant une sensation de sécurité.
● *Installez-lui un lit confortable.* Il aimera reconnaître la couleur, l'odeur, la forme de son lit. Vous pouvez déjà y disposer quelques éléments qui deviendront pour lui un univers familier : quelques peluches, un mobile, etc.
● *Évitez de le changer de lit.* Si vous devez l'installer dans une autre pièce pour le maintenir au calme, emmenez l'enfant avec son lit afin qu'il conserve ses repères. Si vous devez partir en week-end ou en vacances, essayez d'emporter son lit pliant devenu familier.
● *Gardez-le dans vos bras après la tétée.* Bien allongé sur vous ou blotti dans les bras de son papa, il retrouve des voix, des odeurs, des gestes qui le rassurent. Mais veillez à différencier câlins et endormissement, pour qu'il apprenne à dormir seul dans son lit.

Laissez-le pleurer

L'endormissement peut se faire au prix de quelques pleurs. Laissez pleurer le bébé, c'est sa manière à lui de trouver le sommeil. Bien sûr, assurez-vous que rien ne le gêne, qu'il n'a pas trop chaud, qu'il est bien propre. Mais ne le reprenez pas trop vite dans vos bras : si les pleurs persistent, posez une main sur lui pour le rassurer, en chuchotant quelques mots ou en chantonnant une berceuse, mais ne le stimulez pas trop, il finira par s'endormir. Ne le prenez jamais dans votre lit la nuit, car vous risqueriez de vous rendormir avant de le replacer dans son berceau et peut-être de le blesser sans le vouloir.

De 1 à 4 mois : la mise en place des rythmes de sommeil

Le bébé apprend à distinguer le jour de la nuit, veillant plus longtemps le jour, il dort davantage la nuit. Mais cette période charnière, au terme de laquelle un sommeil de type adulte se met en place, n'exclut pas quelques difficultés, surtout en fin de journée.

L'alternance du jour et de la nuit

Pour accompagner votre enfant dans cet apprentissage du rythme jour/nuit, voici quelques conseils qui devraient faciliter son adaptation en douceur.
● *Différenciez les tétées du jour de celles de la nuit.* Dès les premiers jours, entourez-les de rites différents. Le jour, le bébé est stimulé par les bruits quotidiens, des voix, de la musique. La nuit, tout doit être calme : tamisez la lumière, ne lui parlez pas trop, ne cherchez pas à obtenir des sourires et recouchez-le aussitôt après son rot. Après la dernière tétée de la journée, créez les bonnes conditions du coucher nocturne : après l'avoir changé, mettez-lui son pyjama, couchez-le, éteignez la lumière, il comprendra peu à peu la différence.
● *Espacez les tétées.* Petit à petit, diminuez le nombre des tétées de nuit en modifiant les volumes de lait. À partir du deuxième ou du troisième mois, lorsque le bébé pèse environ 5 kg, ses ressources sont suffisantes pour qu'il n'ait pas besoin d'être alimenté la nuit.

S'il pleure, ne vous précipitez pas pour le prendre ou pour le nourrir, laissez-le pleurer un peu, il n'est peut-être pas vraiment réveillé ou n'a pas encore trouvé son pouce à sucer. Laissez-le se rendormir tout seul. Si ses cris persistent, rassurez-le dans le calme et dans le noir, sans le prendre. Jusqu'à 4 mois, le bébé ne parvient pas toujours à faire des nuits complètes de neuf ou dix heures, sachez donc répondre à sa demande avec douceur, mais aussi avec fermeté.
● *Ne faites pas dormir le bébé avec vous ou près de vous.* Surtout après le premier mois, il vaut mieux qu'il ait sinon sa chambre, du moins son coin à lui. Si votre logement est petit, installez un paravent ou n'hésitez pas à transporter son lit pour la nuit dans la cuisine ou dans la salle de bains. Si vous le gardez près de vous, il vous sent à l'écoute de

---

LES SIX ÉTATS DE VIGILANCE DU NOUVEAU-NÉ

Chez l'adulte, le sommeil est un enchaînement de plusieurs cycles comportant deux grandes périodes : le sommeil lent (ou calme) et le sommeil paradoxal, ainsi appelé parce qu'il y a apparente contradiction entre l'état de sommeil et l'animation du corps du dormeur : visage expressif, mouvements oculaires désordonnés, pouls et respiration rapides, activité électrique du cerveau plus intense (c'est le sommeil des rêves).
Du sommeil à l'éveil, le nouveau-né peut se trouver dans l'un des six « états de vigilance » suivants. Bien connaître ces différents stades vous permettra de mieux comprendre ses réactions et de respecter ses besoins.
● **Stade 1 : sommeil calme profond.** Le bébé dort à poings fermés, sans la moindre agitation apparente, mais ses muscles sont toniques. C'est pendant cette phase qu'est sécrétée l'hormone de croissance.
● **Stade 2 : sommeil actif paradoxal.** Le bébé semble agité, avec un visage expressif (sourires, crispation), ses yeux bougent sous ses paupières entrouvertes, ses pieds ou ses mains font de petits mouvements, sa respiration est irrégulière avec des pauses qui peuvent durer quinze secondes. Vous avez l'impression que votre enfant va se réveiller à tout moment.
● **Stade 3 : assoupissement.** Le bébé est dans un état provisoire de demi-somnolence. Évitez de le prendre ou de lui parler à ce moment-là, il risque de se réveiller.
● **Stade 4 : éveil calme.** Le bébé est tranquille, attentif à son environnement, il bouge peu mais est capable de vous « répondre » en imitant un sourire ou une mimique.
● **Stade 5 : éveil actif.** Le bébé est très tonique, plutôt agité, il bouge bras et jambes. Il donne l'impression de pouvoir s'énerver facilement.
● **Stade 6 : éveil agité.** Le bébé s'énerve, gémit, pleure, et, malgré vos efforts, vous n'arrivez pas à le calmer. Lors des premières semaines, ces phases sont plus fréquentes et plus longues que celles d'éveil ou de sommeil calme, puis elles s'effacent peu à peu pour disparaître vers le troisième mois.

ses moindres mouvements et désirs et aura plus de difficulté à organiser son sommeil tout seul.

Les pleurs de la fin de journée

Entre la deuxième et la dixième semaine, avec un maximum d'intensité aux environs de la sixième semaine, souvent à la tombée du soir entre 17 heures et 23 heures, le bébé se met à pleurer, à se tortiller, donnant tous les signes d'un intense malaise. Pourtant, il est propre, il a bien bu, il a fait son rot, il n'a pas trop chaud… C'est « l'angoisse de la tombée de la nuit ». Soyez sans crainte. Cet état est fréquent et passager, il correspond à une phase d'éveil agité, qui disparaît vers le troisième mois. Votre bébé, qui n'a d'autre moyen de décharger la tension qu'il a accumulée durant la journée, se « défoule ». Sachez reconnaître ces troubles comme des difficultés d'adaptation aux rythmes de la journée et de la nuit.

• *Essayez de rester calme et patiente.* Ces crises de pleurs quotidiennes sont de durée variable mais peuvent dépasser deux heures. Un moment éprouvant pour vous et votre entourage, mais essayez de rester calme, sinon votre bébé ressentira votre angoisse et ses cris redoubleront. Il n'est pas interdit bien sûr de le consoler : bercez-le, dans une atmosphère tamisée, sans lui parler. Mais ne cédez pas ainsi trop souvent, car il risquerait d'associer ses pleurs à l'obtention des câlins qu'il apprécie.

• *N'ayez pas recours aux somnifères.* Il n'existe pas de médicaments efficaces face aux troubles du sommeil de l'enfant ; de plus, ceux-ci risqueraient de compromettre le développement du cerveau en pleine maturation.

• *N'imputez pas ces pleurs à des coliques.* Les douleurs abdominales qui surviennent de façon plus irrégulière dans la journée ne suffisent pas à expliquer ces pleurs du soir. Une autre erreur serait de les interpréter comme des cris pour exprimer sa faim. Ne cherchez pas à nourrir le bébé pour le calmer. Entourez-le de calme en attendant qu'il trouve son rythme.

Comment coucher le bébé ?

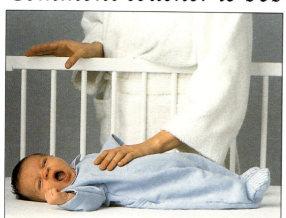

Sur le côté ▽

Vous pouvez coucher votre bébé sur le côté. Aménagez-lui une bordure avec une couverture roulée, ou une garniture matelassée. Le bébé doit dormir sur un matelas ferme, sans oreiller, sans couverture ni couette. La position sur le ventre est très rarement recommandée, et sur prescription médicale, si le bébé supporte mal ses rejets.

Sur le dos △

Il est actuellement recommandé de coucher le bébé sur le dos. Les risques d'hyperthermie (fièvre très élevée, dangereuse chez le nourrisson) semblent diminués dans cette position. Le visage ainsi à l'air, le bébé est assuré d'une meilleure oxygénation. La surface de la peau en contact avec l'air ambiant est plus grande, il peut bouger plus facilement et les risques d'enfouissement du nez ou de la bouche dans la literie disparaissent.

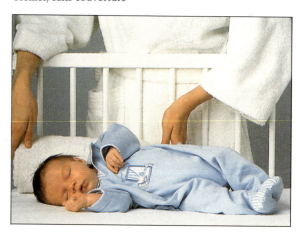

Guide médical

Dictionnaire médical

Ce dictionnaire vous expliquera le déroulement de la grossesse, de l'accouchement, les examens auxquels vous allez être soumise et les affections spécifiques de la grossesse.

Les mots en gras font l'objet d'un article dans ce dictionnaire, les mots qui suivent VOIR renvoient à des articles que vous pouvez également consulter.

A

Abcès du sein

L'abcès du sein est une affection généralement sans gravité, qui survient le plus souvent au début de l'allaitement. Elle est due à l'infection par une bactérie d'un des canaux conduisant le lait vers le mamelon (canaux galactophores) ; l'infection s'introduit par une crevasse du mamelon et se collecte, ce qui crée un abcès.

■ Un abcès du sein se traduit par une fièvre élevée, qui survient progressivement, par un état de fatigue et de malaise et par une douleur localisée dans le sein atteint. Celui-ci est anormalement rouge et chaud, et présente une zone dure en regard de l'abcès.

Un abcès du sein constitue une contre-indication temporaire à l'allaitement. Un traitement médical à base d'antibiotiques peut être tenté au tout début, mais, généralement, le traitement est chirurgical ; il consiste à inciser l'abcès.

Accouchement

C'est l'ensemble des phénomènes qui aboutissent à la naissance de l'enfant puis à l'expulsion des annexes (placenta, cordon ombilical et membranes), éléments qui ont relié le fœtus à sa mère pendant la grossesse. Il comprend trois phases : le travail, l'expulsion et la délivrance.

■ Le **travail**, première phase de l'accouchement, est une période de **contractions** s'associant à la dilatation du **col de l'utérus** ; lorsque celui-ci est parvenu à dilatation complète (10 cm), le bébé s'engage dans le **bassin osseux** : la **présentation** (manière dont le bébé se présente lors de l'accouchement, le plus souvent par la tête) est dite engagée. Durant cette phase, la patiente ressent une envie de pousser. Pour que la poussée soit efficace, elle devra suivre les conseils de la sage-femme ou de l'obstétricien, pour éviter notamment une déchirure du **périnée**. Après le franchissement du périnée, le nouveau-né est expulsé ; c'est la naissance proprement dite, qui en fixe l'heure. L'expulsion est suivie d'une courte période d'accalmie, puis d'une reprise des contractions ; le **placenta** se décolle alors de l'utérus. La sortie des annexes, troisième et dernière phase de l'accouchement, est appelée **délivrance**.

Lorsque l'accouchement se déroule normalement, on parle d'eutocie et, dans le cas contraire (qu'il s'agisse de difficultés maternelles ou fœtales), de **dystocie**.

Accouchement difficile :

VOIR : DYSTOCIE.

Acupuncture

L'acupuncture est une médecine chinoise traditionnelle. Elle peut vous être proposée pendant votre grossesse, notamment pour vous préparer à l'accouchement.

■ L'acupuncture consiste à stimuler des points énergétiques à l'aide d'aiguilles plantées en différents endroits du corps. Le but est de rétablir un équilibre énergétique.

L'acupuncture peut être employée tout au long de la grossesse pour traiter différents maux tels que douleurs lombaires, sciatique, obstruction nasale...

Pour la **préparation à l'accouchement**, les séances d'acupuncture, pratiquées par une sage-femme ou un médecin, débutent généralement au cours du troisième trimestre de la grossesse.

Enfin, il existe une troisième indication de l'acupuncture en obstétrique : la suppression de la douleur au cours de l'accouchement. Cette technique est très peu utilisée en France.

Âge de la mère

Nombre d'années civiles depuis la naissance de la future maman.

■ Il faut distinguer l'âge civil d'une femme de son âge physiologique et de sa maturité : ces trois aspects ne se recouvrent pas forcément.

L'âge physiologique correspond à l'épanouissement du corps de la femme qui va devenir mère. La diminution de la fécondité puis la ménopause ne surviennent pas au même âge chez toutes les femmes, et des grossesses tardives mais spontanées sont possibles au-delà de 42 ans chez certaines.

De la même façon, la maturité intellectuelle à devenir mère n'est pas également répartie : de très jeunes femmes sont déjà prêtes à vivre leur maternité et à élever leur enfant alors que certaines de leurs aînées n'y sont pas résolues ;

les facteurs culturels et l'éducation sont étroitement liés à cet épanouissement.

Statistiquement, les femmes mères très jeunes ou après 40 ans ont plus de risque que les autres de présenter différentes complications au cours de leur grossesse. Toutefois, dans la très grande majorité des cas, leur grossesse, si elle est bien suivie, se déroule parfaitement normalement.

■ **Être mère avant 18 ans.** Les très jeunes femmes enceintes ont un risque accru de développer une **prééclampsie**, d'accoucher prématurément ou d'attendre un bébé présentant un **retard de croissance intra-utérin**, surtout si elles ont moins de 15 ans. Cela est lié à l'immaturité de leur organisme mais aussi à leur mode de vie (tabac, drogues, alcool...) et à une éventuelle marginalisation que viendrait aggraver la grossesse. Le manque d'information est le premier obstacle au bon déroulement de la maternité, et l'adolescente doit trouver de l'aide auprès de l'équipe obstétricale et éventuellement refuge au sein d'une maison maternelle.

■ **Être mère après 40 ans.** En France, le nombre de femmes accouchant après 40 ans (notamment pour la première fois) est en constante augmentation depuis ces dernières années. Les raisons en sont les modifications des habitudes de vie et du désir des couples. Une grossesse à cet âge expose à un risque accru de **trisomie 21**, pour lequel, en France, une **amniocentèse** est aujourd'hui systématiquement proposée aux femmes de 38 ans et plus. Par ailleurs, les risques de **fausse-couche** au cours du premier trimestre sont augmentés ainsi que les risques de prééclampsie, de **diabète** gestationnel, d'accouchement prématuré et de retard de croissance intra-utérin ; l'association fibrome-grossesse est fréquente, les fibromes étant plus courants à cet âge, sans que cette affection constitue nécessairement

un obstacle à une grossesse normale. En outre, le taux de **césarienne** est augmenté chez les femmes de plus de 40 ans, et les complications, notamment cardiovasculaires (**phlébite**, embolie pulmonaire), liées à cette intervention sont aussi plus fréquentes.

Albuminurie

La présence d'albumine dans les urines, ou albuminurie, est anormale, et constitue généralement le signe d'un trouble de la fonction de filtre des reins. Chez la femme enceinte, elle peut être le signe d'une complication de la grossesse, la prééclampsie, mais aussi d'une infection urinaire.

■ Aucun symptôme ne révèle l'albuminurie, mais celle-ci peut être facilement détectée grâce à des bandelettes réactives mises au contact d'urine fraîchement émise ; le résultat est immédiatement obtenu. Chez la femme enceinte, cet examen est obligatoire et systématiquement pratiqué lors de chaque consultation. En cas d'albuminurie, votre médecin recherchera d'autres troubles pouvant évoquer une prééclampsie : hypertension artérielle et rétension d'eau dans les tissus (œdèmes).

VOIR : ANALYSE D'URINE.

Alcool

Les boissons alcoolisées sont à éviter pendant la grossesse et l'allaitement. Pendant la grossesse, l'alcool ingéré passe rapidement dans le sang de la mère. Il n'est pas filtré par le placenta et passe donc dans le sang du fœtus. Pendant l'allaitement, l'alcool passe dans le lait.

■ Il n'est pas totalement interdit de boire de l'alcool pendant la grossesse et l'allaitement. Vous pouvez vous permettre un verre de vin de temps en temps et une coupe de champagne dans les grandes occasions. Abstenez-vous toutefois de boire des alcools forts, et de consommer des bois-

sons alcoolisées pendant les trois premiers mois de grossesse.

Lorsqu'une femme consomme de l'alcool de façon excessive pendant sa grossesse, son enfant risque d'être atteint d'un syndrome, dit d'alcoolisme fœtal, qui associe un ensemble d'anomalies : **retard de croissance intra-utérin**, bébé ayant un faciès particulier (tête petite, menton rentré, courbure anormalement marquée du nez...) et souffrant d'un retard mental. Grâce à l'information et au suivi des femmes enceintes, ce syndrome est aujourd'hui rare.

Alimentation pendant la grossesse

L'alimentation d'une femme enceinte doit être équilibrée, de façon à lui apporter vitamines, calcium et protéines en quantités suffisantes. Gardez présent à l'esprit que la grossesse ne doit pas être l'occasion de « manger pour deux » : le futur bébé se sert en priorité sur vous dans vos apports et vos réserves, et vos kilos superflus seront difficiles à perdre après l'accouchement... Enfin, certains aliments et préparations alimentaires sont déconseillés pour éviter des maladies potentiellement dangereuses pour vous et votre bébé.

■ Les vitamines, notamment la vitamine C, sont apportées par les fruits ou les légumes frais, le calcium par les produits laitiers, les protéines par la viande et le poisson, le fer par la viande. En cas d'apport équilibré et d'absence de carence, la supplémentation systématique, en dehors de la vitamine D, n'est pas recommandée.

En cas de non-immunisation contre la **toxoplasmose**, il est conseillé de bien laver les légumes et fruits crus, de bien cuire la viande, notamment la viande de mouton. Par ailleurs, vous devez bien sûr éviter le contact avec les chats.

La prévention de l'**hépatite** virale A (il existe maintenant un vaccin contre cette maladie) ne doit pas conduire à proscrire les fruits de mer de votre alimentation.

Enfin, la prévention du risque de **listériose** passe par une alimentation évitant les produits au lait cru (fromages), la charcuterie à la coupe... En effet, cette maladie est due à une bactérie d'origine animale résistant à la chaîne du froid. VOIR : SUPPLÉMENTATION PENDANT LA GROSSESSE.

Allaitement

C'est la période pendant laquelle le bébé est exclusivement puis principalement nourri au lait. Elle va de la naissance à l'âge de 4 à 12 mois environ. On distingue l'allaitement maternel, où l'enfant est nourri au sein, et l'allaitement artificiel, où il est nourri au biberon avec du lait dérivé du lait de vache.

■ **Allaitement maternel.** Le lait de la mère est l'aliment le mieux adapté au nourrisson. C'est le seul aliment assurant une protection immunologique du nouveau-né contre les maladies respiratoires, digestives et allergiques. La lactation se prépare dès le début de la grossesse avec une modification des cellules mammaires ; la phase sécrétoire débute dès le troisième mois de grossesse, et peut se traduire, dès avant la naissance, par de petits écoulements de lait, qui sont parfaitement normaux.

La lactation vraie ne débute qu'après l'accouchement avec la montée laiteuse, qui survient en moyenne au 3e jour. Son entretien nécessite des succions répétées et fréquentes du mamelon.

La première sécrétion s'appelle le **colostrum** ; c'est un liquide jaunâtre, riche en immunoglobulines protectrices. Après 48 heures s'installe la production de lait proprement dit. Celui-ci est riche en eau (90 %) et en lactose (sucre), et contient également des lipides et des oligoéléments (fer, calcium) faciles à assimiler par l'enfant.

La première mise au sein doit être faite le plus tôt possible après l'accouchement (dans les toutes premières heures), puis l'enfant sera nourri à la demande, mais en essayant de faire durer les tétées de 15 à 20 minutes et de les espacer de 2 heures au minimum. Le nombre des tétées varie en fonction de l'enfant, de son poids, de son âge, ainsi que de la quantité de lait produite, soit en moyenne 6/8 tétées par 24 heures. Pour favoriser l'allaitement, la jeune maman doit respecter quelques règles d'hygiène de vie simples : repos suffisant, alimentation équilibrée, riche en eau, en protéines et en calcium.

L'allaitement maternel favorise le contact mère/enfant. Il provoque aussi des contractions utérines qui favorisent le retour de l'utérus à sa taille normale.

■ **Allaitement artificiel.** Le lait utilisé est préparé pour se rapprocher au maximum du lait maternel. Il existe des laits premier âge (de 0 à 4 mois), également appelés « laits de nourrisson », et des laits deuxième âge (de 4 à 12 mois), ou « laits de suites ». Leur composition varie pour être adaptée à la croissance de l'enfant. Le nombre de biberons et la quantité de lait varient également en fonction du poids et de l'âge de l'enfant.

Chaque dose de lait est à dissoudre dans 30 g (ou ml) d'eau chaude ; le lait est à consommer dès qu'il est prêt. Le biberon et la tétine doivent être très propres, voire stérilisés, au cours des premières semaines et manipulés avec des mains bien propres en vérifiant toujours avant la tétée la température du lait (37-38 °C). Il existe différentes sortes de tétines, en caoutchouc ou en silicone, à vitesse unique ou à plusieurs vitesses, à utiliser en fonction des habitudes et des goûts de l'enfant.

Deux méthodes peuvent être proposées aux femmes qui ne désirent pas allaiter. Elles permettent d'inhiber la lactation avant la montée laiteuse : ce sont la prise de médicaments (agonistes dopaminergiques), à débuter dans les 72 heures après la naissance et à prendre pendant 21 jours, ou le bandage des seins, la non-stimulation des mamelons et la diminution des boissons pendant 3 à 4 jours après l'accouchement. VOIR : SEVRAGE.

Aménorrhée

Avoir une aménorrhée signifie ne pas avoir de règles. On parle d'aménorrhée primaire quand la patiente n'a jamais eu de règles et d'aménorrhée secondaire quand ses règles ne sont pas survenues depuis au moins trois mois.

■ **Aménorrhée primaire.** En France, les femmes ont en moyenne leurs premières règles (ou ménarche) vers l'âge de 13 ans, mais l'absence de survenue des règles n'est considérée comme anormale qu'au-delà de 18 ans. Les causes d'aménorrhée primaire sont soit un simple retard pubertaire, qui se résout de lui-même, soit une malformation congénitale des organes génitaux : absence d'**utérus** et d'**ovaires** (syndrome de Turner), absence de vagin ou de cloisons vaginales, hymen imperforé. L'absence de survenue des règles peut aussi découler d'une maladie de l'hypophyse ou des glandes surrénales. Selon le cas, le traitement de ces causes est médical ou chirurgical.

■ **Aménorrhée secondaire.** Elle est beaucoup plus fréquente que l'aménorrhée primaire et peut avoir des causes très diverses. La première à être évoquée est celle d'un début de grossesse ; le **test de grossesse** est donc un des premiers examens à être prescrit en cas d'absence de règles.

Après un accouchement (ou une fausse couche) et en l'absence d'allaitement, le retour de couches (réapparition des règles) survient normalement après 6 à 8 semaines. Au-delà de 3 à 5 mois, l'absence de règles est anormale. En cas d'allaitement, le délai du retour de couches est plus difficile à prévoir ; l'aménorrhée est considérée comme anormale au-delà de 5 mois.

En dehors d'une grossesse, une aménorrhée secondaire peut être liée à une affection de l'utérus (**synéchies utérines**), de l'hypothalamus ou de l'hypophyse, à l'arrêt d'une contraception orale (elle est dans ce cas le plus souvent passagère). Elle peut aussi accompagner une perte de poids importante.

La ménopause s'accompagne également d'un arrêt des règles et ce, depuis au moins un an.

Amniocentèse

*L'amniocentèse est un examen prénatal qui a pour but de prélever un échantillon du **liquide amniotique** dans lequel baigne le fœtus, afin de l'analyser en laboratoire. Le plus souvent, l'amniocentèse est réalisée pour étudier les **chromosomes** du fœtus ; en France, elle est systématiquement proposée aux femmes âgées de plus de 38 ans à la date de la ponction, en vue de dépister une éventuelle **trisomie 21** (mongolisme), anomalie dont le risque augmente avec l'âge de la mère. Elle est aussi proposée en cas d'antécédent d'anomalies génétiques ou chromosomiques des parents ou d'un premier enfant.*

■ L'amniocentèse est réalisée par ponction dans la cavité utérine de la femme enceinte. L'examen est réalisé à trois ou quatre mois de grossesse (entre la 14e et la 20e semaine d'aménorrhée). Il est pratiqué sous contrôle échographique, ce qui permet de préciser l'âge du fœtus, ainsi que sa position et celle du placenta. La ponction est plus impressionnante que douloureuse : elle est le plus souvent effectuée sans anesthésie locale, puisque cette dernière nécessiterait elle aussi une piqûre. Le geste doit être entouré de précautions d'asepsie (absence de germes microbiens) pour éviter tout risque d'infection. L'examen est effectué sans hospitalisation, dure quelques minutes et ne nécessite que quelques heures de repos à la suite, en raison des petites contractions qu'il peut entraîner.

Le principal danger de l'amniocenthèse est la **fausse couche** par fissuration des membranes. Même si le geste est correctement réalisé, une telle complication survient dans 0,5 à 1 % des cas, ce qui n'est pas négligeable.

L'analyse du liquide amniotique permet de réaliser un **caryotype**, et ainsi de déceler des anomalies chromosomiques comme la trisomie 21 ou d'autres maladies graves. Une amniocentèse vous sera conseillée si vous avez 38 ans ou plus, en cas d'anomalies détectées à l'**échographie** et/ou de résultat d'un examen sanguin, le dosage des marqueurs sériques pouvant laisser présumer une trisomie (en France, l'amniocentèse est remboursée par la Sécurité sociale dans ces différents cas).

Passé le 4e mois de grossesse (20e semaine d'aménorrhée), une amniocentèse peut être indiquée dans le cadre de la surveillance d'une incompatibilité des groupes sanguins entre la mère et le fœtus (risque de **maladie hémolytique du nouveau-né**) : elle permet de doser le taux de bilirubine (qui reflète l'intensité de l'incompatibilité) et de décider du traitement à appliquer. Dans d'autres cas, elle permet d'évaluer la maturation pulmonaire du fœtus.

VOIR : DIAGNOSTIC PRÉNATAL, INCOMPATIBILITÉ RHÉSUS.

Amnioscopie

*C'est un examen prénatal réalisé en fin de grossesse pour visualiser la couleur du **liquide amniotique**, et détecter une éventuelle émission prématurée de selles par le fœtus. Il est réalisé à l'aide d'un tube glissé dans l'orifice du col de l'utérus jusqu'au contact des membranes.*

■ L'amnioscopie peut être utilisée dans la surveillance de la fin de grossesse. Son but est de détecter la présence d'un liquide de couleur verdâtre, appelé **méconial**, qui traduit une émission prématurée des premières selles de l'enfant, et constitue l'indice d'un stress ou d'une **souffrance fœtale**. Parce qu'elle manque de fiabilité et exige pour être pratiquée que le col de l'utérus de la femme soit déjà dilaté, certaines équipes obstétricales l'ont abandonnée au bénéfice d'autres moyens de surveillance comme l'estimation de la quantité de liquide amniotique à l'échographie ou le suivi du rythme cardiaque du fœtus.

Analyse d'urine

Pendant sa grossesse, la future maman doit obligatoirement se soumettre, à chaque consultation, à des analyses d'urine. L'examen consiste simplement à mettre en contact de l'urine fraîchement émise avec des bandelettes colorimétriques.

■ À l'heure actuelle, seule la recherche systématique de protéines dans les urines est préconisée ; en effet, la présence d'albumine, notamment au 3e trimestre de la grossesse, peut être l'indication d'une complication, la **prééclampsie**. Toutefois, cette **albuminurie**, pour indiquer une anomalie, doit être franche ; de simples traces ne constituent le signe d'aucune affection particulière.

La recherche de sucres dans les urines (glycosurie) ne présente pas de réel intérêt puisque l'excrétion du sucre (glucose) dans les urines est modifiée pendant la grossesse : sa présence dans l'urine ne révèle donc pas forcément une anomalie. À l'inverse, une intolérance au sucre apparaissant pendant la grossesse (**diabète** gestationnel) provoque des pics variables dans le temps : une absence de glycosurie ne permet donc pas d'éliminer un diagnostic de diabète.

Par ailleurs, le dépistage systématique d'infections urinaires (**cystite**) par des analyses d'urine peut être utile pendant la grossesse ; il s'agit en effet d'une affection qui touche fréquemment les femmes enceintes, mais qui n'est pas toujours ressentie par les patientes.

VOIR : MALADIES INFECTIEUSES PENDANT LA GROSSESSE, PYÉLONÉPHRITE.

Anémie

Les globules rouges sont produits par la moelle osseuse. Leur principal constituant est l'hémoglobine, un pigment renfermant du fer qui assure le transport de l'oxygène des poumons vers les tissus et donne sa couleur rouge au sang. L'anémie est une diminution du taux d'hémoglobine dans le sang. Chez les femmes enceintes, la principale cause d'anémie est une carence en fer.

■ Pendant la grossesse, le seuil en deçà duquel on parle d'anémie ne correspond pas aux 12 grammes par décilitre pris comme référence chez la femme non enceinte. En effet, pendant la période de gestation, un phénomène parfaitement normal, appelé hémodilution, est responsable d'un abaissement de cette valeur à 10-11 grammes par décilitre.

L'anémie se traduit le plus souvent par une fatigue excessive, une pâleur de la peau et des muqueuses (particulièrement visible sur les membranes qui tapissent l'intérieur des paupières, les conjonctives), par un essoufflement et par une accélération du rythme cardiaque.

Pendant la grossesse, la cause d'anémie la plus fréquente est un défaut de synthèse induit par une carence en fer (ou carence martiale), le principal constituant de l'hémoglobine. En effet, chez la femme, les réserves en fer sont souvent basses en raison des pertes de sang mensuelles survenant lors des **règles**. Pendant la gestation, les besoins en fer augmentent. Une grossesse peut donc déstabiliser un équilibre déjà précaire et révéler une anémie latente. La prévention de ce type de carence repose sur une alimentation équilibrée, les aliments riches en fer étant essentiellement la viande rouge, mais aussi le poisson et, dans une moindre mesure, les épinards et les lentilles. En cas de carence martiale, le traitement repose sur un apport en fer prolongé.

Une anémie par défaut de production peut également être liée à une carence en acide folique, ou vitamine B9 (vitamine présente dans le foie, les laitages, les légumes verts...). Le traitement repose sur un apport médicamenteux supplémentaire d'acide folique.

Enfin, chez la femme enceinte, une anémie par perte excessive de sang peut survenir après l'accouchement (hémorragie survenant lors de la **délivrance**). Si l'anémie n'est pas trop sévère, elle est soignée par un apport en fer et en acide folique ; la transfusion est réservée aux hémorragies importantes.

VOIR : ALIMENTATION PENDANT LA GROSSESSE, SUPPLÉMENTATION PENDANT LA GROSSESSE.

Anesthésie

Suspension totale ou partielle de la sensibilité et, éventuellement, de la conscience. L'anesthésie locale est limitée à une zone du corps ; l'anesthésie locorégionale, à une région ; l'anesthésie générale concerne la totalité du corps.

■ Différents types d'anesthésie peuvent être mis en œuvre lors de l'accouchement, le plus répandu étant actuellement la **péridurale**.

Lors de l'accouchement par les voies naturelles et en l'absence de péridurale, le praticien peut éventuellement avoir recours à une anesthésie locale des nerfs honteux pour soulager la patiente en cas d'**extraction instrumentale** ; une anesthésie locale de la peau et des muqueuses peut être réalisée en cas de déchirure superficielle du **périnée** ou lors de la suture d'une **épisiotomie**.

Lorsqu'une césarienne est programmée avant la mise en travail ou décidée sans qu'il existe d'urgence extrême, de nombreuses équipes médicales privilégient la **rachianesthésie**, geste qui s'apparente à la péridurale mais au cours duquel la solution anesthésiante est injectée en une seule fois dans le liquide céphalorachidien, sous la moelle épinière.

En cas de contre-indication et/ou dans l'urgence, l'anesthésie générale reste le seul recours.

Apgar (coefficient d')

Le coefficient d'Apgar permet d'évaluer de manière rapide la vitalité et l'état de santé de votre nouveau-né, dans les minutes qui suivent sa naissance. Cet examen porte le nom de la pédiatre américaine Virginia Apgar, qui l'a mis au point.

■ Le coefficient d'Apgar évalue cinq données : le rythme du cœur, les capacités respiratoires, la coloration de la peau du bébé (rose, ou bleutée en cas de **cyanose**), son tonus musculaire et ses réponses aux stimulations. Chaque information est notée de 0 à 2.

Un total de 10 signifie que le nouveau-né est en excellente santé. Une note au-dessous de 7 traduit une mauvaise adaptation qu'il faut traiter immédiatement : désobstruction des voies respiratoires, ventilation, oxygénation. Ce score est systématiquement évalué à 1 puis à 5 minutes de vie ; il permet de juger si une réanimation plus importante est nécessaire ou non.

VOIR : COUVEUSE, PRÉMATURITÉ.

Annexes

Ce sont les structures (amnios, chorion, cordon ombilical, placenta) dont le rôle est d'assurer les relations entre le futur bébé et sa mère pendant la grossesse.

■ L'amnios est une fine membrane qui tapisse l'intérieur de la cavité où se trouve le fœtus et se remplit de liquide amniotique au cours de la grossesse.

L'amnios, qui recouvre également le cordon ombilical et le placenta, est doublé par une autre membrane, le chorion, collée à la muqueuse de l'utérus.

Avortement spontané :

VOIR : FAUSSE COUCHE.

B

Baby blues

Près de 60 % des accouchées traversent un état de dépression légère entre le troisième et le neuvième jour qui suit l'accouchement. C'est le baby blues, également appelé « syndrome du 3e jour », qui peut être d'intensité variable et touche plus souvent les femmes venant de mettre au monde un premier bébé.

■ Le baby blues se manifeste par une anxiété, une grande variabilité de l'humeur, une fatigue importante, l'impression pour la nouvelle maman qu'elle n'est pas une bonne mère et qu'elle n'arrivera pas à s'occuper de son enfant.

Le baby blues n'est pas une maladie. Son origine repose d'une part sur des facteurs physiques : le grand bouleversement hormonal qui s'opère pendant les **suites de couches**, la fatigue réelle de ces premiers jours après l'accouchement ; d'autre part, sur des facteurs psychologiques : le travail de deuil vis-à-vis de la grossesse et de l'enfant imaginaire, le travail d'identification dans ce nouveau rôle de mère vis-à-vis de l'enfant.

Devant l'apparition de ces symptômes, la jeune maman doit être rassurée par son entourage médical et familial dans ses nouvelles fonctions de mère. Aucun traitement médicamenteux n'est justifié. Une aide psychologique et pratique (prise en charge par un tiers des actes de la vie quotidienne) permettant à la jeune mère de se reposer suffit généralement à faire disparaître la dépression avant le 10e jour. Il faut s'inquiéter et consulter un médecin si les troubles persistent au-delà et si des troubles du sommeil (insomnie, cauchemars) apparaissent.

Dans certains cas, un état dépressif plus prolongé peut faire suite au baby blues. La jeune mère présente une fatigue persistante, une irritabilité, elle est anxieuse et se reproche de ne pas bien s'occuper de son bébé ou de le faire sans plaisir. Ce phénomène est plus fréquent chez les femmes de moins de 20 ans ou de plus de 40 ans, si la grossesse était non désirée, s'il existe des difficultés relationnelles entre la femme et sa propre mère, ou si le baby blues a été sévère. Dans ce cas, le risque est que ces troubles persistent insidieusement ; une prise en charge est alors nécessaire.

VOIR : DÉPRESSION.

Bactéries

Les bactéries sont des êtres vivants formés d'une seule cellule, et qui ne sont visibles qu'au microscope. Autonomes, elles peuvent se développer dans des milieux variés, à la différence des virus, qui ont besoin d'envahir une cellule pour se développer.

■ Les bactéries provoquent des infections locales ou générales, mais elles peuvent aussi être bénéfiques (par exemple les bactéries vivant dans l'intestin et contribuant à la digestion des aliments).

L'organisme humain en bonne santé possède un système de défense immunitaire composé de cellules et de molécules qui le protègent contre les bactéries infectieuses. Les antibiotiques permettent de lutter contre la plupart de ces bactéries, ce qui permet de guérir les infections si le diagnostic est établi suffisamment tôt. En outre, réalisées préventivement, les vaccinations permettent d'éviter certaines de ces infections.

VOIR : MALADIES INFECTIEUSES PENDANT LA GROSSESSE.

Ballonnement :

VOIR : CONSTIPATION, SIGNES DE LA GROSSESSE.

Bassin osseux

Le bassin est une ceinture osseuse, située en bas de l'abdomen, qui soutient la colonne vertébrale et à laquelle sont attachés les membres inférieurs. Pendant la grossesse, le fœtus se développe dans l'utérus, au-dessus du bassin osseux.

■ Le bassin est formé par le sacrum et le coccyx en arrière, et par les os iliaques sur les côtés et en avant. Il délimite une large cavité en forme d'entonnoir, où l'on distingue le grand bassin (bas de l'abdomen) et le **petit bassin** (siège de la vessie et des organes génitaux internes). Le bassin féminin est en général plus évasé que celui de l'homme, ce qui le rend adapté à la maternité.

VOIR : RADIOPELVIMÉTRIE.

Biopsie de trophoblaste

*Cet examen consiste à prélever un échantillon de **trophoblaste** (tissu à l'origine du **placenta**), qui sera analysé en laboratoire. C'est, avec l'amniocentèse et la ponction de sang fœtal, l'un des trois examens qui permettent d'analyser les **chromosomes** du fœtus et ainsi de dépister une éventuelle anomalie chromosomique. La biopsie de trophoblaste permet aussi de dépister certaines maladies génétiques et de déterminer le sexe du bébé.*

■ La biopsie de trophoblaste est réalisée sous contrôle échographique, et peut être pratiquée à partir de 2 mois de grossesse (10-11 semaines d'aménorrhée). Deux techniques sont possibles : le prélèvement à travers l'abdomen, à l'aide d'une aiguille de gros calibre, ou par le vagin. Le geste ne dure que quelques minutes. Comme il s'agit d'un prélèvement de tissu et non de liquide (comme dans l'amniocentèse), une anesthésie locale, au point de ponction, peut être nécessaire.

La biopsie de trophoblaste a l'avantage d'être réalisée à un stade précoce de la grossesse. De plus, les résultats de l'analyse sont rapidement connus. Toutefois, cet examen comporte un risque non négligeable de provoquer une **fausse couche** (de l'ordre de 2-3 %), beaucoup plus élevé que lors d'une amniocentèse (risque de 0,5 à 1 %). C'est pourquoi cette technique est réservée à certaines situations particulières : cas où un prélèvement en quantité est indispensable à l'analyse (comme dans le dépistage de certaines maladies génétiques) ; situations où la rapidité de la réponse est conditionnée par une situation à haut risque (recherche d'une maladie héréditaire, la myopathie par exemple, dont le bébé ne risque d'être atteint que s'il est de sexe masculin).

VOIR : CARYOTYPE, MALADIE HÉRÉDITAIRE.

Bosse sérosanguine

En cas d'accouchement par la tête, les bébés naissent très souvent avec, au sommet du crâne, une bosse qui déforme leur cuir chevelu. Il s'agit d'une affection fréquente, qui disparaît spontanément en quelques jours.

■ Lors de l'accouchement, la tête du bébé se moule au sein des os du bassin de sa mère. Cette pression provoque à la longue l'apparition d'une collection de sang et de sérosités au sommet du crâne du bébé, ce qui donne à sa tête un aspect oblong en forme de tiare pharaonique.

Le volume d'une bosse sérosanguine est parfois impressionnant, mais elle est sans conséquence et disparaît spontanément en 24 à 48 heures ; aucun traitement n'est nécessaire.

Cette bosse est bien sûr absente en cas d'accouchement par le siège ou de césarienne.

VOIR : PRÉSENTATION.

Bouchon muqueux

Au cours de la grossesse, les sécrétions du col de l'utérus s'accumulent, et finissent par former un bouchon qui obture l'orifice du col, constituant une barrière protectrice entre les membranes et l'extérieur. À proximité du terme, ce bouchon s'expulse de lui-même sous la forme de glaires, de pertes vaginales épaisses, gluantes et le plus souvent brunâtres.

■ L'expulsion du bouchon muqueux est un phénomène parfaitement normal, mais constitue une cause fréquente d'inquiétude et de consultation des futures mamans. En fait, elle ne nécessite aucune conduite particulière et ne signifie pas nécessairement que l'accouchement est proche, puisque le bouchon peut être expulsé jusqu'à un mois avant la naissance. Toutefois, en cas de perte suspecte, n'hésitez pas à consulter : il est important de différencier l'expulsion du bouchon muqueux d'une perte de vieux sang, de liquide amniotique ou d'une leucorrhée.

Brûlures d'estomac :

VOIR : REFLUX GASTRO-ŒSOPHAGIEN.

C

Calcium :
VOIR : SUPPLÉMENTATION PENDANT LA GROSSESSE.

Caryotype
Le caryotype est un examen qui consiste à réaliser par photographie le classement des **chromosomes** *d'une personne, à partir d'un prélèvement de cellules (sang, tissu,* **liquide amniotique**). *Cet examen permet de mettre en évidence différentes anomalies de structure ou de nombre des chromosomes.*

■ Un caryotype est proposé dans le cadre de la surveillance de la grossesse lorsqu'on suspecte une anomalie chez le fœtus ; il est systématiquement proposé aux femmes enceintes de plus de 38 ans pour dépister une **trisomie 21** (où il existe non pas 2 mais 3 chromosomes pour la paire numérotée 21), anomalie dont la fréquence augmente avec l'âge de la mère. Le prélèvement peut être réalisé par différentes techniques (**biopsie de trophoblaste**, **amniocentèse**), le choix étant fonction du stade de la grossesse.

Les anomalies chromosomiques ne peuvent être soignées. C'est la raison pour laquelle une amniocentèse est conseillée si vous êtes enceinte à 38 ans ou plus, ou si un membre de votre famille est atteint d'une maladie en rapport avec une anomalie chromosomique et que vous risquez de la transmettre.
VOIR : MALADIE HÉRÉDITAIRE, TRANSMISSION GÉNÉTIQUE.

Céphalhématome
Certains bébés, surtout si l'accouchement a été difficile, naissent avec une collection de sang à l'intérieur d'un des os de la voûte crânienne, qui se traduit par
une bosse sur le crâne. C'est un céphalhématome, affection bénigne dans la très grande majorité des cas, qui se résorbera de lui-même.

■ Il s'agit d'un accident relativement fréquent qui peut aussi survenir après un accouchement normal, et même après une naissance par **césarienne**. On le diagnostique quelques heures après la naissance : la bosse est située sur la voûte crânienne, bien limitée par les sutures osseuses, et grossit progressivement pour atteindre son maximum vers le 10e jour. Le céphalhématome est le plus souvent localisé sur un côté du crâne.

Un céphalhématome, s'il n'est pas le témoin d'une lésion sous-jacente plus importante (fracture du crâne, hématome intracérébral), est un accident bénin, qui s'estompe progressivement sans laisser de séquelles. La résorption du sang contenu dans la bosse peut provoquer un **ictère** qui nécessite une surveillance spécifique. Dans de rares cas, il peut persister une calcification définitive de la bosse.

Aucun traitement n'est nécessaire en dehors de l'administration de calmants si le bébé manifeste une souffrance.

Cerclage
Acte chirurgical, pratiqué chez la femme enceinte, destiné à éviter un éventuel accouchement prématuré. Le cerclage consiste à passer autour du **col de l'utérus**, *après avoir anesthésié la patiente, un fil (ou une bandelette) et à le nouer solidement pour empêcher le col de s'ouvrir.*

■ Le cerclage est pratiqué à trois mois de grossesse (15 semaines d'aménorrhée), parfois plus tard. L'intervention se déroule sous anesthésie générale au bloc opératoire. Elle permet d'éviter une ouverture prématurée du col utérin déclenchant un accouchement prématuré.

Le cerclage est réalisé à titre préventif en cas d'antécédent d'accouchement très prématuré de type mécanique (c'est-à-dire en
dehors de toute cause infectieuse) ou en cas de modifications anatomiques du col dès le début de la grossesse (col raccourci, ouvert...). Un cas particulier justifie fréquemment un cerclage préventif : c'est celui des femmes dont la mère a été traitée au Distiblène® pendant sa grossesse.

En cas de cerclage, la surveillance de la grossesse est identique à celle d'une grossesse normale. On conseille cependant un repos supplémentaire et un arrêt de travail plus précoce. Normalement, la patiente ne sent pas le fil de cerclage. Une fois le risque de prématurité écarté (début du 9e mois de grossesse), le fil est retiré. Ce retrait est effectué par le vagin, lors d'une simple consultation ; aucune anesthésie n'est nécessaire.

Cervicite
Infection du col de l'utérus. Il s'agit d'une affection fréquente, le plus souvent bénigne, qui se traduit par des pertes vaginales.

■ Les cervicites sont traitées localement par des ovules vaginaux, sauf si elles s'associent à une infection de l'utérus (endométrite) ou des trompes (salpingite).
VOIR : LEUCORRHÉE.

Césarienne
La césarienne est une intervention chirurgicale dont le but est d'extraire le bébé de l'utérus par une incision horizontale de l'abdomen juste au-dessus du pubis. Elle est pratiquée sous **anesthésie** *générale ou péridurale. Dans ce dernier cas, vous restez consciente pendant l'opération.*

■ L'ouverture de l'**utérus** est aujourd'hui effectuée au niveau du segment inférieur (zone plus mince qui apparaît à la jonction de l'utérus et du col de l'utérus à partir du 3e trimestre de la grossesse, sous l'effet de la distension utérine et des contractions physiologiques), ce qui permet de préserver la possibilité de pratiquer d'autres césariennes, et donc d'envisager des grossesses ultérieures.

Une césarienne vous sera conseillée si votre utérus est mal formé, fragile ou s'il présente des cicatrices dues à d'autres césariennes ; si votre bassin est trop étroit pour le passage du bébé ; etc.

La décision de pratiquer une césarienne pourra également être prise juste avant ou pendant le travail pour des raisons diverses : votre enfant va naître avant terme (il souffre d'un retard de croissance ou est prématuré) et l'accouchement par les voies normales pourrait provoquer chez lui un traumatisme en raison de sa faiblesse ; l'accouchement se prolonge sans que le travail soit efficace ; le bébé se présente par le siège et le travail ne se déroule pas normalement ; il manifeste une souffrance décelée par **monitorage** avant que le col soit complètement dilaté.

VOIR : ÉCHOGRAPHIE.

Chant prénatal

Méthode de préparation à la naissance utilisant le chant comme médiateur pour communiquer avec l'enfant et travailler la respiration. Elle peut venir compléter une **préparation à l'accouchement** *plus classique.*

■ Le fœtus perçoit la voix de sa mère, d'abord par conduction osseuse puis, à partir du 5e mois environ, par son oreille qui devient mature. Le chant permet à la femme de préparer son corps à l'accouchement : travail du souffle, tonicité des abdominaux, bascule du bassin, travail du **périnée**. Par ailleurs, il permet de véhiculer des angoisses, d'exprimer autrement que par les mots des sentiments, des inquiétudes. Les séances sont généralement poursuivies après la naissance.

Chloasma :

VOIR : MASQUE DE GROSSESSE.

Choc obstétrical

Insuffisance circulatoire aiguë survenant chez une femme enceinte, pendant sa grossesse ou dans les suites de l'accouchement. *Il s'agit d'une complication grave, mais rare en raison de l'amélioration de la surveillance et de la prise en charge de la grossesse ainsi que de la diminution de la durée de l'accouchement.*

■ Actuellement, les cas de choc obstétrical découlent généralement d'une hémorragie aiguë survenant lors de la **délivrance**, responsable entre autres d'une chute importante de la tension artérielle.

Mais, en obstétrique, le choc peut être aussi d'origine infectieuse ; cette cause est devenue plus rare avec l'utilisation des antibiotiques mais aussi de par la légalisation de l'interruption volontaire de grossesse, qui a permis de faire disparaître les avortements clandestins, principale source de ces chocs infectieux.

Le traitement consiste avant tout à supprimer la cause (hémorragie, foyer infectieux) et à pallier en urgence ses conséquences : réanimation, libération des voies respiratoires, administration d'oxygène, perfusion, transfusion...

Chromosomes

Les chromosomes sont les bâtonnets qui apparaissent dans le noyau de la cellule au cours de la division cellulaire. Ils contiennent tout le code génétique de l'individu, présent dans chacune de ses cellules.

■ Les chromosomes sont formés par une double chaîne d'acide désoxyribonucléique (A.D.N.), support moléculaire des **gènes**. L'espèce humaine en possède 46, regroupés par paires. Au sein des 23 paires de chromosomes, l'une détermine le sexe génétique. Il s'agit de la 23e paire, constituée des chromosomes sexuels X et Y, ou gonosomes : XY pour le garçon, XX pour la fille.

Les chromosomes peuvent être étudiés en laboratoire sur un échantillon de sang. Un classement appelé caryotype est établi par paire et par taille (de 1 à 22), plus XX ou XY.

Les anomalies chromosomiques touchent le nombre et la structure des chromosomes contenus dans les cellules d'un individu. Environ deux tiers des **fausses couches** s'expliquent par une anomalie de ce type. Les anomalies chromosomiques des enfants viables (formes en anneau, bâtonnets cassés ou trop longs) peuvent avoir des répercussions variables sur leur développement. En cas de chromosome en surnombre, l'enfant est atteint de trisomie ; la plus fréquente est la **trisomie 21** (ou mongolisme), qui touche la 21e paire.

L'**amniocentèse** pratiquée pendant la grossesse permet de déceler les anomalies chromosomiques du fœtus et de prendre les dispositions nécessaires.

VOIR : DIAGNOSTIC PRÉNATAL, TRANSMISSION GÉNÉTIQUE.

Cœlioscopie

Opération chirurgicale, réalisée sous anesthésie générale, qui consiste à réaliser une exploration ou une intervention à l'intérieur de l'abdomen après avoir distendu la cavité abdominale en y insufflant du gaz carbonique. En gynécologie, la cœlioscopie est notamment utilisée pour traiter certaines formes de **stérilité** *et de* **grossesses extra-utérines**.

■ Une fois la distention obtenue à l'aide du gaz carbonique, on introduit un système optique (endoscope) par l'intermédiaire d'une petite incision pratiquée sous le nombril. L'endoscope permet de visualiser les organes internes et de les opérer si nécessaire par des incisions minimes (5 à 12 mm), réalisées le plus souvent au-dessus du pubis.

Outre le bénéfice esthétique de ce type d'intervention (cicatrices de très petite taille), la cœlioscopie permet d'écourter les suites opératoires, le malade récupérant plus rapidement, d'éviter les complications infectieuses ou de fragilité au niveau de la paroi abdominale, de diminuer le risque d'accolement des tissus (adhérences).

Col de l'utérus

C'est la partie la plus basse de l'utérus. Elle fait saillie au fond du vagin et se continue par l'isthme et le corps utérin.

■ Le col de l'utérus mesure 3 à 4 cm de long et présente deux orifices, l'externe et l'interne, qui sont fermés ; sa consistance est ferme et élastique.

■ **Le col de l'utérus au cours de la grossesse.** Pendant les deux premiers trimestres, il reste long, fermé et de consistance tonique. Au cours du troisième trimestre, il peut commencer à se raccourcir et à s'entrouvrir. Des modifications précoces et importantes peuvent faire craindre un accouchement prématuré, justifiant le repos et une éventuelle hospitalisation. Au début de l'accouchement, le col de l'utérus se raccourcit et l'orifice interne s'ouvre ; cette modification, associée à des **contractions** utérines douloureuses et régulières, indique le début du **travail**. Au cours de celui-ci, le col, sous l'effet des contractions et de la descente de la tête du fœtus, perd progressivement toute sa longueur et s'efface, et son orifice interne s'ouvre pour atteindre 10 cm, permettant le passage de la tête de l'enfant.

Colostrum

Le colostrum, liquide épais et jaunâtre, est le premier lait sécrété par les glandes mammaires après l'accouchement.

■ Sécrété dans les heures qui suivent la naissance, le colostrum a une faible teneur en sucre et en lipides ; tout comme le lait, il apporte au nouveau-né des facteurs de défense irremplaçables, le protégeant contre de nombreuses infections. Il contient des immunoglobulines A, anticorps de protection de la muqueuse digestive, et des lymphocytes B et T, qui participent à la défense de la muqueuse de l'intestin.

D'autres éléments, comme le lactobacillus bifidus (notamment présent dans le tube digestif), favorisent l'implantation d'une flore intestinale favorable à une bonne digestion (avec les **bactéries** saprophytes), diminuant ainsi le risque de gastro-entérite pour le bébé.

En quelques heures, le colostrum est remplacé par le lait, dont la composition se modifie progressivement pendant les deux semaines suivantes.

VOIR : ALLAITEMENT, SEVRAGE.

Conception :

VOIR : FÉCONDATION.

Congénitale (maladie)

On parle de maladie congénitale pour désigner toute maladie touchant un enfant dès sa naissance, quelle que soit l'affection dont il est atteint.

■ **Les malformations congénitales.** Ce sont des altérations de la morphologie d'un organe, d'un tissu ou d'un membre, qui résultent d'une anomalie de leur formation pendant les deux ou trois premiers mois de la grossesse.

■ **Les déformations congénitales.** Ce sont des altérations d'une partie du corps liées à l'action, pendant la grossesse, de forces mécaniques anormales sur un tissu normal. Ainsi, une mauvaise position du fœtus dans l'utérus pendant la grossesse peut provoquer une altération morphologique de son thorax ou de ses pieds.

■ **Les affections congénitales génétiques.** Elles sont liées à une atteinte du patrimoine génétique du fœtus pendant les premières divisions cellulaires de l'œuf (trisomie 21, par exemple), ou à la transmission d'un gène muté par l'un ou les deux parents.

■ **Les affections congénitales dues à l'environnement du fœtus pendant la grossesse.** Elles sont dues au retentissement sur le fœtus de diverses maladies de la mère : infections (**rubéole, toxoplasmose**), intoxication (alcool, médicaments antiépileptiques, anticoagulants, anticancéreux). Certaines de ces affections se traduisent par des malformations.

VOIR : MALADIE HÉRÉDITAIRE.

Consanguinité

Un lien de consanguinité relie des personnes qui ont en commun au moins un parent du côté du père ou de la mère.

■ Un enfant issu d'une union entre un homme et une femme consanguins est plus exposé au risque d'une malformation congénitale. En effet, le lien de parenté entre son père et sa mère augmente le taux de transmission des anomalies génétiques.

VOIR : TRANSMISSION GÉNÉTIQUE.

Conseil génétique

Évaluation du risque de survenue d'une maladie génétique chez un enfant à naître. Un couple qui désire concevoir un enfant mais craint ou risque de lui transmettre une maladie génétique peut faire appel au conseil génétique.

■ Le conseil génétique essaie de fournir aux parents l'information la plus objective possible sur les risques encourus. Il fait appel, selon la complexité du problème posé, à une collaboration pluridisciplinaire entre différents médecins : généticien, obstétricien, échographiste... mais aussi pédiatres, voire chirurgiens pédiatriques, qui donneront un avis éclairé sur la prise en charge du bébé après la naissance. Un examen de dépistage anténatal (biopsie de trophoblaste, amniocentèse...) peut être prescrit. En outre, le conseil génétique permet d'évaluer les risques de récidive de la maladie génétique lors d'une grossesse ultérieure.

Dans tous les cas, la décision appartient en dernier ressort aux parents de débuter une grossesse, de la poursuivre ou de recourir à une interruption de grossesse s'il est avéré que le bébé est porteur d'une anomalie grave et incurable.

VOIR : INTERRUPTION MÉDICALE DE GROSSESSE.

Constipation

Une constipation légère est quasiment normale au cours de la grossesse. Elle peut provoquer des douleurs abdominales passagères et entraîner l'apparition d'hémorroïdes ou aggraver des hémorroïdes existantes.

■ La constipation se traduit par une diminution de la fréquence des selles et par une modification de leur consistance : selles plus dures, sèches. Il n'existe pas de norme concernant la fréquence d'émission des selles. Seule une modification par rapport à votre état antérieur peut donc vous faire penser que vous êtes constipée.

Le traitement de la constipation est avant tout préventif : avoir une alimentation riche en fibres, en fruits et légumes frais, boire suffisamment tout au long de la journée, avoir une activité physique (marche, natation) régulière.

En cas de constipation rebelle (ou d'alitement prolongé), en particulier si elle est associée à des **hémorroïdes**, le médecin pourra vous prescrire un laxatif à base d'huile de paraffine, sans conséquence pour le bébé. Les traitements locaux sont à utiliser avec prudence, car ils peuvent irriter l'anus et le rectum.

La constipation est souvent un sujet d'angoisse pour les futures mères, qui craignent d'émettre des selles lors de l'accouchement. Or, il s'agit d'un phénomène banal et relativement inévitable, que la sage-femme et l'obstétricien connaissent bien. Il est donc inutile de prendre des laxatifs avant de vous présenter à la maternité.
VOIR : ALIMENTATION PENDANT LA GROSSESSE.

Contraception après l'accouchement

Les ovaires peuvent se remettre à produire des ovules dès le 25ᵉ jour qui suit l'accouchement ; une nouvelle grossesse est donc possible avant le retour de couches. Aussi devez-vous envisager une contraception avant votre sortie de la maternité, même si vous allaitez : l'allaitement retarde théoriquement l'ovulation, mais constitue une méthode contraceptive non fiable. Plusieurs méthodes sont envisageables, en fonction des habitudes de votre couple, des contre-indications médicales, du fait que vous allaitez ou non.

■ Le moment de la reprise des relations sexuelles est très variable d'un couple à l'autre, et dépend notamment du mode d'accouchement et de l'importance de la fatigue pendant les **suites de couches**.

■ **Les méthodes préconisées après l'accouchement.** C'est d'abord le préservatif masculin, l'emploi d'un lubrifiant pouvant faciliter les rapports. On peut également utiliser des spermicides locaux (ovules), dont l'effet lubrifiant facilite les rapports ; ils doivent être placés au fond du vagin environ dix minutes avant le rapport, toute toilette intime étant à éviter dans les deux heures qui le précèdent ou le suivent (le risque étant alors une annulation de l'action des spermicides).

Les contraceptifs oraux peuvent également être utilisés peu après l'accouchement. Les contraceptifs oraux classiques (pilules composées d'œstrogènes et de progestérone) sont contre-indiquées en cas d'allaitement ; ce type de traitement contraceptif doit débuter environ trois semaines après l'accouchement (et pas avant, pour ne pas augmenter le risque de **phlébite**) et avant le retour de couches, s'il n'existe pas de contre-indication. En revanche, les micropilules (à base de progestatifs uniquement) ne sont pas contre-indiquées en cas d'allaitement ; le traitement débute dans les 10 jours qui suivent l'accouchement. Ces micropilules sont à prendre tous les jours à la même heure, sans arrêt entre deux plaquettes ; leurs inconvénients sont une astreinte de prise (l'oubli de quelques heures les rend inactives) et la survenue de petits saignements intermittents.

Enfin, le stérilet peut être une bonne contraception pour les femmes qui ont eu, a priori, le nombre d'enfants désiré, et qui ont un partenaire fixe (un des principaux inconvénients du stérilet étant le risque infectieux qu'il comporte). Il est contre-indiqué en cas de fibromes ou de règles très abondantes, mais non après une césarienne. Toutefois, ce n'est pas une contraception des suites de couches immédiates, un délai de deux mois devant être respecté entre l'accouchement et la pose.

■ **Les méthodes déconseillées après l'accouchement.** Ce sont les diaphragmes et autres préservatifs féminins, le vagin et le col de l'utérus, sur lequel ils s'appliquent, n'ayant pas encore retrouvé leur forme initiale. La surveillance de la courbe de température, non réalisable avant la première ovulation, est donc également déconseillée après l'accouchement.

La stérilisation par ligature des trompes ne peut être réalisée en France que sur une personne majeure ayant librement exprimée et motivée sa demande par écrit. Un délai de réflexion de 4 mois est nécessaire. Le médecin informe la patiente des risques encourus et du caractère définitif de l'intervention, qui est habituellement réalisée sous cœlioscopie.
VOIR : SEXUALITÉ PENDANT ET APRÈS LA GROSSESSE.

Contraction

C'est la rétraction involontaire des fibres musculaires de l'utérus. Cette rétraction, qui débute en un site variable et se propage de proche en proche, crée une force motrice permettant la dilatation du col de l'utérus puis l'accouchement.

■ Il existe deux types de contraction : des contractions indolores, irrégulières et peu nombreuses, qui surviennent à partir du 7ᵉ mois de grossesse et se poursuivent jusqu'au terme, et des contractions douloureuses, répétées et régulières, qui indiquent le début du **travail** et la proximité de l'accouchement. Il est important de bien les distinguer ; les contractions indolores des derniers mois de grossesse ne doivent pas vous inquiéter ni vous amener à vous précipiter à la maternité : elles sont tout à fait normales et ne présagent pas de la proximité de l'accouchement.

■ **Les contractions des derniers mois de grossesse.** Ces contractions, dites de Braxton-Hicks, apparaissent avec la distension de l'utérus ; elles sont contemporaines d'une modification du corps de l'utérus (formation à la partie inférieure d'une zone plus mince appelée segment inférieur). Elles se caractérisent par un durcissement bref, indolore et irrégulier de la paroi utérine, qui peut survenir jusqu'à une dizaine de fois par jour. Des contractions ne présentant pas ces caractéristiques (contractions douloureuses par exemple) et survenant avant le terme nécessitent l'avis d'un obstétricien, qui appréciera le risque d'une menace d'accouchement prématuré.

■ **Les contractions de l'accouchement.** Elles surviennent aux alentours du terme. Ce sont des contractions douloureuses, répétées, régulières (toutes les 5 à 10 minutes), durant chacune de 2 à 3 minutes, qui ne disparaissent pas lorsque la patiente se repose. De telles contractions doivent vous conduire à vous présenter à la maternité.

Cordon ombilical

Le cordon ombilical relie le fœtus au placenta, et donc à sa mère. Il est constitué de deux artères et d'une veine entourées d'une gelée, et mesure de 40 à 60 cm. Il permet au fœtus de recevoir les nutriments et l'oxygène nécessaires à sa croissance et d'éliminer les déchets et le gaz carbonique.

■ Lorsque votre enfant naît, son cordon est pincé puis coupé à 2 ou 3 cm de la paroi abdominale. Le moignon se dessèche et tombe cinq à dix jours après, en laissant apparaître l'ombilic (nombril).

Vous devez nettoyer doucement le cordon avec de l'alcool à 60 % vol puis le recouvrir d'une compresse de gaze stérile. La compresse sera maintenue par un petit filet spécial et changée chaque jour. En cas de suintement ou de saignement, signalez-le à votre médecin.

■ **Petit suintement.** Nettoyez bien le nombril de votre nourrisson avec un coton imbibé d'alcool à 60 % vol. La persistance de ce suintement peut être due à un granulome de cicatrisation (excroissance charnue) sur lequel votre médecin appliquera du nitrate d'argent.

■ **Saignement.** Il est provoqué exceptionnellement par la chute du cordon et peut révéler un trouble de la coagulation sanguine. Plus souvent, un saignement peut être dû à une infection (omphalite). Dans ce cas, le cordon ne se dessèche pas et laisse s'écouler du pus malodorant et jaunâtre. Votre médecin prescrira alors un traitement antibiotique pour éviter une infection à partir des vaisseaux ombilicaux (abcès ou péritonite).

Couveuse

La couveuse (ou incubateur) est l'appareil dans lequel les bébés prématurés ou de petit poids sont maintenus jusqu'à ce qu'ils aient suffisamment grossi pour vivre chez leurs parents et être nourris normalement.

■ Cet appareil se présente comme une grosse boîte transparente en Plexiglas. Il permet de garder constante la température du bébé et de le surveiller ; l'air est réchauffé selon ses besoins (en général autour de 30 °C) et humidifié ; sa température est mesurée par une sonde thermique collée sur sa peau.

S'il est né prématurément, votre bébé est placé dans une couveuse car sa fragilité l'expose aux infections. Sa respiration et sa digestion ainsi que la régulation de sa température ne sont pas encore vraiment en état de fonctionnement. D'où la nécessité de le nourrir par perfusion, de l'oxygéner par ventilation et éventuellement de projeter sur lui de la lumière bleue par **photothérapie** (afin de provoquer une dégradation chimique de la bilirubine en cas d'**ictère**).

Crampe

C'est une contraction douloureuse, intense et prolongée d'un muscle. Environ 15 à 30 % des femmes souffrent de crampes pendant leur grossesse.

■ Chez les femmes enceintes, les crampes sont surtout localisées au mollet et surviennent le plus souvent la nuit. Normalement, la crampe disparaît d'elle-même lorsque la femme étire sa jambe et masse la zone douloureuse, mais une douleur plus ou moins intense peut persister plusieurs heures.

La cause de ces crampes est encore mal connue ; elles sont probablement dues à la fois à une carence en magnésium et/ou en calcium et à une insuffisance veineuse. Un traitement peut être proposé, mais n'a pas fait la preuve de son succès chez toutes les patientes. Il consiste à prendre du magnésium et du calcium selon la prescription médicale, le traitement étant à poursuivre en fonction du résultat.

Crevasse

C'est une érosion du mamelon, qui apparaît fréquemment au cours de l'allaitement. Les crevasses sont des affections bénignes mais douloureuses, qui se manifestent par des douleurs intenses lors de la tétée, parfois accompagnées de saignements.

■ Les crevasses sont dues à des tétées trop longues et à une mauvaise hygiène du mamelon.

Un traitement local simple (toilette quotidienne à l'eau et au savon, séchage des bouts des seins après chaque tétée et application éventuelle d'une crème grasse hydratante) suffit à les faire disparaître en quelques jours.

Cri du nouveau-né

Le premier cri que pousse le nouveau-né traduit son adaptation à la vie en dehors de l'utérus.

■ Le nouveau-né ressent la sortie de l'utérus par de multiples sensations : froid, sensations tactiles, ce qui déclenche chez lui, par un ré-

233

flexe nerveux, une ouverture de la glotte et une violente contraction des muscles responsables de l'inspiration. Il se créé ainsi une forte dépression dans le thorax, ce qui provoque une entrée d'air dans l'arbre respiratoire : c'est la première inspiration. Puis survient la première expiration, alors que la glotte est partiellement fermée : c'est le premier cri.

L'absence de cri à la naissance n'est pas nécessairement anormale ; elle peut par exemple indiquer que l'enfant est né endormi, à cause d'une **anesthésie** pratiquée sur sa mère. La plupart du temps, une stimulation manuelle ou une ventilation au masque sont suffisantes pour provoquer ce premier cri.

Croissance du fœtus

Au cours de la grossesse, différents examens sont régulièrement pratiqués pour vérifier que la croissance du fœtus est normale.

■ L'appréciation de la croissance repose sur l'examen clinique, notamment avec l'estimation de la **hauteur utérine**, et sur l'**échographie**. L'estimation de la croissance fœtale est calculée en percentiles et reportée sur des courbes témoins. Si les chiffres sont supérieurs à la norme, on vérifie que la mère n'est pas atteinte de **diabète** gestationnel. En cas de retard de croissance du bébé, un examen **Doppler** des vaisseaux irriguant l'utérus et le placenta peut être pratiquée pour en déterminer la cause.

Cyanose

La cyanose est une coloration gris-bleu, plus ou moins intense, de la peau et des muqueuses. Chez le nouveau-né, une cyanose peut traduire une difficulté à respirer, ou être le signe d'une malformation cardiaque qui empêche l'organisme de s'oxygéner correctement.

■ Les bébés cyanosés à la naissance (on parlait autrefois d'« enfants bleus ») sont immédiate-

ment examinés en salle de naissance et, si besoin, transférés dans une unité de soins intensifs ou de réanimation néonatale.

Par la suite, la cyanose se limite le plus souvent aux mains ou aux pieds ; elle peut indiquer un début d'infection, ou tout simplement être le signe que l'enfant a froid. Signalez cette cyanose au médecin ou à la sage-femme, qui vérifiera la température de votre bébé, son état général et sa respiration.

Cycle menstruel

Période comprise entre le premier jour des **règles** *et le premier jour des règles suivantes. Les cycles menstruels s'interrompent pendant la grossesse.*

■ Le cycle menstruel dure en moyenne 28 jours mais peut être plus court ou plus long (21 à 35 jours) en fonction de variations individuelles. Chez la jeune fille, au début de la puberté, les cycles sont volontiers irréguliers puis se régularisent jusqu'à la ménopause, où ils redeviennent anarchiques avant de disparaître.

Pour étudier le cycle menstruel, le premier examen demandé est l'étude de la température. Il consiste à prendre sa température chaque jour, le matin avant de se lever, pendant 2 ou 3 cycles, et à reporter le résultat sur papier quadrillé. La courbe obtenue renseigne sur la qualité du cycle et sur l'existence d'une **ovulation**, normalement marquée par une élévation de la température au-dessus de 37 °C au milieu du cycle.

Cystite

La cystite est une inflammation de la muqueuse de la vessie, le plus souvent due à une infection par une **bactérie**. *La grossesse favorise l'apparition de cystites, en raison d'une stagnation des urines dans la vessie, due à l'action de la* **progestérone**. *En prévention, il est conseillé aux femmes enceintes de boire de l'eau en abondance et d'uriner fréquemment.*

■ Il est important de dépister une éventuelle cystite pendant la grossesse, car cette affection peut provoquer des **contractions** et favoriser un accouchement prématuré.

Une cystite se manifeste par des besoins accrus d'uriner, une brûlure urinaire et des mictions de petit volume. Si ces symptômes s'accompagnent de fièvre ou de douleurs dans le bas du dos, ils peuvent faire craindre une complication, la **pyélonéphrite**. En revanche, un simple besoin d'uriner fréquemment est parfaitement normal chez les femmes enceintes et ne témoigne d'aucune maladie.

Pour confirmer le diagnostic de cystite, il est nécessaire de pratiquer un examen cytobactériologique des urines (ou E.C.B.U) en laboratoire. Celui-ci confirme l'infection en mettant en évidence la présence d'un germe pathogène en quantité significative ainsi que des globules blancs, normalement absents des urines. Les germes le plus fréquemment en cause sont *Escherichia coli* et *Proteus mirabilis*.

Certaines infections urinaires n'entraînent que peu de symptômes, ce qui ne les rend pas moins dangereuses. C'est pourquoi, lors de la consultation mensuelle à laquelle se soumettent les femmes enceintes, un examen des urines est systématiquement pratiqué pour dépister une éventuelle infection silencieuse ; il consiste simplement à mettre de l'urine fraîchement émise au contact de bandelettes réactives.

Le traitement des cystites repose sur l'administration d'antibiotiques adaptés aux germes et ayant fait la preuve de leur innocuité pour le fœtus. Un contrôle des urines est effectué 48 heures après la fin du traitement, pour s'assurer de la guérison. En cas de cystites à répétition, un examen mensuel systématique des urines pourra vous être prescrit.

VOIR : ANALYSE D'URINE.

D

Date de l'accouchement

Avant l'ère de l'échographie, le terme de la grossesse était déterminé en fonction de la date du premier jour des dernières règles et comptabilisé en semaines d'aménorrhée, c'est-à-dire en semaines de retard de règles. Les habitudes sont restées et de façon internationnale, les obstétriciens s'expriment en semaines d'aménorrhée. Avant la naissance, la date fixée pour l'accouchement est purement théorique ; elle est arbitrairement fixée à 41 semaines d'aménorrhée, soit 287 jours après la date des dernières règles.

■ Sur un **cycle menstruel** de 28 jours, la fécondation a lieu 14 jours après le début des règles ; il faut donc retirer 2 semaines au nombre total de semaines d'aménorrhée pour obtenir la durée réelle de la grossesse. Mais le calcul se complique quand le début de grossesse, déterminé par exemple lors d'une **échographie**, ne correspond pas à la date des dernières règles de la patiente. L'obstétricien ajoute alors arbitrairement 14 jours au nombre de semaines de grossesse, pour respecter la tradition des semaines d'aménorrhée.

Avant 37 semaines d'aménorrhées, on parle de **prématurité** et, après 42 semaines, de terme dépassé (date à partir de laquelle une surveillance particulière doit être mise en place). Les naissances considérées comme à terme s'échelonnent entre ces dates, avec un pic de fréquence situé à 40,5 semaines d'aménorrhée. Ce système ne doit cependant pas cacher les multiples imprécisions qui s'y rattachent : la durée moyenne d'une grossesse est de 287 jours plus ou moins 10, auxquels s'ajou-

tent plus ou moins 4 à 7 jours (précision maximale de détermination de la date de fécondation).

Déclenchement de l'accouchement

Intervention médicale consistant à déclencher artificiellement l'accouchement soit pour des raisons médicales (l'accouchement s'impose en raison de l'état de santé de la mère ou du bébé), soit à la demande de la patiente (déclenchement « de convenance »).

■ Il existe de nombreuses techniques de déclenchement, allant de l'utilisation d'un ballonnet provoquant une dilatation forcée du **col de l'utérus** à la prise de médicaments. À l'heure actuelle, les trois méthodes les plus employées sont l'amniotomie, qui consiste à rompre artificiellement la **poche des eaux**, la perfusion d'ocytocine (hormone induisant les **contractions**) et l'application locale de prostaglandines, qui ont un effet de maturation sur le col et peuvent induire le début du **travail**. Ces différentes techniques peuvent être associées.

Le déclenchement « de convenance » ne peut être pratiqué que si toutes les conditions sont requises pour ne pas induire plus de complications que lors d'un accouchement spontané. Le terme doit être certain, afin d'éviter toute complication respiratoire chez le bébé, et le col prêt pour l'accouchement (c'est-à-dire raccourci et ouvert), pour éviter un risque accru de **césarienne**.

Décollement prématuré du placenta :

VOIR : HÉMATOME RÉTROPLACENTAIRE.

Délivrance

La délivrance est l'expulsion du placenta et des membranes après la naissance de l'enfant. Elle survient normalement dans la demi-heure qui suit l'accouchement.

■ Après la naissance du bébé, les **contractions** utérines reprennent.

Sous leur influence, le placenta se décolle de l'utérus et est expulsé par le vagin soit sous l'effet des efforts de la mère, soit grâce à une pression exercée par la sage-femme ou l'obstétricien sur le fond de l'utérus. On vérifie alors soigneusement l'intégrité du placenta et des membranes, pour s'assurer que l'utérus vide peut se rétracter sans obstacle. Les saignements, qui s'étaient accentués, redeviennent minimes.

En cas de saignements importants avant la délivrance ou de non-décollement du placenta après 30 minutes, le médecin pratique une délivrance artificielle : sous **anesthésie** loco-régionale (**péridurale**) ou générale, l'accoucheur introduit sa main dans le vagin puis dans l'utérus, afin de décoller le placenta et de l'extraire. Ce geste est suivi d'une révision utérine : une main est réintroduite dans l'utérus, afin de réexplorer toutes ses faces et de vérifier qu'il est bien vide.

Dents et grossesse

La grossesse est une période de fragilité pour les dents et les gencives. Celles-ci doivent faire l'objet de toute votre attention, d'autant que les soins dentaires ne sont en aucun cas contre-indiqués chez les femmes enceintes, y compris ceux qui nécessitent une anesthésie locale ou une radiographie de contact. En revanche, le bénéfice du fluor pendant la grossesse n'est pas démontré.

■ La fragilisation bucco-dentaire est due aux bouleversements hormonaux de la grossesse, qui sont responsables d'une modification de la vascularisation des gencives et de l'acidité de la salive, et à la baisse de l'immunité propre à cette période.

À partir du troisième mois de grossesse, les gencives saignent facilement au moindre contact, deviennent plus rouges et plus sensibles. Parfois, de petites tumeurs bénignes, appelées épulis, surviennent entre deux dents. Les dents sont également plus sensibles ; la grossesse ne crée pas de caries, mais accélère l'évolution des caries préexistantes.

Il est donc très important d'avoir une bonne hygiène bucco-dentaire pendant toute votre grossesse. Une consultation mensuelle de contrôle chez un dentiste, à partir du deuxième trimestre, permettra de détecter et de soigner précocement toute anomalie.

Dépistage néonatal

Le terme de dépistage néonatal regroupe tous les examens médicaux pratiqués sur votre bébé dès sa naissance, pour vérifier s'il ne souffre pas de maladie particulière.

■ Quelques jours après la naissance, des examens complémentaires sont effectués chez les nouveau-nés afin de détecter d'éventuelles affections congénitales.

■ **La phénylcétonurie.** Vers le cinquième jour, une goutte de sang est prélevée en piquant le talon de votre enfant. L'analyse (**test de Guthrie**) permet de vérifier si votre nouveau-né est atteint ou non de phénylcétonurie.

■ **L'hypothyroïdie.** Cette insuffisance de la glande thyroïdienne est également détectée par analyse de sang. La gravité des symptômes varie en fonction de l'importance de l'hypothyroïdie. Mais si la maladie n'est pas traitée, des retards de croissance, du développement cérébral puis de maturation sexuelle surviendront chez l'enfant hypothyroïdien.

Ces diagnostics précoces de maladies congénitales permettent d'appliquer au plus tôt les traitements adaptés et ainsi de minimiser les troubles à venir. En France, seules ces deux maladies sont systématiquement recherchées pour l'instant. Mais d'autres affections congénitales feront l'objet d'un dépistage du même type dans les prochaines années, notamment en cas de facteur de risque familial particulier (mucoviscidose, drépa-

nocytose), comme cela se pratique déjà en Belgique et en Suisse.
VOIR : APGAR (COEFFICIENT D').

Dépression

*État psychologique caractérisé par une tristesse anormale, associée à une dévalorisation de soi, une vision négative du monde extérieur, une **fatigue** intense et des **troubles du sommeil** et de l'appétit. 11 à 17 % des femmes connaissent des épisodes dépressifs au cours de leur grossesse. Ceux-ci surviennent généralement en début de grossesse et sont passagers.*

■ Ces épisodes de dépressions sont caractérisés par des angoisses fréquentes concernant l'accouchement et le futur bébé. La patiente est très fatiguée et souffre de multiples maux, ce qui l'amène souvent à multiplier les consultations. La dépression est plus fréquente chez les femmes de moins de 20 ans, en cas de grossesse non désirée ou mal acceptée par la femme ou son conjoint.

Une grande dépression survenant au cours de la grossesse peut constituer l'évolution d'un trouble psychiatrique préexistant (maladie maniaco-dépressive, par exemple) ou la première manifestation de ce trouble. Mais il faut se garder d'étiqueter comme anormaux tous les petits troubles psychologiques qui surviennent pendant la grossesse ; cet état entraîne un important bouleversement physique, social, familial et psychologique devant lequel chaque femme réagit différemment.

Par ailleurs, juste après l'accouchement, les états dépressifs passagers (on parle dans ce cas de **baby blues**) sont fréquents.
VOIR : SIGNES DE LA GROSSESSE.

Diabète

Le diabète, ou diabète sucré, est une affection caractérisée par une élévation anormale du taux de sucre dans le sang (hyperglycémie). Cette élévation découle d'une insuffisance ou d'une sécrétion inadaptée

de l'insuline (hormone nécessaire à la régulation du sucre) par le pancréas.

■ Deux situations sont possibles : celle des femmes déjà atteintes de diabète avant leur grossesse, et celle des femmes chez lesquelles il apparaît pendant la grossesse ; dans le second cas, on parle de diabète gestationnel. Qu'il soit préexistant ou non à la grossesse, un diabète doit impérativement être traité chez une femme enceinte. En effet, le glucose traverse le placenta, contrairement à l'insuline : le fœtus est donc soumis aux fluctuations de la glycémie de sa mère, ce qui l'expose à différentes affections, notamment à un **hydramnios** (excès de **liquide amniotique**), et à un poids trop important induisant un risque d'accouchement difficile (**dystocie**) pouvant nécessiter une **césarienne**. De plus, à la naissance, l'enfant est brutalement privé de cet excès de sucre et peut souffrir d'une hypoglycémie (chute du taux de sucre dans le sang) parfois grave ; les bébés nés de mères diabétiques incorrectement traitées peuvent souffrir d'un ralentissement de leur maturation pulmonaire, ce qui les expose à une détresse respiratoire à la naissance.

■ **Le diabète préexistant à la grossesse.** Qu'il s'agisse ou non d'un diabète insulino-dépendant (c'est-à-dire nécessitant ou non l'injection quotidienne d'insuline), il est essentiel que les femmes diabétiques s'assurent avant de concevoir un enfant que leur diabète est équilibré, car un taux de glucose maternel trop élevé au moment de la conception peut constituer un risque de malformations chez le fœtus. En outre, pendant toute la durée de leur grossesse, elles devront se soumettre à une surveillance stricte. Les médicaments hypoglycémiants (qui permettent de faire baisser le taux de sucre dans le sang) utilisés dans le traitement du diabète non insulino-dépendant sont contre-indiqués chez les femmes enceintes ;

si nécessaire, ils seront remplacés pendant la grossesse par l'injection régulière d'insuline.

■ **Le diabète gestationnel.** Ses principaux facteurs de risque sont l'obésité, un âge maternel supérieur à 35 ans, des antécédents familiaux de diabète et des antécédents d'accouchement de gros bébés (poids supérieur à 4 kg à la naissance).

Le diabète gestationnel est lié aux modifications physiologiques de la grossesse, entraînant une mauvaise régulation du taux de sucre sanguin par l'insuline maternelle. Il est dépisté par un examen sanguin (mesure du taux de glycémie à jeun puis après absorption d'une quantité donnée de sucre) réalisé entre le 5e et le 6e mois de grossesse (24 à 28 semaines d'aménorrhée).

Ce dépistage est d'autant plus important qu'il est possible de traiter le diabète et ainsi de prévenir les complications qui en découlent. Le traitement consiste à respecter un régime alimentaire adapté (nourriture équilibrée et pauvre en sucre, repas fractionnés) ; le recours temporaire à l'administration d'insuline peut être nécessaire.

Le diabète gestationnel peut récidiver lors d'une grossesse ultérieure. En outre, il expose à un risque accru de développer un diabète après la grossesse.

Diagnostic prénatal

Le diagnostic prénatal consiste à identifier des anomalies congénitales avant la naissance d'un enfant. Il permet ainsi au médecin de traiter le fœtus pendant la grossesse ou de soigner l'enfant en connaissance de cause juste après l'accouchement et, surtout, d'éviter la naissance d'un enfant atteint d'une maladie incurable, les possibilités de traitement in utero étant encore très restreintes.

■ Un diagnostic prénatal peut être proposé dans différents cas : si des membres de votre famille (parents, frères, sœurs) ont déjà mis au monde un enfant atteint d'une grave anomalie génétique ou si vous avez plus de 38 ans, car les risques d'anomalies chromosomiques entraînant de graves handicaps sont plus grands (en France, l'amniocentèse qui permet de dépister celles-ci est remboursée par la Sécurité sociale à partir de 38 ans).

Si, en cours de grossesse, votre médecin constate un développement anormal du fœtus, le diagnostic prénatal lui permet d'identifier certains troubles tels qu'une anomalie du cœur ou des reins, la **maladie hémolytique** due à une incompatibilité sanguine maternofœtale… Vous pourrez ainsi être soignés, vous-même et votre enfant, au cours de la grossesse.

Les techniques employées pour effectuer le diagnostic prénatal sont diverses.

Le prélèvement des villosités choriales effectué dans le futur placenta, dès le 2e mois de grossesse (10 semaines d'aménorrhée), permet d'étudier le **caryotype** du fœtus. Il est proposé lorsqu'une maladie fœtale est soupçonnée. Le résultat est rapide.

L'amniocentèse est un prélèvement de liquide amniotique effectué sous **échographie** entre 3 et 4 mois de grossesse (de 15 à 20 semaines d'aménorrhée). Il permet aussi d'étudier le caryotype du fœtus, et de déceler certaines affections congénitales en dosant des substances chimiques précises.

L'analyse directe du sang du fœtus est désormais possible par ponction directe dans l'utérus, sous **échographie**, du **cordon ombilical**. Elle permet d'étudier le caryotype et différents facteurs de coagulation. Certains anticorps, dont la présence peut être la preuve d'une atteinte infectieuse, sont également détectables grâce à cet examen.

Enfin, l'échographie est devenue irremplaçable pour surveiller le développement du fœtus et dépister d'éventuelles anomalies morphologiques.

En cas d'anomalie et en fonction de sa gravité et des possibilités thérapeutiques actuelles, vous pourrez prendre la décision de poursuivre ou non votre grossesse. Cette « sélection » soulève néanmoins dans certains cas des questions morales et éthiques qui sont loin d'être résolues.

VOIR : CONSANGUINITÉ, GÉNIE GÉNÉTIQUE, TRANSMISSION GÉNÉTIQUE.

Distilbène®

Nom commercial du diéthylstilboestrol, œstrogène de synthèse prescrit entre les années 1950 et 1975 aux femmes enceintes pour prévenir le risque de fausse couche et pour traiter les hémorragies de la grossesse. Depuis 1975, ce médicament est strictement interdit aux femmes enceintes, car on a constaté qu'il était susceptible de provoquer chez le bébé différentes malformations de l'appareil génital.

■ Chez les filles, l'exposition au Distilbène® pendant la grossesse de leur mère peut provoquer un cancer du vagin (qui se déclare chez la jeune fille) ; des malformations utérines (col, corps, trompes) responsables, lorsqu'elles souhaitent avoir un enfant à leur tour, d'une fréquence accrue de **stérilité**, de fausses couches précoces ou tardives, d'accouchement prématuré et de **grossesse extra-utérine**. Pour les garçons, les risques sont moindres ; il existe une fréquence accrue de stérilité et d'anomalies de la position des testicules.

Dans certains cas, l'exposition au Distilbène® est connue des patientes, qui en ont été informées par leur mère ; dans d'autres, elle est révélée lors d'une consultation, qui met en évidence des malformations génitales typiques de cette exposition. Celle-ci rend nécessaire une surveillance accrue pour dépister un éventuel cancer du vagin ou du col de l'utérus.

Pendant la grossesse, un premier examen précoce peut indiquer la nécessité éventuelle d'un **cerclage** préventif. Une échographie précoce permet d'éliminer le diagnostic de grossesse extra-utérine. Durant toute la grossesse, un éventuel accouchement prématuré est prévenu par une surveillance rapprochée et par un arrêt de travail précoce, la future mère devant se soumettre à un repos intensif.

Cette pathologie devrait disparaître aux environs de 2010, les femmes potentiellement exposées au Distilbène® n'étant plus à cette date en âge de procréer.

Doppler

C'est un examen utilisant, comme l'échographie, la propriété des ultrasons, et qui permet de calculer la vitesse des flux (vitesse de la circulation du sang à l'intérieur d'un vaisseau sanguin, par exemple). Il peut être utilisé en complément de l'échographie dans la surveillance de la grossesse.

■ Il existe différents types de Doppler. Les Dopplers couleur ou energy permettent de visualiser les flux rapides comme le sang circulant, mais aussi les flux respiratoires ou les mictions du fœtus. Le Doppler continu ou pulsé permet de quantifier le débit vasculaire.

Vers 5 mois de grossesse (24 semaines d'aménorrhée), un Doppler des artères de l'utérus peut être réalisé chez certaines femmes enceintes (notamment en cas d'antécédent de **retard de croissance intra-utérin** du fœtus et chez les femmes souffrant d'**hypertension**) pour vérifier que la vascularisation de cet organe est satisfaisante. Autres indications en obstétrique : le Doppler du cordon ombilical, utilisé pour rechercher la cause d'un retard de croissance du fœtus ; le Doppler cérébral, qui permet de préciser le degré de risque encouru par le fœtus en cas de retard de croissance.

Douleurs de l'accouchement

La perception et l'expression des douleurs de l'accouchement sont variables d'une femme à l'autre, à titre individuel mais aussi selon leur origine culturelle. Si la douleur a une réalité physique, elle a aussi une composante psychologique, et les femmes ne sont pas toutes à égalité devant les douleurs de l'enfantement.

■ Les douleurs de l'accouchement débutent avec le **travail** et coïncident avec les **contractions**. Lors de l'engagement du bébé dans les voies maternelles, l'envie de pousser fait place à une douleur croissante correspondant à la descente de l'enfant au sein du vagin et à la distension du **périnée**. La naissance du bébé est suivie de la disparition brutale de la douleur. Celle-ci ressurgit dans une moindre mesure avec la reprise des contractions qui permettent la **délivrance** (expulsion du placenta). Après l'accouchement, d'autres contractions douloureuses, appelées tranchées, permettent d'évacuer les **lochies** ; elles durent de 2 à 6 jours et sont exarcerbées par la succion des mamelons pendant la tétée.

La gestion des douleurs de l'accouchement fait appel aux techniques de **préparation à l'accouchement** : préparation classique, **haptonomie**, **yoga**..., mais aussi à différentes techniques d'analgésie (lutte contre la douleur) : administration de médicaments dérivés de la xylocaïne, anesthésie locale des nerfs honteux, **acupuncture**, etc. La technique de référence permettant de faire disparaître les douleurs de l'accouchement est aujourd'hui la **péridurale**.
VOIR : ANESTHÉSIE, RACHIANESTHÉSIE.

Dystocie

Toute difficulté s'opposant au déroulement normal d'un accouchement, qu'elle soit liée à la mère ou à l'enfant.

■ Les causes de dystocie sont diverses et multiples. La difficulté peut être liée à la mère et mettre en cause le bassin (on parle alors de dystocie osseuse), les **contractions** utérines (dystocie dynamique), la dilatation du **col de l'utérus** (dystocie cervicale) ; elle peut aussi être liée au fœtus : bébé trop gros, **présentation** compliquant l'extraction.

Lorsque la difficulté ne peut être contournée en recourant à une **extraction instrumentale**, elle rend nécessaire l'extraction chirurgicale de l'enfant par **césarienne**.

Dysmaturité :

VOIR : RETARD DE CROISSANCE INTRA-UTÉRIN.

E

Échographie

L'échographie est une technique d'imagerie médicale qui permet d'explorer un organe, une région du corps ou un fœtus à l'aide d'ultrasons de haute fréquence. L'avantage de cette technique est d'être, contrairement à la radiographie, rigoureusement sans danger pour le fœtus, même en tout début de grossesse.

■ L'échographie permet d'observer directement le fœtus. En tout début de grossesse, elle permet de diagnostiquer avec précision l'âge de l'embryon ou, éventuellement, une **grossesse extra-utérine**. Ensuite, elle est surtout utilisée pour suivre le développement morphologique du bébé et dépister d'éventuelles anomalies (par exemple, une anomalie du cœur). Elle répond aussi à diverses questions que vous pouvez vous poser sur votre futur enfant : se développe-t-il normalement ? Quel est son sexe ?

L'échographie est basée sur le principe du sonar : les ultrasons émis par une sonde se propagent dans l'eau, se réfléchissent sur les objets et reviennent vers la source, qui calcule ainsi la distance parcourue et l'importance de l'écho. Parce que les ultrasons se propagent mieux dans un milieu liquide que dans l'air, l'échographie s'est rapidement imposée en obstétrique comme un moyen privilégié d'étude de la grossesse. En effet, le fœtus baigne au sein de l'utérus dans un milieu aqueux, le liquide amniotique.

En obstétrique, deux techniques d'échographie sont utilisées : suspubienne (la sonde, utilisée par voie externe, est déplacée sur l'abdomen de la patiente) et endovaginale (la sonde est introduite dans le vagin). Lors de l'échogra-phie sus-pubienne, il est demandé à la patiente, en début de grossesse, de se présenter à l'examen la vessie pleine ; on enduit son abdomen d'un gel aqueux ou d'huile pour créer une interface entre la sonde et sa peau. L'échographie endovaginale, qui permet une image plus directe et plus précise, est surtout utilisée dans la surveillance des stimulations pendant les traitements de la **stérilité**, dans l'examen du premier trimestre de la grossesse et pour visualiser le **col de l'utérus**. En dehors de ces indications, on lui préfère l'échographie sus-pubienne.

En France, lors d'une grossesse normale, trois échographies sont recommandées, une à chaque trimestre : une entre 11 et 13 semaines d'aménorrhée, une vers 22-24 semaines et une dernière aux alentours de 32-34 semaines. Il ne sert à rien de multiplier les examens en l'absence de contexte particulier (grossesse multiple, antécédent ou anomalie découverte...).

■ **L'échographie du premier trimestre.** Elle permet une confirmation du nombre de fœtus, de la date de conception, une visualisation précoce du fœtus et de son anatomie, mais aussi une mesure de la nuque fœtale : il s'agit d'un facteur prédictif du risque de trisomie 21.

■ **L'échographie du deuxième trimestre.** C'est à ce stade que le rapport entre la quantité de liquide amiotique et le développement du fœtus est optimal, ce qui permet une meilleure visualisation de son anatomie. L'échographie du deuxième trimestre permet entre autres une étude du cœur, des membres... et renseigne les parents qui le désirent sur le sexe du futur bébé.

■ **L'échographie du troisième trimestre.** Elle est plus spécifiquement destinée à vérifier la croissance du fœtus et à dépister un retard de croissance in utero ; les mesures effectuées, appelées biométries, portent surtout sur le périmètre abdominal ainsi que sur le diamètre du crâne. Pour cela, le médecin reporte ces mesures sur des courbes de croissance selon un système de percentiles : sur 100 fœtus, 80 % se situent entre les courbes du 10e et du 90e percentiles et sont considérés comme des grossesses standards ; les 10 % situés au-dessus (gros bébés) et les 10 % situés au-dessous (petits bébés) ne sont donc pas forcément anormaux, mais en zone de surveillance.

Par ailleurs, l'échographie permet de contrôler la position du **placenta**. En effet, un **placenta prævia** (bas inséré) peut être un obstacle à un accouchement par les voies naturelles s'il s'insère sur l'orifice interne du col de l'utérus. Dans ce cas, une naissance par **césarienne** s'impose.

La quantité de liquide amniotique est aussi appréciée pendant l'examen : elle est le reflet du bien-être du fœtus et cette appréciation peut être utile notamment dans la surveillance de la fin de grossesse : à cette période, le risque de **souffrance fœtale** augmente, et la diminution de la quantité de liquide peut être un signe d'alarme.

■ **L'échographie du cerveau du nouveau-né.** Les os du crâne d'un nouveau-né ne sont pas encore soudés ; il est donc possible d'explorer le cerveau par échographie à travers les fontanelles, afin de détecter une éventuelle malformation, comme l'hydrocéphalie (accumulation de liquide dans le crâne), ou une pathologie vasculaire liée à un manque d'oxygénation du cerveau.

Éclampsie

Complication aiguë de la prééclampsie. Elle se traduit par des convulsions à répétitions associées à un coma, et peut être fatale pour la mère et pour l'enfant en l'absence de soins intensifs.

■ La plupart du temps, l'éclampsie est précédée d'une prééclampsie, complication de la grossesse qui associe une **hypertension ar-**

térielle, une **albuminurie** (présence d'albumine dans les urines) et des œdèmes.

Les signes d'imminence d'une éclampsie sont des maux de tête importants et rebelles aux traitements habituels, une sensation de mouches volantes devant les yeux, des bourdonnements d'oreilles, une douleur dans la zone de l'estomac. L'apparition de ces signes s'associe généralement à une aggravation de l'hypertention et à différents signes biologiques. Un tel état doit faire envisager une naissance très rapide et des mesures préventives de l'éclampsie (administration d'un traitement anticonvulsivant et hypotenseur).

Embryon

Être humain pendant les deux premiers mois de son développement à l'intérieur de l'utérus (ou en éprouvette puis dans l'utérus en cas de fécondation in vitro).

■ L'embryon correspond au stade de développement du futur bébé qui va de l'œuf, c'est-à-dire de l'instant de la **fécondation**, jusqu'à dix semaines d'aménorrhée. Au-delà de ce stade et jusqu'au terme de la grossesse, le futur bébé prend le nom de **fœtus**.

L'embryon commence à se former dès la fécondation. L'œuf fécondé subit une série de divisions produisant d'abord des cellules identiques entre elles, puis des cellules qui se répartissent en deux groupes, les unes formant l'embryon, les autres les annexes (futur **placenta**, **cordon ombilical**, cavité amniotique).

C'est au stade de l'embryon qui se forment, au cours de transformations complexes, les organes du futur bébé. À la fin du 2ᵉ mois de grossesse, ils sont tous présents, même s'ils ne sont pas encore fonctionnels. Les membres sont nettement formés, de même que les doigts, encore palmés ; des échancrures dessinent les futurs orteils. Les yeux s'ouvrent, les pavillons des oreilles sont précis, le cou est

distinct, les organes génitaux externes existent. Le futur bébé mesure alors de 28 à 30 millimètres.

Engorgement mammaire

C'est une complication fréquente et bénigne de l'allaitement. L'engorgement mammaire survient plus volontiers en début d'allaitement, en particulier au cours de la montée laiteuse.

■ Au début de l'allaitement, le nouveau-né ne tète pas assez vigoureusement les seins de sa mère. Ceux-ci, incomplètement vidés, restent durs, tendus et douloureux. La jeune maman présente alors parfois une fièvre modérée (38°). Le traitement repose sur une vidange correcte des seins (en pressant les seins autour de l'aréole ou, le cas échéant, à l'aide d'un tire-lait) et sur l'application de cataplasmes locaux.

Envies

Désirs alimentaires de la femme enceinte, atypiques et nouveaux. Dans la tradition populaire, on rendait les envies non satisfaites responsables de l'apparition, chez le nouveau-né, de taches cutanées (d'où le nom d'« envies » de ces taches), ce qui est bien sûr complètement faux !

■ Le premier trimestre de la grossesse est une période de **nausées** et de modifications de l'appétit. Les nausées sont dues aux changements hormonaux qui s'installent, créant une modification de la perception des goûts, et donc souvent des changements dans les goûts alimentaires.

En fin de grossesse, la cause des envies est plutôt psychologique : elles trouvent leur origine dans le besoin qu'a la future mère de se sentir aimée et que l'attention soit portée sur elle.

VOIR : SIGNES DE LA GROSSESSE.

Épisiotomie

L'épisiotomie est une intervention chirurgicale pratiquée lors de l'accouchement, qui consiste à sectionner la muqueuse du vagin

et les muscles superficiels du périnée. Elle permet d'agrandir l'orifice de la vulve, et de faciliter ainsi l'expulsion du fœtus tout en prévenant le risque de déchirure du périnée.

■ Il s'agit d'une intervention répandue, qui permet d'éviter les déchirures graves du périnée et du sphincter de l'anus. Ses indications les plus fréquentes sont la naissance d'un gros bébé, une **présentation** par le siège et l'utilisation de forceps. Elle peut aussi être pratiquée pour faciliter l'expulsion de l'enfant en cas de prématurité ou de **souffrance fœtale** nécessitant une naissance rapide.

L'épisiotomie est recousue après la **délivrance**, sous **anesthésie** locale ou sous **péridurale**. Les épisiotomies suivantes seront toutes pratiquées au même endroit.

La cicatrice d'épisiotomie peut s'avérer douloureuse pendant 2 à 7 jours. En cas d'utilisation de fils de suture non résorbables, ceux-ci seront retirés environ 5 jours après l'intervention. Durant la cicatrisation, les soins locaux doivent se limiter à une toilette soigneuse du périnée, en prenant la précaution de bien sécher la zone cicatricielle (éventuellement à l'aide d'un sèche-cheveux). Il est souhaitable que les rapports sexuels ne soient repris qu'après cicatrisation complète de l'épisiotomie (30 jours en moyenne), et uniquement quand le désir s'en fait sentir. En effet, les premiers rapports peuvent être sensibles ; il est donc indispensable que le désir soit présent pour éviter une mauvaise expérience qui freinerait le retour à une vie de couple normale en faisant appréhender des rapports sexuels douloureux.

VOIR : EXTRACTION INSTRUMENTALE, SEXUALITÉ PENDANT ET APRÈS L'ACCOUCHEMENT.

Examens médicaux de la future mère

Différents examens cliniques et biologiques permettent de s'assurer que votre grossesse et le développement de votre bébé se déroulent normalement. En France, depuis 1992, sept examens médicaux sont obligatoires durant la grossesse.

■ Le but de ces consultations est essentiellement de prévenir et d'informer : la grossesse n'est pas une maladie ! En France, ces consultations ainsi que les examens biologiques sont pris en charge par la Sécurité sociale. Lors de chaque examen, le médecin ou la sage-femme cherche par l'interrogatoire à dépister des anomalies de déroulement de la grossesse : **contractions**, **fièvre** ou autre anomalie, saignements, signes d'infection urinaire, pertes vaginales anormales, etc. On vérifie le poids et la tension artérielle de la future mère, et ses urines sont analysées pour y rechercher d'éventuelles traces de sucre et d'albumine. La bonne croissance du bébé est vérifiée par la mesure de la hauteur utérine et l'auscultation des bruits de son cœur. Enfin, le col de l'utérus est examiné afin de dépister une éventuelle menace d'accouchement prématuré.

Le premier examen, à effectuer avant le quatrième mois, confirme le diagnostic de grossesse. C'est lors de cet examen que sont recueillis les renseignements médicaux qui permettront de dépister une éventuelle grossesse à risque. Les examens biologiques demandés lors de cette consultation sont la détermination du **groupe sanguin** (système ABO et Rhésus), la recherche d'agglutinines irrégulières (pour dépister une éventuelle incompatibilité sanguine entre la mère et le bébé qu'elle attend), la sérologie de la syphilis, de la **rubéole** et de la **toxoplasmose** ; si cette dernière est négative, elle sera répétée tous les mois. Le dépistage du **sida** est proposé, mais il n'est pas obligatoire.

Lors de l'examen du 6ᵉ mois, on effectue un dépistage de l'**hépatite B** : s'il est positif, l'enfant sera vacciné à la naissance. Un contrôle des agglutinines irrégu-

lières est également pratiqué, de même qu'une numération globulaire, ce qui permet de dépister une éventuelle anémie.

Lors du dernier examen, le pronostic de l'accouchement est établi : position de l'enfant (ce qui permet de prévoir le type de **présentation**), examen clinique du bassin s'assurant que les dimensions de celui-ci permettent un accouchement par les voies naturelles (ou nécessitent au contraire un accouchement par césarienne). Un bilan sanguin en vue d'une éventuelle anesthésie **péridurale** ainsi que la consultation avec l'anesthésiste sont prescrits.
VOIR : ANALYSE D'URINE, CYSTITE, ÉCHOGRAPHIE, INCOMPATIBILITÉ RHÉSUS, LEUCORRHÉE, PRISE DE POIDS PENDANT LA GROSSESSE.

Examens médicaux du nouveau-né :

VOIR : APGAR (COEFFICIENT D'), DÉPISTAGE NÉONATAL, RÉFLEXES DU NOUVEAU-NÉ, TEST DE GUTHRIE.

Exercice physique pendant la grossesse

L'activité sportive n'est pas contre-indiquée pendant les grossesses normales, à l'exception des sports à haut risque traumatique (ski, sports de combat, équitation...) ou exigeant des efforts intenses (compétition, marathon...).

■ Pendant la grossesse, la natation, la marche, la gymnastique... doivent être encouragées. En effet, elles entretiennent le tonus musculaire et limitent la prise de poids ; en outre, les femmes sportives recouvrent plus vite que les autres leur forme physique après l'accouchement. La modération dans les pratiques sportives est toutefois recommandée à partir du 6ᵉ mois de grossesse (28 semaines d'aménorrhée).

Après l'accouchement, il est conseillé de ne reprendre le sport qu'après avoir suivi une rééducation abdomino-périnéale adaptée.
VOIR : PRISE DE POIDS PENDANT LA GROSSESSE, RÉÉDUCATION DU PÉRINÉE.

Expulsion : VOIR ACCOUCHEMENT.

Extraction instrumentale

Au cours de l'accouchement, différents instruments peuvent être utilisés pour faciliter l'expulsion du fœtus : les forceps, les spatules ou les ventouses. Le recours à une extraction instrumentale peut être guidé par la nécessité d'abréger l'accouchement, de faciliter la naissance, voire de protéger le crâne du fœtus, notamment lors des accouchements prématurés. L'utilisation de ces instruments s'accompagne généralement d'une épisiotomie.

■ **Les forceps.** Ce sont des instruments métalliques, ressemblant à deux grosses cuillers à l'extrémité le plus souvent évidée, posée de part et d'autre de la tête de l'enfant et dont les manches sont solidarisés, permettant ainsi une traction qui facilite l'accouchement. Il existe des forceps à branches croisées ou à branches parallèles.

■ **Les spatules.** Ce sont des instruments métalliques ressemblant à deux grosses cuillers non solidarisées ; cette spécificité permet un travail d'orientation et de propulsion de la tête entre les cuillers et non une traction, ce qui les différencie des forceps.

■ **Les ventouses.** Ce sont des cupules fixées par dépression sur le crâne de l'enfant, permettant une orientation et une traction.

Ces instruments ont la réputation injustifiée d'entraîner complications et traumatismes, héritage d'un temps où leur utilisation était la seule solution à l'extraction de l'enfant en cas d'accouchement difficile, et où le recours à la césarienne était beaucoup plus délicat. Aujourd'hui, leur emploi est codifié, et leur usage permet dans de nombreux cas d'éviter une césarienne inutile.

F G

Fatigue

La fatigue est un état de lassitude déclenché par le moindre effort, se caractérisant par une réduction de l'activité habituelle. C'est un état que connaissent bien des femmes pendant leur grossesse. La fatigue est souvent difficile à évaluer par le médecin, car chaque personne la ressent différemment.

■ Après avoir éliminé une raison médicale à cette fatigue (**fièvre**, **anémie**, **dépression**...), le médecin se doit de rassurer la patiente sur le caractère passager de cette fatigue au cours de la grossesse, de l'aider à dépister et à corriger d'éventuels **troubles du sommeil** associés qui peuvent l'aggraver. L'arrêt de l'activité professionnelle est parfois nécessaire ; il doit être prescrit avec discernement pour ne pas isoler la patiente et ainsi pérenniser un état le plus souvent passager. En cas de fatigue persistante, une aide psychologique adaptée peut être utile pour franchir un cap difficile. Cette sensation de fatigue prédomine en début de grossesse et au dernier trimestre, mais aussi dans la période du post-partum, après l'accouchement, pendant laquelle le soutien de l'entourage est indispensable.

VOIR : SIGNES DE LA GROSSESSE, SUITES DE COUCHES.

Fausse couche

*Une fausse couche, ou avortement spontané, est une interruption spontanée de la grossesse avant un terme où le **fœtus** peut être considéré comme viable avec une prise en charge adaptée. L'Organisation mondiale de la santé préconise, en raison des progrès de la réanimation néonatale, de définir la fausse couche comme l'expulsion spontanée d'un fœtus de moins de 500 grammes ou*
à moins de 4 mois et demi de grossesse (22 semaines d'aménorrhée).

Les premiers signes d'une fausse couche sont souvent des **métrorragies** (on appelle ainsi tout saignement par le vagin survenant en dehors des règles) ou des contractions ressenties dans le **petit bassin**. Toutefois, de tels saignements ne sont pas toujours synonymes de fausse couche : il s'agit d'un trouble fréquent au cours du premier trimestre de grossesse (il touche 1 femme sur 4) ; dans de très nombreux cas, la grossesse se poursuit sans encombre malgré la survenue de métrorragies.

■ **Fausses couches du premier trimestre.** Durant cette période, les fausses couches sont très fréquentes, de l'ordre de 15 à 20 %. Dans la très grande majorité des cas, leur cause est une anomalie survenue lors de la **fécondation** et ayant entraîné une aberration dans les **chromosomes** du fœtus, rendant celui-ci non viable. Il s'agit donc d'un mécanisme de sélection naturelle, la cause ne relevant ni d'une anomalie de la mère ni d'une anomalie du père. Les fausses couches du premier trimestre ne nécessitent pas d'examen particulier, sauf en cas de trois fausses couches consécutives. L'activité physique n'en est pas responsable, ce type de fausse couche survenant inéluctablement. La patiente ne doit donc pas se culpabiliser de ne pas avoir été au repos de façon préventive.

■ **Fausses couches du deuxième trimestre.** Elles sont beaucoup plus rares (environ 0,5 %) et le plus souvent provoquées par une infection ou par une ouverture anormale (béance) du **col de l'utérus**. La prévention repose sur le **cerclage** du col en cas de béance et sur l'administration éventuelle d'antibiotiques en cas d'infection.

Fécondation

*La fécondation, ou conception, est la pénétration d'un **spermatozoïde** dans l'**ovule**, ce qui aboutit à la*
formation d'un œuf (également appelé zygote), cellule unique réunissant le patrimoine génétique du père et celui de la mère.

■ L'**ovulation** (c'est-à-dire la libération de l'ovule par un des ovaires) a lieu en théorie au 14e jour après le début des règles (pour un cycle de 28 jours). L'ovule migre jusqu'au tiers externe de la trompe, où il rencontre le spermatozoïde fécondant. L'œuf ainsi créé poursuit sa progression jusqu'à la cavité utérine, où il s'implante au bout de 6 jours (phénomène appelé nidation).

Fécondation in vitro (F.I.V.)

*Méthode de procréation médicalement assistée consistant à prélever un **ovule**, à le féconder artificiellement en laboratoire puis à l'implanter dans l'utérus de la patiente.*

■ Cette technique complexe de traitement de la **stérilité** n'est pratiquée que dans des centres spécialisés et accrédités, et est le plus souvent l'aboutissement d'une prise en charge longue et astreignante. Elle consiste à stimuler l'**ovulation** par des injections répétées d'hormones jusqu'à obtenir la maturation de plusieurs follicules (cavités de l'ovaire dans lesquelles se développe un ovule) ; cette première phase est surveillée par des dosages hormonaux ainsi que par **échographie**.

Lorsque la maturation est satisfaisante, on déclenche artificiellement l'ovulation par une injection intramusculaire d'hormone chorionique gonadotrophique. 48 heures après, les ovules sont prélevés par ponction, le plus souvent par voie endovaginale et sous contrôle échographique. De son côté, le sperme a été recueilli par masturbation. Au laboratoire, les cellules sexuelles (ovules et spermatozoïdes) sont isolées et fécondées. Au bout de 48 heures, les embryons (constitués à ce stade de 2 à 4 cellules) résultant de la fécondation peuvent être implantés dans la cavité utérine par voie vaginale. On administre alors à la patiente de la progestérone pour favoriser leur implantation dans l'utérus. Les chances de grossesse augmentent avec le nombre d'embryons réimplantés, mais le risque de grossesse multiple et les complications que cela sous-entend incitent à limiter la réimplantation à deux ou trois embryons.

Le taux de réussite de cette technique se situe entre 25 et 30 %. Les embryons qui n'auraient pas été utilisés peuvent être congelés afin de servir pour d'éventuelles réimplantations ultérieures.

Fer
VOIR : ANÉMIE, SUPPLÉMENTATION PENDANT LA GROSSESSE.

Fibres
VOIR : ALIMENTATION PENDANT LA GROSSESSE, CONSTIPATION.

Fièvre
Température du corps supérieure à 38° Celsius. On parle aussi d'hyperthermie.

■ Pour être précise, la mesure de la température du corps doit être mesurée par un thermomètre introduit dans le rectum, et non sous l'aisselle ou dans la bouche.

La fièvre n'est pas une maladie en soi, mais le symptôme d'une affection dont il faut rechercher la cause ; chez les femmes enceintes, on recherche avant tout une infection urinaire ou une listériose, affections susceptibles d'avoir de graves retentissements sur la grossesse et qui peuvent être combattues par des antibiotiques.

Par ailleurs, la fièvre peut avoir un retentissement sur le fœtus si elle persiste ou est très élevée. Elle peut notamment entraîner une tachycardie du fœtus, et augmente le risque de fausse couche et de prématurité. Il est donc conseillé aux femmes enceintes, en cas de fièvre, de consulter leur médecin ou au moins de prendre son avis éclairé. En effet, seul le praticien saura estimer le degré d'urgence et prendre les mesures nécessaires.

Fœtoscopie
Examen pratiqué chez la femme enceinte, permettant, à l'aide d'une fibre optique introduite dans l'utérus, de visualiser le fœtus. Cet examen a été en grande partie supplanté par l'échographie et n'a plus aujourd'hui que de très rares indications.

■ Les seules indications de la fœtoscopie sont actuellement certaines interventions chirurgicales, rares, réalisées sur le fœtus à l'intérieur de l'utérus, ou le diagnostic de maladies héréditaires de la peau nécessitant une biopsie (prélèvement de tissu) cutanée. On lui préfère dans tous les cas où cela est possible l'échographie, et particulièrement l'échographie en trois dimensions, technique non invasive qui permet une visualisation des malformations congénitales de la face ainsi que des extrémités.

Fœtus
On appelle ainsi le futur bébé depuis le 3e mois de grossesse (10e semaine d'aménorrhée) jusqu'à sa naissance.

■ Ce stade de développement fait suite à celui de l'embryon. Au début du stade fœtal, tous les organes du futur bébé sont déjà présents ; les mois qui vont s'écouler jusqu'au terme seront surtout une période de maturation et de croissance.

■ **3e mois.** Le foie du futur bébé se développe beaucoup, son intestin s'allonge, ses reins fonctionnent et ses urines commencent à se déverser dans le liquide amniotique. Le visage se modèle : ses lèvres se dessinent, les yeux se rapprochent peu à peu du centre de la face. Les premiers os se forment. À la fin du 3e mois, le fœtus mesure 12 cm et pèse 65 g.

■ **4e mois.** Le fœtus ouvre et ferme ses poings. Il semble que le goût se développe précocement, que le fœtus avale le liquide amniotique et perçoive certaines saveurs. Le toucher se développe également tôt, et le fœtus sent quand on le touche à travers le ventre maternel ; cette perception est exploitée par l'haptonomie. Les premiers cheveux commencent à apparaître. À la fin du 4e mois, le fœtus pèse environ 250 g et mesure 20 cm.

■ **5e mois.** La multiplication des cellules nerveuses s'achève. Les mouvements du fœtus sont perçus par la mère. Il commence à être recouvert par un duvet appelé lanugo. Ses ongles poussent. À la fin du 5e mois, il pèse 650 g et mesure 30 cm.

■ **6e mois.** Le fœtus bouge beaucoup et ses périodes d'activité alternent avec des périodes de sommeil ; il commence à réagir aux bruits extérieurs. Il mesure 37 cm et pèse 1 kg.

■ **7e mois.** Ses yeux peuvent s'ouvrir ; la vue existe potentiellement, le fœtus pouvant réagir à une violente lumière dirigée vers sa tête à travers l'abdomen maternel. Il mesure 42 cm et pèse 1 500 g.

■ **8e mois.** Le fœtus se place le plus souvent la tête en bas, dans la position qu'il aura lors de l'accouchement. Le lanugo tombe peu à peu et est remplacé par un enduit protecteur graisseux et blanchâtre, le vernix. À la fin du 8e mois, le fœtus mesure 47 cm et pèse 2,5 kg.

■ **9e mois.** Ses poumons sont prêts à fonctionner. Le vernix se détache et flotte dans le liquide amniotique. Les os du crâne ne sont pas encore soudés ; les espaces qui les séparent, les fontanelles, ne s'ossifieront qu'après la naissance.

À terme, le fœtus mesure 50 cm et pèse en moyenne 3,2 kg. Tous ses organes ne sont pas matures, en particulier le cerveau, qui poursuivra son développement pendant plusieurs années.

Forceps
VOIR : EXTRACTION INSTRUMENTALE.

Gène
Chacun des segments de la molécule d'A.D.N. qui détermine l'expression d'un

caractère (couleur des cheveux ou des yeux, par exemple).

■ La molécule d'A.D.N. contenue dans chacune de nos cellules comprend environ 100 000 gènes différents. Chaque gène est situé à un endroit bien spécifique des **chromosomes**, appelé locus. Le rôle des gènes est de conditionner la synthèse d'une ou de plusieurs protéines, donc la manifestation et la transmission d'un caractère héréditaire déterminé.

Génétique

La génétique est la science de l'hérédité. Née au milieu du XIXe siècle, elle connaît depuis plusieurs années un remarquable essor et constitue un formidable espoir de dépistage et de guérison des maladies génétiques.

■ Depuis les années 1970, le développement des techniques de biologie moléculaire permet d'étudier dans le détail la molécule d'A.D.N., qui constitue les **gènes**. L'ensemble de ces techniques, appelé génétique moléculaire, permet actuellement, pour certaines maladies dont le gène a été isolé, de proposer aux couples concernés la recherche, chez le fœtus, d'une anomalie génétique (**diagnostic prénatal**).

Les progrès de la génétique moléculaire laissent espérer que l'on aura un jour isolé la totalité des gènes responsables des maladies génétiques. On pourra alors réaliser le diagnostic prénatal de toutes ces maladies et, peut-être, envisager leur guérison définitive en remplaçant dans chaque cellule le gène altéré par sa copie normale.
VOIR : CONSEIL GÉNÉTIQUE, GÉNIE GÉNÉTIQUE.

Génie génétique

Le génie génétique est la branche de la biologie qui étudie les gènes et les chromosomes. C'est grâce à lui que les gènes, leurs structures et leurs anomalies dans certaines maladies héréditaires ou d'origine génétique ont pu être identifiés.

■ Les techniques de manipulation des gènes et des chromosomes ont permis d'élaborer certaines applications médicales.

■ **Hormones de synthèse.** À ce jour, la principale application médicale du génie génétique est la production d'hormones humaines (insuline, autrefois d'origine animale, destinée aux diabétiques ; hormone de croissance, utilisée pour traiter certains retards de croissance) et de protéines utiles dans certaines maladies, par exemple le facteur VIII administré aux hémophiles.

■ **Vaccins.** Le génie génétique a permis de supprimer le risque de « maladie vaccinale », en fabriquant les parties du virus qui entraînent la réaction immunologique, mais sont incapables de transmettre la maladie.

Le génie génétique permettra peut-être, dans les années à venir, de corriger certaines anomalies des gènes humains. Mais les problèmes sont multiples, tant sur le plan technique que sur le plan éthique.
VOIR : CARYOTYPE, TRANSMISSION GÉNÉTIQUE.

Glucides

Un glucide, ou sucre, est une substance composée de carbone, d'hydrogène et d'oxygène. On le trouve essentiellement dans les végétaux. Les glucides sont, avec les lipides et les protéines, les trois éléments essentiels apportés par l'alimentation.

■ Les besoins en glucides d'un adulte sont d'environ 5 grammes par kilo de poids et par jour ; ils doivent représenter de 50 à 55 % de la ration calorique quotidienne. Il existe deux types de glucides : les glucides simples, appelés aussi sucres rapides, qui ont un goût sucré, et sont surtout abondants dans les fruits, les confitures, les bonbons, les pâtisseries, etc. ; les glucides complexes, ou sucres lents, essentiellement représentés par l'amidon (constituant principal des féculents, des racines et des tuber-

cules) et le glycogène (présent dans le foie des animaux). Il est conseillé, pour avoir une alimentation équilibrée, d'apporter à l'organisme une ration composée pour un tiers de glucides simples et pour deux tiers de glucides complexes.

Glycémie

Taux de sucre (glucose) dans le sang.

■ La régulation du taux sanguin est assurée grâce à un équilibre entre différentes hormones, dont l'insuline, qui diminue la glycémie. Cette régulation permet de maintenir un taux constant de sucre dans le sang malgré les variations des apports extérieurs (alimentation) et de la consommation (effort physique, par exemple). Lorsque le taux de glucose s'effondre, on parle d'hypoglycémie, et, dans le cas contraire, d'hyperglycémie. L'hyperglycémie est caractéristique du **diabète**.

Chez les femmes enceintes, un examen est prescrit afin de dépister un éventuel diabète gestationnel : c'est le dosage de la glycémie, réalisé en laboratoire à partir de deux échantillons de sang, le premier prélevé à jeun et le second après ingestion d'une quantité donnée de sucre. Les valeurs normales de cet examen sont inférieures à 1 g/l à jeun et à 1,45 g/l deux heures plus tard.

Chez les femmes enceintes diabétiques, une surveillance régulière de la glycémie est nécessaire. Elle est prise en charge par les patientes elles-mêmes, et consiste à prélever une goutte de sang au bout du doigt et à la mettre en contact avec une bandelette réactive introduite dans un lecteur qui affiche la glycémie. Cet examen peut être répété plusieurs fois par jour si nécessaire.

Grossesse extra-utérine

Après sa fécondation, l'œuf continue sa migration avant de s'implanter dans l'utérus au 6e jour. L'implantation peut être anormale, et s'effectuer en de-

hors de la cavité utérine : c'est *une grossesse extra-utérine, ou grossesse ectopique. La fréquence des grossesses extra-utérines est d'environ 2 %.*

■ En cas de grossesse extra-utérine, l'implantation a lieu le plus souvent au niveau d'une des trompes de Fallope (96 % des cas).

Les facteurs de risque exposant à une grossesse extra-utérine sont notamment les infections des trompes de Fallope (salpingite), multipliant le risque par 6, le tabagisme (x 5), les interventions chirurgicales sur les trompes, la **procréation médicalement assistée** (x 2), l'endométriose (présence de fragments de la muqueuse de l'utérus en dehors de leur localisation normale). Les grossesses extra-utérines sont en progression dans les pays industrialisés, en raison de l'augmentation des maladies sexuellement transmissibles et du recours plus fréquent à la procréation médicalement assistée.

Une grossesse extra-utérine se manifeste le plus souvent par des douleurs localisées dans le **petit bassin** et par des **métrorragies** (saignements survenant en dehors des règles). Le diagnostic repose sur l'examen clinique, le dosage sanguin du taux de l'**hormone de grossesse** et l'**échographie**.

La grossesse extra-utérine est une urgence nécessitant une prise en charge adaptée. Le danger réside dans le risque d'hémorragie par rupture de vaisseaux sous l'effet de la croissance de la grossesse : l'organe au sein duquel se développe l'embryon est inadapté, inextensible, et finit par se rompre, entraînant une hémorragie interne qui peut être fatale.

Le traitement est, selon le cas, chirurgical ou médical. Le traitement chirurgical (ouverture de la trompe pour en retirer l'œuf ou, dans les cas les plus graves, ablation de la trompe) est le plus souvent réalisé lors d'une cœlioscopie. Le traitement médical, possible dans certains cas, fait appel à un médicament chimiotoxique, le mé-

thotrexate ; ce traitement, qui agit sur les cellules à division rapide, permet la régression et la disparition de la grossesse. Certaines grossesses extra-utérines disparaissent spontanément par un phénomène de fausse couche.

Grossesse multiple

Développement simultané de plusieurs embryons dans l'utérus. Le terme de grossesse multiple désigne les jumeaux mais aussi les triplés (3 fœtus), les quadruplés (4), etc. Le nombre de ces grossesses, fréquentes en Europe (1 grossesse sur 89), a littéralement explosé sous l'influence de la procréation médicalement assistée.

■ Les facteurs favorisant les grossesses multiples sont le recours à la stimulation ovarienne (administration de médicaments favorisant la maturation d'ovules par les ovaires) et les antécédents de grossesses multiples dans la famille.

Les grossesses multiples comportent davantage de risque que les autres : risque accru de **fausse couche**, de **prématurité**, d'**éclampsie**, enfants de petit poids à la naissance, etc. Par ailleurs, au-delà de deux fœtus elles peuvent être socialement difficiles à supporter. Le haut risque et les difficultés engendrées par la prise en charge des bébés après la naissance, les conflits sociaux et familiaux générés font que l'on propose dans certains cas (femmes attendant 4 enfants et plus) aux parents, en début de grossesse, la réduction médicale du nombre d'embryons.

Une grossesse multiple exige une prise en charge précoce (possible grâce à l'**échographie**) et adaptée, une surveillance accrue, du repos et un arrêt de l'activité physique précoce. Dans de nombreux cas, et pour éviter tout accident à la naissance, il est proposé de déclencher l'accouchement peu avant le terme. En revanche, les **jumeaux** peuvent parfaitement naître par les voies naturelles.

Groupes sanguins

Le sang est composé d'une partie liquide, le plasma, et de cellules. Il existe à la surface de ces cellules des substances appelées antigènes, dont le rôle est de réagir quand des éléments étrangers sont introduits dans l'organisme, en formant des anticorps (réaction immunitaire). Il existe de nombreuses variétés d'antigènes (une vingtaine pour les seuls globules rouges). Or, tout le monde n'a pas exactement le même sang : ces antigènes diffèrent d'une personne à une autre. Les différents antigènes appartenant à une même variété constituent ce que l'on appelle un groupe sanguin.

■ Les groupes sanguins devant impérativement être respectés en cas de transfusion (leur non-respect pouvant entraîner de très graves affections chez le transfusé) sont le système ABO et, dans une moindre mesure, le système Rhésus.

Le système ABO comprend 3 antigènes présents à la surface des globules rouges : A, B et AB ; certaines personnes ne sont porteuses d'aucun de ces antigènes : elles appartiennent au groupe O. Les personnes dont le sang appartient au groupe AB peuvent recevoir du sang de tous les autres groupes ; elles sont dites « receveurs universels » ; en revanche, les personnes du groupe O ne peuvent recevoir que du sang de même groupe, mais elles peuvent donner leur sang à des personnes appartenant aux autres groupes : elles sont dites « donneurs universels ».

Le système Rhésus comprend cinq principaux antigènes : D, C et c, E et e. Les sujets qui possèdent l'antigène D sont dits Rhésus positif (Rh+) ; en son absence, on parle de Rhésus négatif (Rh-).

VOIR : INCOMPATIBILITÉ RHÉSUS, MALADIE HÉMOLYTIQUE DU NOUVEAU-NÉ.

H

Haptonomie

L'haptonomie est la science de la vie affective qui étudie les phénomènes propres aux contacts dans les relations humaines.

■ Dans son application à l'accompagnement des parents et de leur(s) enfant(s), l'*haptonomie* permet d'établir des relations affectives avec le bébé dans le giron maternel, grâce à un contact tactile spécifique.

Les séances sont dirigées par une **sage-femme** ou par un **obstétricien** formés par le Centre International de Recherche et de Développement de l'Haptonomie (C.I.R.D.H.). Elles débutent aux alentours du 5e mois de grossesse, à partir du moment où la mère perçoit les mouvements du bébé. Leur rythme est d'environ une fois toutes les trois semaines.

L'haptonomie n'est pas limitée à la **préparation de l'accouchement**. Elle permet cependant de mieux appréhender la douleur des **contractions** et de l'accouchement, en maintenant le contact affectif avec le bébé. En outre, elle sollicite la participation active du père tout au long de la grossesse.

Hauteur utérine

*C'est l'un des examens cliniques pratiqués chez la femme enceinte. Il consiste à mesurer en centimètres, à l'aide d'un mètre ruban, la distance qui va du bord supérieur du pubis jusqu'au fond de l'**utérus**. La hauteur utérine permet de vérifier que le **fœtus** se développe normalement en poids et en taille.*

■ La valeur de la hauteur utérine croît à mesure de l'avancée de la grossesse. Grossièrement, elle est égale, jusqu'au 7e mois, au nombre de mois de grossesse multiplié par 4, puis elle augmente de 2 cm par mois les deux derniers mois, jusqu'à atteindre 32 cm.

Cette mesure permet d'évaluer la taille du fœtus et la quantité de liquide amniotique. Toutefois, elle peut être faussée par différents facteurs tels que l'obésité, la présence de fibromes dans l'utérus, une grossesse gemellaire…
VOIR : CROISSANCE DU FŒTUS.

Hématome rétroplacentaire

*Brusque décollement du **placenta** par une collection de sang, ou hématome. Cet accident grave mais rare touche essentiellement les femmes atteintes d'une maladie hypertensive de la grossesse, la **prééclampsie**. Il s'agit d'une urgence médicale, qui met en jeu la vie de l'enfant et comporte des risques de complications majeures pour la mère.*

■ Outre la prééclampsie, certains facteurs de risques peuvent être à l'origine d'un hématome rétroplacentaire, comme un traumatisme abdominal important (accident de voiture…). Parfois, le décollement survient de manière inopinée sans aucun signe avant-coureur.

Cet accident survient généralement au cours du 3e trimestre de grossesse ou lors de l'accouchement. Il se traduit par des pertes de sang noir, par une contraction prolongée et douloureuse de l'utérus et, dans les formes les plus graves, par une altération rapide de l'état général avec malaise, baisse de tension, angoisse. Les complications à craindre sont, pour la mère, une hémorragie importante associée à des troubles de la coagulation du sang, ce qui peut nécessiter des transfusions massives, voire une ablation de l'utérus. Par ailleurs, le décollement du placenta par le caillot de sang prive le fœtus de tout apport de sang, ce qui met directement sa vie en danger. S'il est vivant, une **césarienne** en urgence est généralement nécessaire pour le sauver. Dans le cas contraire, l'évacuation de l'enfant est réalisée par les voies naturelles si l'état de la mère le permet.

Le risque de récidive d'un tel accident est d'environ 10 %, ce qui justifie une surveillance accrue de toute grossesse ultérieure : une hospitalisation prolongée peut être nécessaire, ainsi qu'un **déclenchement de l'accouchement** dès que le fœtus est arrivé à un stade suffisant de maturité.

Hémorroïdes

*Les hémorroïdes, varices des veines situées autour de l'anus, sont une affection très fréquente au cours de la grossesse et des **suites de couches**. Bénignes mais parfois très gênantes, voire douloureuses, elles peuvent être combattues en respectant quelques règles simples d'hygiène alimentaire.*

■ Plusieurs facteurs concourent à l'apparition d'hémorroïdes pendant la grossesse : les modifications hormonales, responsables d'une dilatation des veines, la **constipation**, très fréquente durant cette période et, enfin, l'importante pression exercée par le bébé à l'intérieur de l'abdomen.

Les hémorroïdes peuvent être externes (elles font saillie au niveau de l'anus) ou internes (elles sont situées dans le canal anal). Les symptômes évoluent souvent par poussées. Ils vont d'une simple pesanteur ressentie au niveau de l'anus et accompagnée de démangeaisons à une douleur intense provoquée par la formation d'un caillot dans la veine (thrombose) ou par l'extériorisation de l'hémorroïde (prolapsus). Des hémorroïdes peuvent également être accompagnées de saignements peu abondants (rectorragies) lors de l'émission des selles. Au cours de l'accouchement, il est très fréquent que se créent ou s'aggravent des hémorroïdes préexistantes, et qu'elles s'associent à une thrombose dans les suites de couches.

Le traitement des hémorroïdes repose sur des règles d'hygiène et de diététique (suppression des aliments épicés, des boissons alcoolisées, ingestion d'aliments favorisant le transit) et éventuellement sur le traitement d'une constipation. Des soins locaux (pommades et suppositoires) peuvent atténuer

la douleur ; ils sont éventuellement associés à des toniques veineux administrés par voie orale. Le traitement par sclérose ou l'ablation chirurgicale des hémorroïdes sont contre-indiqués pendant la grossesse. Une telle solution est à envisager en cas de gêne persistant au-delà de trois mois après l'accouchement. En revanche, le traitement chirurgical d'une thrombose hémorroïdaire peut être pratiqué sous anesthésie locale même pendant la grossesse.
VOIR : ALIMENTATION PENDANT LA GROSSESSE.

Hépatite virale
Infection du foie d'origine virale. Il existe plusieurs types d'hépatite, provoqués par des virus différents : virus de l'hépatite A, B, C, D, E, les trois premiers étant les plus répandus. Il existe des vaccins contre les hépatites A et B ; ils ne sont pas contre-indiqués pendant la grossesse.

■ La maladie se présente sous la même forme quel que soit le virus. Elle peut passer totalement inaperçue, ou se manifester par une fatigue, des nausées, des douleurs articulaires, des démangeaisons sur le corps, associées ou non à un ictère (coloration jaune de la peau et des muqueuses).

■ **L'hépatite A.** C'est une maladie bénigne, qui s'attrape en ingérant de l'eau ou des aliments souillés (légumes, fruits de mer). Elle ne comporte aucun risque pour le fœtus, même si la mère la contracte pendant sa grossesse.

■ **L'hépatite B.** Plus grave que la précédente, elle s'attrape par voie sanguine (utilisation de seringues souillées, par exemple) ou lors de rapports sexuels non protégés. Dans environ 10 % des cas, elle peut devenir chronique ; or, 20 % des cas d'hépatite chronique évoluent en une lente mais grave dégénérescence du foie, la cirrhose, pouvant évoluer à son tour en cancer du foie. Par ailleurs, une femme enceinte porteuse du virus de l'hépatite B risque de le transmettre à son enfant lors de l'accouchement ou de l'allaitement. C'est pourquoi un dépistage de l'hépatite B est obligatoire au 6e mois de la grossesse. Si le test est positif, le bébé sera vacciné à la naissance, ce qui le protégera d'une éventuelle contamination ; une fois vacciné, le bébé pourra être nourri par sa mère.

■ **L'hépatite C.** Elle s'attrape essentiellement par voie sanguine ; il existerait un risque de transmission par voie sexuelle et lors de la grossesse, mais il est encore mal évalué. Cette forme d'hépatite comporte un risque important de passage à la chronicité, de l'ordre de 50 %. Il n'existe pas de moyen de prévention pour prémunir un fœtus contre la maladie si sa mère est porteuse du virus, ni de vaccination. En cas d'exposition au virus pendant la grossesse, le bébé est soumis à sa naissance à une surveillance médicale stricte. L'allaitement maternel ne semble pas contre-indiqué.

Herpès génital
L'herpès génital est une maladie sexuellement transmissible (M.S.T.), due au virus Herpes simplex, qui touche principalement les adultes, et se manifeste par une éruption douloureuse sur les organes génitaux. Il existe un risque potentiel de transmission de cette maladie au nouveau-né, essentiellement lors de l'accouchement.

■ Les femmes enceintes atteintes d'herpès génital doivent être très bien suivies médicalement. En effet, en cas de poussée d'herpès, il existe un risque important de contamination de la mère à son enfant, par voie sanguine en cas de primo-infection herpétique, ou par les voies génitales en cas de réactivation de la maladie au cours de la grossesse. Dans ce cas, le bébé est le plus souvent contaminé lors de l'accouchement, mais peut aussi l'être avant la naissance : normalement, le fœtus est protégé par les membranes, qui l'isolent complètement, mais il n'est pas rare que celles-ci se fissurent en fin de grossesse, ne remplissant plus alors leur rôle de barrière de protection.

Cette contamination exposerait le nouveau-né à de graves complications. Aussi, il est important de signaler la moindre gêne (démangeaison ou brûlure ressentie au niveau de la vulve ou du vagin) à votre gynécologue, même si vous ne pensez pas être atteinte d'herpès génital.

Le dépistage en fin de grossesse (par prélèvements vaginaux), le traitement local ou (plus rarement) général de la mère, la décision de pratiquer une césarienne et le traitement du nouveau-né sont discutés au sein de l'équipe obstétrico-pédiatrique avant l'accouchement.

Homéopathie
Le traitement homéopathique consiste à administrer au malade, sous une forme très diluée, une substance dont on pense qu'elle est capable de produire des troubles identiques aux troubles que le malade présente.

■ L'homéopathie vise à stimuler les réactions de défense de l'organisme. Le principe de base consiste à diminuer la quantité de substance médicamenteuse jusqu'à des doses infinitésimales. Les remèdes homéopathiques se présentent sous la forme soit de granules, soit de globules, à placer sous la langue.

Pendant la grossesse, certaines thérapeutiques homéopathiques peuvent être prescrites pour traiter les petits maux tels que les **nausées**, les troubles du sommeil, l'anxiété. Au moment de la naissance, certains traitements seraient susceptibles d'assouplir le **col de l'utérus** et ainsi d'aider le **travail**.

Hoquet du fœtus
Mouvements rythmés de tout le corps du fœtus. Ces mouvements, qui sont ressentis par la future mère, peuvent avoir une durée variable (de une minute à une demi-heure environ).

■ De tels mouvements surviennent vers la fin du 2e trimestre et au 3e trimestre de la grossesse. Ils ne doivent pas inquiéter la future maman : ils sont parfaitement normaux, et probablement en rapport avec le fait que l'estomac du fœtus est temporairement plein de liquide amniotique. Ces hoquets à répétition ont tendance à se poursuivre après la naissance jusqu'à la fin du premier mois, notamment après les biberons (le bébé absorbe plus d'air lorsqu'il est nourri au biberon que lorsqu'il tète sa mère). Ils disparaissent généralement quand l'enfant se remet à téter.

Hormone de grossesse

Lorsqu'une femme est enceinte, son organisme se met immédiatement à fabriquer une hormone spécifique, appelée hormone gonadotrope chorionique (hCG). Cette hormone commence à être sécrétée une dizaine de jours après la fécondation, d'abord par le trophoblaste puis par le placenta.

■ Il existe en fait deux types d'hormone gonadotrope, respectivement appelées alpha et bêta. C'est la seconde (bêta hCG) qui est recherchée par les tests de grossesse.

La bêta hCG est détectable dans le sang dès le 9e jour après la fécondation, donc avant le retard de règle. Elle est également excrétée dans les urines : un test urinaire de grossesse (recherche de cette hormone dans les urines) est possible dès l'apparition d'un retard de règles. Sa concentration augmente rapidement dans le sang et double toutes les 48 heures, pour atteindre un maximum entre la 10e et la 12e semaine de grossesse. Ensuite, son taux baisse et se stabilise jusqu'à la naissance du bébé. Elle a totalement disparu du sang de la mère une semaine après l'accouchement.

Hydramnios

Excès de liquide amniotique. Le principal risque de l'hydramnios, qui peut être dépisté lors d'un examen clinique ou d'une

échographie, est de provoquer un accouchement prématuré. Cette anomalie rend donc nécessaire une surveillance accrue de la grossesse.

■ Le plus souvent, l'hydramnios se déclare très progressivement au cours de la seconde moitié de la grossesse. Il se manifeste par un excès du volume de l'utérus, une tension douloureuse de l'abdomen et une gêne respiratoire.

La cause n'est pas toujours retrouvée ; elle peut être liée à la mère (diabète gestationnel, grossesse multiple) ou au fœtus (déglutition perturbée par une malformation, hernie ou rétrécissement localisé dans l'appareil digestif...).

Outre une plus grande surveillance de la grossesse (mesure régulière de la hauteur utérine et du périmètre ombilical, échographie), le traitement repose sur le repos et, dans certains cas, sur des ponctions de liquide amniotique.

Hypertension artérielle

Élévation anormale de la pression artérielle, qu'elle soit ou non permanente. Pendant la grossesse, on considère comme anormale une pression artérielle égale ou supérieure à 14/9 au repos.

■ Deux cas sont à distinguer : l'hypertension préexistante à la grossesse et celle qui apparaît durant la grossesse (hypertension dite gravidique). Dans le premier cas, l'hypertension évolue indépendamment de la grossesse ; le médecin s'attachera surtout à la stabiliser par des médicaments sans danger pour le développement du fœtus, sans tenter nécessairement de la faire baisser au-dessous de 14/9.

Dans le second cas, l'hypertension est une maladie induite par la grossesse. Elle est liée à une anomalie du placenta qui se traduit par un apport sanguin insuffisant au fœtus, et constitue un phénomène compensatoire destiné à augmenter le débit sanguin placentaire. Le plus souvent, l'hypertension gravidique se manifeste

au 3e trimestre de la grossesse dans le cadre d'une prééclampsie : elle s'associe à une albuminurie (perte d'albumine dans les urines) et à des œdèmes des membres inférieurs, qui se traduisent par un gonflement des jambes aggravé par la station debout et par une prise de poids rapide. Dans ce cas, le traitement vise à ne pas faire chuter la tension maternelle de façon trop importante, pour ne pas entraîner un retentissement sur le fœtus, mais à la contrôler pour prévenir d'éventuelles complications chez la mère.

Hypotension orthostatique

Baisse brutale de la tension artérielle lors du passage de la position allongée à la position debout. Ce phénomène, très courant au cours de la grossesse, est sans gravité et ne nécessite aucun traitement.

■ Une hypotension orthostatique se traduit par une sensation passagère de malaise, associée à un bref obscurcissement de la vision, à un étourdissement et, éventuellement, à une brève perte de connaissance (syncope).

La tension artérielle est plus basse chez les femmes enceintes que chez les autres femmes, et les modifications hormonales de la grossesse sont responsables d'une importante dilatation des vaisseaux sanguins dans la partie inférieure du corps. Cela explique la fréquence du phénomène d'hypotension orthostatique chez les femmes enceintes.

Si vous souffrez de ce phénomène et qu'il se répète, il vous sera simplement conseillé de prendre certaines précautions pour éviter une chute : vous lever progressivement et, si vous souffrez de varices importantes, porter des bas de contention (bas à varices).

Hypotrophie :

VOIR : RETARD DE CROISSANCE INTRA-UTÉRIN.

I J K L

Ictère du nouveau-né

Dans les jours qui suivent la naissance, la peau ou le blanc des yeux du nouveau-né peuvent prendre une couleur jaune ou orangée.

■ Le plus souvent, il s'agit d'un ictère simple, transitoire et sans gravité. Mais l'ictère du nouveau-né peut aussi traduire une incompatibilité sanguine entre le fœtus et sa mère ou révéler un problème plus général. L'examen de l'enfant et des analyses sanguines permettent d'en déterminer les causes.

■ **L'ictère simple.** Le plus souvent, l'ictère est isolé, sans fièvre ni troubles digestifs. Les selles ont une couleur normale. L'examen du bébé ne révèle aucune anomalie. Cet ictère simple du nouveau-né se produit fréquemment chez les **prématurés**.

C'est l'augmentation du taux sanguin de bilirubine qui provoque cette couleur orangée de la peau. La bilirubine est un pigment biliaire qui provient de la dégradation normale de l'hémoglobine, du fait du renouvellement des globules rouges ; elle subit une transformation chimique au niveau du foie avant d'être éliminée dans le tube digestif. Parfois, cette transformation n'est pas assez efficace dans les heures qui suivent la naissance ; ce défaut se corrige rapidement, et l'ictère disparaît vite. Quelques séances de **photothérapie** diminuent son intensité.

■ **L'ictère au lait de mère.** Lorsque l'ictère persiste au-delà d'une semaine, d'autres affections peuvent être en cause. En cas d'allaitement maternel, il arrive que le lait de la mère contienne une substance qui diminue l'activité de l'enzyme du foie permettant l'élimination de la bilirubine. Si l'examen du bébé est normal et si

le fait de chauffer le lait à 57 °C pendant une dizaine de minutes entraîne une diminution de l'ictère, celui-ci est alors bénin et l'allaitement maternel peut être poursuivi. Sinon, d'autres causes devront être recherchées.

Incompatibilité Rhésus

Antagonisme entre le sang de la femme enceinte et celui de son fœtus. Il survient lorsque le sang de la mère appartient au groupe Rhésus négatif et celui de l'enfant au groupe Rhésus positif, et peut entraîner chez le bébé une grave forme d'anémie appelée maladie hémolytique du nouveau-né. Aujourd'hui, grâce aux examens sanguins obligatoires auxquels sont soumises les femmes enceintes, les conséquences graves de cette affection sont devenues exceptionnelles.

■ Les **groupes sanguins** les plus importants sont le système ABO et le système Rhésus. Ce dernier doit son nom à un singe d'Asie, *Macacus rhesus*, qui servit d'animal de recherche à la fin des années 1930. Il comprend cinq principaux antigènes, dont le D. Les personnes qui possèdent l'antigène D sont dites Rhésus positif (Rh+) ; en son absence, on parle de Rhésus négatif (Rh–).

Lorsqu'une femme Rh– est enceinte d'un enfant Rh+, le contact de son sang avec celui de l'enfant qu'elle porte entraîne chez elle la formation d'anticorps anti-Rhésus. Ce contact ne survient habituellement que lors de l'accouchement. Mais si cette femme attend un deuxième enfant Rh+, ses anticorps anti-Rhésus risquent de détruire les globules rouges du fœtus, exposant celui-ci à la maladie hémolytique du nouveau-né.

La prévention de cette affection repose sur différentes précautions : respect de la compatibilité des groupes sanguins donneur-receveur en cas de transfusion chez une femme en âge de procréer, injection aux femmes Rh– d'anticorps appelés gammaglobulines à

chaque fois qu'un contact entre le sang fœtal et maternel peut être soupçonné : accouchement, fausse couche, amniocentèse, traumatisme abdominal...

La surveillance des femmes enceintes passe par la confirmation de leur groupe sanguin ainsi que de celui du père de l'enfant. En effet, pour être Rh+, un fœtus issu d'une mère Rh– doit forcément avoir un père Rh+. L'apparition d'anticorps est surveillée par un examen réalisé sur un prélèvement sanguin, appelé recherche d'agglutinines irrégulières. Cet examen est obligatoirement pratiqué en début de grossesse, à six mois de grossesse (28 semaines d'aménorrhée), enfin une fois par mois au cours du dernier trimestre de la grossesse.

Incontinence urinaire

Pertes d'urine involontaires, survenant généralement lors d'un effort (marche, toux, éternuement). Fréquente en fin de grossesse et après un accouchement, l'incontinence urinaire peut persister après la naissance du bébé et se révéler très invalidante. Il est donc très important d'effectuer la rééducation du périnée qui vous sera proposée après votre accouchement, car cette méthode permet de traiter ou de prévenir une incontinence urinaire.

■ Certaines femmes sont particulièrement exposées à l'incontinence urinaire après leur accouchement : patientes ayant certaines spécificités anatomiques (mauvaise qualité des tissus du **périnée**, par exemple), ayant accouché d'un bébé très gros (supérieur à 4 kg) ou ayant eu un accouchement difficile avec **extraction instrumentale** ou déchirure du périnée ; l'**épisiotomie** pratiquée tôt lors de l'accouchement diminuerait le risque d'incontinence urinaire.

La prévention de l'incontinence repose sur la pratique d'une rééducation précoce du périnée. Si les fuites d'urine persistent après

10 à 20 séances et au-delà de 6 mois, une prise en charge plus spécialisée doit être envisagée avec votre obstétricien. Dans certains cas, une intervention chirurgicale peut être nécessaire.

Infections urinaires :

VOIR : CYSTITE, PYÉLONÉPHRITE.

Infections vaginales :

VOIR : LEUCORRHÉE.

Insémination artificielle :

VOIR : PROCRÉATION MÉDICALEMENT ASSISTÉE, STÉRILITÉ.

Insomnies

Troubles du sommeil se manifestant par des réveils pendant la nuit ou par une difficulté à s'endormir. Il s'agit d'un trouble relativement fréquent chez les femmes enceintes, surtout au cours du premier trimestre et en fin de grossesse.

■ **L'insomnie au début de la grossesse.** Au cours du premier trimestre, les nuits peuvent être agitées et entrecoupées de réveils multiples. Ces phénomènes sont parfaitement normaux, et en grande partie dus à l'anxiété et à l'adaptation psychologique à la grossesse. Si cela vous est possible, récupérez le sommeil en retard en faisant une sieste dans la journée, sans toutefois entrer dans un cycle qui inverserait le jour et la nuit.

■ **L'insomnie en fin de grossesse.** C'est en fin de grossesse que les insomnies sont les plus fréquentes. Elles ont de multiples causes : envies fréquentes d'uriner responsables de levers nombreux, mouvements actifs et amples du bébé, éventuellement douloureux, provoquant le réveil, **crampes** nocturnes, difficulté à trouver une position confortable associée à un **mal de dos**, malaise en position sur le dos, cauchemars. Ces troubles du sommeil n'ont aucune incidence sur l'enfant, qui vit à son propre rythme.

Évitez de vivre ces insomnies comme une véritable maladie. Le sommeil agité de la nuit pourra être récupéré par des siestes dans la journée ; une bonne position sur le côté droit ou gauche avec un coussin étroit entre les jambes peut favoriser l'endormissement ; la pratique de la relaxation lors des cours de **préparation à l'accouchement** et enfin la prescription de certains sédatifs légers peuvent aussi s'avérer efficaces. La prescription de tranquillisants ou de somnifères doit être réservée à des cas très particuliers, car ils ne sont pas dénués de risques à proximité de l'accouchement.

Interruption médicale de grossesse (I.M.G.)

Lorsque la grossesse met en jeu la santé de la mère, ou que le fœtus qu'elle porte souffre d'une affection grave et incurable, un avortement peut être provoqué après avis de deux médecins, dont un expert, et bien sûr avec l'accord de la patiente.

■ En France, une grossesse peut être légalement interrompue pour ces motifs à n'importe quel terme de la grossesse. Avant 12 semaines d'aménorrhée, on a le plus souvent recours à la législation sur l'interruption volontaire de grossesse, ce qui permet de simplifier la procédure.

Une assistance psychologique adaptée avant et après l'intervention est indispensable pour aider les parents, qui sont seuls à prendre la décision de l'interruption. L'équipe médicale est là pour les aider et les accompagner, et non pour juger leur décision.

Interruption volontaire de grossesse (I.V.G.)

Avortement provoqué à la demande de la patiente, pour toute femme qui s'estime en situation de détresse. On réserve souvent le terme d'avortement à cette situation.

■ La législation concernant l'autorisation de l'avortement et ses modalités est variable en fonction des pays. En France, elle est autorisée jusqu'à 14 semaines d'aménorrhée, sur la demande de la patiente et sans que le motif doive être justifié ; une consultation médicale est requise, pour s'assurer de la grossesse, de son terme et pour formuler une demande écrite et signée confirmant le désir d'interrompre la grossesse.

Les rapports sexuels peuvent être repris dès que la patiente en exprime le désir ; une méthode de contraception adaptée est indispensable pour éviter une nouvelle grossesse qui conduirait à une nouvelle I.V.G.

Jaunisse du nouveau-né :

VOIR : ICTÈRE DU NOUVEAU-NÉ, PHOTOTHÉRAPIE.

Jumeaux

Les jumeaux sont deux enfants nés d'une même grossesse. Dans le monde, les grossesses gémellaires surviennent dans 1 cas sur 80.

■ Les jumeaux peuvent provenir de deux œufs distincts (faux jumeaux) ou d'un même œuf (vrais jumeaux).

■ **Faux jumeaux.** Dans près des trois quarts des cas, les deux enfants proviennent de deux ovules fécondés par deux spermatozoïdes différents. Ce phénomène peut survenir de manière spontanée ou résulter de traitements d'induction d'ovulation proposés en cas de stérilité ou d'hypofertilité. Deux œufs se développent avec deux placentas, dans deux poches amniotiques. La grossesse est dite dizygote. Les deux fœtus peuvent être de même sexe ou non, et n'ont pas plus de ressemblance génétique que deux enfants nés de deux grossesses successives.

■ **Vrais jumeaux.** Dans les autres cas, les deux enfants proviennent d'un œuf unique qui s'est divisé à un stade précoce du développement. La grossesse est dite mono-zygote. Les deux enfants ont alors forcément le même sexe et le même capital génétique. En fonction de la précocité de la division, ils peuvent avoir un placenta séparé ou commun, voire être dans la même poche amniotique.

■ **Les grossesses gémellaires.** Elles présentent plus de risques que les grossesses simples (retard de croissance intra-utérine, prématurité). C'est la raison pour laquelle, si vous êtes enceinte de jumeaux, vous devez avoir une surveillance médicale plus grande.

L'arrivée de jumeaux dans une famille provoque des difficultés plus importantes que celle d'un seul enfant. Assurez-vous le concours d'une aide familiale pendant les premières semaines.

■ **Vrais ou faux jumeaux ?** Cette question est fréquemment posée avant la naissance, mais il n'est pas toujours facile d'y répondre. L'échographie peut apporter une certitude dans deux situations : si les jumeaux sont de sexe différent (ce sont forcément des faux jumeaux) ; s'il partagent un même placenta et une même poche des eaux (ce sont forcément des vrais jumeaux). Toutefois, l'appréciation du placenta peut être malaisée, car deux masses distinctes peuvent fusionner au cours de la grossesse et induire un faux diagnostic de placenta unique ; seul l'examen du placenta après la naissance permettra de corriger une éventuelle erreur d'estimation. Après la naissance, une étude réalisée à partir d'un échantillon de sang des deux enfants (phénotype) peut permettre, sans certitude absolue, d'orienter vers des vrais ou des faux jumeaux. Tout cela explique la difficulté des médecins à répondre à cette question qui paraît pourtant élémentaire ; le plus souvent, seul le temps, par la ressemblance entre les deux enfants, apportera la preuve qu'il s'agit ou non de vrais jumeaux.

VOIR : GROSSESSE MULTIPLE.

Lait artificiel et maternel :

VOIR : ALLAITEMENT, SEVRAGE.

Leucorrhée

Tout écoulement non sanglant par le vagin. La leucorrhée est un motif fréquent de consultation. Elle traduit dans certains cas une infection génitale, mais peut aussi être tout à fait normale.

■ **La leucorrhée normale (ou physiologique).** C'est l'évacuation de sécrétions normales du vagin et du col de l'utérus. Celles-ci sont d'aspect blanchâtre, inodores, et n'entraînent aucun symptôme. Au cours de la grossesse, elles peuvent devenir très abondantes en raison des modifications hormonales, qui rendent le vagin plus acide. Si l'examen clinique a confirmé leur caractère non pathologique, ces leucorrhées physiologiques ne nécessitent ni examen complémentaire ni traitement.

■ **La leucorrhée témoignant d'une infection génitale.** Chez les femmes enceintes, l'infection la plus fréquente est due à un champignon, le *Candida albicans*. C'est une infection bénigne, sans conséquence pour le bébé mais parfois très gênante, qui tend à survenir à répétition car elle est favorisée par la modification de l'acidité du vagin propre à la grossesse. Elle se traduit par des pertes blanches épaisses évoquant le lait caillé, accompagnées de démangeaisons intenses au niveau de la vulve et du vagin, et éventuellement de brûlures urinaires. L'infection à *Candida albicans* est soit contractée par le partenaire, soit, le plus souvent, par auto-infestation, les candidas étant présents à l'état normal dans la flore digestive. Le traitement repose sur une bonne hygiène, une toilette intime simple au savon de Marseille et l'application d'antimycosiques locaux (ovules vaginaux, crèmes).

D'autres germes peuvent être responsables de leucorrhées. Il est souvent nécessaire, pour déterminer un traitement adapté, d'effectuer un prélèvement des sécrétions vaginales. C'est l'analyse de ce prélèvement par le laboratoire qui précisera la nature de l'infection. Il est important de dépister et de traiter toute infection vaginale pendant la grossesse. En effet, certaines infections peuvent provoquer une fragilisation des membranes amniotiques entraînant une rupture de celles-ci. Certains germes, comme le streptocoque B, doivent impérativement être traités par perfusion d'antibiotiques lors de l'accouchement, pour éviter une contamination du bébé lors de son passage dans le vagin.

Lipides

Substance contenant des acides gras. L'organisme se procure des lipides à partir des graisses alimentaires, mais aussi en en fabriquant lui-même à partir des glucides. Les lipides constituent des réserves énergétiques, sous forme de triglycérides accumulés dans les cellules graisseuses.

■ Les aliments riches en lipides sont les graisses (beurre, crème, huile), la viande et le poisson. Pour que votre alimentation soit équilibrée, l'apport en lipides ne doit pas excéder 35 % de l'apport énergétique total. En outre, il existe différents types de lipides (acides gras saturés, mono-insaturés ou poly-insaturés), qui se distinguent selon leur composition chimique. Votre alimentation doit en tenir compte : la plus grande variété alimentaire (consommation de différents types de graisses) est donc recommandée.

VOIR : ALIMENTATION PENDANT LA GROSSESSE.

Liquide amniotique

Liquide de couleur claire dans lequel baigne le fœtus, à l'intérieur de l'utérus, au sein de la bulle que constituent les membranes (poche des eaux) et le placenta.

■ Le liquide amniotique provient essentiellement de l'urine et des sécrétions broncho-pulmonaires du fœtus ainsi que des **annexes** (membranes, placenta, **cordon ombilical**). Sa quantité par rapport au volume du fœtus augmente progressivement au cours de la grossesse, puis décroît au 3e trimestre. C'est la raison pour laquelle l'**échographie** du 2e trimestre est celle qui renseigne le mieux sur la morphologie du fœtus ; en effet, c'est le liquide (fond noir à l'écran) qui permet la visualisation du fœtus par les ultrasons. En cas de ruptures des membranes longtemps avant l'accouchement, le liquide amniotique s'écoule et se renouvelle.

Le prélèvement de liquide amniotique (amniocentèse) renseigne sur les chromosomes des cellules du fœtus, mais peut aussi donner des informations sur son état biologique ou sur sa maturation pulmonaire.

On parle d'**hydramnios** en cas d'excès de liquide amniotique, d'**oligoamnios** dans le cas contraire. En cas de **souffrance fœtale**, le liquide amniotique se colore d'une teinte verdâtre en raison de l'émission prématurée du **méconium** (première selle de l'enfant). Dans ce cas, si les membranes sont encore intactes mais que le col de l'utérus est ouvert, on peut rechercher cette coloration par un examen appelé **amnioscopie**.

Listériose

*Maladie infectieuse due à un bacille, le Listeria monocytogenes. Il s'agit d'une affection bénigne en dehors de la grossesse. Mais, chez la femme enceinte, elle peut provoquer une **fausse couche** ou un accouchement prématuré accompagné de risques infectieux majeurs pour l'enfant, voire une mort in utero. Il s'agit toutefois d'une maladie rare, puisqu'elle touche environ une femme enceinte sur 100 000, et qui peut être traitée par antibiotiques.*

■ Les symptômes de la listériose sont très variables : fièvre modérée, signes évoquant une grippe, une infection urinaire ou pulmonaire, une affection abdominale, maux de tête accompagnés de fièvre. L'atteinte du fœtus se produit par passage du germe à travers le placenta.

Il s'ensuit des contractions et l'interruption de la grossesse soit sous forme de fausse couche tardive, soit sous forme d'accouchement prématuré. Le fœtus peut mourir in utero (un tiers des cas) ou naître infecté, avec un risque d'atteinte grave (méningite, septicémie) pouvant déboucher sur le décès du bébé dans les premiers jours de la vie.

Durant la grossesse, une listériose est envisagée à chaque fois que la patiente souffre d'une fièvre inexpliquée.

Les graves conséquences de cette maladie justifient que soient quasi systématiquement prescrits des antibiotiques aux femmes enceintes souffrant de fièvre, même si l'origine en est apparemment un virus.

Le diagnostic sera confirmé par la recherche du germe dans un prélèvement sanguin, puis dans un prélèvement du placenta après l'accouchement.

■ **La prévention de la listériose.** Elle est essentielle durant toute la grossesse, même s'il s'agit d'une maladie rare. La prévention repose sur le respect de certaines règles alimentaires, la contamination se faisant essentiellement par le biais des aliments : éviter la consommation de lait cru et de produits à base de lait cru ; consommer de préférence de la charcuterie préemballée et non à la coupe ; cuire soigneusement les aliments crus d'origine animale ; bien laver les légumes crus et les herbes aromatiques ; réchauffer les restes alimentaires et les plats cuisinés avant consommation ; conserver séparément les aliments crus et cuits ; bien laver ses mains et les ustensiles de cuisine après avoir manipulé des aliments crus ; nettoyer régulièrement le réfrigérateur. Par ailleurs, en cas de fièvre et si vous êtes enceinte, consultez votre médecin, qui vous prescrira éventuellement des antibiotiques.

Lochies

*C'est l'écoulement par le vagin, pendant les **suites de couches**, de débris de la muqueuse utérine mêlés à des caillots de sang.*

■ Les lochies durent en moyenne une quinzaine de jours (davantage en cas de césarienne) et sont sanglantes pendant les 3 premiers jours, puis s'éclaircissent progressivement. Leur odeur souvent un peu forte est due à la présence de vieux sang.

La surveillance de leur abondance et de leur aspect est importante pour dépister une infection utérine débutante (endométrite du post-partum).

Parfois, vers le 21e jour, les pertes peuvent réaugmenter et redevenir plus sanglantes durant 4 à 5 jours. On appelle ce phénomène parfaitement normal le « petit retour de couches ».

Lymphangite

*C'est une des complications de l'**allaitement**, qui consiste en une inflammation d'un canal lymphatique du sein.*

■ Une lymphangite se traduit par une fièvre élevée (39 °C), qui survient brutalement, et par une douleur au sein associée à une rougeur localisée. Il s'agit d'une affection bénigne, qui ne constitue pas une contre-indication à l'allaitement. Elle est traitée par l'application de cataplasmes locaux et anti-inflammatoires.

Magnésium :

VOIR : SUPPLÉMENTATION PENDANT
LA GROSSESSE.

Maigrir après l'accouchement

Après l'accouchement, la perte de poids est rapide. Les seuls kilos difficiles à perdre sont ceux qui découlent d'une alimentation déséquilibrée pendant la grossesse, et qui se traduisent par un excès de graisse.

■ À la fin de la grossesse, la prise de poids se répartit de la façon suivante : le bébé (environ 3,2 kg), le placenta et les membranes (800 g), le liquide amniotique (1 kg), l'augmentation de volume du sang (1 kg), de l'utérus (1 kg), des seins et autres tissus (1 kg), soit 8 kg au total. À ces 8 kg s'ajoute un poids variable qui correspond à une rétention d'eau dans les tissus (œdème) et à une éventuelle surcharge des tissus graisseux.

Les seuls kilos difficiles à perdre après l'accouchement sont ceux qui sont liés à une surcharge en graisse ; ce surpoids ne régresse que lentement, et une année entière est souvent nécessaire à la jeune maman pour retrouver son poids d'avant la grossesse. Pour éviter les kilos superflus, il est donc capital de ne pas manger au-delà de sa faim (et non pas « pour deux ») pendant la grossesse ; en outre, un intervalle de un an au minimum entre deux grossesses est conseillé.

VOIR : PRISE DE POIDS PENDANT
LA GROSSESSE.

Mal de dos

*Affection très fréquente chez les femmes enceintes, surtout à partir du deuxième trimestre, le mal de dos est provoqué par des modifica-*tions musculaires et ligamentaires dues à la grossesse. Il disparaît progressivement après l'accouchement.

■ Dès les premiers mois de la grossesse, l'augmentation du volume de l'utérus entraîne des modifications de la statique du corps (bascule du bassin et des épaules) et un changement du point de gravité. De plus, les bouleversements hormonaux de la grossesse entraînent une hyperlaxité des ligaments articulaires du bassin et de la colonne vertébrale. Tous ces facteurs contribuent à la survenue de maux de dos.

Chez les femmes enceintes, le mal de dos se fait surtout sentir en fin de journée, après des stations debout prolongées. Il touche le bas du dos (sensation de « mal aux reins »), et s'accroît parfois lorsque la patiente se met debout ou s'allonge. Si la douleur se prolonge dans la fesse et dans la jambe jusqu'aux orteils, elle révèle généralement l'existence d'une sciatique.

C'est le caractère très mécanique de ces douleurs (elles disparaissent lorsque la patiente se repose et surviennent en fin de journée) qui permet d'éliminer, lors d'une consultation, l'éventualité d'une affection des reins (colique néphrétique ou pyélonéphrite) – laquelle peut également se traduire par des douleurs siégeant dans le bas du dos.

Le traitement est avant tout préventif : se tenir correctement (dos bien droit) que vous soyez debout ou assise, ne soulever de charges que les jambes fléchies. Si cela vous est possible, adonnez-vous régulièrement à la natation en privilégiant la nage sur le dos : c'est une bonne prévention du mal de dos pendant la grossesse.

En cas de douleurs importantes ne disparaissant pas complètement lorsque vous vous reposez, la prescription de calmants contre la douleur pourra vous être utile (sachez toutefois que les anti-inflammatoires, qui sont généralement prescrits pour ce type d'affection, sont contre-indiqués pendant la grossesse). Des séances de kinésithérapie avec massage du dos pourront aussi vous aider à passer un cap difficile.

Maladie hémolytique du nouveau-né

Maladie du nouveau-né provoquée par la destruction de ses globules rouges, pendant la vie intra-utérine, en raison d'une incompatibilité sanguine entre sa mère et lui. Il s'agit d'une affection aujourd'hui très rare, qui est prévenue par les examens sanguins pratiqués systématiquement chez toutes les femmes enceintes. Le cas échéant, le bébé est transfusé à la naissance ou pendant la grossesse.

■ La maladie hémolytique survient le plus souvent en cas d'incompatibilité Rhésus, antagonisme entre le sang du fœtus et celui de sa mère, qui survient lorsque celle-ci appartient au groupe Rhésus négatif et que son fœtus est Rhésus positif : ces deux groupes sanguins étant incompatibles, la mère fabrique des anticorps qui détruisent les globules rouges du futur bébé. Mais les anticorps d'autres groupes sanguins peuvent aussi être impliqués dans cette maladie. En l'absence de traitement, le bébé naît avec un excès de bilirubine libre (produit de dégradation toxique de ses globules rouges) qui se traduit par un ictère et peut entraîner des lésions irréversibles du cerveau.

Si, en dépit de toutes les précautions habituelles (injection préventive de gammaglobulines dans tous les cas où le sang de la mère a pu être en contact avec celui d'un enfant Rh+, lors d'un précédent accouchement par exemple), des anticorps anti-Rh+ sont dépistés dans le sang d'une femme enceinte, un examen sanguin est réalisé pour les quantifier et apprécier le risque de complications en fonction du terme de la grossesse. Le fœtus est surveillé au moyen d'échographies, afin de détecter au plus vite toute anomalie pouvant découler de l'anémie : épanchement liquidien autour du cœur, œdème généralisé... Dans certains cas, une **amniocentèse** est pratiquée pour préciser le risque en mesurant le taux de bilirubine dans le **liquide amniotique** ponctionné.

En fonction de ces différents éléments, il est décidé ou non de transfuser le bébé, à la naissance ou in utero : le remplacement de la plus grande partie de son sang (on parle dans ce cas d'exsanguinotransfusion) permet de le guérir en corrigeant l'anémie et en éliminant la bilirubine de son sang.

En cas de transfusion in utero, le sang transfusé est Rh– (pour éviter que les anticorps maternels ne détruisent les globules rouges neufs). L'injection est pratiquée dans le cordon ombilical, sous contrôle échographique, et peut être répétée plusieurs fois avant l'accouchement.

Maladie héréditaire

Le support de l'hérédité présent dans chacune de nos cellules, l'A.D.N., est constitué de segments, les **gènes**. *Chaque gène correspond à un caractère héréditaire (la couleur des yeux, par exemple). Parfois, un gène subit une mutation, c'est-à-dire une altération de l'information qu'il porte, ce qui peut se traduire par une maladie. Or, un gène muté est, comme n'importe quel autre gène, transmissible de génération en génération : la maladie dont il est responsable est donc héréditaire.*

■ La transmission des maladies héréditaires obéit aux lois de la **génétique** : certaines maladies ne s'expriment chez un enfant que si celui-ci a hérité le gène en cause de ses deux parents (maladies récessives), d'autres se déclarent même si un seul parent lui a transmis le gène (maladies dominantes), d'autres encore sont liées aux **chromosomes** sexuels (maladies liées à l'X).

On a à ce jour répertorié plus de 5 000 maladies héréditaires.
VOIR : CONSEIL GÉNÉTIQUE.

Maladies infectieuses pendant la grossesse

Pendant la grossesse, les bouleversements hormonaux favorisent certaines infections, en particulier les infections urinaires (cystite, pyélonéphrite) et vaginales (notamment mycoses).

■ Ces infections doivent être impérativement dépistées et traitées ; certaines sont bénignes, mais d'autres peuvent avoir un retentissement sur la grossesse (risque d'accouchement prématuré ou d'infection du nouveau-né lors de l'accouchement et du passage dans les voies maternelles). Par ailleurs, différentes infections doivent être évitées pendant la grossesse ; elles n'ont que peu de retentissement sur la mère mais peuvent avoir de graves conséquences sur l'enfant (selon le cas, risque de malformation, d'infection grave, de décès in utero, de fausse couche ou d'accouchement prématuré) : ce sont la **rubéole**, la **listériose** et la **toxoplasmose**. Enfin, certaines infections virales peuvent être combattues par la vaccination du bébé à la naissance si la mère est atteinte de la maladie : c'est le cas de l'**hépatite** B, dont le dépistage est obligatoire pendant la grossesse. En revanche, il n'existe encore aucune technique permettant d'éviter à 100 % la contamination du bébé si sa mère est atteinte du virus du **sida**.
VOIR : HERPÈS GÉNITAL, LEUCORRHÉE, V.I.H.

Malaises

État d'inconfort pouvant aller d'une simple gêne à une perte de connaissance prolongée.
Les malaises sont fréquents au cours de la grossesse et le plus souvent bénins. Toutefois, en cas de malaises importants ou à répétition, il est impératif de consulter pour en rechercher la cause.

■ En début de grossesse, un malaise important associé à des douleurs dans l'abdomen peut être le signe d'une **grossesse extra-utérine** ou d'une **fausse couche**.

Ultérieurement, il peut être le signe d'affections bénignes et fréquentes pendant la grossesse, telles qu'une **hypotension orthostatique** (baisse de tension survenant en cas de passage brusque en position debout), une hypoglycémie (baisse du taux de sucre dans le sang), une **anémie** (dans ce cas, le malaise survient lorsque la patiente fournit un effort, et il s'associe à un essoufflement et à une augmentation du rythme cardiaque).

En fin de grossesse, il n'est pas rare que la position allongée sur le dos provoque un malaise. Ce phénomène est d'origine anatomique : dans cette position, l'utérus, devenu volumineux, comprime les gros vaisseaux (aorte et veine cave), ce qui gêne le retour du sang vers le cœur. Pour l'éviter, on conseille à la future mère de s'allonger plutôt sur le côté gauche.

En dehors de ces phénomènes survenant spécifiquement chez les femmes enceintes, un malaise important peut être lié à différentes affections préexistantes ou non à la grossesse (épilepsie ou maladie cardiaque, par exemple).
VOIR : SIGNES DE LA GROSSESSE.

Masque de grossesse

Au cours de la grossesse, des taches brunâtres plus ou moins foncées apparaissent fréquemment sur la peau. C'est le masque de grossesse, également appelé chloasma, qui prédomine sur le front, le nez et les pommettes.

■ Ces taches apparaissent sous l'influence hormonale de la grossesse, surtout sur le visage mais également sur la ligne médiane du ventre, les aréoles ou les cicatrices. Leur traitement est préventif : ne pas s'exposer au soleil ou s'en protéger en utilisant un écran solaire total et éviter l'application de cosmétiques, surtout sur le visage.

Cette pigmentation disparaît progessivement après l'accouchement, mais peut récidiver au cours de la grossesse suivante ou lors de l'utilisation d'une pilule contraceptive fortement dosée en hormones œstrogènes.

Maternité

Établissement médical où se déroulent les accouchements.

■ Une maternité comprend le plus souvent une unité de consultation, un service d'hospitalisation pour les grossesses pathologiques ainsi que pour les accouchées, une salle de naissance (ou salle de travail), où se déroulent les accouchements, et un bloc opératoire pour réaliser les césariennes. À la maternité s'ajoutent souvent une unité d'échographie et un service de gynécologie. Les différents intervenants d'une maternité sont l'**obstétricien**, la **sage-femme**, le **pédiatre**, les infirmiers et les aides-soignants.

Pendant longtemps, la politique de santé française a privilégié les maternités de proximité ; les nouveau-nés nécessitant des soins intensifs étaient transportés par des équipes spécialisées (samu pédiatrique) dans des établissements pouvant assurer leur prise en charge. Cette politique a fait place à une nouvelle organisation, celle des réseaux, qui permet, si nécessaire, une prise en charge adaptée du bébé dès la naissance. Les maternités sont classées par niveau, les femmes étant orientées dans tel ou tel établissement en fonction du caractère plus ou moins à risque de leur grossesse et de leur accouchement : niveau I (maternité isolée), niveau II (maternité dotée d'une unité de soins intensifs pédiatriques), niveau III (maternité dotée d'une unité de réanimation néonatale pouvant assurer une ventilation artificielle) et niveau IV (maternité dotée à la fois d'une unité de réanimation néonatale et d'une unité de réanimation adulte pour la mère).
VOIR : COUVEUSE, PRÉMATURITÉ.

Méconium

Ce sont des matières fécales de couleur verdâtre, produites par le fœtus et normalement excrétées dans les 12 heures qui suivent sa naissance.

■ Le méconium est parfois expulsé avant l'accouchement et colore le liquide amniotique (normalement de couleur claire). Ce phénomène est anormal et peut témoigner d'une **souffrance fœtale**. Le risque est l'inhalation par le fœtus de ce liquide (appelé liquide méconial), ce qui peut entraîner une détresse respiratoire du bébé par obstruction et inflammation de ses voies aériennes. Ce risque est prévenu en désobstruant par aspiration les voies aériennes du nouveau-né immédiatement après sa naissance. Dans certains cas, il est nécessaire de recourir pendant l'accouchement à une technique appelée amnioinfusion, qui consiste à diluer le liquide amniotique, directement dans la cavité utérine, avec un sérum adapté.

À l'inverse, un retard d'émission du méconium après la naissance peut traduire une obstruction des voies digestives, une paralysie intestinale ou une malformation.
VOIR : AMNIOSCOPIE.

Membranes :

VOIR : POCHE DES EAUX.

Métrorragie

*Tout saignement survenant par le vagin en dehors des **règles**. De tels saignements sont fréquents en début de grossesse, et témoignent dans environ 10 % des cas d'une **fausse couche** précoce ou, beaucoup plus rarement, d'une **grossesse extra-utérine**.*

■ Les métrorragies constituent souvent le premier signe d'une grossesse. Il s'agit en effet d'un phénomène très fréquent, puisque des saignements surviennent dans 25 % des cas au cours du premier trimestre de la grossesse. Sur ces 25 %, 13 % se manifestent au cours d'une grossesse destinée à

évoluer normalement ; dans ce cas, les saignements ne justifient que du repos et une surveillance échographique de la grossesse. 11,9 % sont la manifestation d'une fausse couche précoce, et 0,1 %, d'une grossesse extra-utérine.

Si des saignements surviennent au deuxième ou au troisième trimestre de grossesse, ils nécessitent une consultation en urgence. En effet, à ce stade, une métrorragie peut témoigner d'une anomalie du placenta (**placenta prævia**, hématome rétroplacentaire) ou du **col de l'utérus**.

En cas de métrorragie, le Rhésus sanguin d'une femme enceinte est recherché. Si son sang est Rhésus négatif, on lui fera une injection de gammaglobulines ; cette injection prévient une éventuelle formation d'anticorps, qui peut survenir si l'enfant qu'elle porte est Rhésus positif et entraîner une **maladie hémolytique du nouveau-né**.

En dehors d'un début de grossesse, des métrorragies peuvent témoigner d'un dérèglement hormonal, d'un fibrome ou d'un polype siégeant dans l'utérus.

Môle hydatiforme

*Anomalie survenant lors de la **fécondation** et entraînant une dégénérescence du **trophoblaste** (tissu à l'origine du placenta) qui provoque une tumeur, bénigne dans la grande majorité des cas. La grossesse (on parle dans ce cas de grossesse môlaire) ne peut jamais se poursuivre, car la môle hydatiforme empêche le développement de l'embryon et du sac amniotique.*

■ La fréquence des grossesses môlaires est très variable d'une région du monde à l'autre : environ 1 cas sur 2 000 en France, 1 cas sur 85 en Asie. Une telle anomalie est plus fréquente en cas d'âge maternel très jeune ou élevé ; il existe un risque de récidive.

La môle hydatiforme est due à une anomalie chromosomique qui survient lors de la fécondation et empêche le développement normal de l'œuf. Les symptômes en sont le plus souvent des saignements (**métrorragies**) et des vomissements importants et rebelles aux traitements. L'examen de la patiente révèle que son utérus est anormalement mou et plus gros que ne le voudrait l'âge théorique de la grossesse ; en cas de dosage sanguin de l'**hormone de grossesse**, le taux de celle-ci se révèle anormalement élevé. Le diagnostic est confirmé lors d'une échographie : une grossesse môlaire se traduit par une image typique, vésiculaire, et il n'y a ni sac amniotique ni embryon.

Le traitement consiste à retirer le contenu de l'utérus par curetage et à surveiller le retour à la normale en effectuant des dosages sanguins de l'hormone de grossesse. Une analyse en laboratoire du contenu utérin est pratiquée pour déterminer la nature de la tumeur. Si elle est maligne (choriocarcinome) ou en cas de môle persistante, un traitement chimiothérapique est nécessaire. Le choriocarcinome est très sensible à la chimiothérapie, et donc de bon pronostic.

Après une grossesse môlaire, des grossesses normales sont possibles. Cependant, la surveillance d'une femme ayant eu une grossesse môlaire doit être poursuivie pendant au moins un an afin de permettre de dépister une éventuelle récidive. Toute nouvelle grossesse est déconseillée pendant cette période afin de ne pas troubler la surveillance.

Mongolisme : VOIR TRISOMIE 21.

Monitorage

Les progrès de la médecine et de la technologie ont permis de développer toute une série de systèmes de surveillance des grandes fonctions de l'organisme. Le terme monitorage, dérivé de l'anglais monitoring, *désigne ces systèmes, dont certains sont utilisés dans la surveillance du bébé pendant l'accouchement, plus* *rarement pendant la grossesse. Le monitorage est aussi l'un des éléments clés des centres de réanimation néonatale.*

■ Pendant la grossesse et l'accouchement, le monitorage est utilisé pour surveiller le rythme cardiaque du fœtus. Les informations sont recueillies à l'aide d'une sonde à ultrasons, placée sur l'abdomen de la mère à la hauteur du cœur du fœtus ; pendant le travail et après la rupture des membranes, l'examen peut aussi être pratiqué à l'aide d'une électrode fixée sur le cuir chevelu du bébé. Les données, recueillies à l'aide d'un capteur, sont traduites sur papier sous forme de tracé. L'appareil enregistre instantanément les variations du rythme cardiaque du fœtus et les traduit en fréquences (battements du cœur par minute).

L'intérêt du monitorage est de mettre immédiatement en évidence un éventuel ralentissement du rythme cardiaque du bébé. En effet, ce ralentissement peut témoigner d'une **souffrance fœtale** : grâce au monitorage, il est possible de le détecter immédiatement et, si nécessaire, d'accélérer la naissance de l'enfant.

■ **Pendant la grossesse.** La surveillance par monitorage du rythme cardiaque du fœtus permet de contrôler le bien-être du bébé, en particulier si un **retard de croissance in utero** a été détecté, ou si sa mère est atteinte d'une maladie pouvant retentir sur lui (prééclampsie, maladie immunologique, etc.).

■ **Pendant l'accouchement.** Le monitorage est utilisé en continu, et permet de vérifier que le bébé tolère bien les contractions et la progression dans le bassin de sa mère ; il est généralement couplé à une **tocographie** (enregistrement des contractions de l'utérus).

■ **Chez le nouveau-né.** Dans les unités de réanimation néonatale, le monitorage fait appel à différents systèmes de surveillance. Ceux-ci permettent par exemple de mesurer la température du corps du bébé, et d'ajuster ainsi en permanence la température de l'incubateur (couveuse) à ses besoins, de contrôler la bonne oxygénation de son sang (oxymètre de pouls), de mesurer en continu sa pression artérielle… Outre la sécurisation qu'apportent ces appareils, tant dans la détection que dans la prévention, ils se distinguent par leur caractère non invasif : ils ne nécessitent aucune effraction corporelle et n'entraînent aucune douleur, même si tous ces fils et appareillages électriques inquiètent parfois les parents.

Dans certains cas (bébés souffrant de troubles du rythme cardiaque, antécédent de mort subite du nourrisson), une surveillance par monitorage peut être réalisée à domicile, à l'aide d'appareils miniaturisés.

Mort subite du nourrisson

La mort subite du nourrisson est actuellement la première cause de mortalité des enfants entre 1 mois et 1 an. Grâce aux efforts préventifs portant essentiellement sur le mode de couchage de l'enfant, sa fréquence a nettement diminué, mais reste de l'ordre de 500 cas par an en France.

■ C'est le plus souvent au cours du sommeil que ce drame survient, à un moment où l'enfant présente sans doute un arrêt cardio-respiratoire réflexe. Aujourd'hui, la cause de la mort subite du nourrisson peut être trouvée dans environ deux tiers des cas.

■ **La mort subite du nourrisson.** De nombreuses hypothèses, qui ne s'excluent pas les unes les autres, peuvent être avancées pour expliquer la mort subite du nourrisson. Il peut s'agir d'une apnée (arrêt respiratoire) qui survient au cours du sommeil, parfois chez un bébé prématuré ou porteur d'une anomalie neurologique, mais pas toujours. Cette apnée peut aussi provenir d'une hypertonie vagale associée à un reflux gastroœsophagien. Chez les nourrissons de moins de 4 mois qui ne savent pas respirer par la bouche, une obstruction nasale liée à une infection des voies respiratoires supérieures peut provoquer un arrêt de la respiration (ce qui justifie le traitement local de toute rhinite).

Il est important de retrouver la cause de la mort du nourrisson, car cela permet de mieux orienter la surveillance des grossesses ultérieures et de prendre des mesures préventives appropriées durant la première année des enfants suivants (traitement systématique du reflux gastro-œsophagien, dépistage et traitement d'une hypertonie vagale).

■ **La mort subite inexpliquée du nourrisson.** Elle correspond à la mort inopinée d'un bébé apparemment en bonne santé, chez qui aucune maladie ni aucune cause précise n'a pu être retrouvée (environ un tiers des cas).

■ **Soutien psychologique.** L'accueil et la prise en charge d'une famille venant de subir le drame qu'est la mort subite d'un nourrisson nécessitent des équipes médicales hospitalières spécialisées. Le soutien psychologique est fondamental ; il aidera à dépasser cette épreuve douloureuse et culpabilisante pour les parents, mais aussi pour les frères et sœurs ; il tentera d'atténuer leur désarroi pour leur permettre d'envisager l'avenir.

■ **Prévention.** Plusieurs règles préventives doivent être mises en œuvre pour tous les nourrissons :
– coucher le bébé sur le dos sur un matelas ferme ; ne jamais utiliser de matelas ni d'oreiller trop mou ;
– ne pas trop le couvrir et éviter les nids d'ange, dans lesquels il risque d'avoir trop chaud ;
– traiter systématiquement tout reflux gastro-œsophagien ;
– consulter toujours le médecin en cas de malaise chez un nourrisson (pause respiratoire, apnée, changement de la couleur du teint). Il essaiera d'en déterminer la cause et recherchera une hypertonie vagale, qui sera traitée si elle est diagnostiquée ;
– consulter toujours rapidement le médecin lorsqu'un nourrisson a de la fièvre ;
– ne jamais donner de calmants ni de sirops sans prescription médicale avant l'âge de 1 an. De plus, ne jamais réutiliser ceux prescrits pour une maladie antérieure sans avis médical.

Mouvements du fœtus

Mouvements du fœtus à l'intérieur de l'utérus, qu'ils soient ou non perçus par sa mère.

■ Les premiers mouvements du fœtus apparaissent dès la 5ᵉ semaine de grossesse (7 semaines d'aménorrhée). À ce stade, ils ne sont pas perceptibles, mais déjà visibles à l'**échographie**. En général, la mère ne commence à percevoir les mouvements du fœtus que vers la fin du 4ᵉ mois de grossesse (20 à 22 semaines d'aménorrhée) pour un premier enfant, un peu plus tôt (vers 18 à 20 semaines d'aménorrhée) pour les enfants suivants. Elle ne perçoit en fait que les trois quarts des mouvements de son bébé. Les mouvements du fœtus en réaction à une stimulation apparaissent à partir du 4ᵉ mois de grossesse.

Au 3ᵉ trimestre de la grossesse, le fœtus bouge environ toutes les 45 minutes, et ses mouvements augmentent souvent dans la soirée. Une diminution inhabituelle de mouvements doit alerter la mère et l'amener à consulter, surtout en fin de grossesse ; l'idée répandue selon laquelle les mouvements du fœtus diminuent à l'approche de l'accouchement est fausse.

Musicothérapie

Thérapie utilisant la musique, qui peut intervenir dans la préparation à la naissance soit sous forme de morceaux de musique joués sur divers instruments, ce qui aide à se relaxer et à communiquer avec l'enfant, soit au cours de séances de chant prénatal.

■ La musicothérapie s'intègre parfois dans d'autres techniques de **préparation à l'accouchement**, comme la **sophrologie**. Les séances sont en général collectives et peuvent débuter à n'importe quel stade de la grossesse, en fonction du désir de la future mère. Celle-ci peut être accompagnée du père et des autres enfants.

NO

Nausées

Les nausées font partie des troubles physiologiques de début de grossesse et sont liées à l'imprégnation hormonale qui s'installe à cette période. Elles s'accompagnent souvent de vomissements. Elles surviennent dès le retard de règles, et persistent généralement jusqu'à la fin du 3ᵉ mois, parfois jusqu'à la fin de la grossesse.

■ Il s'agit d'un trouble bénin, mais parfois très gênant : les nausées peuvent empêcher certaines femmes enceintes de s'alimenter normalement, ce qui peut nécessiter une hospitalisation. Si vous souffrez de nausées, signalez-le à l'occasion d'une consultation, car ce trouble peut être corrigé par des médicaments antiémétiques.

Les nausées sont plus fréquentes en cas de grossesse multiple. Elles sont déclenchées par des odeurs fortes, par certains aliments, et peuvent aussi survenir le matin au lever. Certaines femmes enceintes ne souffrent pas de nausées mais d'une impression de mauvais goût dans la bouche, ce qui participe du même phénomène.

Beaucoup plus rarement, des nausées importantes ou persistantes, accompagnées de vomissements, peuvent être la manifestation d'une affection liée ou non à la grossesse : **môle hydatiforme**, appendicite, gastro-entérite...

Obstétricien

Médecin spécialiste qui se consacre au suivi des femmes enceintes et à la pratique des accouchements.

■ L'obstétricien est à distinguer du gynécologue, médecin spécialiste s'occupant des problèmes liés aux organes génitaux féminins et ne pratiquant pas d'accouchement. En fait, dans de nombreux cas, les médecins spécialisés dans le suivi des femmes sont à la fois gynécologues et obstétriciens.

En quelques décennies, la gynéco-obstétrique a connu une véritable révolution. Elle a notamment bénéficié des progrès de l'échographie, de la **cœlioscopie** et de la **procréation médicalement assistée**.

Oligoamnios

*Anomalie de la grossesse, caractérisée par une quantité insuffisante de **liquide amniotique** par rapport à l'avancement de la grossesse.*

■ Un oligoamnios peut être suspecté lors d'une consultation : l'utérus est plus petit que ne le voudrait le terme théorique de la grossesse et le fœtus bouge peu. Le diagnostic est confirmé par échographie.

Un oligoamnios peut être le témoin d'une malformation des reins ou du système urinaire du fœtus, ce qui l'empêche d'uriner normalement. Il peut aussi traduire une **souffrance fœtale**. Enfin, il peut être lié à une rupture prématurée des membranes.

Un oligoamnios peut aussi survenir lorsque le terme de la grossesse est dépassé. Dans ce cas, il n'existe pas de retard de croissance, mais l'anomalie peut révéler un début de souffrance fœtale qui nécessite de déclencher l'accouchement. L'estimation de la diminution du liquide amniotique est donc un élément très important du suivi de la fin de la grossesse.

En revanche, il est normal que la quantité de liquide amniotique diminue en fin de grossesse, proportionnellement à l'accroissement du volume du fœtus. Par ailleurs, il y a toujours un peu moins de liquide amniotique si le bébé est petit que s'il est gros.

Ovaire

*Les ovaires, au nombre de deux, sont les glandes génitales de la femme. Ils constituent, avec les **trompes de Fallope** et l'**utérus**, l'appareil génital interne féminin.*

■ Les ovaires sont situés sous les trompes de Fallope, de part et d'autre de l'**utérus**. Ils ont deux rôles : ils contiennent les follicules, petites vésicules où les ovocytes se transforment en **ovule**, un ovule étant libéré chaque mois par l'ovaire entre la puberté et la ménopause ; ils produisent les hormones sexuelles féminines, les œstrogènes et la progestérone.

Ovulation

Libération par l'ovaire, après maturation, d'un ovocyte, cellule sexuelle féminine. L'ovocyte prend alors le nom d'ovule.

■ L'ovulation débute à la puberté et se poursuit jusqu'à la ménopause ; elle survient lors de chaque cycle menstruel.

L'ovulation a le plus souvent lieu au point le plus bas de la courbe de température, avant l'ascension au-dessus de 37 °C, soit au 14ᵉ jour (pour un cycle de 28 jours).

Ovule

*Cellule féminine de la reproduction, libérée chaque mois, au 14ᵉ jour du **cycle menstruel**, par l'ovaire.*

■ L'ovule est issu de la maturation d'un ovocyte. Ceux-ci se forment pendant la vie fœtale : le bébé fille naît avec, à l'intérieur de ses ovaires, environ 300 000 ovocytes. Seuls 300 ou 400 d'entre eux parviendront à maturité entre la puberté et la ménopause, et deviendront des ovules susceptibles d'être fécondés.

L'ovule est logé dans une sorte de petit kyste de la paroi du follicule ovarien (la cavité de l'ovaire dans laquelle il se développe). Celui-ci se rompt au 14ᵉ jour du cycle, réalisant l'ovulation. L'ovule est alors happé par les franges du pavillon de la trompe utérine et s'achemine, à l'intérieur de la trompe, vers l'utérus. Il y sera éventuellement fécondé par un spermatozoïde, et deviendra un œuf.

P

Peau pendant la grossesse :
VOIR : MASQUE DE GROSSESSE, VERGETURES.

Pédiatre

Médecin spécialisé dans le suivi et le traitement des enfants. La pédiatrie comprend de nombreuses spécialités, dont la néonatalogie, qui se consacre à la prise en charge spécifique du nouveau-né.

■ La pédiatrie traite de l'enfant, depuis la vie intra-utérine, en collaboration avec les **obstétriciens**, jusqu'à l'âge adulte. Depuis quelques décennies, cette spécialisation, qui pouvait être considérée comme une médecine générale des enfants, s'est énormément diversifiée (pédiatres spécialisés dans les affections cardiaques, digestives, neurologiques, infectieuses…).

Pelvis :
VOIR : PETIT BASSIN.

Péridurale

C'est une technique d'anesthésie locorégionale, c'est-à-dire localisée à une partie du corps, destinée à diminuer les douleurs de l'accouchement. Elle consiste à injecter une solution anesthésique dans l'espace péridural (entre les vertèbres et la dure-mère, enveloppe méningée la plus externe) ; le produit injecté imprègne les racines nerveuses, notamment les racines sensitives qui transmettent la douleur. La péridurale a révolutionné l'obstétrique moderne en permettant aux femmes qui le désirent d'accoucher sans douleur, sans être privées pour autant d'assister à la naissance de leur enfant puisqu'elles restent parfaitement conscientes.

■ Avant l'existence de la péridurale, différentes techniques existaient déjà pour diminuer les douleurs de l'accouchement : administration de dérivés de la morphine, inhalation d'un gaz, le protoxyde d'azote, anesthésie locale des nerfs honteux, gestion de la douleur par la patiente (**sophrologie**)… mais ces méthodes, qui sont encore utilisées à l'heure actuelle, n'ont qu'une efficacité limitée ; seule la péridurale permet de supprimer la douleur pendant toute la durée de l'accouchement.

C'est à vous de choisir si vous désirez ou non une péridurale. Votre choix ne doit pas être dicté par une éventuelle peur ou culpabilité de ne pas accoucher dans les « souffrances de l'enfantement »… À celles qui hésitent, rappelons que la péridurale est un moyen sûr dont les risques sont moindres que ceux d'une anesthésie générale réalisée en urgence. De plus, elle permet de réaliser si nécessaire une **césarienne** ou de faciliter l'expulsion du bébé en recourant à une **extraction instrumentale** (forceps, par exemple), la patiente étant consciente et pouvant voir son enfant dès la naissance, en présence du père si les conditions l'autorisent.

Si vous optez pour la péridurale, votre obstétricien vous orientera, lors de votre dernière consultation de suivi de grossesse, vers un anesthésiste avec lequel vous devrez prendre rendez-vous. Cette consultation est obligatoire, car elle permet de vérifier qu'il n'existe pas de contre-indication à l'anesthésie. L'anesthésiste vous prescrira notamment un bilan sanguin, pour vérifier que vous ne souffrez pas de troubles de la coagulation du sang, qu'ils soient liés à une anomalie ou découlent de la prise de médicaments. La fièvre, une infection, les malformations de la colonne vertébrale constituent d'autres contre-indications, à apprécier au cas par cas.

La péridurale est réalisée selon les habitudes de l'anesthésiste, la patiente étant soit assise, soit couchée sur le côté, jambes repliées pour arrondir au maximum le dos. Après avoir désinfecté la zone où sera insérée l'aiguille, l'anesthésiste désensibilise la peau (par anesthésie locale), puis introduit l'aiguille de péridurale dans le bas du dos, entre deux vertèbres, enfin met en place un cathéter dans l'espace péridural. C'est par l'intermédiaire de ce cathéter que sera injecté régulièrement le produit anesthésiant, ce qui permettra de maintenir l'anesthésie pendant le temps nécessaire.

La péridurale peut entraîner quelques désagréments bénins et passagers, tels qu'une difficulté à uriner (ce qui peut nécessiter le recours à un sondage de la vessie pour en évacuer l'urine) et une chute de la pression artérielle, que l'on prévient en mettant la patiente sous perfusion. Cette chute de tension provoque souvent, dans les dix minutes qui suivent la pose de la péridurale, une anomalie passagère et sans conséquence du rythme cardiaque du fœtus.
VOIR : ANESTHÉSIE, RACHIANESTHÉSIE.

Périmètre crânien du nouveau-né

La mesure du périmètre crânien (taille du tour de tête) est l'une des mensurations relevées lors du premier examen du nouveau-né, quelques heures après sa naissance ou le lendemain.

■ À la naissance, le périmètre crânien du bébé est d'environ 35 cm. Mais ne vous inquiétez pas si le tour de tête de votre bébé n'est pas exactement de 35 cm : il ne s'agit que d'une moyenne ; certains bébés ont à la naissance une tête plus grosse ou plus petite, sans que cela constitue une anomalie.

Périnée

C'est la région du corps qui constitue le plancher du petit bassin, et où sont situés les organes génitaux externes et l'anus.

■ Il n'est pas rare que le périnée se déchire lors de l'accouchement.

Cette déchirure est plus fréquente en cas d'anomalie morphologique (distance trop courte entre l'anus et le pubis, mauvaise qualité des tissus) et d'œdème (rétention d'eau dans les tissus). C'est pourquoi, dans de nombreux cas, on procède lors de l'accouchement à une section chirurgicale du périnée (épisiotomie), ce qui prévient la déchirure.

■ **L'anatomie du périnée.** L'orifice du périnée est presque entièrement obturé par des muscles et des aponévroses, membranes résistantes constituées de fibres. Chez la femme, il se présente (en position gynécologique) comme une zone triangulaire avec, d'avant en arrière, la vulve et la marge de l'anus, séparées par un pont cutané. Entre la vulve et l'anus se trouve une zone fibreuse, qui constitue un élément de soutien essentiel des organes génitaux internes ; la destruction de cette zone expose au déplacement d'organes (prolapsus).

VOIR : RÉÉDUCATION DU PÉRINÉE.

Petit bassin

Les organes génitaux féminins internes sont situés au sein du bassin osseux, où ils constituent avec la vessie et le rectum une zone appelée petit bassin, ou pelvis.

■ **Les organes du petit bassin chez la femme.** Ce sont la vessie ; l'utérus, situé entre la vessie en avant et le rectum en arrière ; les ovaires et les trompes de Fallope ; le vagin, qui s'ouvre vers l'extérieur dans une zone appelée périnée ; cette ouverture est située sous l'orifice urinaire, au niveau de la vulve.

Phlébite

Formation d'un caillot de sang à l'intérieur d'une veine, ce qui obstrue le flux sanguin. La grossesse et la période des suites de couches favorisent la survenue d'une phlébite, surtout en cas d'alitement prolongé, de césarienne, de grossesse multiple, d'hémorragie pendant la grossesse et d'antécédents de phlébite.

■ La prévention (examen régulier des mollets dans les suites de couches pour dépister une phlébite débutante) et le traitement précoce des phlébites sont un souci constant en obstétrique. En effet, il s'agit d'une affection relativement bénigne en elle-même, mais qui comporte un risque grave : la migration du caillot vers le réseau veineux pulmonaire, ce qui peut entraîner une embolie pulmonaire.

Chez les femmes enceintes ou en retour de couches, les phlébites se localisent essentiellement dans un des mollets. Elles se manifestent sous la forme de douleurs dans le mollet atteint, qui est tendu, parfois rouge. Plus rarement, elles surviennent dans une des veines situées sur un des côtés de l'utérus : la veine atteinte forme un cordon induré, qui peut être détecté lors d'un examen gynécologique. Dans les deux cas, ces signes locaux, d'abord discrets, s'accentuent progressivement, et s'accompagnent d'une accélération du rythme cardiaque, parfois d'une légère fièvre.

En cas de suspicion de phlébite, vous serez soumise, pour confirmer le diagnostic, à une échographie Doppler des membres inférieurs, éventuellement associée à une radiographie des veines du petit bassin (phlébocavographie). En cas de phlébite avérée, une surveillance médicale étroite sera mise en place, pour dépister au plus tôt tout signe d'embolie pulmonaire : douleurs dans le thorax, difficulté à respirer, toux, angoisse importante. Le traitement consiste à administrer des anticoagulants, d'abord par injections, puis par voie orale après la grossesse. Il vous sera prescrit au moindre doute, quitte à être interrompu dès que le risque de phlébite est écarté. Pour prévenir les phlébites, il faut éviter tout alitement prolongé ; c'est pourquoi on invite les accouchées à se lever et à marcher dès que possible. Par ailleurs, le port de bas de contention (« bas à varices ») est conseillé aux patientes à risque (personnes ayant des varices ou des antécédents de phlébite) pendant les deux derniers trimestres de leur grossesse et dans le mois qui suit l'accouchement. Enfin, des anticoagulants sont administrés préventivement après l'accouchement aux femmes ayant accouché par césarienne et aux femmes à risque.

Photothérapie

La photothérapie permet d'atténuer l'intensité de l'ictère d'un nouveau-né en diffusant sur lui des rayons de lumière, blanche, bleue ou verte, d'une longueur d'onde bien définie.

■ La lumière utilisée en photothérapie exerce une action chimique sur la molécule de bilirubine présente au niveau de la peau. L'énergie apportée par ce rayonnement lumineux modifie la structure de la molécule et, en la rendant soluble dans l'eau, permet son élimination par voie urinaire. Au fur et à mesure de l'exposition, l'efficacité du traitement est mesurée en évaluant le taux sanguin de bilirubine.

Selon l'origine de la maladie, d'autres soins peuvent être associés ou non à cette thérapeutique. L'enfant supporte généralement très bien la photothérapie, qui nécessite néanmoins une surveillance régulière, car l'exposition dure longtemps et les zones exposées doivent être régulièrement changées. Le nouveau-né est souvent mis dans un incubateur (couveuse), afin de maintenir sa température constante. Il est nécessaire de protéger les yeux de l'enfant des rayons ultraviolets avec un masque opaque, ce qui peut l'énerver au bout d'un certain temps d'exposition.

VOIR : ICTÈRE DU NOUVEAU-NÉ.

Placenta

Organe d'échange entre la mère et le fœtus. C'est au sein du placenta, grâce à un contact intime entre le sang maternel et le sang du fœtus, que s'effectuent les échanges entre la mère et son enfant, assurant ainsi la croissance du bébé.

■ Le placenta fait partie, avec le **liquide amniotique**, les membranes et le **cordon ombilical** qui lui sont rattachés, des annexes du fœtus.

C'est un organe qui naît en même temps que l'embryon et qui possède la même identité génétique que lui ; il s'insère dans l'utérus dès le 6e jour qui suit la **fécondation**. Il est formé par l'accolement de membranes d'origine maternelle (caduque) et fœtale (trophoblaste). Il comporte une face maternelle (en contact avec l'utérus) charnue et une face fœtale lisse, où s'insère le cordon ; tout autour du placenta partent les membranes, qui forment une sphère contenant le fœtus et son liquide amniotique.

Le placenta est complètement formé au 5e mois de grossesse, date à partir de laquelle il ne fera que croître sans modifier sa structure. À terme, le placenta a la forme d'un disque de 15 à 20 centimètres de diamètre, de 2 à 3 centimètres d'épaisseur. Son poids est proportionnel à celui de l'enfant : environ 1/6 de celui-ci, soit en moyenne 500 à 600 grammes au moment de son expulsion.

Le placenta constitue une barrière protectrice pour le futur bébé, qu'il protège grâce à son rôle de filtre de certains bactéries, parasites et médicaments. Mais cette fonction de filtre est imparfaite, puisque les virus passent tous cette barrière. Enfin, c'est lui qui sécrète l'**hormone de grossesse** nécessaire au bon développement de la gestation.

Après la naissance de l'enfant, les contractions reprennent, ce qui permet au placenta d'être expulsé de la cavité utérine (processus appelé **délivrance**). Le placenta est alors soigneusement examiné, pour vérifier l'intégrité de son expulsion.

Placenta accreta

*Fusion du placenta avec la paroi de l'utérus. Ce phénomène anormal, heureusement rare (0,5 à 1 grossesse sur 1000), empêche le placenta de se décoller de l'utérus lors de la **délivrance**, ce qui expose l'accouchée à un risque majeur d'hémorragie.*

■ On distingue différents types de placenta accreta, selon l'importance de la pénétration du placenta dans le muscle utérin. Dans les cas les plus graves (placenta dit « percreta »), c'est la totalité de la paroi de l'utérus qui est envahie.

Les causes de cette affection sont souvent inconnues. Le placenta accreta est plus fréquent en cas de **placenta prævia**, une autre anomalie placentaire, et en cas d'antécédents de **synéchie** (accolement des parois de l'utérus) et de **césarienne** antérieure.

Il s'agit d'une complication grave de l'accouchement, entraînant une hémorragie lors de la délivrance et exposant à des troubles graves de la coagulation. Une intervention chirurgicale en urgence est bien souvent indispensable pour mettre la mère hors de danger. L'ablation de l'utérus (hystérectomie) peut être nécessaire.

Placenta prævia

Normalement, le placenta s'insère au fond de l'utérus. On parle de placenta bas inséré s'il est placé trop bas au cours des deux premiers trimestres de la grossesse et, si cette anomalie ne s'est pas corrigée d'elle-même, de placenta prævia au 3e trimestre. Le placenta prævia expose à des saignements d'abondance variable au cours de la grossesse et lors de l'accouchement. S'il recouvre entièrement l'orifice interne du col de l'utérus, une césarienne peut être nécessaire.

■ Cette anomalie, qui touche environ 1 grossesse sur 200, n'a pas de cause précise. On distingue le placenta prævia central ou recouvrant, qui obstrue complètement l'orifice interne du col de l'utérus et empêche l'accouchement par les voies naturelles, et le placenta prævia marginal, où le placenta affleure l'orifice du col, ce qui laisse la possibilité d'un accouchement par les voies naturelles.

L'existence d'un placenta bas inséré est systématiquement recherchée lors de l'**échographie** prénatale du 2e trimestre. Dans la majorité des cas, l'anomalie se corrige d'elle-même à mesure que la hauteur de l'utérus s'accroît : le placenta s'éloigne du col. Si cette anomalie a été dépistée, la migration du placenta est donc simplement contrôlée lors d'une nouvelle échographie, réalisée au début du 3e trimestre de grossesse ; cet examen est éventuellement complété par une échographie endovaginale (sonde placée directement dans le vagin).

Si le placenta reste inséré dans la partie basse de l'utérus, les risques de saignements sont surtout importants au cours du 3e trimestre. La patiente en est informée, et des mesures préventives, telles que le repos et la réduction des activités quotidiennes, permettent d'éviter la survenue prématurée de **contractions** et les hémorragies. Il est impératif de consulter en urgence à la moindre alerte (pertes de sang, contractions), car les saignements peuvent être brutaux et imprévisibles ; ils peuvent nécessiter une hospitalisation jusqu'à l'accouchement et un accouchement avant terme.

En cas de placenta prævia central, la naissance a obligatoirement lieu par césarienne. En revanche, en cas de placenta prævia marginal, un accouchement par les voies naturelles est possible si les saignements s'interrompent lors de la rupture des membranes.

Poche des eaux

*Espace empli de **liquide amniotique** dans lequel baigne le fœtus. La poche des eaux joue un rôle capital dans la protection du fœtus contre les traumatismes. Elle se rompt spontanément au* *cours du travail, mais parfois aussi plus tôt, au tout début des* **contractions**. *Cette rupture doit vous engager à vous rendre sans délai à la maternité.*

■ En général, la poche des eaux se rompt spontanément lorsque la dilatation du col de l'utérus atteint de 2 à 5 cm. Cette rupture est indolore et se manifeste par un écoulement de liquide par le vagin ; l'écoulement peut être lent ou le liquide jaillir brusquement. Il arrive que la poche des eaux ne se soit toujours pas rompue alors que la dilatation du col a atteint 5 cm et que la tête du fœtus est bien engagée dans les voies maternelles. Dans ce cas, l'obstétricien ou la sage-femme rompt les membranes avec un perce-membrane au cours d'une contraction.

Lorsque la rupture de la poche des eaux se produit avant 8 mois de grossesse, la patiente est hospitalisée et surveillée en raison des complications possibles (infection, risque d'accouchement prématuré), qui nécessitent parfois le déclenchement de l'accouchement.

Post-partum

VOIR : SUITES DE COUCHES.

Prééclampsie

Complication de la grossesse associant une **hypertension artérielle**, *une* **albuminurie** *et une rétention d'eau dans les tissus (œdèmes) entraînant une prise de poids excessive.*

■ L'origine de cette affection, également appelée toxémie gravidique, est encore mal connue et fait probablement intervenir des facteurs immunologiques. Elle peut être grave pour la mère et pour l'enfant, ce qui justifie la surveillance systématique, à chaque consultation prénatale, de la protéinurie (analyse d'urine réalisée par bandelette réactive) et de la tension artérielle. La prééclampsie ne récidive pas systématiquement lors d'une nouvelle grossesse.

Il s'agit d'une affection relativement fréquente, puisqu'elle survient au cours d'environ 5 % des grossesses. Elles surviennent plus fréquemment en cas de première grossesse, de grossesse multiple, de diabète, d'obésité, et chez les femmes de moins de 18 ans et de plus de 40 ans. La prééclampsie débute généralement au cours du 3e trimestre de grossesse. Elle peut être modérée ou grave d'emblée.

Les risques de la prééclampsie concernent tant le fœtus que la mère. Chez le fœtus, cette affection peut être responsable d'un **retard de croissance intra-utérin** ; elle comporte aussi un risque accru de mort *in utero*. Chez la mère, le risque est une aggravation de l'hypertension artérielle susceptible d'entraîner des atteintes des reins, du foie ou du cerveau aux séquelles parfois définitives. Les complications majeures sont la survenue d'une **éclampsie** ou d'un **hématome rétroplacentaire**.

Si votre médecin constate une albuminurie, une augmentation anormale de votre tension ou la présence d'œdèmes, il vous prescrira des examens biologiques complémentaires pour confirmer le diagnostic et évaluer la gravité de l'affection : mesure du taux d'acide urique dans le sang, étude de la fonction rénale, numération des plaquettes sanguines, mesure du taux des enzymes hépatiques, etc. La sensation de mouches devant les yeux, les bourdonnements d'oreilles, les douleurs ressenties dans la région de l'estomac sont autant de signes de gravité qui doivent faire craindre une aggravation de l'affection.

Une prééclampsie nécessite une stricte surveillance médicale ; une hospitalisation peut être nécessaire. Le traitement consiste à faire baisser la tension en prescrivant du repos, éventuellement des médicaments hypotenseurs. Dans certains cas, la sévérité de l'atteinte peut justifier une réanimation intensive et une **césarienne** en urgence. Après l'accouchement, la prééclampsie disparaît rapidement et spontanément.

Prélèvement des villosités choriales :

VOIR : BIOPSIE DU TROPHOBLASTE.

Prématurité

Un enfant est dit « prématuré » s'il naît avant le début du 9e mois de grossesse (37 semaines d'aménorrhée).

■ En France, environ 5 % des enfants naissent prématurés. Le nombre de grands prématurés (bébés nés à 32 semaines d'aménorrhée et au-dessous) a augmenté en raison d'une prise en charge de plus en plus précoce au cours de la grossesse : les progrès de la réanimation néonatale permettent de prendre en charge des prématurés parfois dès 5 mois de grossesse (24 semaines d'aménorrhée).

Les causes de la prématurité sont multiples : anomalie liée au contenu utérin (**grossesse multiple**, **placenta prævia**, **hydramnios**...), affection de la mère, locale (malformation de l'utérus, exposition au Distilbène®, béance du col de l'utérus) ou générale (infection, **prééclampsie**, **diabète**, altération de l'état général, activité physique inadaptée...). La menace d'accouchement prématuré se traduit soit par une ouverture du col de l'utérus, associée ou non à des **contractions**, soit par une rupture prématurée des membranes avec écoulement du liquide amniotique.

À partir de la fin du 8e mois de grossesse, les poumons du fœtus sont suffisamment développés pour lui permettre une respiration autonome correcte. Le nouveau-né venant au monde avant cette date, et plus particulièrement avant 34 semaines d'aménorrhée, risque d'être atteint de la maladie des membranes hyalines (affection broncho-pulmonaire pouvant entraîner une asphyxie progressive). Plus l'enfant est prématuré, moins ses fonctions respiratoires, cardio-vasculaires, neurologiques et digestives sont élaborées.

Les progrès de la réanimation à la naissance permettent désormais d'assurer la survie d'un fœtus né alors qu'il est à peine viable, mais au prix d'une mortalité ou de conséquences néfastes encore bien lourdes. Le nouveau-né doit être entouré d'une équipe spécialisée afin d'être assisté 24 heures sur 24. La longue séparation nécessitée par ces soins spécifiques est une épreuve difficile pour les parents et pour l'enfant lui-même.

C'est pourquoi le vrai traitement de la prématurité réside dans la prévention des facteurs de risques obstétricaux au cours de la grossesse, en se faisant surveiller régulièrement. En cas de risque, outre l'éventuel traitement de la cause, il vous sera prescrit du repos. Au cours de certaines affections du col de l'utérus (béance, exposition au Distilbène®), un **cerclage** peut prévenir l'accouchement prématuré.

En cas de menace réelle d'accouchement prématuré, un traitement médicamenteux peut vous être administré (bêtamimétiques, anti-inflammatoires, inhibiteurs calciques…). Mais le progrès majeur de ces dernières années est l'utilisation de médicaments glucocorticoïdes, qui permettent d'accélérer la maturation pulmonaire du fœtus et sont utilisés si besoin à partir de 24 semaines d'aménorrhée.
VOIR : MONITORAGE.

Premiers signes de l'accouchement

Nombreuses sont les femmes à craindre de ne pas reconnaître les premiers signes de l'accouchement, surtout lors de la naissance d'un premier bébé.
Vous devez vous présenter à la maternité si vous êtes prise de contractions régulières, douloureuses et ne cédant pas au repos ou en cas de rupture de la poche des eaux.
■ Pour indiquer le début du travail, les contractions doivent survenir toutes les 5 à 10 minutes et ne pas céder au repos pendant 1 à 2 heures. La rupture de la poche des eaux se traduit par une

émission par le vagin, sans effort, d'un liquide de couleur claire, ressemblant à de l'eau et n'ayant pas l'odeur d'urine ; cette perte peut être intermittente.

En revanche, la perte du **bouchon muqueux** n'annonce pas l'imminence de l'accouchement, puisqu'elle peut précéder la naissance d'un mois. En cas de doute, il est indispensable de prendre un avis autorisé auprès de la sage-femme ou de l'obstétricien.

Par ailleurs, il faut aussi consulter en urgence dans toutes les situations anormales telles qu'un saignement.

Préparation à l'accouchement

Séances de préparation dispensées pendant la grossesse dans le but de préparer la future maman et le couple à la venue de l'enfant et à l'accouchement.
■ Cette préparation est essentielle pour mieux vivre votre grossesse et votre accouchement, que vous ayez ou non prévu d'accoucher sous **péridurale**.
La préparation à l'accouchement comprend deux volets. Elle consiste d'une part à informer la future mère sur son corps, sur le déroulement de la grossesse et les modifications qu'elle entraîne, sur les différentes phases du travail et de l'accouchement, l'allaitement, et à lui prodiguer des notions de puériculture. Cette première partie est très importante : la grossesse constitue un grand bouleversement physique et psychologique pouvant générer de nombreuses interrogations.
L'autre partie de la préparation est plus « physique » et comprend selon le cas des exercices de relaxation, de respiration, une répétition des efforts de poussée en prévision de l'accouchement. La préparation dite « classique » (ou préparation à l'accouchement sans douleur) est fondée sur l'information et des techniques de respiration ; les cours commencent en général au cours du

7e mois de grossesse ; la patiente suit environ 5 à 6 cours. Ces cours sont collectifs et dirigés par une sage-femme.
Il existe d'autres méthodes de préparation : la **sophrologie**, le **yoga**, l'**haptonomie**, le **chant prénatal**, la **préparation en piscine**… Le choix de la préparation est bien sûr fonction des possibilités locales, mais aussi de votre sensibilité et du type d'approche que vous privilégiez.

Préparation à la naissance en piscine

C'est une des techniques de préparation à l'accouchement. Les séances peuvent être pratiquées pendant toute la grossesse. Elles permettent à la fois de vous relaxer et de vous faire travailler la respiration et l'apnée, ce qui vous sera utile pendant votre accouchement.
■ Les cours sont dispensés en piscine, dans des espaces réservés et protégés ; les conditions d'hygiène sont rigoureusement contrôlées. Les cours sont animés par une sage-femme assistée d'un moniteur de natation. Il n'est pas nécessaire de savoir nager : les exercices consistent en mouvements doux et en apprentissage du contrôle de la respiration, mais il ne s'agit en aucun cas d'une activité sportive. Un certificat médical est nécessaire, la seule contre-indication à cette activité étant une menace d'accouchement prématuré.
Cette technique vous permettra de conserver une activité physique malgré la prise de poids. De plus, l'état d'apesanteur dans l'eau est propice à la relaxation et soulage les petits maux de la grossesse tels que le **mal de dos**, la **constipation**, les troubles de la circulation sanguine.

Présence du père

Depuis quelques années, le père est reconnu comme un participant essentiel à la venue d'un enfant, et n'est plus exclu du suivi de la grossesse, des cours de prépararation à l'accouchement et de la salle de naissance.

■ Ainsi, le père a sa place, tout comme la future mère, lors des séances de **préparation à l'accouchement**, en particulier dans les séances d'**haptonomie** ou de **chant prénatal**. En salle de naissance, sa présence est tout à fait possible durant tout le déroulement du travail et de la phase d'expulsion. Il lui est même possible, dans certains cas, d'assister à une naissance par césarienne au bloc opératoire.

Toutefois, la présence du père de votre bébé pendant l'accouchement ne doit pas être obligatoire. Il ne faut pas le culpabiliser s'il ne se sent pas capable d'être là, impressionné par les odeurs, le sang et la forte charge émotionnelle que représente la naissance de son enfant.

N'hésitez pas à discuter de son choix pendant votre grossesse, en lui expliquant les différentes phases du travail de l'accouchement et, éventuellement, en visitant les locaux avant l'accouchement pour démystifier la salle d'accouchement. Durant le travail, qui peut être long (8 à 10 heures en moyenne pour un premier bébé), le papa peut circuler et sortir de la salle de travail ; il en est de même pour la phase d'expulsion durant laquelle il peut sortir si l'émotion devient trop forte. Bien souvent, des pères affirmant au départ ne pas vouloir assister à la naissance sont rassurés par le calme de la salle de travail et restent sans problème jusqu'à la fin de l'accouchement.

Présentation

Position dans laquelle se présente le fœtus lors de l'accouchement. Dans la grande majorité des cas (95 à 96 %), les bébés naissent par la tête.

■ Il existe plusieurs variétés de présentation par la tête en fonction de la position : présentation du sommet (par le crâne), de la face ou du front. La présentation du sommet est la plus fréquente ; l'enfant naît le plus souvent face vers le bas (dirigée vers l'anus maternel).

Les autres présentations possibles sont le siège (3 à 4 % des naissances) et, beaucoup plus rarement, l'épaule. Une présentation par l'épaule nécessite systématiquement un accouchement par césarienne, l'enfant étant en position transversale et ne pouvant franchir le **bassin osseux** de sa mère.

Prise du poids du bébé

La prise de poids du bébé est, avec le développement de sa taille et de son tour de tête, l'un des principaux témoins de sa croissance. C'est pourquoi il est important de le soumettre chaque mois, durant ses six premiers mois, à une visite médicale, lors de laquelle il sera pesé.

■ Lors de chaque visite, le pédiatre pèse le bébé et reporte le chiffre sur un graphique dessinant une courbe. Il vérifie ainsi que sa croissance est régulière et que son poids se situe dans une fourchette située autour de la moyenne.

Prise de poids pendant la grossesse

Elle est en moyenne d'un kilo par mois durant les 7 premiers mois de grossesse puis de 2 kilos par mois jusqu'à l'accouchement. Lors d'une grossesse normale, la prise de poids totale varie de 10 à 18 kilos avec une moyenne de 12 kilos.

■ Ces chiffres sont indicatifs. Il est fréquent que la prise de poids ne soit pas linéaire (1 kilo chaque mois) mais évolue par paliers plus importants d'un mois sur l'autre. De plus, les femmes ne sont pas toutes égales devant la prise de poids au cours de la grossesse. Celle-ci dépend de l'alimentation, mais aussi de la physiologie propre à chacune. Une femme qui présente un surpoids en début de grossesse aura tendance à moins grossir qu'une patiente mince ou qui vient d'effectuer un régime amaigrissant.

Pour éviter tout surpoids, l'**alimentation pendant la grossesse** doit être variée et équilibrée : il est inutile de manger pour deux, les besoins du bébé étant d'abord satisfaits… et l'excédent étant pour la maman. Les conséquences d'une prise de poids trop importante sont d'une part un inconfort, des douleurs dans le dos et dans les jambes, une difficulté à se déplacer, d'autre part un risque d'accouchement difficile (bassin plus étroit du fait de l'excès graisseux).

Il est tout à fait possible d'effectuer un régime alimentaire amincissant au cours de votre grossesse, à condition qu'il soit équilibré et n'induise pas de carence alimentaire. D'une manière générale, certains aliments comme les fruits, les boissons sucrées, les sucreries, les fromages gras sont à limiter.

En cas de prise de poids excessive le médecin ou la sage-femme s'assurera qu'elle n'est pas due à des phénomènes de rétention d'eau, qui nécessiteraient des examens et une surveillance particulière. En cas de surcharge pondérale, on pourra vous conseiller une consultation chez un diététicien, qui vous aidera à repérer les erreurs de régime entraînant cette prise de poids excessive.

VOIR : MAIGRIR APRÈS L'ACCOUCHEMENT, MAL DE DOS.

Procréation médicalement assistée

*Ensemble des techniques permettant, en cas de **stérilité**, d'obtenir une grossesse du fait d'une intervention médicale et non d'un rapport sexuel.*

■ Il existe différentes techniques de procréation médicalement assistée : l'insémination artificielle, la **fécondation** in vitro et l'injection intra-cytoplasmique du spermatozoïde, ou ICSI.

■ **L'insémination artificielle.** Elle consiste à déposer du sperme dans l'utérus, soit au niveau du **col de l'utérus**, soit directement dans l'**utérus**.

Le sperme peut être celui du conjoint ou d'un donneur. L'insémination artificielle avec donneur est utilisée en cas de stérilité d'origine masculine (absence ou anomalie des spermatozoïdes) ou lorsque l'homme risque de transmettre une maladie héréditaire grave.

L'insémination du sperme du conjoint est utilisée en cas de qualité insuffisante du sperme ; celui-ci est alors amélioré après son recueil. L'insémination artificielle peut également être proposée lorsque la cause de la stérilité se situe au niveau du col de l'utérus, le fait de déposer le sperme directement dans l'utérus permettant de résoudre la cause de l'infertilité.

■ **La fécondation in vitro et l'ICSI.** La fécondation in vitro consiste à prélever des ovules par ponction, après avoir stimulé le fonctionnement des ovaires à l'aide de traitements médicamenteux, puis à féconder ces ovules en laboratoire, en les mettant en contact avec des spermatozoïdes, enfin à les implanter dans l'utérus de la patiente. L'ICSI obéit au même principe, mais, dans ce cas, l'ovule est fécondé par micro-injection d'un spermatozoïde sélectionné. Ces techniques permettent de résoudre différentes causes de stérilité, dont au premier chef la stérilité d'origine tubaire (affection incurable des trompes de Faloppe).

Il faut savoir que les techniques de la fécondation in vitro et de l'ICSI sont complexes et coûteuses. Le couple qui en fait la demande doit en accepter préalablement les contraintes, d'autant que les échecs ne sont pas rares et qu'il est souvent nécessaire de procéder à plusieurs tentatives.

Progestérone

Hormone sécrétée pendant la seconde phase du cycle menstruel et pendant la grossesse. Son rôle principal est de favoriser la nidation de l'ovule fécondé dans la paroi de l'utérus ainsi que la gestation.

■ La progestérone est sécrétée par le corps jaune (follicule ovarien ayant expulsé l'ovule) lors de la seconde phase du cycle menstruel, par le placenta pendant la grossesse et, à un moindre degré, par les glandes corticosurrénales et les ovaires.

Pendant la grossesse, la progestérone exerce un effet relaxant sur l'utérus, augmente les sécrétions du col de l'utérus, maintient la vascularisation de la muqueuse utérine et prépare les glandes mammaires à la lactation.

Une insuffisance de sécrétion de progestérone peut être responsable d'une incapacité à concevoir (difficulté à obtenir la nidation de l'œuf) ; cette insuffisance est traitée par administration de progestérone pendant la seconde phase du cycle menstruel.

Protéines

Constituant essentiel des organismes vivants, les protéines sont fournies par l'alimentation. Les aliments les plus riches en protéines sont les produits laitiers, les viandes et les poissons, la farine de soja, les légumineuses et les céréales.

■ Chez l'adulte, l'apport énergétique en protéines doit représenter 12 à 15 % de l'apport énergétique total (soit en moyenne un gramme de protéines par kilogramme du poids et par jour). Chez le nourrisson, les apports conseillés sont plus élevés (2,2 grammes par kilogramme de poids et par jour).

Les protéines végétales ont une valeur nutritionnelle moindre que les protéines animales, et sont moins faciles à assimiler. Pour que votre alimentation soit équilibrée, elle doit donc associer protéines animales (au moins 50 % des protéines totales) et végétales.
VOIR : ALIMENTATION PENDANT LA GROSSESSE.

Pyélonéphrite

Infection du bassinet et du tissu interstitiel d'un rein, beaucoup plus rarement des deux. Chez les femmes enceintes, la pyélonéphrite constitue le plus souvent la complication d'une cystite non traitée.

■ La pyélonéphrite est une complication relativement fréquente de la grossesse puisqu'elle survient au cours d'environ 9 % des grossesses, le plus souvent au cours du troisième trimestre. Il s'agit d'une affection grave, qui peut être responsable d'une fausse couche ou d'un accouchement prématuré.

Une pyélonéphrite se manifeste tout d'abord par des signes identiques à ceux de la cystite, parfois peu intenses : besoins fréquents et impérieux d'uriner, brûlure lors des mictions, urines troubles. Puis survient une fièvre élevée (38-39 °C) et des frissons, associés à une fatigue importante, et à des douleurs d'intensité variable siégeant dans le bas du dos, d'un seul côté.

Si vous présentez de tels signes, votre médecin vous prescrira un examen bactériologique des urines (E.C.B.U.), qui permettra de déterminer la bactérie responsable de l'infection. Le traitement repose sur la prescription d'antibiotiques, d'abord généralement administrés par perfusions au cours d'une hospitalisation puis poursuivis par voie orale pendant environ 15 à 21 jours. En cas de contractions ou de risque d'accouchement prématuré, ceux-ci seront également traités.

La prévention repose sur le dépistage des infections urinaires basses (cystites) et sur leur traitement précoce.
VOIR : ANALYSE D'URINE, EXAMENS MÉDICAUX DE LA FUTURE MÈRE.

Q R

Rachianesthésie

Lorsqu'une **césarienne** *est programmée avant le début de l'accouchement ou décidée sans qu'il existe d'urgence extrême, on recourt souvent à une rachianesthésie pour anesthésier la patiente. Il s'agit d'une technique qui s'apparente à la* **péridurale***, mais au cours de laquelle la solution anesthésiante est injectée en une seule fois, non dans l'espace péridural mais dans le liquide céphalorachidien sous la moelle épinière.*

■ Il s'agit d'une **anesthésie** loco-régionale, c'est-à-dire limitée à une région du corps, au cours de laquelle la patiente reste consciente ; elle peut ainsi assister à la naissance de son bébé. La différence avec la péridurale est sa simplicité technique et la durée de 1 à 2 heures d'analgésie qu'elle entraîne.

Les contre-indications sont les mêmes que pour la péridurale : vous ne pourrez pas en bénéficier si vous souffrez d'un trouble de la coagulation du sang.

Radiographie

Examen basé sur l'utilisation de rayons X et permettant de visualiser les structures calcifiées de l'organisme (os) ainsi que certains tissus. L'exposition d'un embryon ou d'un fœtus aux rayons X pouvant induire des malformations, on lui préfère durant toute la grossesse l'échographie.

■ L'exposition d'un fœtus aux rayons X peut entraîner une mutation de ses gènes, surtout en cas de radiothérapie (lors de laquelle une quantité importante de rayons X est délivrée) ; en revanche, en cas de radiographie, le risque malformatif est exceptionnel. Toutefois, par mesure de pré-

caution, si une radiographie doit impérativement être pratiquée chez une femme enceinte, on protège son abdomen à l'aide d'un tablier de plomb et on limite le nombre de clichés.

La période la plus dangereuse pour le futur bébé est le début de grossesse (période de l'embryogenèse lors de laquelle se forment ses organes), le risque de mutation pouvant alors induire des malformations. C'est pourquoi la plupart des examens radiologiques à fort potentiel d'irradiation de la zone de l'utérus doivent être pratiqués dans les quinze jours qui suivent les règles, période pendant laquelle aucune grossesse n'a pu encore débuter.

En cas d'irradiation de l'embryon dans les premiers mois de la grossesse – notamment lorsqu'une radiographie a été réalisée en tout début de grossesse, alors que la femme ne se savait pas encore enceinte –, on cherche à préciser la date de la radiographie par rapport à celle de la fécondation et le nombre de clichés effectués, et on calcule au besoin la dose de rayons X qui a été administrée. Une échographie permettra d'éliminer toute possibilité de malformation.

Au cours du deuxième et du troisième trimestre, le risque pour l'enfant diminue à mesure de l'avancée dans la gestation. Il est donc alors possible de pratiquer, si nécessaire, des clichés du **petit bassin** (urographie intraveineuse en cas de maladie des reins, par exemple), en limitant le nombre de clichés. Pour la même raison, les clichés de **radiopelvimétrie**, qui servent à prendre les mesure du bassin en prévision de l'accouchement, ne sont pas réalisés avant le 8e mois de grossesse.

Radiopelvimétrie

Radiographies pratiquées chez la femme enceinte en fin de grossesse (fin du 8e-début du 9e mois). Il permet de mesurer les dimensions de son **bassin**

osseux*, et ainsi de vérifier si l'accouchement peut se dérouler par les voies naturelles ou nécessite une césarienne.*

■ Au cours de l'examen, les différents diamètres par lesquels l'enfant doit passer sont mesurés à l'aide de plusieurs clichés ; les résultats sont comparés à des normes et aux dimensions du fœtus, lesquelles ont été estimées à l'échographie.

Cet examen peut être pratiqué par radiologie conventionnelle (rayon X) ou par scanner ; il est parfaitement indolore. Il peut vous être prescrit en cas de doute sur les dimensions et la forme de votre bassin, d'antécédents de césarienne, si le fœtus se présente par le siège et dans certains cas de grossesse gémellaire. Il s'agit d'une pratique médicale essentiellement française.

Rayons ultraviolets :

VOIR : PHOTOTHÉRAPIE.

Rééducation du périnée

Lors de l'accouchement, il se produit un étirement important des muscles du **périnée** *et du vagin, ce qui peut entraîner une* **incontinence urinaire** *(fuites d'urine involontaires). L'accouchement et ses conséquences constituent la principale cause d'incontinence urinaire, affection dont souffre 5 % de la population, dont une grande majorité de femmes. C'est dire l'importance d'une rééducation des muscles du périnée, dont le but est de prévenir et/ou de traiter ce trouble.*

■ Il est important d'effectuer une rééducation du périnée après votre accouchement, même si celui-ci s'est déroulé par césarienne : la tonicité du périnée, même en l'absence de symptômes, est toujours altérée après une grossesse. En l'absence de rééducation, une incontinence urinaire avec ou sans prolapsus (descente d'organe) est toujours possible. Ce trouble constitue un réel handicap dans la vie quotidienne. En outre, un prolapsus peut rendre nécessaire une intervention chirurgicale aux alentours de la ménopause.

La rééducation doit débuter assez rapidement après l'accouchement. Dans un premier temps, elle est effectuée par la patiente seule, dès son retour à domicile. Les exercices consistent à contrôler l'émission d'urine pendant les mictions (« stop pipi »), et à contracter en douceur les muscles du plancher pelvien, de l'anus et du vagin. Ces mouvements sont parfois difficiles à percevoir ; il ne faut pas vous en inquiéter.

Lors de la visite postnatale (six à huit semaines après l'accouchement), le gynécologue ou la sage-femme effectuera une estimation de la qualité de contraction des muscles du périnée. En fonction de celle-ci, vous serez orientée vers tel ou tel type de rééduca-tion : kinésithérapie classique, rétrocontrôle ou biofeedback (technique faisant appel à un appareillage qui enregistre et transcrit les fonctions à contrôler et à modifier), électrostimulation à l'aide d'une sonde… Cette rééducation comprend dix séances éventuellement renouvelables ; elle est effectuée par une sage-femme ou un kinésithérapeute, et est prise en charge par la Sécurité sociale. Il est important de débuter les séances aux alentours de six à huit semaines après votre accouchement ; c'est alors qu'elles sont le plus efficaces.

Si, au bout de quelques séances, vos muscles on retrouvé leur tonus, la rééducation se poursuivra par un travail des abdominaux. Mais la rééducation ne doit jamais commencer par un travail abdominal, ce qui risquerait d'aggraver l'état du périnée.

Enfin, certaines situations particulières pendant la grossesse et l'accouchement constituent un risque accru d'altération du périnée et nécessitent une rééducation intensive, parfois associée à une préparation avant l'accouchement : fuites urinaires survenant pendant la grossesse, antécédent de traumatisme du sphincter de l'anus, malformation du périnée, prise de poids excessive pendant la grossesse, accouchement d'un gros bébé, extraction du bébé à l'aide de forceps, déchirure du périnée pendant l'accouchement, etc.

Réflexes du nouveau-né

Les réflexes du nouveau-né, ou réflexes archaïques, sont des mouvements automatiques que l'on observe chez le nouveau-né en réponse à certains stimuli. Ils reflètent le développement de son système nerveux, et disparaissent entre l'âge de 2 et 4 mois.

■ La recherche des réflexes archaïques est systématiquement effectuée lors de l'examen médical qui suit la naissance. En effet, leur absence peut être révélatrice d'une lésion cérébrale, qu'il faudra alors rechercher par des examens complémentaires.

■ **Le réflexe d'agrippement.** Le nouveau-né saisit automatiquement l'un des doigts de l'examinateur ou tout objet qui passe à sa portée.

■ **Le réflexe de Moro, ou réflexe d'embrassement.** Il est étudié en soulevant la tête de l'enfant de quelques centimètres avant de la lâcher brusquement. Le bébé retombe alors en écartant les bras et en étendant les jambes. Ses bras se replient ensuite vers sa poitrine, dans un mouvement d'étreinte.

■ **Le réflexe de marche automatique.** Lorsque l'on met le nouveau-né en position debout, corps légèrement penché en avant, il esquisse quelques mouvements rythmiques de marche.

■ **Le réflexe de succion.** Le bébé se met automatiquement à téter lorsqu'on introduit un doigt dans sa bouche.

■ **Le réflexe des points cardinaux.** Lorsque l'on stimule l'un des coins de la bouche ou la joue du nouveau-né, celui-ci oriente sa tête du côté de la zone excitée, en cherchant à téter le « sein » évoqué par la stimulation.

■ **Le réflexe d'extension croisée.** Lorsque l'on stimule la plante du pied du bébé, celui-ci réagit en fléchissant puis en étirant la jambe opposée pour tenter de repousser la source de stimulation.

Reflux gastro-œsophagien

Remontée des sécrétions acides de l'estomac vers l'œsophage et la gorge, le plus souvent après les repas. Il s'agit d'une affection sans gravité, très fréquente chez les femmes enceintes, surtout au cours du dernier trimestre de la grossesse.

■ Ce reflux, également appelé pyrosis, provoque une sensation de brûlure débutant au niveau de l'estomac et remontant derrière le sternum vers la bouche. Il peut s'accompagner d'une sensation de saveur acide dans la bouche.

Il est favorisé par les bouleversements hormonaux de la grossesse, responsables d'une béance du sphincter inférieur de l'œsophage (cardia). La pression du bébé en fin de grossesse aggrave cette béance, favorisant la remontée acide. Le reflux est accentué par la position allongée après le repas, le port d'une ceinture abdominale compressive, l'ingestion de substances acides, pimentées, les repas copieux, les boissons gazeuses, le thé et le café.

En dehors des cas où il s'accompagne de vomissements importants, un reflux gastro-œsophagien ne nécessite aucun examen particulier. Les troubles régresseront si vous éliminez les facteurs favorisants mentionnés plus haut. Par ailleurs, le médecin pourra vous prescrire des médicaments anti-reflux à prendre après les repas. Le phénomène disparaîtra rapidement après votre accouchement.

Règles

Écoulement périodique de sang par le vagin, survenant depuis la puberté et jusqu'à la ménopause en dehors des périodes de grossesse. Les règles correspondent à la chute de fragments de muqueuse de l'utérus mêlés de sang. Elles surviennent lors de la chute hormonale de la fin du *cycle menstruel.*

■ Les premières règles, ou ménarche, débutent en moyenne en France à l'âge de 13 ans ; leur fréquence moyenne est de 28 jours avec des saignements durant 4 à 5 jours. Une absence prolongée de règles est appelée aménorrhée. Il s'agit de l'un des premiers signes de la grossesse.

En cas de règles douloureuses, de règles abondantes et de saignements survenant en dehors des règles, on parle respectivement de dysménorrhée, de ménorragies et de métrorragies.

Retard de croissance intra-utérin

Il arrive qu'un fœtus ne se développe pas selon l'évolution normale. L'enfant vient alors au monde avec un poids inférieur à la normale (moins de 2,5 kg à terme). Cela traduit un retard de croissance intra-utérin, ou hypotrophie.

■ Un retard de croissance intra-utérin peut être lié à une anomalie du fœtus ou à l'incapacité du **placenta** à lui fournir les nutriments nécessaires. Le dépistage du retard de croissance intra-utérin repose essentiellement sur la mesure de la **hauteur utérine** et sur l'**échographie** du troisième trimestre de la grossesse, lors de laquelle sont effectuées différentes mesures de l'abdomen et de la tête du futur bébé ; en effet, pendant les deux premiers trimestres, la croissance des fœtus est assez uniforme et les retards de croissance sont rares. Des examens complémentaires (**Doppler** de l'utérus et Doppler ombilical) permettent de déterminer l'origine du retard de croissance et orientent le traitement en fonction des résultats.

Un nouveau-né de petit poids est plus fragile qu'un autre. Il doit être surveillé par une équipe spécialisée, car il peut présenter certains troubles métaboliques. Le nombre

de ses repas est augmenté (sept ou huit par jour) pour éviter une **hypoglycémie** ; une sonde gastrique peut être nécessaire pour maintenir une alimentation en continu. Pour prévenir une éventuelle hypocalcémie (taux trop faible de calcium dans le sang), on lui administre préventivement de la vitamine D. Enfin, si sa température est trop basse, le nouveau-né est placé en **couveuse.**

Quelles que soient les causes du retard de croissance intra-utérin, le développement de ces enfants doit être tout particulièrement surveillé sur le plan médical, car si certains reprennent du poids assez rapidement et grandissent normalement, d'autres peuvent parfois présenter une certaine fragilité.

Rétention placentaire :

VOIR : DÉLIVRANCE.

Retour de couches

C'est la réapparition des **règles** *après l'accouchement.*

■ Le retour de couches survient en moyenne 6 à 8 semaines après l'accouchement si la femme n'allaite pas. En cas d'allaitement, il survient environ 4 à 6 semaines après l'arrêt de celui-ci. Toutefois, en cas d'allaitement prolongé, les règles reparaissent le plus souvent 5 à 6 mois après la naissance du bébé, même chez les femmes qui allaitent encore.

L'abondance et l'aspect de ces premières règles sont très variables et souvent différents des règles habituelles. Leur survenue signifie qu'il existe une reprise du phénomène de l'**ovulation**, donc qu'une nouvelle grossesse est possible en l'absence de contraception.
VOIR : CONTRACEPTION APRÈS L'ACCOUCHEMENT.

Révision utérine :

VOIR : DÉLIVRANCE.

Rhésus (facteur) :

VOIR : GROUPES SANGUINS, INCOMPATIBILITÉ RHÉSUS, MALADIE HÉMOLYTIQUE DU NOUVEAU-NÉ.

Rubéole congénitale

La rubéole est une maladie virale contagieuse. Il s'agit d'une affection sans gravité chez l'enfant et chez l'adulte mais très dangereuse pour le fœtus : si une femme contracte la rubéole pendant les premiers mois de sa grossesse, son bébé risque d'être atteint de graves malformations.

■ Avant le troisième mois de grossesse, la rubéole congénitale provoque des malformations cérébrales, cardiaques, oculaires et auditives. Lorsque le fœtus a plus de trois mois, la rubéole peut provoquer un **retard de croissance intra-utérin** ou une hépatite, une atteinte des poumons ou des os...

C'est en début de grossesse que le médecin vérifie si la femme enceinte est immunisée contre la rubéole. Si elle ne l'est pas, il lui faut éviter tout contact avec des personnes susceptibles de porter le virus.

Une femme enceinte non immunisée contre la rubéole et ayant été en contact avec une personne atteinte de rubéole doit se faire faire une première analyse de sang dans les dix jours ; une deuxième analyse s'imposera quinze ou vingt jours plus tard. C'est cette dernière qui permettra de savoir si elle est contaminée ou non et si elle a transmis à son futur bébé la rubéole congénitale.

Le seul traitement possible est préventif et réside dans une vaccination systématique des enfants. Toute femme en âge d'avoir des enfants, qui n'est pas certaine d'avoir eu la rubéole ou d'être vaccinée, doit faire vérifier son immunité. En l'absence de celle-ci, elle doit se faire vacciner, sous couvert d'une contraception orale efficace. Il est contre-indiqué de se faire vacciner pendant la grossesse.

S

Sage-femme

*Personne formée pour suivre la grossesse, pratiquer les accouchements et suivre les femmes et les nouveau-nés jusqu'à un mois après leur naissance. Une sage-femme a des compétences médicales plus limitées que celles d'un **obstétricien** pour les accouchements, qu'elle peut pratiquer seule, sauf en cas d'accouchement difficile.*

■ Une sage-femme n'est pas qualifiée pour effectuer un accouchement difficile : extraction instrumentale, `césarienne, jumeaux, présentation par le siège. Un obstétricien de garde est donc toujours présent dans les centres hospitaliers où travaillent des sages-femmes ; si besoin, il sera fait appel à lui. Le rôle de la sage-femme ne se limite pas à l'accouchement : ce sont en général des sages-femmes qui dispensent les cours de **préparation à l'accouchement** et les conseils pour l'allaitement. Certaines pratiquent les séances de **rééducation du périnée**. Un diplôme d'échographie leur est accessible, les habilitant à pratiquer les échographies de surveillance au cours de la grossesse.

Saignements :

VOIR : MÉTRORRAGIE.

Sciatique

Douleur, provoquée par la compression d'un nerf, qui part du haut de la fesse droite ou gauche et irradie dans tout ou partie de la jambe le long du trajet du nerf sciatique.

■ Chez les femmes enceintes, les sciatiques sont dues soit à une saillie du disque intervertébral (hernie discale), soit à une altération de l'articulation entre la dernière vertèbre lombaire et la première vertèbre sacrée. Ces modifications sont favorisées par la grossesse, d'une part en raison de l'imprégnation hormonale, qui rend les ligaments intervertébraux plus étirables, d'autre part par la bascule du bassin et l'augmentation de la cambrure du dos, liées au développement de l'utérus vers l'avant. Elles sont plus fréquentes en fin de grossesse, et favorisées par une prise de poids importante et par des antécédents de sciatiques ou de douleurs lombaires.

La douleur peut être modérée (elle est alors avivée par les mouvements, les torsions du bassin et les changements de position), ou très aiguë, ce qui rend tout mouvement difficile et peut même empêcher la patiente de dormir.

Le traitement est assez limité durant la grossesse, les médicaments anti-inflammatoires étant contre-indiqués. Il repose d'abord sur la prévention : limiter la prise de poids, le port de charges lourdes, ne soulever de poids que les jambes biens fléchies (notamment pour soulever un enfant en bas-âge), pratiquer régulièrement de la natation, s'asseoir dans une position correcte, dos bien droit. En cas de sciatique, le repos (en position allongée sur un plan dur, en mettant une planche sous son matelas, par exemple) et, éventuellement, un arrêt de travail durant la phase la plus douloureuse peuvent être nécessaires. Des médicaments antidouleur peuvent être prescrits, ainsi que – uniquement en cas de sciatique grave – des infiltrations locales de corticoïdes. Une fois passée la phase aiguë, des séances de kinésithérapie avec massage pourront vous être prescrites. Enfin, la pratique de gestes manipulatoires (chiropraxie) est à déconseiller. Les sciatiques ne constituent pas une contre-indication à la péridurale.

Seins

Les seins sont constitués d'un tissu graisseux et glandulaire soutenu par de la peau et par un réseau fibreux. Leur augmentation de volume est l'un des signes de la grossesse.

■ Les canaux galactophores issus des glandes qui sécrètent le lait convergent vers le mamelon, qui est entouré d'une zone pigmentée appelée aréole. Le développement des seins est, chez la femme, le premier signe de la puberté. Il est conseillé aux femmes de surveiller régulièrement leurs seins (auto-surveillance torse nu devant la glace et examen clinique régulier par un médecin) : le cancer du sein est le premier cancer de la femme et peut concerner des femmes jeunes et en âge de procréer.

■ **Les seins pendant la grossesse.** Dès le début de la grossesse, les seins augmentent de volume. Ils peuvent devenir douloureux ; cette gêne, le plus souvent passagère, disparaît à la fin du premier trimestre. Pendant les deux derniers trimestres, ils continuent à se développer, et les mamelons augmentent de relief ; l'absence de relief (on parle de mamelons ombiliqués) peut gêner l'allaitement.

Juste après l'accouchement, parfois avant, les glandes du sein produisent un liquide séreux, le **colostrum**, qui précède la montée de lait. Celle-ci survient généralement au troisième jour, sous l'influence d'une hormone, la prolactine.

Pendant la grossesse, la radiographie des seins (mammographie) est contre-indiquée en raison du risque potentiel des rayons X sur le fœtus. On lui préfère l'échographie-Doppler mammaire.

VOIR : ALLAITEMENT, ENGORGEMENT MAMMAIRE, LYMPHANGITE, SEVRAGE.

Sevrage

*Pour arrêter un **allaitement** en cours, il suffit de diminuer progressivement le nombre des tétées en les remplaçant par un biberon de lait artificiel (allaitement mixte). La sécrétion lactée diminue alors et finit par cesser d'elle-même.*

■ La date de l'arrêt est fonction du désir de la maman et de ses possibilités (reprise du travail...). Le sevrage est le plus souvent pratiqué deux mois et demi ou trois mois après l'accouchement, à la fin du congé maternité.

Sexe du futur bébé

Le sexe du bébé est déterminé dès la fécondation, lors de la fusion du spermatozoïde et de l'ovule, qui apportent chacun un chromosome sexuel : la paire de chromosomes sexuels des filles est XX et celle des garçons, XY.

■ Le sexe du futur bébé peut être connu par l'étude de son **caryotype**, réalisée après une **biopsie de trophoblaste** ou une **amniocentèse**. Mais de tels prélèvements ne sont en aucun cas réalisés pour le seul diagnostic du sexe. Dès l'**échographie** du premier trimestre (12-13 semaines d'aménorrhée), il est également possible de déterminer le sexe du bébé en visualisant ses organes génitaux externes, mais sachez que, dans ce cas, une erreur est toujours possible (clitoris de grande taille ou pénis de petite taille) et que le praticien préférera parfois s'abstenir de tout pronostic plutôt que de vous induire en erreur. L'échographie du 2ᵉ trimestre permettra un diagnostic beaucoup plus sûr du sexe de votre bébé... sauf si sa posture ne permet pas de le visualiser (cordon ombilical entre les jambes, par exemple).

Sexualité pendant et après la grossesse

La grossesse ne doit pas être pour la sexualité du couple un désert de neuf mois et plus (si l'on prend en compte la période qui suit l'accouchement). La sexualité de la future mère ne fait courir aucun danger à l'enfant qu'elle porte.

■ La grossesse induit chez la femme des modifications physiques et des modifications de ses désirs, parfois une baisse de la libido ; la période de la grossesse ouvre donc celle d'une nouvelle sexualité à explorer par le couple.

De même, la période qui suit l'accouchement induit des changements dans la relation homme-femme puisqu'au couple s'ajoute un nouvel intervenant, l'enfant, et une nouvelle dimension, la relation père-mère.

La sexualité ne doit pas être bannie pendant la grossesse. Elle ne constitue aucun risque pour l'enfant à naître en cas de grossesse normale : le fœtus est à l'abri dans l'utérus, au sein du liquide amniotique. Le coït pouvant induire des contractions de par la présence de prostaglandines dans le sperme, il n'est déconseillé que dans les cas les plus sévères de risque d'accouchement prématuré (poche des eaux bombante), en cas de rupture prématurée des membranes (risque infectieux) et de **placenta prævia**.

À la question : « quand puis-je reprendre des relations sexuelles après mon accouchement ? », une seule réponse s'impose : quand le désir s'en fait sentir. En cas d'**épisiotomie** (section chirurgicale du périnée lors de l'accouchement pour éviter sa déchirure), la cicatrisation n'est effective qu'après une quinzaine de jours ; les rapports sexuels sont déconseillés pendant cette période pour éviter qu'une expérience douloureuse ne perturbe la patiente, lui faisant appréhender des relations sexuelles ultérieures. En revanche, des douleurs résiduelles après l'accouchement, ressenties au niveau de la cicatrice, sont assez fréquentes et ne doivent pas faire espacer les rapports sexuels mais au contraire les encourager, puisque leur pratique en favorisera la disparition alors que l'abstinence les renforce ; un traitement médical adapté (application locale d'une crème à base d'œstrogènes) peut aider à passer cette période difficile.

VOIR : CONTRACEPTION APRÈS L'ACCOUCHEMENT.

Sida

Le sida, ou syndrome d'immunodéficience acquise, est dû au virus de l'immunodéficience humaine, le V.I.H., dont la particularité est d'infecter les cellules du système immunitaire.

■ La présence d'anticorps dans le sang, décelée par des techniques immunologiques (Western Blot), signifie que le virus est présent dans l'organisme (alors que, dans pratiquement toutes les autres maladies infectieuses, cette présence d'anticorps signifie que l'agent pathogène a été éliminé et assure une protection contre une nouvelle contamination). C'est cela qui définit la séropositivité envers le V.I.H. Il peut exister un temps de latence de plusieurs années entre la contamination et les premiers symptômes de la maladie.

Celle-ci se manifeste par des infections bactériennes, virales ou parasitaires, dont le caractère inhabituel ou à répétition et la multiplicité des atteintes (poumons, tube digestif, cerveau) révèlent le déficit immunitaire. En l'absence actuelle de traitement curatif, le pronostic de cette affection reste aussi grave chez l'enfant que chez l'adulte.

Le virus V.I.H. peut être transmis au fœtus par une mère séropositive, en fin de grossesse ou lors de l'accouchement. En l'absence de prise en charge, le risque est de l'ordre de 20 à 30 % et varie en fonction du stade de la maladie. Des protocoles thérapeutiques sont proposés pour diminuer le risque de transmission au fœtus ; ils se sont révélés efficaces, sans toutefois annuler totalement le risque (3 %).

À la naissance d'un bébé né d'une mère séropositive, des examens (détection de la présence du virus par culture ou recherche directe de son génome) sont nécessaires pour déterminer s'il a été ou non contaminé et commencer très rapidement, si besoin, un traitement antiviral ; en effet, tous les anticorps de sa mère lui ont été transmis, y compris les anticorps dirigés contre le V.I.H. Il est donc toujours séropositif à la naissance, même s'il n'est pas lui-même porteur du virus.

La transmission du V.I.H. par le lait maternel est possible ; aussi, dans les pays industrialisés, l'allaitement maternel est-il contre-indiqué si la mère est séropositive.

Signes de la grossesse

Lorsqu'une femme est enceinte, sa grossesse se traduit tout d'abord par différents signes cliniques et, éventuellement, par différents troubles, qui s'expriment d'une façon très variable d'une femme à l'autre. La plupart s'estompent au-delà du 3e mois de grossesse.

■ Le premier signe de la grossesse est un retard de **règles** ou aménorrhée ; toutefois, ce signe n'est pas absolu : les **cycles menstruels** peuvent être irréguliers, avec des ovulations et donc des règles retardées, et l'aménorrhée peut avoir une autre cause. À l'inverse, il peut exister des saignements à la date attendue des règles alors qu'une grossesse a déjà débuté ; on parle dans ce cas de **métrorragies** du premier trimestre.

Autre signe, la modification de la courbe de température, qui constitue l'un des signes les plus précoces de la grossesse : l'existence d'une grossesse prolonge le plateau thermique de la deuxième phase du cycle. Une tension douloureuse des deux seins, associée à leur augmentation de volume, est également un signe précoce de grossesse.

Parmi les troubles associés au début de la grossesse, les plus fréquents sont les troubles digestifs. Ils sont ressentis à des degrés variables et consistent en **nausées** éventuellement accompagnées de vomissements, en augmentation de la sécrétion de salive (hypersialorrhée) parfois très gênante, en modification du goût et de l'appétit, qui diminue ou au contraire augmente.

Un début de grossesse peut également entraîner des troubles de l'humeur (irritabilité accrue), une **fatigue**, une somnolence ou une envie permanente de dormir et, paradoxalement, des **insomnies** pendant la nuit. Enfin, une envie fréquente d'uriner, qui persistera tout au long de la grossesse, peut survenir dès les premiers mois.

Ces modifications inconstantes sont dues aux changements hormonaux du début de grossesse. Elles ne lui sont pas spécifiques et leur intensité est influencée par le vécu psychologique ou culturel de chaque femme. Certains de ces symptômes (nausées, vomissements, troubles du sommeil...) peuvent être combattus par des prescriptions médicamenteuses. Ils ont tendance à diminuer, voire à disparaître au début du 4e mois de grossesse.

Signes d'urgence en obstétrique

« Dans quelle situation et dans quel délai dois-je consulter au cours de ma grossesse si une anomalie se présente ? » Aucune réponse n'est totalement satisfaisante. Mais si les futures mamans consultent souvent par excès d'inquiétude, elles doivent savoir repérer une situation, un symptôme anormal. Il ne faut donc pas hésiter à consulter si vous dépistez une anomalie, surtout si cette dernière n'existait pas auparavant.

■ Il est difficile d'établir si tel ou tel symptôme est ou non alarmant. En effet des symptômes banals comme des maux de tête peuvent être annonciateurs de complications graves (**prééclampsie**), un syndrome grippal peut cacher une **listériose**, des petites pertes liquidiennes apparentées à des fuites urinaires peuvent se révéler être une rupture prématurée des membranes. Il n'y a donc aucun catalogue parfait des signes d'urgence. Des maux de tête survenant en fin de grossesse, par exemple, sont alarmants si vous n'êtes pas migraineuse, mais aussi si ces douleurs sont différentes de vos migraines habituelles. Le degré de l'urgence est affaire de bon sens ; dans le doute, un appel téléphonique à votre obstétricien ou à votre sage-femme permettront d'aplanir bien des doutes et de traiter un éventuel problème.

Il convient de rappeler que votre vigilance doit être maximale en fin de grossesse. La future maman a souvent tendance à minimiser les anomalies à l'approche du terme, et à être faussement rassurée par l'imminence de la naissance. Or, à cette période, de petits signes anodins tels que des maux de tête, un gonflement rapide des pieds et des mains, une diminution des mouvements du fœtus, des vomissements ne doivent pas être négligés.

Sommeil du nouveau-né

Le sommeil est une période essentielle dans le rythme « activité/repos » dont la synchronisation avec le jour et la nuit est progressive.

■ Le nouveau-né dort de seize à dix-huit heures en moyenne, les extrêmes se situant vers onze heures et vingt-quatre heures. Dès ses premières semaines, un nourrisson vit comme l'adulte les quatre types de sommeil : endormissement, sommeil léger, sommeil lent et sommeil profond.

■ **Réveils nocturnes.** Les réveils nocturnes sont normaux chez le nourrisson jusqu'à l'âge de 3 mois environ. Ils sont principalement dus à la faim, mais ils peuvent avoir d'autres causes : troubles digestifs, bruit extérieur, parents inquiets, ce qui rend l'enfant anxieux...

Sophrologie

*Discipline née de la synthèse de techniques orientales (dont le yoga, le zen et le bouddhisme) et d'autres techniques telles que l'autohypnose et la relaxation. La sophrologie est l'une des techniques utilisées dans la **préparation à l'accouchement**.*

■ Cette méthode est dispensée en cours collectifs animés par un sophrologue. Les cours débutent aux alentours du 5e mois, et nécessitent en moyenne 10 séances. La future mère y apprend à atteindre un état de relaxation proche de l'endormissement (état dit « sophroliminal »), grâce au son de la voix et à des musiques douces. Le but est de reproduire cet état au moment de l'accouchement. Il permettra à la patiente de mieux appréhender la douleur des contractions et de l'expulsion.

Souffrance fœtale

Diminution de l'oxygénation et de l'alimentation du fœtus au cours de la grossesse ou de l'accouchement. La souffrance fœtale peut être aiguë ou chronique.

■ **La souffrance fœtale chronique.** Elle est le plus souvent secondaire à un **retard de croissance intra-utérin** ; la cause est selon le cas d'origine maternelle (dénutrition très importante), liée au placenta (défaut d'irrigation au cours d'une **prééclampsie**, par exemple) ou au fœtus (malformations, anomalies fonctionnelles, etc.). Une souffrance fœtale chronique importante justifie parfois d'interrompre la grossesse avant le terme afin de sauver l'enfant.

■ **La souffrance fœtale aiguë.** Elle survient le plus souvent pendant l'accouchement. Ses causes sont multiples : compression du cordon (procidence), décollement placentaire, hypertonie de l'utérus... Elle se traduit par un ralentissement du rythme cardiaque du fœtus, détecté par **monitorage** (enregistrement du rythme cardiaque du fœtus pendant l'accouchement). Parfois, le liquide amniotique se colore en vert, le fœtus éliminant trop tôt le **méconium**, substance contenue dans son instestin. Mais des anomalies du rythme cardiaque du fœtus ne signifient pas forcément qu'il existe une souffrance fœtale. C'est pourquoi, en cas d'anomalies, le monitorage peut être complété dans certains cas par un autre examen : le pH au scalp (mesure de l'acidité du sang du fœtus, le sang étant prélevé par voie vaginale, au moyen d'une petite incision pratiquée dans son crâne), ou l'oxymétrie de pouls

fœtal (surveillance de l'oxygénation du fœtus au moyen d'un capteur placé au contact de sa peau).

La privation d'oxygène peut avoir de graves conséquences sur le fonctionnement cérébral du bébé. Une souffrance fœtale justifie donc d'accélérer son expulsion, par **césarienne** ou par les voies naturelles (**extraction instrumentale**) lorsque cela est réalisable.
VOIR : AMNIOSCOPIE.

Spatules :

VOIR : EXTRACTION INSTRUMENTALE.

Spermatozoïde

Cellule sexuelle masculine contenue dans le sperme, responsable de la fécondation de l'ovule.

■ La production des spermatozoïdes (spermatogenèse) débute à la puberté et ne cesse qu'à la mort. Cette production, qui comprend plusieurs étapes, se déroule dans les tubes séminifères des testicules sous l'action de la testostérone, hormone sexuelle mâle. Une fois produits, les spermatozoïdes gagnent les vésicules séminales, d'où ils sont chassés lors de l'éjaculation, mélangés au liquide séminal, sous forme de sperme.

Chaque éjaculation représente 2 à 6 millilitres et contient de 30 à 150 millions de spermatozoïdes, dont un seul sera fécondant. Un spermatozoïde survit de 24 à 48 heures (voire 4 à 5 jours) dans les voies génitales féminines. Il s'y déplace à raison de 3 millimètres par minute, à la rencontre de l'ovule, qu'il féconde dans une des trompes de Fallope.

Stérilité

Incapacité pour un couple de concevoir un enfant. On parle aussi d'infertilité. Une stérilité peut survenir chez un couple ayant déjà eu un ou plusieurs enfants (stérilité qualifiée de « secondaire ») ou n'ayant jamais eu d'enfant (stérilité « primaire »).

■ On ne parle de stérilité qu'en l'absence de grossesse après deux

ans de tentatives régulières. Cette définition est un peu arbitraire, mais repose sur le fait que 80 % des grossesses surviennent spontanément dans un délai de 18 mois. On considère donc qu'au-delà de deux ans, les chances d'obtenir une grossesse spontanée sont faibles, ce qui justifie de pratiquer un bilan médical pour rechercher la cause d'une stérilité. Toutefois, ce délai de deux ans est modulable, et peut être écourté en fonction de l'âge de la femme ou des antécédents du couple. En effet, le désir de grossesse étant de plus en plus tardif (âge maternel plus élevé), le délai ne doit pas pénaliser le couple en diminuant les chances de succès d'une **procréation médicalement assistée** : la baisse de la fécondité, très faible avant 40 ans, s'accélère par la suite.

Les chances de conception sont de 25 % par **cycle menstruel**. Elles sont maximales durant la période qui précède et suit l'**ovulation** : de 4 jours avant à 2 jours après soit, théoriquement, du 10e au 16e jour d'un cycle de 28 jours.

Les causes de la stérilité sont diverses et nombreuses. Elle peut trouver son origine dans une anomalie féminine (2 tiers des cas), masculine (1 tiers des cas), voire être mixte ; certains cas demeurent inexpliqués en l'état actuel des connaissances.

La recherche d'une cause de stérilité est pratiquée à quatre niveaux : le sperme, l'ovulation, les voies génitales féminines et masculines ainsi que l'incompatibilité entre le sperme et le milieu génital féminin. Cette recherche passe par l'interrogatoire du couple, son examen clinique, et par différents examens complémentaires. L'un des premiers réalisés est la courbe de température, qui consiste à faire prendre à la femme sa température rectale, pendant trois mois, chaque matin au lever et avant tout effort. Cet examen est astreignant mais fondamental pour établir l'état de la fonction ovulatoire.

La prise en charge de la stérilité a bénéficié des récents progrès de la cœlioscopie, des médicaments induisant l'ovulation et de la procréation médicalement assistée.
VOIR : FÉCONDATION IN VITRO.

Suites de couches

Période, également appelée post-partum, qui s'étend du jour de l'accouchement au retour des règles, ou retour de couches.

■ La période des suites de couches est très fatigante pour la jeune maman qui, en plus de la découverte de son enfant et du manque de sommeil dû aux besoins de celui-ci, voit tout son organisme se modifier à nouveau sur le plan anatomique et hormonal. C'est durant cette période que les organes génitaux retrouvent progressivement leur état antérieur et que, en cas d'**allaitement**, la lactation s'instaure. Pendant tout ce temps, le soutien de la famille et des proches est très important, tant au plan matériel que psychologique.

L'utérus retrouve ses dimensions initiales au bout de 1 mois environ ; le col de l'utérus se referme aux alentours du 20e jour. Le vagin se rétracte et reprend ses sécrétions physiologiques au bout de 15 jours (plus tard en cas d'allaitement).

La vulve et le périnée ne retrouvent leur tonus antérieur que progressivement ; le retour à la normale est facilité par les séances de **rééducation du périnée**, qui doivent être effectuées environ 6 à 8 semaines après l'accouchement. Une **incontinence urinaire** à l'effort est fréquente dans les suites de l'accouchement ; elle est le plus souvent passagère. Si une **épisiotomie** a été pratiquée, elle est complètement cicatrisée au bout de 15 à 20 jours environ. En cas de **césarienne**, l'utérus met en moyenne 30 jours à cicatriser. La lactation, qui fait suite à l'émission de **colostrum**, s'installe avec la montée laiteuse aux environs du troisième jour après l'accouchement.

À la maternité, la période des suites de couches est étroitement surveillée. La sage-femme, ou l'obstétricien, vérifie la bonne involution (diminution de volume) de l'utérus, l'aspect et l'abondance des **lochies** (pertes de sang qui suivent l'accouchement), la cicatrisation en cas d'épisiotomie, et surveille le déroulement de l'allaitement. Enfin, il s'assure que l'accouchée est dans un bon état psychologique (recherche d'un éventuel état dépressif).
VOIR : BABY BLUES, RETOUR DE COUCHES, SEVRAGE.

Supplémentation pendant la grossesse

Pendant votre grossesse, des apports, essentiellement en vitamines et en oligoéléments, peuvent vous être prescrits afin de prévenir ou de corriger une éventuelle carence.

■ La mode actuelle est à la multiplication de ce type de prescription, sous le couvert d'une médicalisation de plus en plus importante de la grossesse, mais aussi du fait d'une demande accrue des patientes et d'une offre pharmaceutique de plus en plus forte. En fait, sauf si vous souffrez d'une maladie particulière ou d'une carence avérée, ou que votre alimentation est déséquilibrée, le seul complément indispensable, et systématiquement prescrit, est une dose unique de vitamine D, ce qui permet de diminuer le risque d'hypocalcémie néonatale (perturbations du taux de calcium chez le nouveau-né). Les autres prescriptions sont d'ordre alimentaire : il est recommandé aux femmes enceintes d'avoir une alimentation riche en folates (foie, lait, légumes verts) dans la période qui précède et suit la conception, pour abaisser le risque de spina bifida (défaut de fermeture du tube neural chez le fœtus), et riche en iode (lait, poisson, œufs, utilisation d'un sel enrichi en iode), pour éviter un dysfonctionnement de la glande thyroïde.

Les méthodes d'investigation médicales sont aujourd'hui suffisantes pour déterminer une éventuelle carence en protéines, fer, calcium, ce qui permet de ne prescrire une supplémentation qu'aux femmes qui en ont réellement besoin. En revanche, en l'état des connaissances actuelles, l'intérêt de la supplémentation en zinc, cuivre, sélénium et polyvitamines n'est pas prouvé.

Enfin, ne consommez pas de cocktails polyvitaminés sans avoir pris l'avis de votre obstétricien ; en effet, un apport excessif en vitamine A peut exposer le fœtus à un risque de malformation.
VOIR : ALIMENTATION PENDANT LA GROSSESSE.

Synéchies utérines

*Accolement des parois de l'**utérus** par du tissu fibreux. Les synéchies utérines peuvent être responsables, selon leur gravité, d'une diminution ou d'une absence de règles, de règles douloureuses ou d'une **stérilité** totale ou sous forme de **fausses couches** à répétition. Leur traitement nécessite une intervention chirurgicale.*

■ Les synéchies utérines sont consécutives à un abrasement de la muqueuse de l'utérus, survenu lors d'un traumatisme (conséquence d'une interruption de grossesse par curetage, par exemple) ou d'une infection (tuberculose génitale). Un antécédent de synéchies peut être à l'origine, lors de la grossesse, d'un décollement ou d'une insertion anormale (**placenta praevia** ou **accreta**) du placenta.

Cette anomalie est diagnostiquée par radiographie de l'utérus. Le traitement, chirurgical, est réalisé par hystéroscopie (intervention consistant à introduire, après avoir anesthésié la patiente, un système optique muni d'instruments opératoires dans la cavité utérine par le col de l'utérus).

T

Tabac et grossesse

Le tabagisme, qu'il soit actif ou passif (inhalation de la fumée de l'entourage), est nocif pour la femme enceinte et pour son fœtus, les risques étant proportionnels au nombre de cigarettes fumées.

■ Les substances toxiques de la cigarette comme la nicotine ou l'oxyde de carbone se retrouvent rapidement dans le sang de la mère puis dans celui de l'enfant qu'elle porte. Dans le lait maternel, la nicotine est jusqu'à trois fois plus concentrée que dans le sang de la mère.

Pendant la grossesse, l'inhalation de la fumée provoque des modifications dans la circulation sanguine de l'utérus et du cordon ombilical et une diminution des mouvements actifs et respiratoires du fœtus. Ces modifications durent environ 30 minutes après la consommation de la cigarette.

Les effets chroniques de la consommation de tabac sur l'enfant à naître sont plus difficiles à vérifier. Actuellement, le tabagisme maternel est rendu responsable d'un retard de croissance de l'enfant portant sur son poids (en moyenne – 200 g), sa taille et son périmètre crânien ; d'une augmentation du nombre de **grossesses extra-utérines** et d'une diminution de la fécondité ; de **fausses couches** précoces plus nombreuses. En revanche, la consommation de tabac n'entraîne aucune malformation chez le fœtus.

L'ensemble de ces effets doivent inciter les fumeuses à interrompre leur consommation de tabac dès le début de leur grossesse. Ces considérations sont valables pour l'entourage, car il est aussi important de limiter le tabagisme passif.

Si un arrêt brutal est difficile à envisager pour certaines, une nette diminution est indispensable. Une aide psychologique peut être utile. Pendant la grossesse, les traitements de substitution (patch à la nicotine) ne sont pas contre-indiqués.

Ils sont, de toute façon, moins dangereux que le tabac, qui apporte non seulement de la nicotine mais aussi d'autres produits de dégradation plus toxiques.

Terme

VOIR : DATE DE L'ACCOUCHEMENT.

Test de grossesse

Leur principe consiste à dépister, dans le sang ou dans les urines, la présence de l'hormone de grossesse, que l'organisme d'une femme se met immédiatement à fabriquer dès qu'elle est enceinte.

■ **Les tests effectués sur de l'urine.** Ils sont en vente libre en pharmacie (et non remboursés). Ils ne peuvent être utilisés qu'à partir de 2 ou 3 jours de retard de règles. Il s'agit de tests à réaliser soi-même, en plaçant de l'urine fraîchement émise au contact d'une substance qui prend une couleur spécifique en cas de grossesse. Ces tests ne sont pas fiables à 100 %. Les faux négatifs sont dus soit à des erreurs de manipulation, soit à une grossesse trop jeune pour être dépistée ; les faux positifs sont plus rares, et peuvent être dus à une infection urinaire ou à la prise de certains médicaments.

■ **Les tests effectués sur un prélèvement sanguin.** Ils sont effectués en laboratoire, peuvent être pratiqués dès le 9e jour après la fécondation, donc avant tout retard de règles, et sont fiables à 100 %. Ces tests sont remboursés par la Sécurité sociale s'ils ont été prescrits par un médecin.

Test de Guthrie

C'est un test systématiquement pratiqué chez le nouveau-né. Son but est de vérifier que l'enfant n'est pas atteint d'une maladie héréditaire, la phénylcétonurie, due à l'accumulation dans l'organisme d'une substance appelée phénylalanine et responsable d'un retard mental si elle n'est pas traitée.

■ Le test de Guthrie est généralement pratiqué au 4e ou au 5e jour de la vie. Il consiste à prélever quelques gouttes de sang au talon du bébé, puis à mettre le sang au contact d'une culture de bactéries dont la croissance est stimulée par la phénylalanine : la pousse des bactéries est proportionnelle à la concentration de phénylalanine dans le sang. En cas de résultat positif, le diagnostic est confirmé par d'autres examens plus précis. Si le bébé est atteint de phénylcétonurie, il sera soumis à un régime alimentaire pauvre en protéines d'origine animale, permettant d'éviter l'apparition des signes de la maladie.

Tocographie

Enregistrement des contractions de l'utérus. Cet examen peut être réalisé pendant la grossesse et lors de l'accouchement. Dans ce cas, il est souvent associé à un enregistrement des bruits du cœur du fœtus.

■ La tocographie renseigne sur la force, la durée et la fréquence des contractions, et sur la qualité de relâchement de l'utérus entre deux contractions.

L'examen consiste à placer un capteur de pression, soit sur l'abdomen de la patiente, à hauteur de l'utérus, soit, au moment du **travail** et après la rupture des membranes, directement dans l'utérus.

La tocographie est utilisée en cas de modifications du col de l'utérus, pour déterminer la présence éventuelle de contractions si la patiente n'en ressent pas. Elle permet aussi de surveiller l'efficacité d'un traitement destiné à inhiber les contractions en cas de menace d'accouchement prématuré. Enfin, elle est systématiquement utilisée lors de l'accouchement et permet de détecter une insuffisance ou un excès de contractions, et de le corriger immédiatement par l'injection de médicaments appropriés.

VOIR : MONITORAGE.

Torticolis congénital

Le torticolis congénital, visible à la naissance, se manifeste par une déviation latérale permanente de la tête. Le nouveau-né ne présente aucun autre trouble.

■ Ce torticolis congénital correspond à une mauvaise position du fœtus dans l'utérus, ayant provoqué soit un hématome, soit la rétraction d'un muscle du cou, le sterno-cléido-mastoïdien. Cette rétraction entraîne une inclinaison permanente de la tête, le menton tourné vers le côté opposé.

Des séances de kinésithérapie permettent de remettre la tête dans une position normale. Plus elles sont effectuées tôt, plus elles sont efficaces et durables.

Toxémie gravidique :
VOIR PRÉÉCLAMPSIE.

Toxicomanie et grossesse

Les effets des drogues sur la grossesse et le fœtus ne sont pas tous connus. La consommation de drogues par une femme enceinte est responsable à la naissance d'un très grave état de mal-être chez l'enfant, qui manifeste ainsi les signes du manque.

■ **L'héroïne.** Elle entraîne une augmentation des accouchements prématurés et des retards de croissance intra-utérin. Le syndrome de sevrage des enfants nés de mères héroïnomanes est en général grave, et nécessite la prescription à l'enfant de drogues de substitution.

■ **La cocaïne.** Sa consommation entraînerait une augmentation des fausses couches et des hématomes rétroplacentaires.

■ **Le cannabis et la marijuana.** Ils n'auraient que peu d'effets sur la grossesse comme sur l'enfant, leurs méfaits s'apparentant à ceux du tabac.

■ **Le LSD.** Il serait responsable d'un taux accru de malformations des membres lorsque la mère s'y adonne pendant les premiers mois de sa grossesse.

■ **Les médicaments psychotropes.** Un syndrome de sevrage peut se rencontrer en cas d'utilisation importante de médicaments agissant sur le psychisme. À la naissance, l'enfant est d'abord somnolent, puis présente un état important d'agitation.

Outre ces différents effets, la grossesse des patientes toxicomanes est souvent difficile à suivre, celles-ci refusant dans certains cas de consulter. De plus, d'autres affections liées à la toxicomanie peuvent se surajouter : sida, hépatite B ou C, malnutrition. Une grossesse bien suivie, même dans ce contexte, éviterait bien des complications pour la mère et l'enfant.

Toxoplasmose congénitale

La toxoplasmose congénitale est une maladie transmise au fœtus à travers le placenta par une femme enceinte atteinte de toxoplasmose.

■ La toxoplasmose est une maladie infectieuse provoquée par un parasite présent, entre autres, dans la viande mal cuite ; le parasite se multiplie dans l'intestin du chat. L'infection peut passer totalement inaperçue ou se traduire par une fièvre, une fatigue, un gonflement des ganglions (adénopathies) et des douleurs musculaires. La guérison se produit spontanément, sans traitement.

Transmise par voie placentaire, la toxoplasmose congénitale est beaucoup plus grave, car elle peut provoquer chez le fœtus des troubles neurologiques et sensoriels. Il faudra surveiller le développement d'un nouveau-né contaminé, et en particulier ses capacités visuelles. Cela justifie la surveillance mensuelle des femmes enceintes non immunisées contre la toxoplasmose : un traitement (antibiotiques et corticostéroïdes) leur sera prescrit si les anticorps témoignant de l'infection sont retrouvés dans leur sang.
VOIR : DIAGNOSTIC PRÉNATAL.

Transmission génétique

Un certain nombre de maladies constitutionnelles sont dues à la transmission, lors de la conception, d'une anomalie génétique.

■ L'anomalie génétique peut concerner un chromosome entier en surnombre (trisomie) ou manquant (monosomie), un groupe de gènes, un seul gène isolé ou une partie d'un gène.

■ **Transmission autosomique dominante.** Si une anomalie est transmise par un seul gène, celui-ci est dit « dominant ». L'étude de l'arbre généalogique permet de retrouver un certain nombre d'éléments tendant à prouver ce mode de transmission : apparition du caractère à chaque génération, transmission par un aïeul atteint à environ la moitié de sa descendance, absence de consanguinité, transmission indépendante du sexe.

■ **Transmission autosomique récessive.** Dans ce cas, l'anomalie ne s'exprime que lorsque le gène en cause a été transmis par les deux parents. L'étude de l'arbre généalogique révèle des parents indemnes, mais porteurs de l'anomalie, une consanguinité plus fréquente, une transmission par un aïeul atteint à environ un quart de sa descendance, une transmission indépendante du sexe.

■ **Transmission liée à l'X.** Dans ce cas, l'anomalie est transmise par un gène situé sur un des chromosomes sexuels, le chromosomes X. L'hémophilie est un exemple de maladie liée à l'X.

Travail

Période précédant l'accouchement proprement dit, pendant laquelle des contractions régulières et douloureuses de l'utérus s'associent à une dilatation du col de l'utérus. La perception de ces contractions indique à la future maman que l'accouchement est proche.

■ Les contractions qui caractérisent le travail sont régulières, douloureuses, ne cèdent pas lorsque la patiente se repose. L'évaluation de la douleur étant variable d'une femme à l'autre, ces critères peuvent être incomplets. Parfois, de telles contractions surviennent sans s'associer à une dilatation du col ; on parle alors de faux travail. Leur persistance malgré une prise en charge adaptée peut conduire selon le cas à déclencher l'accouchement ou à accoucher la patiente par césarienne.

La durée moyenne du travail est de 10 à 12 heures pour un premier bébé, souvent moins pour les grossesses suivantes. Chez les femmes ayant déjà eu plus de cinq enfants, le phénomène peut s'inverser, les contractions pouvant alors être moins efficaces.

Trisomie 21

La trisomie 21, ou mongolisme, est une maladie congénitale provoquée par une anomalie chromosomique (trois chromosomes au lieu de deux dans la 21e paire). Un enfant trisomique est un handicapé mental dont l'aspect physique est caractéristique.

■ L'enfant trisomique est reconnaissable à divers signes : visage arrondi et plat, mains larges et courtes avec un seul pli au milieu de la paume, yeux obliques dirigés vers le haut, langue grosse, etc. Environ 25 % des enfants trisomiques souffrent d'une anomalie du cœur en naissant, d'autres, d'une anomalie digestive. Ils ont un risque supérieur à la moyenne de contracter des infections et des maladies du sang (leucémie). La trisomie 21 expose en outre à un vieillissement précoce.

Mais le handicap le plus important est une déficience du développement intellectuel (quotient intellectuel variant de 30 à 80). Les capacités peuvent être néanmoins améliorées par de constants efforts d'éducation et de stimulation. Ces difficultés nécessitent souvent une prise en charge spécialisée (institut médico-pédagogique puis, à l'âge adulte, médico-professionnel) et, dans la plupart des cas, ne permettent pas d'envisager une vie d'adulte autonome.

Le principal facteur favorisant l'apparition de la trisomie est l'âge de la mère : statistiquement, le risque d'avoir un enfant trisomique est de 1/1600 avant 30 ans, de 1/750 entre 31 et 34 ans, de 1/250 entre 35 et 39 ans, de 1/100 entre 40 et 44 ans, et de plus de 1/50 au-delà de 45 ans. Cela provient probablement du vieillissement des ovules, qui sont présents dès la naissance dans les ovaires des petites filles. C'est pourquoi un dépistage par étude du caryotype fœtal, après prélèvement par amniocentèse, peut être proposé aux femmes enceintes. En France, ce dépistage est systématiquement proposé aux femmes de 38 ans et plus.

Cependant il faut savoir qu'à l'heure actuelle, 80 % des enfants trisomiques naissent de femmes de moins de 38 ans. Il est donc impératif pour les autres femmes qui le souhaitent de dépister une éventuelle trisomie chez l'enfant qu'elles portent. Pour éviter tout risque inutile (l'amniocentèse comporte un risque de fausse couche de 0,5 à 1 %), deux tests de dépistage préalables peuvent leur être proposés, la patiente étant ou non orientée vers une amniocentèse en fonction du résultat : ce sont la mesure de la nuque du fœtus (effectuée lors d'une échographie, qui doit être réalisée entre 11,5 et 13 semaines d'aménorrhée) et le dosage, dans un échantillon de sang de la mère, des marqueurs sériques (mesure, réalisée vers 15-17 semaines d'aménorrhée, de différentes entités, le plus souvent d'une fraction de l'hormone de grossesse et de l'alpha-fœto-protéine). Enfin, certains signes mineurs, évocateurs de la trisomie 21, peuvent être décelés lors de l'échographie du 2e trimestre : os des membres courts, profil plat, présence d'un écart entre le premier et le deuxième orteil au repos, etc.

Ces dépistages ne sont pas obligatoires, et la décision d'une éventuelle interruption médicale de grossesse qui en découlerait n'appartient qu'aux parents, les médecins se limitant à proposer la prise en charge la plus adaptée.

Trophoblaste

Tissu à l'origine du placenta, constitué d'une couche de cellules qui entoure l'œuf.

■ Le trophoblaste est présent au tout début du développement de l'embryon. Il est constitué de replis creux de petite taille, les villosités choriales, et sécrète des enzymes qui permettent aux cellules situées au-dessus du futur embryon de pénétrer dans la muqueuse de l'utérus et de s'y loger. Dès le 8e ou le 9e jour de grossesse, le trophoblaste assure un rôle nourricier de l'embryon. Plus tard, il se différencie en deux couches, qui forment la membrane externe de l'œuf, appelée chorion. À partir du 3e mois de grossesse, le trophoblaste prend le nom de placenta.

VOIR : BIOPSIE DE TROPHOBLASTE.

Trousseau de base du bébé

Un certain nombre d'affaires vous seront utiles lors du séjour à la maternité ; elles constituent le trousseau de base de votre bébé. Certaines maternités prennent en charge l'habillage du nouveau-né ; renseignez-vous pour savoir quelles affaires apporter.

■ Pour la salle de naissance, prévoyez une brassière ou un body en coton, un pyjama, une brassière ou un gilet chaud en lainage (quel que soit le temps, le nouveau-né se refroidit très vite dans les premières heures de sa vie), une paire de chaussettes ou de chaussons, une serviette-éponge, une petite couverture chaude.

Pour le séjour : 4 à 6 brassières ou bodys en coton, 4 à 6 pyjamas, 2 brassières chaudes ou gilets, 2 ou 3 paires de chaussettes ou de chaussons, 5 ou 6 bavoirs, 4 à 6 couches carrées en coton, 3 ou 4 serviettes de toilette, des vêtements pour la sortie. Prévoyez aussi pour la sortie un moyen de transport pour votre bébé : siège auto, couffin...

U-Z

Utérus

L'utérus, logé dans le petit bassin entre la vessie (en avant) et le rectum (en arrière), est un organe creux, aux parois constituées d'un épais tissu musculaire. C'est dans l'utérus que se loge l'œuf en cas de fécondation et que se développe le futur bébé jusqu'à son expulsion lors de l'accouchement.

■ L'utérus mesure environ 8 cm de long. Il est constitué d'une zone renflée, le corps, et d'une partie inférieure ouverte sur le vagin, le col ; la jonction située entre les deux se nomme l'isthme. Aux angles de l'utérus (appelés aussi cornes) s'abouchent les deux trompes de Fallope aux extrémités desquelles se situent les deux ovaires. L'utérus est le plus souvent basculé vers l'avant, plus rarement vers l'arrière ; on parle respectivement d'antéversion et de rétroversion de l'utérus. L'utérus rétroversé n'est pas une anomalie mais une simple particularité anatomique. La cavité utérine est tapissée d'une muqueuse appelée endomètre qui se détache tous les mois sous l'influence du cycle hormonal, entraînant le saignement des règles.

■ **L'utérus pendant la grossesse.** Pendant la grossesse, l'œuf fécondé migre jusqu'à la cavité utérine, où il s'implante dans la muqueuse. En se développant, la grossesse entraîne une augmentation progressive du volume de l'utérus : à terme, celui-ci atteint le niveau du foie. À partir du 3e trimestre de la grossesse, sous l'effet de la distension utérine et de contractions physiologiques (dites « de Braxton-Hicks »), la zone située entre l'utérus et le col de l'utérus s'allonge et s'amincit. C'est à cet endroit, appelé segment inférieur, qu'est le plus souvent pratiquée l'incision chirurgicale en cas de césarienne.

Après l'accouchement, l'utérus retrouve son volume initial en deux mois environ.
VOIR : CÉSARIENNE, CONTRACTIONS, TRAVAIL.

Vagin

Conduit qui s'étend de l'utérus à la vulve. La paroi du vagin est souple et contractile, et forme des replis très extensibles qui permettent le passage du fœtus lors de l'accouchement.

■ Le vagin mesure de 8 à 12 cm de longueur. Le sommet de la cavité vaginale est occupé par la saillie du col de l'utérus, qui est entourée d'un manchon appelé cul-de-sac vaginal. L'extrémité inférieure du vagin est séparée de la vulve par une membrane, l'hymen, qui est déchirée lors du premier rapport sexuel et remplacée après le premier accouchement par de petites excroissances appelées caroncules myrtiformes.

Varices

C'est une dilatation anormale et permanente des veines. La grossesse favorise leur survenue, surtout sur les jambes, plus rarement sur les cuisses ou la vulve.

■ Les varices sont une des conséquences de la dilatation veineuse globale qui affecte les femmes enceintes, et dont l'origine serait un mécanisme hormonal modifiant la paroi des veines. La compression des veines par l'utérus aggrave cette dilatation, et la localise de préférence à la partie inférieure du corps. Les varices sont plus fréquentes en cas de grossesses rapprochées et de stations debout prolongées. Enfin, il existe un facteur héréditaire prédisposant.

Les varices apparaissent généralement assez tôt au cours de la grossesse et peuvent s'accentuer au dernier trimestre. Elles se traduisent par des cordons veineux bleutés, dilatés, siégeant au niveau des mollets, de la face interne des cuisses ou de la vulve ; les **hémorroïdes** sont une forme de varice siégeant autour de l'anus.

Les varices peuvent être accompagnées de signes cutanés : très fines dilatations veineuses formant un réseau violacé, œdème de la cheville ou du pied. Chez certaines femmes, elles n'entraînent aucun symptôme, le préjudice étant exclusivement esthétique. Chez d'autres, elles sont responsables d'une sensation de jambes lourdes et de **crampes** nocturnes.

Elles peuvent éventuellement se compliquer au cours de la grossesse d'une **phlébite** superficielle ; un traitement local simple (application d'une crème anti-inflammatoire) suffit en général à faire disparaître ce trouble. Un mauvais état veineux antérieur à la grossesse favorise le risque de phlébite profonde ; il s'agit d'un accident grave, qui peut justifier la prescription de médicaments anticoagulants pendant la grossesse ou après l'accouchement.

Le traitement des varices est d'abord préventif : éviter les stations debout prolongées, les bains chauds, le port de ceinture et de chaussettes serrant les mollets, pratiquer la natation et la marche et, si possible, proscrire le chauffage par le sol. Pour les femmes enceintes ayant des varices, on conseille le port de collants ou de bas de contention (« bas à varices »), des douches froides sur les mollets et le bas des cuisses, la surélévation des pieds du lit ainsi qu'un repos fréquent avec les pieds surélevés. Les médicaments veinotoniques n'ont qu'une efficacité limitée. Généralement, après la naissance du bébé, les varices régressent progressivement.

Ventouses

VOIR : EXTRACTION INSTRUMENTALE.

Vergetures

Stries longilignes, plus ou moins larges, apparaissant sur la peau, provoquées par une rupture des fibres élastiques du derme. Elles surviennent chez près de 75 % des femmes enceintes, en général à partir du 6e mois de grossesse.

■ Elles sont le plus souvent localisées sur l'abdomen, les fesses, les hanches, les cuisses et les seins, et sont d'abord violacées puis prennent une couleur blanc nacré. Les vergetures sont irréversibles, mais deviennent moins visibles après avoir cicatrisé et blanchi.

L'apparition de vergetures est plus fréquente chez les femmes de moins de 20 ans, chez les femmes ayant une carnation blonde ou rousse, en cas de prise de poids excessive et lors de la première grossesse.

Pour éviter leur formation, il faut s'efforcer au cours de la grossesse de limiter la prise de poids, de bien hydrater sa peau, éventuellement de la masser au gant de crin. L'efficacité des crèmes anti-vergetures est loin d'être prouvée. Il n'existe aucun traitement curatif ; les crèmes proposées sur le marché ont surtout un effet de gommage.

Vernix

Le bébé vient au monde recouvert d'un enduit blanchâtre, épais et très adhérent à la peau, le vernix. Cet enduit lui sert de couche protectrice pour affronter la naissance et le premier contact avec l'air.

■ Cet enduit, également appelé *vernix caseosa*, est sécrété par les glandes sébacées du fœtus au cours du 8e mois de la grossesse. À mesure de l'évolution de la grossesse vers son terme, le vernix se résorbe progressivement.

Après la naissance, le vernix, généralement plus abondant dans les plis de la peau, se résorbe spontanément au cours des 24 premières heures. Il ne faut pas l'éliminer artificiellement en frottant la peau du nouveau-né.

V.I.H.

Le virus de l'immunodéficience humaine, qui est responsable du **sida**, *fait partie d'un groupe particulier* de virus dénommés rétrovirus. Ce virus est capable de convertir la molécule d'A.R.N. sur laquelle son matériel génétique est inscrit en molécule d'A.D.N. qui peut alors s'intégrer dans le génome humain.

■ Les virus actuellement identifiés avec certitude, le V.I.H. 1 et le V.I.H. 2, sont transmis par voie sexuelle, sanguine et de la mère à l'enfant, en fin de grossesse, lors de l'accouchement ou de l'allaitement. Le nouveau-né de mère séropositive (porteuse du virus) est lui-même toujours séropositif pendant environ 4 à 6 mois, car il reçoit les anticorps maternels, comme les autres immunoglobulines maternelles. Passé ce délai, environ 20 % des bébés demeurent séropositifs, ce qui témoigne de leur infection par le V.I.H. Des protocoles thérapeutiques utilisant une césarienne systématique et certains médicaments antiviraux donnés à la mère en fin de grossesse ou pendant l'accouchement et au nouveau-né pendant les premiers jours de vie permettent de diminuer le risque de transmission du virus (3 % des cas). En cas de séropositivité, l'allaitement maternel est déconseillé, car le virus peut passer dans le lait.

Le seul moyen de lutte contre l'épidémie que provoque ce virus est préventif (utilisation de préservatifs, entre autres), car il n'y a pas, à ce jour, de traitement efficace qui permette de l'éliminer d'un sujet contaminé.

Vitamines et minéraux :

VOIR : SUPPLÉMENTATION PENDANT LA GROSSESSE.

Vomissements :

VOIR : NAUSÉES.

Voyage et grossesse

Voyager en train, en avion ou en voiture est possible au cours d'une grossesse normale. Dans la mesure du possible, les longs trajets doivent être évités ou fractionnés.

■ Pendant la grossesse, la voiture est le mode de transport le plus déconseillé, en raison des vibrations qu'elle entraîne, de la position dans laquelle on s'y assied et de sa facilité d'utilisation, qui peut conduire à des excès. Si vous voyagez en voiture, prenez une position demi-assise, asseyez-vous à l'avant plutôt qu'à l'arrière et ne vous dispensez pas de mettre la ceinture de sécurité.

Dans la mesure du possible, évitez les voyages dans des pays où sévit le paludisme et où les conditions sanitaires sont précaires ; la vaccination contre la fièvre jaune, obligatoire pour l'entrée dans certains pays, est contre-indiquée chez la femme enceinte. Enfin, à l'approche du terme (après 35-36 semaines d'aménorrhée au plus tard), il est indispensable de rester à proximité de la maternité où vous avez prévu d'accoucher.

Yoga

Discipline physique et psychologique visant à établir une harmonie entre le corps et l'esprit. Cette méthode peut être utilisée dans le cadre de la **préparation à l'accouchement**.

■ Les séances sont basées sur la relaxation, la prise de conscience de son corps et de sa respiration à travers diverses postures. Elles sont dirigées par un professeur de yoga et débutent aux alentours du 7e mois à raison d'une ou deux par semaine.

Outre la préparation à l'accouchement (techniques de respiration, de poussée et de positionnement du bassin), le yoga permet, grâce à différentes postures, de soulager la femme enceinte de différents maux de la grossesse : **mal de dos**, sciatique, inconfort pendant le sommeil...

Cette méthode peut être pratiquée par les femmes n'ayant jamais pratiqué le yoga avant leur grossesse.

Calculez la date d'accouchement

Dans les colonnes en maigre, cherchez la date du premier jour de vos dernières règles.
Puis reportez-vous au chiffre en gras correspondant : celui-ci indique la date
approximative de votre accouchement*.

JANVIER	**OCTOBRE**	FÉVRIER	**NOVEMBRE**	MARS	**DÉCEMBRE**	AVRIL	**JANVIER**	MAI	**FÉVRIER**	JUIN	**MARS**
1	**14**	1	**14**	1	**12**	1	**12**	1	**11**	1	**14**
2	**15**	2	**15**	2	**13**	2	**13**	2	**12**	2	**15**
3	**16**	3	**16**	3	**14**	3	**14**	3	**13**	3	**16**
4	**17**	4	**17**	4	**15**	4	**15**	4	**14**	4	**17**
5	**18**	5	**18**	5	**16**	5	**16**	5	**15**	5	**18**
6	**19**	6	**19**	6	**17**	6	**17**	6	**16**	6	**19**
7	**20**	7	**20**	7	**18**	7	**18**	7	**17**	7	**20**
8	**21**	8	**21**	8	**19**	8	**19**	8	**18**	8	**21**
9	**22**	9	**22**	9	**20**	9	**20**	9	**19**	9	**22**
10	**23**	10	**23**	10	**21**	10	**21**	10	**20**	10	**23**
11	**24**	11	**24**	11	**22**	11	**22**	11	**21**	11	**24**
12	**25**	12	**25**	12	**23**	12	**23**	12	**22**	12	**25**
13	**26**	13	**26**	13	**24**	13	**24**	13	**23**	13	**26**
14	**27**	14	**27**	14	**25**	14	**25**	14	**24**	14	**27**
15	**28**	15	**28**	15	**26**	15	**26**	15	**25**	15	**28**
16	**29**	16	**29**	16	**27**	16	**27**	16	**26**	16	**29**
17	**30**	17	**30**	17	**28**	17	**28**	17	**27**	17	**30**
18	**31**	18	**1**	18	**29**	18	**29**	18	**28**	18	**31**
19	**1**	19	**2**	19	**30**	19	**30**	19	**1**	19	**1**
20	**2**	20	**3**	20	**31**	20	**31**	20	**2**	20	**2**
21	**3**	21	**4**	21	**1**	21	**1**	21	**3**	21	**3**
22	**4**	22	**5**	22	**2**	22	**2**	22	**4**	22	**4**
23	**5**	23	**6**	23	**3**	23	**3**	23	**5**	23	**5**
24	**6**	24	**7**	24	**4**	24	**4**	24	**6**	24	**6**
25	**7**	25	**8**	25	**5**	25	**5**	25	**7**	25	**7**
26	**8**	26	**9**	26	**6**	26	**6**	26	**8**	26	**8**
27	**9**	27	**10**	27	**7**	27	**7**	27	**9**	27	**9**
28	**10**	28	**11**	28	**8**	28	**8**	28	**10**	28	**10**
29	**11**			29	**9**	29	**9**	29	**11**	29	**11**
30	**12**			30	**10**	30	**10**	30	**12**	30	**12**
31	**13**			31	**11**			31	**13**		
JANVIER	**NOVEMBRE**	FÉVRIER	**DÉCEMBRE**	MARS	**JANVIER**	AVRIL	**FÉVRIER**	MAI	**MARS**	JUIN	**AVRIL**

JUILLET	AVRIL	AOÛT	MAI	SEPTEMBRE	JUIN	OCTOBRE	JUILLET	NOVEMBRE	AOÛT	DÉCEMBRE	SEPTEMBRE
1	13	1	14	1	14	1	14	1	14	1	13
2	14	2	15	2	15	2	15	2	15	2	14
3	15	3	16	3	16	3	16	3	16	3	15
4	16	4	17	4	17	4	17	4	17	4	16
5	17	5	18	5	18	5	18	5	18	5	17
6	18	6	19	6	19	6	19	6	19	6	18
7	19	7	20	7	20	7	20	7	20	7	19
8	20	8	21	8	21	8	21	8	21	8	20
9	21	9	22	9	22	9	22	9	22	9	21
10	22	10	23	10	23	10	23	10	23	10	22
11	23	11	24	11	24	11	24	11	24	11	23
12	24	12	25	12	25	12	25	12	25	12	24
13	25	13	26	13	26	13	26	13	26	13	25
14	26	14	27	14	27	14	27	14	27	14	26
15	27	15	28	15	28	15	28	15	28	15	27
16	28	16	29	16	29	16	29	16	29	16	28
17	29	17	30	17	30	17	30	17	30	17	29
18	30	18	31	18	1	18	31	18	31	18	30
19	1	19	1	19	2	19	1	19	1	19	1
20	2	20	2	20	3	20	2	20	2	20	2
21	3	21	3	21	4	21	3	21	3	21	3
22	4	22	4	22	5	22	4	22	4	22	4
23	5	23	5	23	6	23	5	23	5	23	5
24	6	24	6	24	7	24	6	24	6	24	6
25	7	25	7	25	8	25	7	25	7	25	7
26	8	26	8	26	9	26	8	26	8	26	8
27	9	27	9	27	10	27	9	27	9	27	9
28	10	28	10	28	11	28	10	28	10	28	10
29	11	29	11	29	12	29	11	29	11	29	11
30	12	30	12	30	13	30	12	30	12	30	12
31	13	31	13			31	13			31	13
JUILLET	MAI	AOÛT	JUIN	SEPTEMBRE	JUILLET	OCTOBRE	AOÛT	NOVEMBRE	SEPTEMBRE	DÉCEMBRE	OCTOBRE

* *Si vous avez des cycles réguliers de 28 jours.*

Formalités pratiques

Votre grossesse et la naissance de votre enfant vous donnent droit à de nombreux avantages, tant matériels que pratiques (carte de priorité dans les transports en commun, soins médicaux remboursés à 100 %, congés maternité, etc.). Pour les obtenir, il vous faut cependant remplir certaines formalités administratives et légales (déclaration de grossesse, déclaration de naissance, etc.). Ces formalités étant propres à chaque pays, nous les indiquons également pour la Belgique, la Suisse et le Canada. Comment faire face à ces situations nouvelles pour vous ? Vous le saurez en consultant ces pages.

La grossesse

LES FORMALITÉS

La grossesse et la naissance d'un enfant donnent droit à de nombreux avantages, à condition de remplir les formalités requises dans les délais voulus :
– auprès de la Sécurité sociale (S.S.), qui accorde aux futures mères une série d'avantages regroupés sous le titre d'Assurance maternité ;
– et auprès de la Caisse d'allocations familiales (C.A.F.), qui octroie, pendant la grossesse et après la naissance, des aides regroupées sous le titre de Prestations familiales.

COUVERTURE SOCIALE ET ASSURANCE

La déclaration de grossesse

Pour bénéficier de la couverture sociale de la femme enceinte, il faut faire une déclaration de grossesse. Cette démarche ouvre droit, sous conditions de ressources, à l'Allocation pour jeune enfant (A.P.J.E.). Celle-ci est mensuelle dès le 4e mois de grossesse (payable le 5e mois) et jusqu'aux 3 ans de l'enfant (voir p. 284). Elle permet de bénéficier (faire la demande à la C.A.F.) d'une carte de priorité pour avoir une place assise dans les transports en commun et pour éviter les files d'attente aux guichets des administrations et des services publics. Enfin, elle ouvre droit à la prise en charge des frais médicaux de la grossesse et de l'accouchement.

■ Les délais
Cette déclaration doit s'effectuer au plus tard avant la 14e semaine de la grossesse, après consultation chez un médecin.

■ Le formulaire
Le médecin remettra à la femme un formulaire signé, intitulé « Vous attendez un enfant », qui sert à la fois de déclaration de grossesse et d'attestation de premier examen médical prénatal. Il faut l'envoyer aux organismes concernés : à la Caisse d'allocations familiales (C.A.F.), à la Sécurité sociale (S.S.), ou encore à la Mutualité sociale agricole (pour le personnel agricole). Cet imprimé indique avec précision, sur chaque feuillet, la marche à suivre durant le déroulement de la grossesse. Les imprimés sont numérotés.

Le guide de surveillance médicale

Il remplace l'ancien carnet de maternité. Conçu comme un calendrier personnalisé, il informe la future maman des examens médicaux obligatoires à effectuer. Il est accompagné d'un jeu d'étiquettes, qu'il faut coller sur la feuille de soins remise par le médecin, avant de l'envoyer à la caisse primaire d'assurance maladie (C.P.A.M.).

LES EXAMENS MÉDICAUX

Les examens obligatoires

Le premier examen est obligatoire avant la fin du 3e mois et les 6 autres examens mensuels vont du 4e mois jusqu'à l'accouchement. Ils peuvent se faire chez le médecin de la femme enceinte, dans un centre de Protection maternelle et infantile (P.M.I.) ou dans un établissement de soins agréé. Pour chacun de ces examens, le médecin établit un certificat prouvant que chaque visite a été effectuée. La C.A.F. rappelle parfois par courrier le délai à respecter pour tel examen obligatoire du bébé, afin de poursuivre le versement de l'A.P.J.E. (voir page 284). Le premier examen médical et obstétrical comporte des analyses telles que prise de sang, analyse d'urines, recherche d'immunité contre la syphilis, la rubéole, la toxoplasmose et le virus du sida (V.I.H.).

Les examens facultatifs

Certains feuillets du guide de surveillance médicale correspondent à des consultations qui sont recommandées :
– visites médicales de la femme enceinte, en plus de celles déjà mentionnées (une par mois) ;
– si l'état de la future mère le justifie, des examens médicaux supplémentaires pris en charge à 100 % par la S.S. et sans dépassement d'honoraires, après accord de la C.P.A.M. (pour être remboursée, vous devez effectuer ces examens en centre hospitalier ou de P.M.I.) ;
– l'examen médical du père, avant la fin du 4e mois ;
– actes de laboratoire ou radiologiques.

LA DÉCLARATION DE REPOS PRÉ- ET POSTNATAL

Avant leur départ en congé de maternité, les femmes qui travaillent doivent envoyer à leur centre de Sécurité sociale une attestation de salaire remplie par l'employeur.

L'ACCOUCHEMENT

– Le bulletin d'hospitalisation et le certificat d'accouchement, accompagnés d'un extrait d'acte de naissance ou d'une photocopie de votre livret de famille, sont à adresser à la S.S. dans les 48 heures après la naissance.
Cette démarche permet le remboursement des frais supplémentaires et la perception des indemnités journalières de maternité de la période postnatale.
– L'attestation du premier certificat de santé de l'enfant, délivrée par la maternité, est à adresser à la C.A.F. avec un extrait d'acte de naissance, pour toucher l'A.P.J.E. (jusqu'au 3e mois du nouveau-né).
– Enfin, un extrait d'acte de naissance de l'enfant doit être adressé à la mutuelle.

LA DÉCLARATION DE NAISSANCE

La naissance de l'enfant doit être déclarée à l'état civil dans les 3 jours à compter du lendemain de l'accouchement, prorogeables si le délai expire un week-end ou un jour férié.
Une fois ce délai dépassé, l'acte de naissance doit obligatoirement être établi au tribunal, et les parents sont passibles d'une amende ou d'une peine de prison ferme (de deux jours à un mois).
La déclaration peut être faite par le père, la mère ou toute personne présente à l'accouchement, soit à la mairie, soit directement à la maternité auprès d'un officier d'état civil.
L'acte de naissance est établi sur présentation :
– du livret de famille (ou d'une pièce d'identité) ;
– du certificat du médecin ou de la sage-femme qui a procédé à l'accouchement.
Il mentionne le jour, l'heure et le lieu de naissance, le sexe, les nom et prénoms de l'enfant, ainsi que les noms, prénoms, dates de naissance, domicile et professions des parents.
L'officier d'état civil doit obligatoirement communiquer à la P.M.I., qui en informera la Direction de l'action sociale de l'enfance et de la santé (D.A.S.E.S.) du département, dans les 48 heures, l'extrait d'acte de naissance de l'enfant.
Lors de la déclaration de naissance, un

guide de surveillance médicale de l'enfant est délivré gratuitement par la maternité. À défaut, il est possible de se procurer ce carnet de santé au centre de P.M.I. Ce guide, qui suivra l'enfant tout au long de son développement, indique, point par point, les examens obligatoires que les parents doivent faire passer à leur enfant, de la naissance à l'âge de 6 ans.

L'ASSURANCE MATERNITÉ

Toute femme enceinte assurée sociale (ou ayant droit) bénéficie, en plus de son assurance maladie, d'une assurance maternité. Il lui suffit pour cela de déclarer sa grossesse dans les 14 premières semaines au centre de S.S.

LES PRESTATIONS EN NATURE

Il s'agit de la prise en charge à 100 % des soins de la femme enceinte, de la mère et de son enfant. Pour tous renseignements supplémentaires, s'adresser à son centre de S.S.

Les bénéficiaires
– La femme assurée sociale.
– L'épouse légitime ou la compagne d'un assuré social.
– La fille à charge d'un(e) assuré(e) social(e) à titre personnel.
– La veuve ou la divorcée depuis moins d'un an à charge d'un assuré social (délai prolongé jusqu'à ce que le dernier enfant ait 3 ans).

■ **Les salariées**
La salariée (ou l'assuré si la future maman est ayant droit) doit justifier depuis moins d'un an soit d'un montant minimal de cotisations, soit d'un nombre minimal d'heures de travail. La C.P.A.M. en précisera le détail.
Ces conditions ne sont pas requises durant les 3 premiers mois d'activité d'un salarié bénéficiaire d'un régime obligatoire.
Les conditions d'ouverture des droits à l'Assurance maternité sont identiques à celles des droits à l'Assurance maladie.

■ **Les femmes exerçant une profession agricole, libérale, artisanale ou commerciale**
Les assurées (ou ayants droit) doivent avoir été immatriculées à la S.S. 10 mois avant la date présumée de l'accouchement et être en règle avec leurs cotisations lors de la première consultation médicale.

■ **Les travailleuses intermittentes**
Les conditions sont à vérifier auprès des techniciens de leur centre de S.S., selon les Codes de la Sécurité sociale et du Travail. Les conditions précises sont examinées cas par cas.

■ **Les femmes non assurées**
Les femmes enceintes qui ne relèvent ni du régime de la S.S. ni de celui des Allocations familiales doivent avoir une assurance personnelle. Leurs cotisations doivent être à jour pour permettre le remboursement des frais médicaux liés à la maternité. En cas de difficultés financières importantes, l'Aide sociale en général (bureaux dans les mairies) ou la C.A.F. peuvent prendre en charge leurs cotisations, sous certaines conditions.

■ **Les demandeuses d'emploi et les femmes en difficulté**
– Pour les femmes qui viennent de perdre leur emploi, les droits sont maintenus un an à compter de la date d'expiration de l'Assurance sociale et tant qu'elles sont inscrites à l'Agence nationale pour l'emploi (A.N.P.E.).
– Les femmes mariées (ou ayants droit) touchant le Revenu minimum d'insertion (R.M.I.) bénéficient de l'Assurance maternité. Se renseigner au Centre communal d'action sociale des mairies.
– Les femmes en difficulté financière et qui ne sont pas assurées sociales peuvent bénéficier d'aides (allocations mensuelles, accueil en centre maternel avant et après la naissance, aide médicale gratuite...). Se renseigner au Centre communal d'action sociale des mairies.

LE REMBOURSEMENT DES FRAIS

Pour être remboursée, l'assurée doit, après chaque examen, envoyer à la Sécurité sociale la feuille de soins dûment remplie par le médecin ou la sage-femme, et sur laquelle elle aura collé l'étiquette correspondante.
Si nécessaire, elle devra adresser les pièces justificatives d'ouverture des droits (feuilles de paie, attestation de versement de cotisations...).

Les examens médicaux
■ **Les examens obligatoires**
Pour les examens obligatoires, les salariées ont une autorisation d'absence systématique, sans baisse de salaire.
Les 7 examens obligatoires sont remboursés à 100 % du tarif conventionnel et comprennent :

– les examens obligatoires pré- et postnatals de la mère et, dans les 4 derniers mois de la grossesse, les frais de soins ou d'hospitalisation, liés ou non à la grossesse ;
– les visites obligatoires de l'enfant, les frais d'hospitalisation éventuels du nouveau-né et les soins dispensés dans un établissement de santé pendant les 30 premiers jours.

■ **Les examens facultatifs**
– L'examen du futur père, s'il est effectué, est remboursé à 100 % des tarifs de Sécurité sociale.
– Sont également prises en charge à 100 % les séances de préparation à l'accouchement sans douleur (8 séances au maximum).
– Les échographies sont remboursées à 70 %, sauf celles qui sont effectuées durant les 4 derniers mois de grossesse (3 au maximum, sauf avis favorable du médecin-conseil sur la nécessité d'échographies supplémentaires), qui sont remboursées à 100 %.
– En cas de nécessité, l'amniocentèse est remboursée à 100 % si elle est accordée par le médecin-conseil.
– Toutes les autres prestations sont prises en charge à 65 % jusqu'à la fin du 5e mois de grossesse, ainsi qu'après l'accouchement.

Les frais divers
■ **Pharmacie**
– Dans les 5 premiers mois de la grossesse, les médicaments prescrits sont remboursés à 100 %, 65 % ou 35 %.
– Dans les 4 derniers mois, les remboursements se font à 100 %, y compris pour tous les frais médicaux qui n'ont pas trait à la grossesse (sauf les médicaments à 35 %).

■ **Accouchement, séjour**
L'Assurance maladie prend en charge à 100 % les frais de séjour à l'hôpital public ou dans un établissement privé conventionné, pendant une période maximale de 12 jours.
Elle prend aussi en charge le forfait journalier hospitalier.
Les honoraires supplémentaires demandés par des médecins à honoraires libres sont à la charge de la patiente ou de sa mutuelle. Il en est de même des suppléments de confort (téléphone, téléviseur, chambre particulière...).
Dans un établissement non conventionné, la patiente devra faire l'avance des frais et le remboursement dépendra de la situation du praticien.

■ **Autres frais**

Les frais suivants sont remboursés à 100 % du tarif conventionnel à condition de faire appel à un médecin ou à une structure médicale sous convention.
– Pendant la grossesse : les soins occasionnés par une fausse couche si la grossesse a été déclarée (sinon, ils passent sous le régime de l'Assurance maladie) ; les frais de transport en ambulance sur indication médicale ou dans le cas d'une hospitalisation et les frais de taxi justifiés (départ pour la maternité...), sur présentation d'une facture.
– Pendant l'accouchement : l'anesthésie péridurale, la césarienne.
– Après l'accouchement : les soins nécessaires à un prématuré ; les 10 séances de kinésithérapie ou de gymnastique postnatale, après accord préalable avec la C.P.A.M.

LES PRESTATIONS DIVERSES

LES PRESTATIONS EN ESPÈCES

Les prestations en espèces ne s'adressent qu'à la femme qui exerce une activité professionnelle et qui est donc personnellement assurée sociale. Elles compensent le manque à gagner occasionné par la cessation d'activité liée à la maternité.
Les conditions d'attribution de ces prestations (indemnités journalières de repos ou allocations de maternité) diffèrent selon le statut de l'assurée.

Les salariées

L'assurée doit être immatriculée à la S.S. depuis au moins 10 mois avant la date présumée de l'accouchement et doit respecter l'interdiction de travailler pendant 8 semaines.
Elle doit justifier d'un certain nombre d'heures de travail dans les mois précédant la grossesse. Votre centre de S.S. en précisera le détail.
Il faut aussi adresser au centre de S.S. l'attestation de salaire remplie par l'employeur.

Les femmes exerçant une profession agricole, libérale, artisanale ou commerciale et les travailleuses intermittentes

Pour avoir droit aux indemnités journalières de repos, il faut justifier, au 42ᵉ jour avant la date présumée de l'accouchement, d'un certain nombre d'heures d'activité. Chaque centre de paiement le précisera cas par cas.

LES INDEMNITÉS JOURNALIÈRES

Les salariées

La femme enceinte ou la jeune mère ne touche aucun salaire pendant son congé de maternité, mais bénéficie d'indemnités journalières de repos. Elles sont calculées sur les trois derniers mois de salaire précédant l'arrêt de travail et sont versées directement par la S.S. Leur montant représente 100 % du salaire net journalier de base, limité au plafond. Certaines salariées bénéficient d'une convention collective qui prévoit le maintien du salaire pendant le congé de maternité. Deux cas sont possibles :
– soit l'employeur touche les indemnités du centre de S.S. de la femme et les complète pour maintenir le salaire ;
– soit la femme reçoit les indemnités de son centre de S.S. et le complément de salaire de la part de son employeur. Le versement est automatique et bimensuel. Pour le paiement de la dernière quinzaine, il faut envoyer :
– soit une attestation de l'employeur de reprise du travail ;
– soit une attestation sur l'honneur de non-reprise du travail, en cas de prolongation du congé de maternité.

Les femmes exerçant une profession agricole

Ces femmes peuvent s'arrêter de travailler (7 jours au minimum et 56 jours au maximum) et se faire remplacer.
Elles toucheront, à condition d'en faire la demande dans les délais, des indemnités journalières de repos. Leur montant couvre un certain pourcentage des frais de remplacement.
Leur versement peut être prolongé en cas de grossesse pathologique, césarienne ou naissance multiple. Pour tout renseignement, s'adresser à sa Mutuelle sociale agricole.

Les femmes exerçant une profession libérale, artisanale ou commerciale

Elles peuvent bénéficier de 2 allocations de maternité :
– l'allocation forfaitaire de repos maternel, destinée à compenser partiellement la diminution de l'activité ;
– l'indemnité de remplacement, calculée sur 28 jours, destinée à compenser les frais de rémunération engagés pour un remplacement professionnel ou pour une aide familiale.

Le plafond du remboursement est doublé en cas de :
– grossesse pathologique (calcul sur 32 jours) ;
– naissance multiple (calcul sur 56 jours).
Se renseigner auprès de la Caisse nationale des travailleurs indépendants (C.N.T.I.).

Les travailleuses intermittentes

Le montant des indemnités journalières de repos est calculé à partir du total des rémunérations soumises à la cotisation vieillesse dans l'année civile précédant le 42ᵉ jour avant la date présumée de l'accouchement. Pour les calculs, s'adresser à son centre de paiement.
Sur présentation d'un dossier, des indemnités supplémentaires peuvent être obtenues à partir du 4ᵉ mois de grossesse, si l'intéressée se voit obligée de diminuer ou de suspendre son activité professionnelle en raison de son état.

L'ALLOCATION POUR JEUNE ENFANT (A.P.J.E.)

L'A.P.J.E. est versée :
– du 5ᵉ mois de grossesse aux 3 ans de l'enfant, sous conditions de ressources, en cas de revenus inférieurs aux limites fixées (à moins de percevoir déjà l'Allocation parentale d'éducation). Lorsque les revenus dépassent légèrement ces limites, il est possible de percevoir une A.P.J.E. réduite.
Une même famille ne peut toucher qu'une A.P.J.E. à la fois, excepté en cas de naissance multiple et pendant une nouvelle grossesse, jusqu'au 3ᵉ mois du nouveau-né.
L'A.P.J.E. peut être cumulée avec le Complément familial jusqu'à la naissance.
Son versement est subordonné à la déclaration de grossesse et à l'envoi des certificats médicaux établis lors des visites obligatoires de la mère et de l'enfant (voir p. 282).
En cas de naissance multiple, une seule A.P.J.E. est versée à partir du 5ᵉ mois de grossesse. À la naissance, la C.A.F. effectue un rappel des mensualités dues pour chaque bébé, né après le premier (même non viable).

L'*emploi*

LA PROTECTION SOCIALE

La loi ne fixe aucun délai, mais la femme enceinte doit prévenir son employeur avant de prendre son congé de maternité.

Pour bénéficier de la protection sociale offerte par l'entreprise, elle doit adresser à son employeur, par lettre recommandée avec accusé de réception, son certificat médical de grossesse indiquant la date présumée de l'accouchement, ainsi que les dates prévues pour ses congés prénatal et postnatal (6 semaines avant la date présumée de la naissance et 10 semaines après).

Pour obtenir un congé d'adoption, la femme doit faire parvenir de façon similaire à son employeur une attestation justifiant de l'arrivée de l'enfant.

LA GARANTIE DE L'EMPLOI

La maternité ou l'adoption sont des périodes de « suspension », donc de maintien de contrat de travail.

Une femme dont la grossesse a été médicalement constatée ne peut être licenciée jusqu'à la 4e semaine après l'issue de son congé de maternité, sauf :
– en cas de faute grave de l'intéressée (non liée à son état de grossesse) ;
– si le contrat de travail ne peut se poursuivre pour un motif étranger à la grossesse. L'employeur doit alors impérativement suspendre le contrat de travail pour 8 semaines (2 avant l'accouchement et 6 après celui-ci).

Toute notification de licenciement est annulée si, dans un délai de 15 jours, l'employée fournit un certificat médical de grossesse (par lettre recommandée avec accusé de réception).

LA DÉMISSION

La démission sans préavis

Dès que sa grossesse est médicalement constatée, une femme enceinte peut démissionner sans préavis. Elle n'a bien sûr droit à aucune indemnité, mais elle n'a pas non plus à payer d'indemnités de rupture de contrat.

La démission assortie d'une priorité de réembauchage

Cette possibilité concerne le parent qui ne peut bénéficier du congé parental d'éducation et qui souhaite arrêter de travailler à l'issue du congé de maternité de la mère.

Le parent intéressé peut cesser son travail sans préavis et sans avoir à payer d'indemnités de rupture, et il bénéficie d'une priorité de réembauchage pendant un an, dans l'emploi correspondant à sa qualification et avec les avantages acquis à la date de sa cessation d'activité.

Pour cela, il doit avertir l'employeur, par lettre recommandée avec accusé de réception, de sa volonté de suspendre son contrat de travail.

Cette démarche doit être effectuée :
– pour la mère, 15 jours avant la fin de son congé de maternité ;
– pour le père, dans les 2 mois après la naissance.

Dans un délai de 12 mois, le parent concerné peut solliciter, par lettre recommandée avec accusé de réception, son réembauchage dans l'entreprise par priorité pour un emploi auquel sa qualification est adaptée.

Une période de réadaptation professionnelle et une priorité à la formation sont subordonnées à ce réembauchage.

Toutes les propositions de réembauchage de l'employeur doivent également être faites à l'employé par lettre recommandée avec accusé de réception.

LA RECHERCHE D'EMPLOI

Un employeur ne peut refuser d'embaucher une femme parce qu'elle est enceinte, et aucune femme n'est tenue de déclarer sa grossesse à un employeur éventuel.

LES CONDITIONS DE TRAVAIL

PENDANT ET APRÈS L'ACCOUCHEMENT

Pour les femmes enceintes

Certaines conventions collectives prévoient des allègements de leur temps de travail, sans diminution de salaire :
– une réduction des horaires allant d'une demi-heure à une heure par jour, à partir du 3e mois ou du 5e mois de la grossesse (selon les conventions) ;
– un aménagement d'horaires, destiné à éviter les heures d'affluence ;
– des pauses pendant le travail ;
– l'indemnisation à 100 % des heures d'absence légitimées par le suivi médical de la grossesse.

Pour les femmes qui allaitent

La femme qui allaite son enfant doit pouvoir le faire sur son lieu de travail. Elle peut disposer, pendant un an, sur ses heures de travail, d'une heure par jour prise en totalité ou aménagée en fractions selon l'accord de l'employeur et de la convention collective. Cette heure de repos est assimilée à une période travaillée, donc payée.

LE CHANGEMENT D'AFFECTATION

Un changement d'affectation temporaire peut être demandé :
– par la femme enceinte ;
– par le médecin du travail ;
– ou, en dernier recours si l'employeur refuse, par l'inspecteur du travail.

La rémunération ne peut être diminuée que si la femme enceinte a moins d'un an d'ancienneté dans l'entreprise.

Le changement d'affectation peut également être proposé par l'employeur, à condition de fournir à la femme enceinte un poste rémunéré à l'identique (et cela quel que soit son degré d'ancienneté dans l'entreprise), adapté à son état et situé sur son lieu de travail habituel. En cas de refus de l'intéressée, c'est le médecin du travail qui tranche.

Dans les 8 jours qui suivent la reprise de l'emploi, un médecin du travail examine la mère et décide de valider ou non sa reprise de poste, à temps complet ou à temps partiel.

LE CONGÉ DE MATERNITÉ

Avant et après son accouchement, la femme assurée sociale qui travaille peut interrompre son activité professionnelle pour prendre un congé de maternité.

Pour le calcul des congés payés, le congé de maternité est considéré comme une période de travail salarié.

La femme doit informer son employeur par lettre recommandée avec accusé de réception :
– du motif de son absence (avec certificat médical attestant la grossesse) ;
– de la date à laquelle elle prévoit de

prendre ses congés pré- et postnatal ;
– ainsi que de la date présumée de reprise du travail.

La durée du congé

La durée légale du congé de maternité est de 16 semaines, dont 6 avant la naissance (congé prénatal) et 10 après la naissance (congé postnatal).
Si l'accouchement survient plus tôt ou plus tard que prévu, des aménagements des congés prénatal et postnatal sont possibles. En revanche, la durée du congé prénatal ne peut être diminuée par rapport à la date présumée de l'accouchement, au profit du congé postnatal.
La future maman peut ne s'absenter que le minimum légal de 8 semaines, dont 2 semaines avant et 6 semaines après l'accouchement.

La prolongation de la durée du congé de maternité

La femme a le droit de prendre en plus, si nécessaire, 2 semaines dites « pathologiques » en période prénatale ou 4 en période postnatale. Ces congés supplémentaires sont indemnisés au titre d'indemnités journalières de maternité en période prénatale.
Pour un ou deux enfants au foyer :
– le repos prénatal du premier ou du deuxième enfant est de 6 semaines, et celui de jumeaux, de 12 semaines ;
– le repos postnatal du premier ou du deuxième enfant est de 10 semaines, celui de jumeaux, de 12 semaines.
Pour le troisième enfant du foyer où deux enfants sont nés viables (même s'ils décèdent) :
– le repos prénatal est, pour une naissance simple, de 8 semaines, pour des jumeaux, de 12 semaines et, pour des triplés, de 24 semaines ;
– le repos postnatal pour une naissance simple est de 18 semaines, celui d'une naissance multiple de 24 semaines.

Le report des dates du congé

En cas d'hospitalisation prolongée de l'enfant, la mère (qui a déjà eu un congé de 8 semaines d'affilée) peut recommencer à travailler 6 semaines après la naissance et utiliser le reliquat de son congé au retour de l'enfant.

LE CONGÉ DU PÈRE

Le père, marié ou non, dès l'instant où il a reconnu l'enfant, a droit à 11 jours de congés rémunérés. Ce congé que le père pourra prendre, en principe, dans les quatre mois suivant la nais-

sance de l'enfant, s'ajoutera aux trois jours existants, ainsi qu'aux jours de RTT.

LES SOINS MÉDICAUX

POUR LES FEMMES ENCEINTES

La liste des établissements de soins est disponible en mairie et dans les services sociaux.

Les consultations peuvent avoir lieu auprès de :
– tous les médecins, gynécologues, obstétriciens et sages-femmes exerçant en hôpital ;
– tous les centres de soins de Protection maternelle et infantile (P.M.I.) de quartier, centres médico-sociaux où des équipes assurent le suivi des femmes et des enfants ; gratuité totale, enfants suivis de 0 à 6 ans ;
– tous les autres praticiens du secteur privé, etc.

Les sages-femmes des centres de P.M.I. et des centres hospitaliers se déplacent gratuitement au domicile en cas d'immobilisation durant la grossesse et sur prescription médicale.

Conseil national de l'ordre
des sages-femmes
168, rue de Grenelle
75007 Paris
01.45.51.82.50

Mouvement français pour le planning familial
10, rue Vivienne
75002 Paris
01.42.60.93.20

POUR LES ENFANTS

La Direction de l'action sociale de l'enfance et de la santé (D.A.S.E.S.) et les mairies vous communiqueront les listes des services de P.M.I. vous concernant.
D.A.S.E.S. de Paris
94-96, quai de la Rapée
75570 Paris Cedex 12
01.43.47.72.02
http://www.paris-france.org

En province, voir à la Direction régionale des affaires sanitaires et sociales (D.R.A.S.S.) de votre région.

Les services sociaux des municipalités ou liés aux différents centres de S.S., de la Mutualité sociale agricole ou des Allocations familiales vous renseigneront localement.

Des puéricultrices de la P.M.I. peuvent se déplacer à la demande, pour tout conseil, aide pratique, suivi du bébé, soins, etc. Contacter les services sociaux de P.M.I. locaux. Ce soutien est gratuit.

Association nationale des puéricultrices diplômées d'État
132, avenue du Général-Leclerc
75014 Paris
01.45.39.97.62

Allaitement :
Solidarilait, siège de Paris
01.40.44.70.70
Il vous communiquera les numéros en province.

Lactarium de la Région Île-de-France
26, boulevard Brune
75014 Paris
01.40.44.39.14
Il vous procurera les adresses des antennes régionales.

PROBLÈMES DE SANTÉ

Les Alcooliques anonymes
21, rue Trousseau
75011 Paris
01.48.06.43.68.
Permanence d'accueil de 9 h à 21 h
3, rue Frédéric-Sauton
75005 Paris
Permanence téléphonique 24 h sur 24
01.43.25.75.00

C.N.C.T. (Comité national
contre le tabagisme)
66, rue Binelles
92310 Sèvres
01.46.23.83.53

Drogue Info Service
24 h sur 24 au 05.23.13.13

Sida Info Service au 05.36.66.36

Adresses utiles

INFORMATIONS, DROITS, CONSEILS

ORGANISMES DE SANTÉ

Secrétariat d'État à la Santé et
à la Sécurité sociale
8, avenue de Ségur
75007 Paris
01.40.56.60.00

Ministère du Travail et des Affaires
sociales
127, rue de Grenelle
75007 Paris
01.43.22.00.00

ALLOCATIONS FAMILIALES

Caisse nationale d'allocations
familiales (C.N.A.F.)
101, rue Nationale
75013 Paris
01.40.77.58.00
Minitel : 36-15, code CAF
Pour connaître les adresses locales
des Caisses d'allocations familiales.
http://www.caf.fr

SÉCURITÉ SOCIALE

Siège des Caisses primaires d'assurance
maladie (C.P.A.M.)
21, rue Georges-Auric
75948 Paris Cedex 19
01.53.38.70.00
http://www.cpam-paris.fr
En province, voir les adresses des centres
locaux de Sécurité sociale en mairie.
Caisse nationale d'assurance maladie
des travailleurs salariés (C.N.A.M.T.S.)
3, avenue Robert-Schuman
75007 Paris
01.45.50.47.33

Pour les personnes dépendant de régimes particuliers, voir les caisses auxquelles elles sont rattachées.

DROITS

Centre national d'information et de do-
cumentation des femmes et des familles
7, rue du Jura
75013 Paris
01.42.17.12.34
ou 36-15 code ELLETEL.

TRAVAIL

Conseil de prud'hommes
27, rue Louis-Blanc
75010 Paris
01.40.38.52.00

AIDE ET SOUTIEN PSYCHOLOGIQUES

POUR LES MÈRES

Les femmes enceintes en difficulté

En cas de difficultés financières et ma-
térielles, consultez les services sociaux
ou municipaux de votre quartier.

Le soutien psychologique associatif

Les Femmes et les enfants d'abord
109, rue Defrance
94300 Vincennes
01.43.98.03.06 le matin
01.43.41.55.65 l'après-midi

S.O.S. urgence mamans
56, rue de Passy
75016 Paris
01.46.47.89.98

S.O.S. grossesse
51, rue Jeanne-d'Arc
75013 Paris
01.45.84.55.91

Fédération nationale solidarité femmes
01.40.33.80.90

Violence conjugale Femmes Info Service
01.40.33.80.60

Halte Aide femmes battues
14, rue Mendelssohn
75020 Paris
01.43.56.82.10

Associations des veuves civiles
de Paris
28, place Saint-Georges
75009 Paris
01.45.26.75.78

POUR LES PÈRES

Condition masculine, soutien de
l'enfance et des pères divorcés
221, rue du Faubourg-Saint-Honoré
75008 Paris
01.45.62.09.62

Mouvement de la condition paternelle
(M.C.P.)
Siège social :
144, avenue Daumesnil
75012 Paris
01.43.41.45.18
Accueil :
9, rue Jacques-Hillairet
75012 Paris
01.44.73.47.50

Pour les parents isolés ou séparés

Mairie de Paris
Centre d'action sociale
01.44.67.16.07

POUR LES COUPLES ET LES FAMILLES

Association française des centres
de consultation conjugale
(A.F.C.C.C.)
228, rue de Vaugirard
75015 Paris
01.45.66.50.00

Association nationale des conseillers
conjugaux et familiaux
5, impasse Bon-Secours
75011 Paris
01.43.70.51.50

S.O.S. familles en péril
9 *bis*, cour des Petites-Écuries
75010 Paris
01.42.46.66.77

Fédération nationale couple et famille
28, place Saint-Georges
75009 Paris
01.42.85.25.98

Inter-service parents
École des parents et des éducateurs
5, impasse Bon-Secours
75011 Paris
01.44.93.44.93

Numéro Vert national pour l'Enfance
maltraitée (gratuit et anonyme)
119 ou 0800.05.41.41

Croix-Rouge écoute parents/enfants,
Numéro Vert gratuit : 0800.85.88.58

Union nationale des associations
familiales (U.N.A.F.)
28, place Saint-Georges
75009 Paris
01.49.95.36.00

Familles rurales
7, cité d'Antin
75009 Paris
01.44.91.88.88

Sur Minitel, on peut consulter :
– 36-15 code PARENTS ;
– 36-15 code PARIS (action sociale :
aide aux familles).

Formalités pratiques en Belgique

LA PROTECTION DE LA MATERNITÉ

Il n'existe pas de régime spécial pour les frais médicaux pendant la grossesse.

LES SALARIÉES

Les examens et visites sont remboursés aux femmes salariées par leur mutuelle (centre de Sécurité sociale) au même taux que pour la maladie. L'indemnisation débute le jour de l'accouchement.

LES TRAVAILLEUSES INDÉPENDANTES

Les possibilités dépendent de la couverture prise auprès de la mutuelle à laquelle les travailleuses indépendantes sont affiliées. Le remboursement minimal couvre les frais de l'accouchement ou d'une hospitalisation. Pour obtenir le remboursement des frais médicaux occasionnés par la grossesse, il faut payer une cotisation supplémentaire.

LES FEMMES QUI NE TRAVAILLENT PAS

Sous certaines conditions, elles peuvent être considérées comme à charge de leur mari et dépendre de leur mutuelle. Les femmes qui vivent seules peuvent prendre une mutuelle personnelle, mais elles doivent avoir cotisé 6 mois avant le début de leur grossesse.

LA MATERNITÉ ET L'EMPLOI

La travailleuse doit informer son employeur dès qu'elle a connaissance de sa grossesse. Dans le secteur privé, l'employeur ne peut pas licencier s'il a eu connaissance, par un certificat médical, de la grossesse jusqu'à un mois après le retour du congé de maternité. L'indemnité forfaitaire pour licenciement abusif est composée de l'indemnité de préavis, augmentée de trois mois de rémunération brute. La date présumée de l'accouchement doit être attestée par un certificat médical remis au plus tard 8 semaines avant cette date à l'employeur.

Dans le secteur public, les femmes des organismes fédéraux, régionaux et communautaires bénéficient de la sécurité de l'emploi.

LES CONDITIONS DE TRAVAIL

La loi interdit, pour les femmes enceintes, les heures supplémentaires, les travaux de nuit entre 20 h et 6 h, les travaux pénibles et les travaux insalubres comportant un risque pour la santé de la future mère.

Un changement d'affectation temporaire peut être prescrit par le médecin du travail – d'office ou à la demande de la travailleuse – dans la mesure des possibilités de l'employeur. En cas d'impossibilité, le médecin prescrira un congé maladie.

Après la fin du congé de maternité, l'employée doit pouvoir réintégrer son poste. Sinon, elle peut réclamer des dommages et intérêts.

L'INCAPACITÉ DE TRAVAIL

La cessation anticipée d'activité professionnelle pour raisons médicales liées à la grossesse se fait sur présentation d'un certificat médical.

Si la femme est toujours en incapacité 7 semaines avant la date présumée de l'accouchement, elle commence d'emblée son congé prénatal.

LES CONGÉS DIVERS

LE CONGÉ DE MATERNITÉ

Les salariées

Les salariées ont droit à un congé prénatal de 7 semaines, dont 6 peuvent être reportées (même en partie) après la naissance.

Le congé postnatal est d'une durée obligatoire de 8 semaines.

Pour obtenir ce congé global de 15 se-maines, il faut envoyer à l'employeur et à la mutuelle un certificat médical précisant la date présumée du terme de la grossesse.

Durant ce congé, l'employée est rémunérée par l'assurance maternité. L'indemnité de maternité est payée par l'Institut national d'assurance maladie et d'invalidité (I.N.A.M.I.), à concurrence de 82 % de la rémunération brute le premier mois et de 75 % les mois suivants.

Les travailleuses indépendantes

Les travailleuses indépendantes ont droit à un congé de 3 semaines. Une allocation peut leur être versée.

LE CONGÉ D'ALLAITEMENT

Ce congé n'existe pas comme tel. Certaines entreprises privées ou publiques permettent à leurs salariées de prendre un congé spécial sans solde pour allaiter leur enfant.

Dans certaines conditions, le congé d'allaitement peut être indemnisé par l'I.N.A.M.I. à 60 % du salaire. Le congé d'allaitement peut aller jusqu'à 5 mois à dater du jour de l'accouchement. Le congé d'allaitement est assimilé au congé de maternité ; donc la femme est protégée contre le licenciement pendant cette période.

LE CONGÉ DU PÈRE

Lors de la naissance de son enfant, le père a droit à un certain nombre de jours de congés : 3 s'il est dans le secteur privé, 4 dans le secteur public.

LES FEMMES AU CHÔMAGE

Pour être indemnisées, elles doivent avertir leur mutuelle, ainsi que l'Office national de l'emploi (O.N.E.M.), en envoyant un certificat médical précisant la date probable du terme.

Elles reçoivent alors 60 % de leur salaire brut, plus 19,5 % de complément le premier mois et 60 % du salaire brut, plus 15 % de complément à partir du deuxième mois.

L'ACCOUCHEMENT

LA DÉCLARATION DE NAISSANCE

C'est le gynécologue qui établit l'attestation de naissance du bébé. L'enfant

doit être déclaré, par le père ou par la mère, à l'administration communale de son lieu de naissance dans les 15 jours ouvrables suivants.
L'administration remet aux parents deux formulaires, l'un est destiné à la Caisse d'allocations familiales, l'autre à la mutuelle.

LA PRIME DE NAISSANCE

La prime de naissance peut être perçue dès le 6ᵉ mois de la grossesse, à condition d'en faire la demande à partir de 180 jours de gestation. Elle est plus élevée pour le premier enfant et va en décroissant pour les autres.
Pour la percevoir, il faut présenter aux Allocations familiales un certificat de grossesse, en faisant remplir le formulaire par le gynécologue.

ADRESSES UTILES

SOINS MÉDICAUX

Hôpitaux et maternités publics
Ministère de la Santé publique
Administration des établissements de soins
Quartier Vésale
Montagne l'Oratoire, 20
1010 Bruxelles
02/564.13.05
http://www.health.fgov.be/

Assurance maladie
Pour les salariées :
Institut national d'assurance maladie et d'invalidité (I.N.A.M.I.)
Avenue de Tervuren, 211
1010 Bruxelles
02/739.71.11
http://www.inami/fgov.be/

Pour les travailleuses indépendantes :
Institut national d'assurances sociales pour travailleurs indépendants (I.N.A.S.T.I.)
Place Jean-Jacobs, 6
1000 Bruxelles
02/507.62.11

Problèmes de santé
Association d'aide et d'information sur le sida (A.I.S.)
Rue Dusquennoy, 45
1000 Bruxelles
02/514.29.65

Agence de prévention du sida
Rue de Haernes, 42
1040 Bruxelles
02/627.75.11

Fondation Anne-Marie Nihoul
(cancer et leucémie de l'enfant)
3, rue de l'Église
5310 Hanret
FARES (centre de prévention maladies respiratoires)
Rue de la Concorde, 56
1050 Bruxelles
02/512.20.83 et 02/512.33.42

Infor-drogues
Chée de Waterloo, 302
1060 Bruxelles
02/227.52.52

INFORMATIONS, DROITS, CONSEILS

Consultations pour couples et familles
Fédération belge francophone pour le planning familial et l'éducation sexuelle
Rue de la Tulipe, 34
1050 Bruxelles
02/502.56.13

Fédération belge francophone des centres de consultations conjugales et de planning familial
Rue Souveraine, 46
1050 Bruxelles
02/511.07.44

Fédération des centres pluralistes familiaux
Rue du Trône, 127
1050 Bruxelles
02/507.72.11

Fédération des centres de promotion conjugale et familiale
Rue du Midi, 120
1000 Bruxelles
02/546.14.13
http://www.ping.be/planning-familial/

Informations femmes
Solidarité libérale
Rue de Naples, 39
1050 Bruxelles
02/512.12.94
http://www.sosfemmes.com/ressources/contacts

Femmes prévoyantes socialistes
Rue Saint-Jean, 32
1000 Bruxelles
02/515.04.01

Infor-femmes
Rue Trappé, 10

4000 Liège
04/122.39.65
http://www.chez.com/accouchements/adresses.htm

Infor-femmes
Rue Brederode, 29
1000 Bruxelles
02/511.47.06
Vie féminine
Rue de la Poste, 111
1210 Bruxelles
02/227.13.00

Emploi
Office national de l'emploi (O.N.E.M.)
Boulevard de l'Empereur, 7
1000 Bruxelles
02/515.41.11
http://www.onem.fgov.be/

Office régional bruxellois de l'emploi (O.R.B.E.M.)
Boulevard Anspach, 65
1000 Bruxelles
02/504.14.11
http://www.forem.be/

Formation Emploi en région Wallone (F.O.R.E.M.)
Boulevard Joseph-Tirou, 104
6000 Charleroi
07/120.61.11

Fédération générale du travail de Belgique (F.G.T.B.)
Rue Haute, 26 et 42
1000 Bruxelles
02/506.82.11

Enfants
Office de la naissance et de l'enfance (O.N.E.)
Soins de la mère et de son enfant
Avenue de la Toison-d'Or, 84-86
1060 Bruxelles
02/542.12.11

Le Temps de la naissance
Avenue de la Toison-d'Or, 84-86
1060 Bruxelles
02/648.00.31

Infor-jeunes
Rue du Marché-aux-Herbes, 27
1000 Bruxelles
02/514.41.11
070/23.34.44
http://www.inforjeunes.be/

Infor-naissance
Avenue d'Auderghem, 187
1040 Bruxelles
02/648.00.31

Formalités pratiques en Suisse

LA GROSSESSE

Il n'y a pas de Sécurité sociale en Suisse. Les prestations de maternité varient en fonction des assurances souscrites ou de la protection offerte par les entreprises.

LES EXAMENS MÉDICAUX

Les gynécologues recommandent une consultation mensuelle dès le début de la grossesse.

L'assurance prend en charge 7 contrôles médicaux durant la grossesse et 1 après l'accouchement, plus 2 échographies (à la 16e et à la 22e semaine) sans franchise, ni participation. La déclaration de grossesse est établie par le corps médical. Diverses analyses sont effectuées :

– dépistage de la syphilis, de la rubéole, de la toxoplasmose, de l'hépatite, du sida (ce dernier dépistage n'est effectué qu'en accord avec la patiente) ;

– recherche d'albumine et de sucre dans les urines ;

– dosage de l'alphafœtoprotéine ou triple dépistage ;

– frottis ;

– dosage de l'hémoglobine, de l'hématocrite, des plaquettes et du glucose.

Pour les autres soins médicaux, le paiement de la franchise est demandé, ainsi qu'une participation aux frais.

La femme peut choisir d'être suivie pendant toute sa grossesse par une sage-femme indépendante. Elle peut également y avoir recours si elle a besoin de soins spécifiques après la naissance, lors du retour à son domicile.

LES PRESTATIONS EN NATURE

L'assurance maladie sociale est obligatoire.

Le remboursement des frais

Une franchise est perçue s'il s'agit d'examens ou de frais non prévus dans le contrat d'assurance.

L'assurance maladie rembourse les frais médicaux et pharmaceutiques, sauf s'il y a une franchise, ainsi que les frais de naissance.

En général, la femme reste à l'hôpital de 3 à 5 jours après l'accouchement. Toutefois, elle peut choisir de quitter la maternité quelques heures après la naissance et être suivie par une sage-femme à domicile ; l'assurance rembourse les frais hospitaliers et les soins de la sage-femme à domicile sans franchise jusqu'à 10 jours après la naissance. Si la femme choisit d'accoucher dans un établissement privé, il lui faut une assurance supplémentaire (« privée »).

Après l'accouchement, l'enfant est assuré par sa mère pendant 10 semaines, mais il est conseillé de prévoir une assurance prénatale au cas où il aurait besoin de soins particuliers. Il faut impérativement la souscrire avant la naissance pour qu'elle prenne effet dès celle-ci.

LES PRESTATIONS EN ESPÈCES

Les indemnités de congé de maternité

Quel que soit le type d'assurance, il n'y a pas de différence entre les congés maladie et les congés de maternité. Les indemnités journalières sont prises en charge par les caisses pendant 10 semaines.

Les congés de maternité sont fonction du statut de la salariée. Les congés maladie sont remboursés selon l'ancienneté de la salariée ou dépendent d'une assurance perte de gain. L'arrêt obligatoire de 8 semaines après l'accouchement n'est pas toujours payé intégralement.

Lorsque l'allaitement dure plus de 10 semaines, une prime est versée à la mère par son assurance.

Le canton de Genève seul a adopté un congé de maternité de 16 semaines payé à 80 % du salaire.

L'ACCOUCHEMENT

LA DÉCLARATION DE NAISSANCE

Les parents n'ont pas à se charger de cette démarche. C'est l'hôpital, la clinique ou la sage-femme qui déclare la naissance au bureau d'état civil.

L'enfant est déclaré sous le nom de son père si les parents sont mariés, au nom de la mère s'ils ne sont pas mariés (même si le père a reconnu l'enfant). Si l'enfant a été reconnu par son père et même s'il porte le nom de sa mère, il est l'héritier. Ses parents ont les mêmes droits et les mêmes devoirs que s'ils étaient mariés.

L'ALLOCATION DE NAISSANCE

Certains cantons ou communes versent aux parents salariés une allocation de naissance (ou allocation de bienvenue).

L'EMPLOI ET LA PROTECTION SOCIALE

La femme enceinte bénéficie de certaines garanties.

LA DÉCLARATION DE GROSSESSE

La déclaration de grossesse n'est à établir que pour l'employeur (en vue du congé de maternité).

LA GARANTIE DE L'EMPLOI

Il est interdit de licencier une femme enceinte pendant sa grossesse et durant les 16 semaines qui suivent son accouchement.

LES CONDITIONS DE TRAVAIL

L'employeur ne peut obliger une femme enceinte à faire des heures supplémentaires ou à travailler la nuit.

Il n'est pas prévu de congé d'allaitement, mais l'employeur est tenu de laisser le temps nécessaire aux femmes désirant allaiter.

LE CONGÉ DE MATERNITÉ

Légalement, la reprise du travail se fait 8 semaines après l'accouchement.

ADRESSES UTILES

SOINS MÉDICAUX

Consultations en matière de grossesse
Dispensaire des femmes
Rue du Môle, 4
1201 Genève

Service pré- et postnatal
Association suisse des sages-femmes
032/730.34.23 (Neuchâtel)
031/332.63.40 (Berne)
157.55.44 (bip)

Assistance pré- et postnatale
Association suisse des sages-femmes
031/332.63.40 (Berne)

Arcade des sages-femmes
Boulevard Carl-Vogt, 85
1205 Genève
022/329.05.55

Centres médico-sociaux pro Familia :
Avenue Georgette, 1
1003 Lausanne
021/312.25.93

Rue de Lausanne, 21
1020 Renens
021/635.90.26

Rue du Panorama, 17
1800 Vevey
021/925.52.29

Rue du Four, 1
1400 Yverdon
024/23.63.00

Ces différents centres peuvent vous
procurer d'autres adresses de soins régionaux.

Problèmes de santé

Centre suisse antitabac
Midi, 14
1003 Lausanne
021/330.85.02

Carrefour Prévention
Rue Henri-Christiné, 5
1205 Genève
022/321.00.11

S.O.S. Alcoolisme
021/312.01.01

Alcooliques anonymes
Curtat, 22
1005 Lausanne
021/320.08.18

Alcoo-ligne
0848.848.846

Appartenances
Centre de consultations pour migrants
Rue des Terreaux, 10
1003 Lausanne
021/341.12.50

Centre femmes 021/341.12.52
Fondation du Levant
Centre de traitement pour toxicomanes
Levant, 159
1005 Lausanne
021/653.60.81

L'Aide suisse contre le sida
Konradstrasse, 20
8031 Zurich
01/273.42.42
Cette association vous communiquera
les antennes de chaque canton.

INFORMATIONS, DROITS, CONSEILS

Consultations pour couples et familles (planning familial)

Centre d'information familiale et de
régulation des naissances (C.I.F.E.R.N.)
Boulevard de la Cluse, 47
1205 Genève
022/321.01.91

Centre hospitalier universitaire vaudois
(C.H.U.V.)
Avenue Pierre-Decker
1011 Lausanne
021/314.32.48

Centre d'information, de régulation
des naissances et d'aide aux couples
(CIRENAC)
Avenue de France, 6
1870 Monthey
024/475.78.14

Un grand nombre de centres régionaux
existent : renseignez-vous.

Informations femmes

Centr'elles
Rue de l'Hôpital, 2
1700 Fribourg
026/323.14.66

Association genevoise pour
les droits de la femme (A.G.D.F.)
Place de la Synagogue, 2
1204 Genève
022/781.29.00

Informations femmes
Églantine, 6
1006 Lausanne
021/320.04.00

Femmes « rencontres-travail »
Rue des Remparts, 6
1950 Sion
027/322.10.18

ENFANTS

Soins médicaux

Secrétariat général de la Croix-Rouge
Rainmattstrasse, 10
3011 Berne
031/387.71.11

Enfance handicapée

Informations et conseils pour les
besoins spéciaux de la petite enfance
Maternité du C.H.U.V.
Avenue Pierre-Decker
1011 Lausanne
021/314.25.62

Adoption

Commission cantonale d'adoption
Bâtiment administratif de la Pontaise
1014 Lausanne
021/316.53.04

PARENTS

Le Cerf-Volant
Boulevard Carl-Vogt, 82
1202 Genève
022/329.58.90

École des parents
Rue de la Servette, 91
1201 Genève
022/733.12.00

Pro Juventute
Rue Caroline, 1
1003 Lausanne
021/323.50.91

Élever son enfant seul(e)

Fédération suisse des familles
monoparentales (F.S.F.M.)
Rheinparkstrasse, 5/11
4127 Birsfelden

Association des mères chefs de famille
(A.M.C.F.) et Association des familles
monoparentales (A.F.M.)
Rue Lamartine, 27
1203 Genève
022/344.11.11
et
Chemin des Clochetons
1004 Lausanne
021/312.16.40

Formalités pratiques au Canada

LA PROTECTION SOCIALE POUR LA FAMILLE

Au Canada, les régimes universels de soins de santé et de services sociaux assurent à la future mère une aide systématique du début de la grossesse jusqu'à l'accouchement.

Les règles relatives aux normes du travail donnent aussi à la femme enceinte engagée sur le marché du travail la garantie de conserver son emploi pendant une période déterminée et lui assurent une indemnisation. Les régimes qui sont administrés par les provinces peuvent présenter certaines différences, mais, en 1997, le principe de l'universalité les caractérisait tous.

Au Québec, le régime d'assurance maladie couvre les frais d'hospitalisation, jusqu'à concurrence d'un séjour en salle, de même que les frais de diagnostic et de suivi, de soins médicaux et chirurgicaux, ainsi que les services des cliniques de soins d'urgence. Depuis 1997, la majeure partie des frais de médicaments est couverte par un régime d'assurance médicaments obligatoire. Il n'existe pas de maternités privées au Québec.

Toutes les salariées ont droit à un congé de maternité en vertu de la loi sur les normes du travail. À la fin de ce congé, l'employeur doit réintégrer la salariée à son poste et lui donner le même traitement que si elle était restée en poste. Pendant un congé de maternité, la loi sur l'assurance emploi prévoit une indemnisation pour les femmes qui ont cotisé au régime.

Durant l'année qui suit la naissance ou l'adoption d'un enfant, des prestations parentales, distinctes de l'indemnisation du congé de maternité, peuvent être versées au père ou à la mère, suivant la même règle.

Il existe des mesures fiscales et financières qui visent à soutenir le revenu des familles les moins bien nanties.

Par ailleurs, selon les conventions collectives ou les avantages sociaux en vigueur dans les entreprises, les femmes qui travaillent peuvent, dans certains cas, bénéficier de programmes qui bonifient les garanties universelles.

Il va sans dire que les lois, les régimes et les programmes évoluent avec le temps. Il appartient à la mère ou à son conjoint de faire les démarches nécessaires pour se renseigner et tirer parti des avantages auxquels ils ont droit.

LA GROSSESSE

Les femmes peuvent choisir d'être suivies par un médecin ou une sage-femme (dans le cadre d'un projet-pilote de maison des naissances).

LE CHOIX DE L'ENVIRONNEMENT MÉDICAL

La femme choisit soit le médecin avec qui elle veut accoucher, soit le service de maternité où elle veut accoucher. Si elle choisit le médecin, elle accouchera à l'hôpital où celui-ci pratique. Si elle choisit l'établissement de santé, par exemple à cause des méthodes spéciales d'accouchement qui y sont pratiquées, elle devra être suivie par l'équipe d'obstétrique de cet établissement. Sauf exception, c'est le médecin qui se charge de faire suivre le dossier médical de sa cliente.

LA VISITE AU CENTRE LOCAL DE SERVICES COMMUNAUTAIRES

Toute femme enceinte peut bénéficier d'une série de services subventionnés par l'État au Centre local de services communautaires (C.L.S.C.) de son quartier ou de sa région : services d'aiguillage ou de référence, de cours prénatals, d'aide psychologique, de conseils diététiques, etc. Les C.L.S.C. offrent également de nombreux services aux familles.

LES EXAMENS MÉDICAUX

Le premier examen médical s'effectue généralement entre 6 et 12 semaines de grossesse. Les femmes en bonne santé consultent le médecin une fois par mois jusqu'au 8e mois, puis plus souvent jusqu'à l'accouchement. Lors de la première visite, le médecin procède à un examen complet et prescrit les analyses nécessaires.

Les femmes qui présentent des risques particuliers ont un calendrier de visites individualisé. Les différents tests de dépistage et l'échographie sont fortement recommandés. Toutefois, aucun test ni examen n'est obligatoire.

LES PRESTATIONS DE MATERNITÉ

LES RÉGIMES UNIVERSELS

Toute femme qui, pendant la période de référence, a cotisé pour 700 heures de travail au régime d'assurance emploi de Développement des ressources humaines Canada (D.R.H.C.) est admissible à des prestations spéciales de maternité. Au début de 1997, ces prestations étaient versées pendant 15 semaines et s'élevaient à 55 % ou 60 % du salaire, selon le revenu de l'assurée. Un maximum était aussi prévu. Toute résidente du Québec admissible aux prestations de maternité de l'assurance emploi, mais dont le revenu familial est en deçà du maximum prévu, peut recevoir de son gouvernement provincial une allocation de maternité (montant forfaitaire).

LES RÉGIMES COLLECTIFS

Selon les avantages sociaux ou la convention collective en vigueur dans son entreprise ou organisme, la femme qui est admissible aux prestations de maternité de l'assurance emploi peut recevoir de son employeur un supplément de revenu, coordonné avec les prestations gouvernementales. Les meilleurs régimes prévoient le plein salaire pendant environ 20 semaines. Suivant l'état de la mère, d'autres indemnités peuvent être versées dans le cadre de l'assurance salaire.

L'ACCOUCHEMENT

LA DÉCLARATION DE NAISSANCE

Bien que l'hôpital envoie un avis de naissance au C.L.S.C. concerné, il appartient aux parents d'effectuer l'enregistrement de la naissance de leur enfant auprès du directeur de l'état civil.

Le formulaire de déclaration, souvent fourni par l'hôpital, doit être rempli dans les 30 jours suivant la naissance.

L'ALLOCATION DE NAISSANCE

L'allocation de naissance est une somme forfaitaire versée à tous les citoyens ou résidents permanents, sans condition de ressources.

L'EMPLOI

LA DÉCLARATION DE GROSSESSE

La femme enceinte doit déclarer sa grossesse à son employeur 3 semaines avant son congé de maternité et fournir un certificat médical attestant de la date approximative de son accouchement.

LA GARANTIE DE L'EMPLOI

Que la femme travaille dans un secteur syndiqué ou non, la loi sur les normes du travail lui garantit son emploi à condition qu'elle ne s'absente pas plus de 18 semaines ; lorsque son état de santé ou celui de l'enfant l'exige, cette garantie peut être prolongée en vertu de dispositions spéciales.

En outre, selon les avantages sociaux ou la convention collective en vigueur dans son entreprise, elle peut, dans plusieurs cas, conserver son poste pendant une période plus longue que la durée légale.

LE RETRAIT PRÉVENTIF

Durant la grossesse ou l'allaitement, les femmes qui ont des emplois présentant des conditions dangereuses pour leur santé ou celle du fœtus peuvent demander un changement d'affectation ou un retrait préventif. Dans le cas d'une réaffectation, elles conservent le même salaire ; dans celui d'un retrait, elles ont droit aux indemnités prévues par la Commission de la santé et de la sécurité du travail.

LES CONGÉS

LE CONGÉ DE MATERNITÉ

La durée légale du congé de maternité est de 18 semaines. Toutefois, elle peut varier selon les avantages sociaux ou la convention collective en vigueur dans l'entreprise ou l'organisme de la nouvelle mère. Ce congé est généralement réparti avant et après l'accouchement. Toutefois, la loi prévoit qu'il ne peut commencer qu'à compter de la 16e semaine avant l'accouchement.

À partir de la 6e semaine avant l'accouchement, l'employeur peut exiger un certificat médical attestant que la salariée est apte au travail. Il en est de même si la femme revient au travail dans les deux semaines qui suivent l'accouchement.

LE CONGÉ PARENTAL

Un nombre variable de semaines de congé peut s'ajouter au congé de maternité durant l'année suivant la naissance ou l'adoption d'un enfant.

La loi sur l'assurance emploi prévoit au maximum 10 semaines indemnisées, qui peuvent être réparties entre les deux parents. Cinq semaines additionnelles sont prévues si l'enfant a plus de 6 mois à son arrivée et est malade.

Selon les conventions collectives ou les programmes d'avantages sociaux, le congé parental peut être prolongé de deux années, au maximum. Il n'est alors pas rémunéré et doit faire l'objet d'une entente avec l'employeur.

LE CONGÉ D'ALLAITEMENT

Hormis le « retrait préventif », il n'y a pas de congé d'allaitement.

LES CONGÉS DIVERS

Certains autres congés non rémunérés peuvent être autorisés par l'employeur selon l'état de la mère ou de l'enfant et suivant les avantages sociaux ou la convention collective en vigueur.

ADRESSES UTILES

INFORMATIONS, PRÉVENTION, SUIVI

Centre international des femmes
915, René-Lévesque Ouest
Sillery (Québec) G1S 1T8
(418) 688-5530

Commission des normes du travail
Direction des communications
400, boulevard Jean-Lesage
Québec (Québec) G1K 8W1
1 800 265-1414

Direction de l'état civil
205, rue Montmagny
Québec (Québec) G1N 2Z9
(418) 643-3900
(514) 864-3900

Grossesse-Secours
4855, rue Boyer
Montréal (Québec) H2J 3E6
(514) 527-5717

Fédération des associations de familles monoparentales du Québec
8059, boulevard Saint-Michel
Montréal (Québec) HEZ 3C9
(514) 729-6666

Fédération du Québec pour le planning des naissances
2540, rue Sherbrooke Est
Montréal (Québec) H2K 1E9
(514) 866-3721

AIDE FINANCIÈRE

Ministère de la Famille et de l'Enfance
Conciliation travail-famille
1050, rue des Parlementaires
Édifice André-Laurendeau (7e étage)
Québec (Québec) G1R 5Z8
(514) 873-2323
1 800 363-0310

Programme Apport
255, Crémazie Est
Montréal (Québec) H2M 1L5
(514) 873-4292

Développement des ressources humaines Canada
(adresse postale uniquement)
Ottawa (Ontario) K1A 0J6
(613) 991-0449

Revenu Canada
875, Heron Road
Ottawa (Ontario) K1A 1A2
(613) 598-2275

INFORMATION GÉNÉRALE AU QUÉBEC

Services et programmes des gouvernements fédéral et du Québec
Communication-Québec
2, complexe Desjardins
Montréal (Québec) H5B 1B8
(514) 873-2111

Index

Les chiffres en italique renvoient aux illustrations,
les chiffres en gras aux entrées du glossaire médical.

Remerciements

Photographies

Larousse remercie pour leur aimable contribution : Formes-création, Daniel Boudon, Balloon, Natalys, boutique Jouets + - centre commercial Italie II, Du Pareil au Même Bébé.

Formalités pratiques

Pour la Belgique : Michel Masson, docteur en médecine et membre de l'Association belge des syndicats médicaux (ABSYM).
Pour le Canada : Bruno J. L'Heureux, MD, ancien président de l'Association médicale canadienne, membre du conseil d'administration de l'Association médicale mondiale.
Pour la Suisse : Jean-Marc Guinchard, secrétaire général de l'Association des médecins du canton de Genève.

Les auteurs remercient également les personnes suivantes :

Professeur Marie-Louise Briard, hôpital Necker-Enfants Malades, Allogènes; Docteur Edwige Biard et Docteur Hélène Rivière, Association française contre la myopathie (A.F.M.) ; Christine Le Goedec, sage-femme; Docteur Olivia Del Pino, chef de clinique assistante; Annie Lenté, assistante sociale ; Frans Veldman et André Soler du Centre international de recherche et de développement de l'haptonomie.

Crédits iconographiques

Photographies

Couverture :
1ʳᵉ de couverture : Ph. © N. Schäffer/Corbis Stock Market
4ᵉ de couverture (photo 4) : reprise de la p. 91 Ph. © L. Monneret/Stone/Getty Images

B.S.I.P. : Laurent p. 78 g ; Stéphant p. 56 h; Vem p. 23 b.
C.N.R.I. : Pol A. p. 78 d.
Cosmos : Motta/Van Blerkon/S.P.L. p. 33.
Lawrence Livermore Laboratory Science p. 23 h.
Diaf : Dannic P. pp. 47, 124, 127.
Fotogram-Stone : Mac Neal Hospital p. 56 b ; Monneret L. pp. 81 g, 81 d ;
Nilsson L. : pp. 32-33, 34, 34-35, 36, 40 et 41.
Petit-Format : Guigoz pp. 18 et 37 ;
Nestlé p. 38.
Pix : Bavaria-Bildagentur p. 79.
Scope : Guy P. p. 81 m.
Échographie 3D p. 69 : Dr Levaillant.

Alimentation :
p. 82 bas G. Marche/Photononstop
p. 82 ht Archives Larbor
p. 82 m g Archives Larbor
p. 83 bas Archives Larbor
p. 83 ht Archives Larbor
p. 84 ht d Archives Larbor
p. 84 ht g Archives Larbor
p. 85 bas Image Bank/Getty Images SARL
p. 85 ht Archives Larbor
p. 86 bas d La photothèque culinaire
p. 86 bas g Archives Larbor
p. 86 ht Archives Larbor
p. 87 bas Archives Larbor
p. 87 ht Archives Larbor
p. 88 bas H. Gyssels/Photononstop
p. 88 ht Archives Larbor
p. 90 Archives Larbor
p. 91 L. Monneret/Stone/Getty Images SARL
p. 92 Archives Larbor
p. 93 bas Archives Larbor
p. 93 ht Archives Larbor
p. 94 Archives Larbor
p. 95 bas Imagebank/Getty Images SARL
p. 95 ht Archives Larbor
p. 96 bas d Archives Larbor
p. 96 bas g Archives Larbor
p. 96 ht d Archives Larbor
p. 96 ht m Archives Larbor

p. 96 m Archives Larbor
p. 96 m d Archives Larbor
p. 96 m g Archives Larbor
p. 97 bas d Archives Larbor
p. 97 bas g La photothèque culinaire
p. 97 ht d Archives Larbor
p. 97 ht g La photothèque culinaire
p. 97 ht m Archives Larbor

Préparatifs à la maison :
140 J.Bottet/ Archives Larbor/avec l'aimable autorisation de la boutique
141 « Du Pareil au même, bébé »
140 bas d Archives Larbor
140 ht g Archives Larbor
141 J./Bottet/ Archives Larbor/avec l'aimable autorisation de la boutique « Du Pareil au même, bébé »

Illustrations

pp. 22, 24 et 75, Laurent Blondel ; pp. 19 et 28, François Poulain ; pp. 16, 17, 43, 154, 155 et 163, Michel Saeman
Fonds Guide Médical, Nadège Boutinon

h : haut ; b : bas ; g : gauche ; d : droite

vous et votre enfant

SOMMAIRE

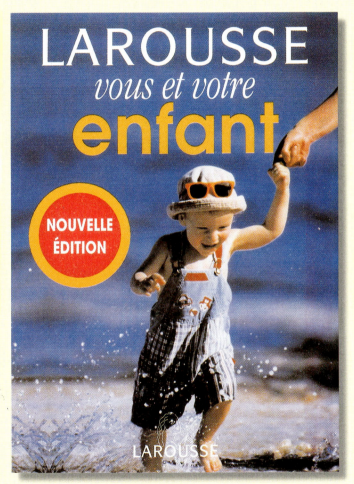
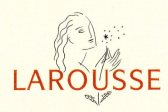

Imprimerie Bona, Turin - Dépôt légal février 2002 - 560268/01
Imprimé en Italie (Printed in Italy) 10088670 (I) 32 (CSBT 150) janvier 2002

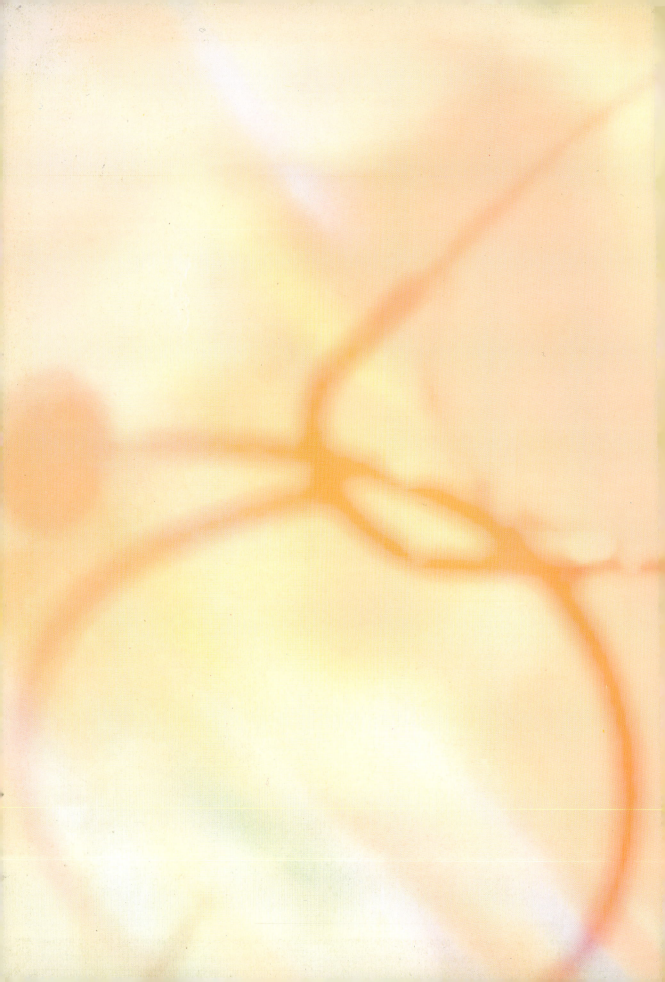